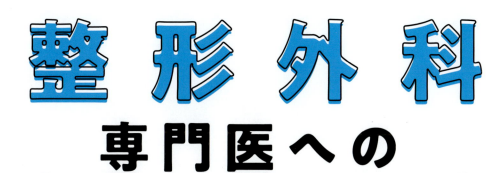

整形外科
専門医への minimal requirements

監修
山崎正志
筑波大学名誉教授・客員教授
いちはら病院名誉院長

編集
髙相晶士
北里大学医学部
整形外科学主任教授

大鳥精司
千葉大学大学院医学研究院
整形外科学教授

赤澤 努
聖マリアンナ医科大学
整形外科学教授

MEDICAL VIEW

本書では，厳密な指示・副作用・投薬スケジュール等について
記載されていますが，これらは変更される可能性があります。
本書で言及されている薬品については，製品に添付されている
製造者による情報を十分にご参照ください。

The Minimal Requirements for Board Certified Surgeons in Orthopaedics
(ISBN 978-4-7583-2171-6 C3047)

Supervisor : YAMAZAKI Masashi
Editors : TAKASO Masashi, OHTORI Seiji, AKAZAWA Tsutomu

2024. 11.1   1st ed

©MEDICAL VIEW, 2024
Printed and Bound in Japan

Medical View Co., Ltd.
2-30 Ichigaya-hommuracho, Shinjuku-ku, Tokyo, 162-0845, Japan
E-mail   ed@medicalview.co.jp

序 文

　日本整形外科学会では従来から，社会から信頼されうる豊富な知識と高い臨床能力を備えた整形外科専門医の育成に向けて，専門研修プログラムの構築に取り組んできた。そして2018（平成30）年からは日本専門医機構と協力して新専門医制度の本格運用を開始し，これまで順調にその運用を進めている。整形外科医を志す若き医師たちは，プログラムの中で専門医取得を目標に日々精進している。整形外科専門研修プログラムの締めくくりとして整形外科専門医試験があり，毎年，多くの医師が受験している。

　わが国の整形外科医が担当する疾患は，関節疾患，脊椎脊髄疾患，外傷，スポーツ障害，骨軟部腫瘍，骨粗鬆症をはじめ多岐にわたる。さらに，専門分野ごとに日々の進歩が著しい。整形外科専門医を取得するためには膨大な知識の習得と整理が必要となる。整形外科専門医試験を受験する多くの医師は，①過去問題，②『整形外科卒後研修Q＆A』，③整形外科学の教科書のいわゆる3本柱を用いて受験対策を行っている。

　『整形外科卒後研修Q＆A』は，日本整形外科学会Q＆A委員会によって編集されている整形外科専門医の取得のための必読書である。問題編は，これまでに専門医試験に出題された問題を中心に構成され，解説編では，その分野の専門医による解説文が掲載され，参考文献が付記されている。受験者はQ＆Aを読み，不明な点については整形外科学の教科書から過去問題に相当する箇所を探し，精読したうえで知識の整理を行う。教科書に記載がない箇所については，参考文献を取り寄せて知識を補填する。しかしながら，問題数の多さ，出題範囲の広さなどから，勤務しながらの試験勉強には大変な労力を要するというのが実情であろう。

　そのような折，メジカルビュー社から，専門医に要求される知識を簡便に習得することを目的とした知識の整理書の出版について打診された。専門医試験の受験の準備に苦労している後輩の先生方に，少しでも役に立てればという気持ちで取りまとめをお引き受けした。

　構成としては，各項目の最初に「合格へのチェック」として，過去問題に類似した問題を掲載した。さらに，関連知識を「知識の整理」としてまとめ，各項目のポイントを「専門医試験ではこんなことが問われる」として注記した。

　執筆にあたっては，筑波大学，千葉大学，北里大学，聖マリアンナ医科大学の先生方に，それぞれの専門分野の箇所を担当していただいた。忙しい日々の業務の中，短期間で執筆にあたっていただいた先生方に御礼申し上げる。

　本書は，整形外科専門医が習得しておくべき最低限の知識をまとめた参考書である。受験対策のローテーションに第4の柱として組み込んでいただき，大いに活用していただければ幸いである。

2024年9月

筑波大学名誉教授・客員教授
いちはら病院名誉院長

山崎正志

目　次

Ⅰ　基礎科学

骨の構造と生理・生化学	山崎正志	2
骨の発育・形成・再生	山崎正志	12
関節の構造と生理・生化学	山崎正志	20
筋・神経の構造と生理・生化学	井汲　彰	34
骨・関節の病態生理	山崎正志	52
バイオメカニクス	井汲　彰	59

Ⅱ　診断学

診断学と臨床検査	江藤文彦	80
神経・電気生理学的検査	牧　　聡, 村田　淳	86
X線など画像診断		
単純X線検査／MRI／CT／各種造影検査／核医学検査	江口　和	88
超音波検査	岩田秀平	101
病理組織診断	米本　司	103

Ⅲ　治療学

保存療法		
非オピオイド鎮痛薬	折田純久	108
弱オピオイド, 神経ブロック	稲毛一秀	113

手術療法

骨移植，生体材料 .... 志賀康浩 116

麻酔，輸血 .... 高橋　宏 123

感染予防 .... 高橋　宏 128

深部静脈血栓症（DVT） .... 萩原茂生 131

Ⅳ　疾患総論

骨・関節の感染症

一般化膿性疾患 .... 船山　徹 134

結核，多剤耐性菌（MRSA など），その他
（インプラント周囲感染など） .... 船山　徹 139

リウマチとその類縁疾患 .... 中村順一 142

その他の関節疾患 .... 金森章浩 152

四肢循環障害 .... 戸塚　翔 156

骨端症

上肢 .... 金塚　彩 160

下肢 .... 山口智志 162

小児 .... 塚越祐太 166

代謝性骨疾患 .... 西野衆文 178

骨・軟部腫瘍 .... 米本　司 190

神経・筋疾患 .... 牧　聡 202

ロコモティブシンドローム .... 山崎正志 224

Ⅴ 疾患各論

肩関節 ⋯⋯⋯⋯⋯⋯⋯⋯⋯⋯⋯⋯⋯⋯⋯⋯⋯⋯⋯ 橋本瑛子 234

肘関節 ⋯⋯⋯⋯⋯⋯⋯⋯⋯⋯⋯⋯⋯⋯⋯⋯⋯⋯⋯ 落合信靖 247

手関節・手・指 ⋯⋯⋯⋯⋯⋯⋯⋯⋯⋯⋯⋯⋯⋯⋯⋯ 金塚　彩 262

頚部・頚椎 ⋯⋯⋯⋯⋯⋯⋯⋯⋯⋯⋯⋯⋯⋯⋯⋯⋯⋯ 三浦紘世 282

胸椎・胸郭 ⋯⋯⋯⋯⋯⋯⋯⋯⋯⋯⋯⋯⋯⋯⋯⋯⋯⋯ 髙相晶士 306

腰椎・仙椎 ⋯⋯⋯⋯⋯⋯⋯⋯⋯⋯⋯⋯⋯⋯⋯⋯⋯⋯ 赤澤　努 312

脊椎・脊髄腫瘍 ⋯⋯⋯⋯⋯⋯⋯⋯⋯⋯⋯⋯⋯⋯⋯⋯ 古矢丈雄 325

骨盤・股関節

　小児股関節 ⋯⋯⋯⋯⋯⋯⋯⋯⋯⋯⋯⋯⋯⋯⋯⋯⋯⋯ 福島健介 336

　大腿骨頭壊死症 ⋯⋯⋯⋯⋯⋯⋯⋯⋯⋯⋯⋯⋯⋯⋯⋯ 福島健介 352

　変形性股関節症・その他 ⋯⋯⋯⋯⋯⋯⋯⋯⋯⋯⋯⋯ 福島健介 357

膝関節

　変形性膝関節症(保存療法，HTO，TKA) ⋯⋯⋯ 菊池直哉 370

　骨壊死など ⋯⋯⋯⋯⋯⋯⋯⋯⋯⋯⋯⋯⋯⋯⋯⋯⋯⋯ 菊池直哉 376

　そのほかの膝関節障害 ⋯⋯⋯⋯⋯⋯⋯⋯⋯⋯⋯⋯⋯ 菊池直哉 378

足関節・足・趾 ⋯⋯⋯⋯⋯⋯⋯⋯⋯⋯⋯⋯⋯⋯⋯⋯ 野澤大輔 380

Ⅵ 外傷

軟部組織損傷 ⋯⋯⋯⋯⋯⋯⋯⋯⋯⋯ 河村　直，松浦晃正，庄司真太郎 402

骨折・脱臼総論 ⋯⋯⋯⋯⋯⋯⋯⋯⋯⋯⋯⋯⋯⋯⋯⋯ 柳澤洋平 420

骨折・脱臼各論

脊椎・脊髄損傷	國府田正雄	426
肩甲帯〜上腕	田澤 諒，見目智紀	435
肘〜手関節・手	助川浩士	448
骨盤	河村 直	482
下肢	河村 直	492

末梢神経損傷

	松浦佑介	517

スポーツ外傷・障害

上肢	鈴木崇根	520
股関節・大腿	瓦井裕也	531
膝関節	渡邉翔太郎	535
足部・足関節	木村青児	542

その他

	十時靖和	548

Ⅶ リハビリテーション

理学療法・作業療法・運動療法	清水如代	556
装具療法	清水如代	560
切断，義肢	清水如代	566
その他（脊髄損傷）	清水如代	571

Ⅷ 関係法規・産業医・医療安全

関係法規・産業医・医療安全	野口裕史	576

索引	611

執筆者一覧

◆監修

山崎　正志　筑波大学名誉教授・客員教授
いちはら病院名誉院長

◆編集

髙相　晶士　北里大学医学部整形外科学主任教授

大鳥　精司　千葉大学大学院医学研究院整形外科学教授

赤澤　努　聖マリアンナ医科大学整形外科学教授

◆執筆（掲載順）

山崎　正志　筑波大学名誉教授・客員教授
いちはら病院名誉院長

井汲　彰　筑波大学医学医療系整形外科講師

江藤　文彦　国立病院機構水戸医療センター整形外科
脊椎担当医長

牧　聡　千葉大学大学院医学研究院整形外科学助教

村田　淳　千葉大学医学部附属病院リハビリテーション科
診療教授

江口　和　千葉大学大学院医学研究院整形外科学特任教授

岩田　秀平　千葉大学大学院医学研究院整形外科学

米本　司　千葉県がんセンター医療局診療部長

折田　純久　千葉大学大学院医学研究院整形外科学/
フロンティア医工学センター教授

稲毛　一秀　千葉大学大学院医学研究院整形外科学助教

志賀　康浩　千葉大学大学院医学研究院整形外科学
特任准教授

高橋　宏　筑波大学医学医療系整形外科准教授

萩原　茂生　千葉大学大学院医学研究院整形外科学助教

船山　徹　筑波大学医学医療系整形外科講師

中村　順一　千葉大学大学院医学研究院整形外科学講師

金森　章浩　筑波大学医学医療系整形外科講師

戸塚　翔　取手北相馬保健医療センター医師会病院
整形外科

金塚　彩　千葉大学大学院医学研究院整形外科学特任
助教/千葉大学医学部附属病院臨床試験部

山口　智志　千葉大学大学院医学研究院整形外科学/
国際学術研究院准教授

塚越　祐太　筑波大学医学医療系整形外科病院講師

西野　衆文　筑波大学医学医療系整形外科講師

橋本　瑛子　千葉大学大学院医学研究院整形外科学助教

落合　信靖　千葉大学大学院医学研究院整形外科学准教授

三浦　紘世　筑波大学医学医療系整形外科講師

髙相　晶士　北里大学医学部整形外科学主任教授

赤澤　努　聖マリアンナ医科大学整形外科学教授

古矢　丈雄　千葉大学大学院医学研究院整形外科学講師

福島　健介　北里大学医学部整形外科学講師

菊池　直哉　筑波大学医学医療系整形外科講師

野澤　大輔　筑波大学医学医療系整形外科講師/筑波大学附属
病院茨城県小児地域医療教育ステーション/茨城
県こども病院医療教育局・整形外科

河村　直　北里大学医学部整形外科学診療講師

松浦　晃正　北里大学医学部整形外科学講師

庄司真太郎　北里大学医学部整形外科学助教

柳澤　洋平　筑波大学附属病院救急・集中治療部病院講師

國府田正雄　筑波大学医学医療系整形外科准教授

田澤　諒　北里大学医学部整形外科学助教

見目　智紀　北里大学医学部整形外科学講師/北里大学病院
リハビリテーション科科長

助川　浩士　北里大学医学部整形外科学/医学教育研究開発
センター臨床解剖教育研究部門准教授

松浦　佑介　千葉大学大学院医学研究院整形外科学助教

鈴木　崇根　千葉大学大学院医学研究院環境生命医学准教授

瓦井　裕也　千葉大学大学院医学研究院整形外科学助教

渡邉翔太郎　千葉大学大学院医学研究院整形外科学/
千葉大学予防医学センター特任教授

木村　青児　千葉大学大学院医学研究院整形外科学特任講師

十時　靖和　筑波大学医学医療系整形外科病院助教

清水　如代　筑波大学医学医療系リハビリテーション医学
准教授

野口　裕史　筑波大学医学医療系整形外科講師

I

基礎科学

I 基礎科学

骨の構造と生理・生化学

骨の構造（骨組織）

合格へのチェック！ 正しいものに〇，誤ったものに×をつけよ．

1. 皮質骨と海綿骨の比率は部位や年齢によって異なる．　　　　　　　　　　　　　　　（　）
2. 骨幹の皮質骨は外層，内層の2つの層からなる．　　　　　　　　　　　　　　　　　（　）
3. ハバース管を取り囲む円柱状の微小区域をオステオンという．　　　　　　　　　　　（　）
4. ハバース管を縦方向に連結する神経・血管の通路をフォルクマン管という．　　　　　（　）
5. パケットは海綿骨を構成する基本構造である．　　　　　　　　　　　　　　　　　　（　）
6. 骨膜は，外側の細胞層と内側の線維層からなる．　　　　　　　　　　　　　　　　　（　）
7. 骨膜の細胞層は，骨の太さの成長に関与する．　　　　　　　　　　　　　　　　　　（　）
8. 骨膜の線維層は，線維組織性細胞と，その間を埋める線維性基質を含む．　　　　　　（　）
9. 骨折時には，骨膜の骨形成層から骨芽細胞が活発に作られる．　　　　　　　　　　　（　）
10. 頭蓋骨や鎖骨の一部が代表的な内軟骨性骨化組織である．　　　　　　　　　　　　（　）
11. 骨組織にはミネラル以外に多くの基質蛋白が存在しており，骨の材料特性を規定している．（　）
12. 骨基質に存在する非コラーゲン蛋白の中で最も豊富に存在するのは，オステオカルシンである．（　）
13. Ⅰ型コラーゲンはα1(Ⅰ)鎖2本とα2(Ⅰ)鎖1本の3本鎖からなるtriple helix構造をもつ．（　）
14. Ⅰ型コラーゲン遺伝子の変異に由来する疾患の一つに骨形成不全症がある．　　　　（　）

解答は次ページ下に．

専門医試験ではこんなことが問われる！

① 皮質骨・海綿骨の微細構造
② 骨膜の微細構造と機能
③ 骨基質の成分（コラーゲン・非コラーゲン蛋白）

（第29回 問1，第32回 問1，第33回 問1，第34回 問1，第35回 問1など）

知識の整理

骨の微細構造について述べよ　　　　　　　　　　　　　　　　　　　　　　（設問1〜5）

▶ 皮質骨と海綿骨の区別は絶対的なものではなく，比率は部位や年齢によって異なる．例えば，高齢骨粗鬆症患者においては皮質骨内層の多孔化が生じ，皮質骨の海綿骨化が観察される．

▶ 骨幹の皮質骨は骨膜に面した外層，骨髄に面した内層，および中間層からなる．外層および

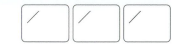

内層には，骨幹の外周・内周と並行して円周状に走る層板構造がある（外および内基礎層板）。中間層には血管を中心に同心円状に層板骨が配列した直径200～300μmの微小区域が見られる。この微小区域の中心部分の管状領域をハバース管とよび，中に血管と神経が通っている（図1）。

▶ ハバース管（Haversian canal）を取り囲む円柱状の微小区域は，皮質骨を構成する基本構造であり，オステオン（骨単位）またはハバース系とよぶ（図1）。

▶ ハバース管を横方向に連結する神経・血管の通路をフォルクマン管（Volkmann's canal）とよび，骨膜や骨内膜表面とハバース管，およびハバース管相互を連絡する（図1）。

▶ 海綿骨の骨梁には三日月状あるいは半円柱状の微小区域があり，パケットとよばれる。パケットは皮質骨のオステオンに相当し，海綿骨を構成する基本構造である（図2）。

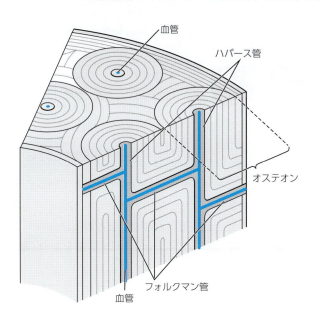

図1 皮質骨の構造（オステオン）

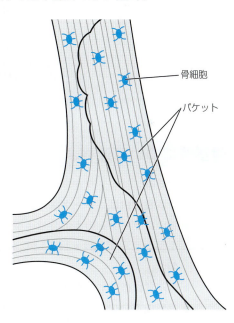

図2 海綿骨の構造（パケット）

（文献2を参考に作成）

骨膜について述べよ (設問6〜10)

▶ 骨膜は，外側の線維層と内側の細胞層からなる。

▶ 線維層は，緻密な膠原線維を主体とする。線維芽細胞をはじめとする線維組織性細胞と，その間を埋める線維性基質を含む。

▶ 細胞層は骨形成細胞（osteogenic cell）とよばれる未分化間葉系細胞を含んでいる。この層は骨形成層（osteogenic layer）とよばれ，骨の太さの成長に関与する。

▶ 骨膜は小児では厚く，骨形成能が盛んであるが，成長期を過ぎると薄くなり，骨形成能も乏しくなる。しかし，骨折時には骨形成層から骨芽細胞が活発に作られ，仮骨形成の主役となる（図3）。

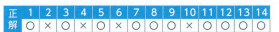

▶ 膜性骨化は軟骨を介さずに，直接骨が形成される様式であり，頭蓋骨や鎖骨の一部が代表的な膜性骨化組織である。一方，長管骨をはじめとする骨格の大部分は軟骨内骨化によって作られる。

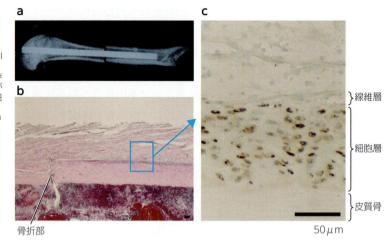

図3　骨折仮骨における骨膜
a：ラット大腿骨骨幹部閉鎖性骨折モデル。
b：骨折後1日目の仮骨のH-E (hematoxylin and eosin) 像。
c：骨膜領域のPCNA (proliferative cell nuclear antigen) 染色像。
骨折前は線維層，細胞層とも数層の細胞が存在するのみである。しかし，ひとたび骨折が生じると，細胞が急激に増殖し，骨折後1日目には10層以上の細胞が重なる。
(東邦大学医療センター佐倉病院整形外科 中島 新先生よりご提供)

骨基質について述べよ　　　　　　　　　　　　　　　　　　　　（設問11～14）

▶ 骨組織にはミネラル以外に多くの基質蛋白が存在しており，骨の材料特性を規定している。
▶ 骨基質蛋白はコラーゲンと非コラーゲン蛋白に大別される。
▶ 骨のコラーゲンの大部分はⅠ型コラーゲンであり，全骨基質蛋白の約90％を占める。
▶ Ⅰ型コラーゲンはα1(Ⅰ)鎖2本とα2(Ⅰ)鎖1本の3本鎖からなるtriple helix構造をもつ（図4）。
▶ 骨基質に存在する非コラーゲン蛋白の中で，最も豊富に存在するのはオステオカルシンである。
▶ 骨形成不全症1～4型は，Ⅰ型コラーゲン遺伝子の変異に由来する。

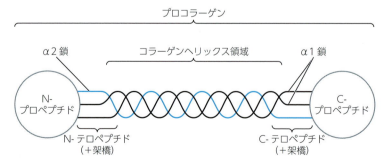

図4　Ⅰ型コラーゲンの構造
骨芽細胞内で合成される際は，N末端およびC末端にプロペプチドを有する。この構造をプロコラーゲンとよぶ。細胞外へ分泌されると，N末端およびC末端プロペプチドは切断され血中に放出される。臨床的にP1NP（Ⅰ型プロコラーゲンN-プロペプチド）およびC1NP（Ⅰ型プロコラーゲンC-プロペプチド）は骨形成マーカーとして使用されている。骨基質中のコラーゲン分子はα1鎖2本とα2鎖1本の3本鎖からなるヘリックス領域とN末端およびC末端のテロペプチドからなる。架橋部分を含むテロペプチドであるNTX（Ⅰ型コラーゲン架橋N-テロペプチド），CTX（Ⅰ型コラーゲン架橋C-テロペプチド）および架橋部分のDPD（デオキシピリジノリン）は，骨吸収マーカーとして使用されている。

骨のモデリングとリモデリング

合格へのチェック！

1. 骨のリモデリングは，古い骨を新しい骨に置換することによって骨組織の劣化を防ぐ
   役割を担っている。 （　　）
2. 骨リモデリングによって微小骨折（マイクロクラック）が修復される。 （　　）
3. 骨リモデリングには破骨細胞と骨芽細胞が連係してかかわっている。 （　　）
4. 骨リモデリングは骨吸収相，静止相を経て骨形成相に至る。 （　　）
5. 骨リモデリングの骨形成相では，類骨が形成された後に石灰化骨が形成される。 （　　）
6. 骨のモデリングとは，成長期の外形拡大や成長完了後の形態修正などの現象である。 （　　）
7. 骨モデリングでは，骨吸収と骨形成のバランスが変化することで骨の外形が変化する。 （　　）
8. 小児期の骨折後変形が自然矯正される現象も骨モデリングである。 （　　）
9. 骨モデリングに強い影響を与える因子として力学的負荷がある。 （　　）
10. 成長期の骨モデリングにおいては，形成される骨組織量は吸収される組織量より少ない。 （　　）

解答は次ページ下に。

専門医試験ではこんなことが問われる！

①骨リモデリングのサイクル（骨形成相・骨吸収相）
②骨モデリングと骨成長

（第29回 問2，第33回 問3，第36回 問1など）

知識の整理

骨のリモデリングについて述べよ

（設問1〜5）

▶ 骨のリモデリングは，皮質骨のオステオンあるいは海綿骨のパケットなどにおいて，活性化相→吸収相→逆転相→形成相というサイクルを経て，骨組織がバランスを保ちながら代謝・改変される現象である（**図5**）。

▶ 骨リモデリングは古い骨を新しい骨に置換することによって骨組織の劣化を防ぐ役割を担っている。

▶ 骨リモデリングによって古い骨組織中の微小骨折（マイクロクラック）が修復される（**図6**）。

▶ 骨リモデリングでは，破骨細胞による骨吸収相，骨芽細胞による骨形成相を経て，静止相に至る。

▶ 骨形成相では，類骨が形成されたのち石灰化骨が形成される。

骨のモデリングについて述べよ　　　　　　　　　　　（設問6～10）

- ▶ 骨のモデリングは，成長期の外形拡大や成長完了後の形態修正など，骨の造形機能の総称である。
- ▶ 骨モデリングにおいては，骨形成と骨吸収のバランスが変化することにより，骨の外形が変化・修正される。
- ▶ 力学的負荷は骨モデリングに強い影響を与える。

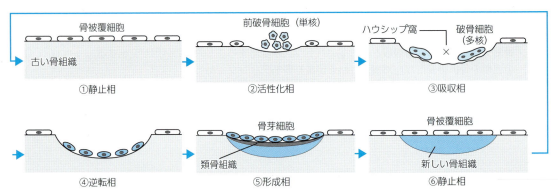

図5　骨リモデリングの概念図

ハウシップ窩：骨吸収に伴ってできた骨表面の吸収窩。
(Parfitt AM. The cellular basis of bone remodeling: the quantum concept reexamined in light of recent advances in the cell biology of bone. Calcif Tissue Int 1984；36：S37-45を参考に作成)

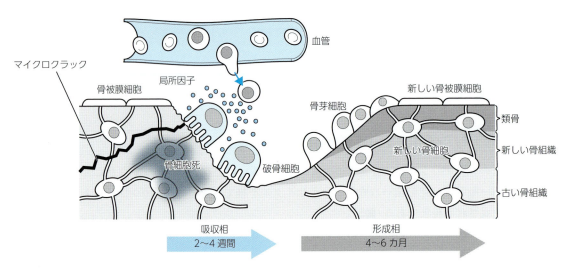

図6　骨リモデリングにおける吸収相と形成相

古い骨組織にマイクロクラックが生じると，骨細胞のアポトーシス（細胞死）が生じ，局所因子が分泌されることによって破骨細胞の分化・活性化を誘導する。破骨細胞による骨吸収の後に骨芽細胞が分化し，骨基質の産生と石灰化を誘導する。
(Seeman E, et al. Bone quality--the material and structural basis of bone strength and fragility. N Engl J Med 2006；354：2250-61を参考に作成)

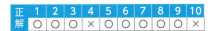

骨の構成細胞と骨代謝調節因子

合格へのチェック！

1. 骨芽細胞は骨組織表面に存在して骨基質を合成する。 （　　）
2. 骨芽細胞は造血系幹細胞に由来する。 （　　）
3. 骨芽細胞では酒石酸抵抗性酸ホスファターゼ (TRAP) 活性が強い。 （　　）
4. 骨細胞は骨芽細胞由来の細胞であり，発達した細胞突起をもつ。 （　　）
5. 骨細胞は旺盛な骨基質形成能を有する。 （　　）
6. 骨細胞は骨組織のひずみを感知する。 （　　）
7. 骨芽細胞の成熟には骨芽細胞が発現するRANKLが中心的な役割を果たす。 （　　）
8. RANKLは，骨細胞の発生分化に必須のサイトカインである。 （　　）
9. 骨芽細胞は線維芽細胞増殖因子23 (FGF23) を産生する。 （　　）
10. 線維芽細胞増殖因子23 (FGF23) は血清カルシウム濃度を低下させる。 （　　）
11. 線維芽細胞増殖因子23 (FGF23) の産生低下は，低リン血症性骨軟化症の原因の1つである。 （　　）
12. 骨細胞はWntシグナルを抑制するスクレロスチンを発現する。 （　　）
13. Wntシグナルは骨芽細胞分化を抑制する。 （　　）
14. 破骨細胞は巨大な多核細胞で，細胞膜に波状縁 (ruffled border) を有する。 （　　）
15. 破骨細胞には上皮小体 (副甲状腺) ホルモンの受容体がある。 （　　）
16. 破骨細胞はHowship (ハウシップ) 窩とよばれる骨表面の吸収窩に存在する。 （　　）

解答は次ページ下に。

専門医試験ではこんなことが問われる！

① 骨芽細胞・骨細胞・破骨細胞の構造と機能
② RANKL，FGF23，スクレロスチン，Wntなどの骨代謝調節因子について

（第29回 問1，第30回 問1，第32回 問3，第33回 問2，第35回 問1など）

知識の整理

骨芽細胞について述べよ
（設問1〜3）

▶ 骨芽細胞は軟骨細胞，脂肪細胞，筋細胞などとともに間葉系幹細胞に由来する。
▶ 骨芽細胞は骨組織表面に存在してI型コラーゲンやオステオカルシンなどの骨基質を合成する。
▶ 骨芽細胞はアルカリホスファターゼ活性が高く，臨床的にも骨型アルカリホスファターゼ (bone specific alkaline phosphatase；BAP) は骨形成マーカーとして用いられている。
▶ 骨芽細胞は上皮小体 (副甲状腺) ホルモン (parathyroid hormone；PTH) の受容体を発現している。

骨細胞について述べよ

(設問4～13)

▶ 骨芽細胞が自ら生成した骨基質に埋もれて骨基質形成能を失ったものが骨細胞である。

▶ 骨細胞は骨小腔（lacuna）に局在し，細胞突起を伸ばす。

▶ 骨細胞は近接する骨細胞，骨芽細胞とギャップ結合により互いに連結し，細胞間ネットワークを形成する（**図6**）。

▶ 骨細胞はメカニカルストレスによる骨組織のひずみを感知する。

▶ 骨細胞はRANKL（receptor activator of nuclear factor-κB ligand）を発現し，破骨細胞およびその前駆細胞の表面に発現する受容体であるRANKを介して破骨細胞の分化・成熟を促進する。

▶ 骨芽細胞もRANKLを発現するが，破骨細胞の成熟には骨細胞が発現するRANKLが中心的な役割を果たす。

▶ 骨細胞はWntシグナルを抑制するスクレロスチンを発現する。

▶ Wntは骨芽細胞による骨形成を促進すると同時に，Osteoprotegerin（OPG）を介して破骨細胞形成を抑制する。

▶ 骨細胞はリン代謝に重要な役割を果たす線維芽細胞増殖因子23（fibroblast growth factor；FGF23）を産生する。

▶ FGF23は腎臓でのリン排泄を促進し，血清リン濃度を低下させる。

▶ FGF23は低リン血性くる病，骨軟化症の原因遺伝子として同定されている。

破骨細胞について述べよ

(設問14～16)

▶ 破骨細胞は造血系幹細胞に由来し，骨の吸収を行う多核の巨細胞である。Howship（ハウシップ）窩とよばれる骨表面の吸収窩に存在する（**図5**）。

▶ 破骨細胞は酒石酸抵抗性酸ホスファターゼ（tartrate-resistant acid phosphatase；TRAP）活性が強く，臨床的にもTRACP5bは骨吸収マーカーとして用いられている。

▶ 破骨細胞が骨組織に対する面は波状縁（ruffled border）とよばれる多数の突起からなる。そこから蛋白分解酵素や酸が分泌され，骨基質は溶解される。

正解	1	2	3	4	5	6	7	8	9	10	11	12	13	14	15	16
	○	×	×	○	×	○	×	×	×	×	×	×	○	×	○	×	○

ビタミン・ホルモンと骨代謝

合格へのチェック！

1. ビタミンDは脂溶性ビタミンである。 （　　）
2. ビタミンDは皮膚の細胞において紫外線照射によって生合成される。 （　　）
3. ビタミンDは腸管でのカルシウム吸収を抑制する。 （　　）
4. 血清25-ヒドロキシビタミンD濃度が30ng/mL以上あれば充足と判断する。 （　　）
5. 活性型ビタミンDである $1\alpha,25(OH)_2D$ の血中濃度もビタミンDの充足度の指標として
   用いることができる。 （　　）
6. $1\alpha,25(OH)_2D$ は，血清カルシウム濃度を低下させる。 （　　）
7. $1\alpha,25(OH)_2D$ は，血清リン濃度を低下させる。 （　　）
8. $1\alpha,25(OH)_2D$ は副甲状腺ホルモン (PTH) の産生・分泌を抑制する。 （　　）
9. 副甲状腺ホルモン (PTH) は血清リン濃度を増加させる。 （　　）
10. 副甲状腺ホルモン (PTH) の間欠的な投与は骨量を増加させる。 （　　）
11. 男性ではアンドロゲンがエストロゲンに転換されて分泌される。 （　　）
12. 血清骨型アルカリホスファターゼ (BAP) は骨形成マーカーである。 （　　）
13. 尿中デオキシピリジノリン (DPD) は骨吸収マーカーである。 （　　）
14. 尿中I型コラーゲン架橋N末端テロペプチド (NTx) は骨形成マーカーである。 （　　）
15. 原発性副甲状腺機能亢進症では血清TRACP-5b値が低下する。 （　　）
16. 原発性甲状腺機能亢進症では血清P1NPが上昇する。 （　　）

解答は次ページ下に。

専門医試験では こんなことが 問われる！

①ビタミンD・PTHによるカルシウム，リン代謝
②骨代謝マーカー（骨形成マーカー・骨吸収マーカー）

（第30回 問2，第33回 問6など）

知識の整理

ビタミンDについて述べよ   （設問1〜8）

- ▶ ビタミンDは脂溶性ビタミンであり，皮膚の細胞で紫外線照射によって生合成される。
- ▶ 体内で生合成された，あるいは食物から摂取されたビタミンDは25位が肝臓で水酸化され，25-ヒドロキシビタミンD［25(OH)D］としてストックされる。
- ▶ 血中25-ヒドロキシビタミンD濃度はビタミンD充足度の指標となる。
- ▶ 血清25-ヒドロキシビタミンD濃度が30ng/mL以上をビタミンD充足，20〜30ng/mLを不足，20ng/mL未満を欠乏と判断する。
- ▶ 25-ヒドロキシビタミンDの1α位が腎臓で水酸化されると活性型ビタミンD［1α,25(OH)$_2$D］となる。
- ▶ 1α,25(OH)$_2$Dは，腸管からのカルシウムおよびリンの吸収を促進し，血清カルシウムおよびリン濃度を増加させる。
- ▶ 1α,25(OH)$_2$Dは，PTHの産生・分泌を抑制する。PTH分泌抑制は血清カルシウムイオンの上昇を介する間接的なものである。

PTHおよび性ホルモンについて述べよ   （設問9〜11）

- ▶ PTHは，腎臓でのカルシウムの再吸収を促進するとともに，骨からのカルシウム動員を促進することにより血清カルシウム濃度を増加させる。
- ▶ PTHは腎臓でのリンの再吸収を抑制し，血清リン濃度を低下させる。
- ▶ 原発性副甲状腺機能亢進症など，血清PTH濃度が持続的に高い状態では骨吸収が亢進して骨量の減少をきたすが，間欠的なPTHの投与では骨量は増加する。
- ▶ 閉経によってエストロゲンが欠乏すると骨の高代謝回転が生じて骨量が減少する。
- ▶ 男性の場合はアロマターゼによりアンドロゲンがエストロゲンに転換されて分泌される。その濃度は更年期の女性と同程度とされる。

骨代謝マーカーについて述べよ   （設問12〜16）

- ▶ 血液や尿で測定される物質で骨の代謝を反映する物質を，骨代謝マーカーという。
- ▶ 骨形成マーカーとしては，血清骨型アルカリホスファターゼ（BAP），血清Ⅰ型プロコラーゲンNプロペプチド（type Ⅰ procollagen-N-propeptide；P1NP）などが用いられている（**図4**）。

正解	1	2	3	4	5	6	7	8	9	10	11	12	13	14	15	16
	○	○	×	○	×	×	×	○	×	○	○	○	○	×	×	○

▶ 骨吸収マーカーとしては，尿中デオキシピリジノリン（deoxypyridinoline；DPD），尿中および血清Ⅰ型コラーケン架橋N末端テロペプチド（type I collagen cross-linked N-telopeptide；NTx），血清TRACP-5bなどが用いられている（**図4**）。

▶ 原発性副甲状腺機能亢進症や原発性甲状腺機能亢進症では骨代謝回転が亢進するため，骨形成マーカーも骨吸収マーカーも上昇する。

文献

1）井樋栄二, 吉川秀樹, 津村　弘, ほか編. 標準整形外科学. 第14版. 東京：医学書院；2020.
2）大鳥精司, 高相晶士, 出家正隆, ほか編. TEXT整形外科学. 改訂5
版. 東京：南山堂；2019.
3）山崎正志. 運動器の細胞／知っておきたい 骨膜の細胞. 臨整外 2004；39：798-800.

基礎科学

骨の発育・形成・再生

骨の発生

 　　　　　　　　　　　正しいものに○，誤ったものに×をつけよ。

1. 骨の発生は，軟骨を介さずに直接骨が形成される膜性骨化と，軟骨を介する軟骨内骨化によって生じる。（　）
2. 膜性骨化では骨形成部位の間葉系細胞が直接骨芽細胞へ分化する。（　）
3. 頭蓋骨は膜性骨化によって形成される。（　）
4. 下顎骨，鎖骨は軟骨内骨化によって形成される。（　）
5. 月状骨，大腿骨，膝蓋骨は膜性骨化によって形成される。（　）

解答は次ページ下に。

専門医試験では こんなことが 問われる！

① 膜性骨化と軟骨内骨化の違い
② 膜性骨化と軟骨内骨化で形成される骨の種類

（第31回 問2，第32回 問2，第34回 問2，第36回 問2など）

知識の整理

膜性骨化と軟骨内骨化の機序について述べよ　　　（設問1～2）

- 骨の形成は，軟骨を介さずに直接骨が形成される膜性骨化と，軟骨を介する軟骨内骨化の2つの様式に大別される。
- 膜性骨化では骨形成部位に間葉系幹細胞が集積し，それが直接骨芽細胞に分化して骨を形成する。
- 軟骨内骨化では，骨形成部位に集積した間葉系幹細胞はまず軟骨細胞へと分化し軟骨原基を形成する。その後，原基内で骨芽細胞への分化が生じ，骨髄内への血管進入に伴い骨化が進む（図1）。

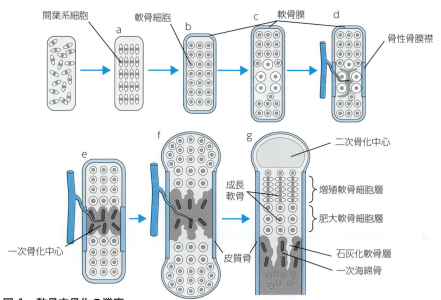

図1　軟骨内骨化の機序

a：間葉系細胞の凝集。
b：凝集した細胞が軟骨細胞へ分化する。軟骨原基の周囲に軟骨膜が形成される。
c：軟骨細胞の肥大化。
d：肥大軟骨近傍の軟骨膜細胞が骨芽細胞へ分化し，骨性骨膜襟を形成する。肥大軟骨が石灰化し血管を誘導する。
e：一次骨化中心の形成。
f：軟骨細胞の増殖による骨の長径成長。骨性骨膜襟の骨芽細胞が皮質骨を形成する。
g：骨端部での二次骨化中心の形成。成長軟骨では肥大軟骨細胞の石灰化，血管進入に引き続いて一次海綿骨が形成される。

（Kronenberg HM. Developmental regulation of the growth plate. Nature 2003；423：332-6を参考に作成）

膜性骨化と軟骨内骨化で形成される骨の種類について述べよ　　　（設問3～5）

- 頭蓋骨の一部（頭蓋冠，上顎骨，下顎骨），鎖骨といったごく限られた骨が膜性骨化のみで形成され，膜性骨とよばれる。
- 四肢の長管骨，手根骨などの短骨，膝蓋骨などの種子骨をはじめ，ほとんどの骨格の発生は軟骨内骨化の様式を含み，軟骨性骨とよばれる（軟骨性骨という呼称ではあるが，軟骨内骨化のみで骨が形成されるわけではなく，膜性骨形成の様式での骨形成もある程度は含まれている）。

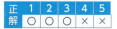

軟骨内骨化による成長

合格へのチェック！

正しいものに○，誤ったものに×をつけよ。

1. 成長軟骨板は長管骨の長軸方向の成長に関与する。 （　）
2. 成長軟骨板は主に軟骨内骨化を担っている。 （　）
3. 長管骨の骨端部に二次骨化中心ができる。 （　）
4. 静止軟骨細胞層，増殖軟骨細胞層，肥大軟骨細胞層は成長軟骨板の構成要素である。 （　）
5. Lamina splendens, tidemarkは成長軟骨板の構成要素ではない。 （　）
6. 成長軟骨板において肥大軟骨細胞が石灰化した石灰化軟骨層では血管の誘導がみられる。 （　）
7. 成長軟骨板の静止軟骨細胞層では扁平な細胞が柱状に配列する。 （　）
8. 成長軟骨板において，軟骨細胞は肥大軟骨細胞を経てアポトーシスに至る。 （　）
9. 成長軟骨板の横径成長は，軟骨膜における軟骨細胞の増殖と骨形成により生じる。 （　）
10. 成長軟骨板の増殖軟骨細胞層はX型コラーゲンを発現する。 （　）
11. 副甲状腺ホルモン関連蛋白(PTHrP)は，成長軟骨板における細胞の肥大・分化を制御する因子の一つである。 （　）
12. 長管骨の長軸方向の成長は成長軟骨板の閉鎖によって終了する。 （　）

解答は次ページ下に。

専門医試験では こんなことが 問われる！

① 成長軟骨板の構造
② 軟骨内骨形成の機序
③ 軟骨内骨形成の調節因子(PTHrP)

（第28回 問2，第30回 問5など）

知識の整理

成長軟骨板の構造と軟骨内骨形成の機序について述べよ　　(設問1〜10)

- ▶成長軟骨板では軟骨内骨化により骨の長径成長が起こる(**図1**)。
- ▶成長軟骨板は，静止軟骨細胞層，増殖軟骨細胞層，肥大軟骨細胞層によって構成される。
- ▶Lamina splendensは関節軟骨の最表面にある無細胞性の層，tidemarkは関節軟骨の深層にみられるヘマトキシリン好性の青染する波状の線であり，成長軟骨板の構成要素ではない(p.21「関節の構造と生理・生化学」の項，図1参照)。
- ▶成長軟骨板において，増殖軟骨細胞層では扁平な細胞が柱状に配列する。
- ▶成長軟骨板において，軟骨細胞は肥大軟骨細胞を経てアポトーシスに至る。
- ▶肥大軟骨細胞の特異的なマーカーとして，石灰化と関連が深いX型コラーゲンが知られている。
- ▶成長軟骨板において，肥大軟骨細胞が石灰化した石灰化軟骨層では血管の誘導がみられるが，増殖細胞層内部には血管は存在しない(**図1**)。
- ▶成長軟骨板の横径成長は，成長軟骨板周囲の軟骨膜における軟骨細胞の増殖と骨形成により生じる。
- ▶軟骨原基の周囲の軟骨膜には成長とともに骨芽細胞が現れ，やがて骨膜へと変化していく(**図1**)。

軟骨内骨形成の調節因子について述べよ　　(設問11〜12)

- ▶PTHrPとインディアンヘッジホッグ(indian hedgehog；IHH)は，成長軟骨板の調節因子として知られている(**図2**)。
  ①PTHrP産生細胞は，軟骨膜細胞，増殖軟骨細胞である。PTHrPは軟骨の肥大・分化を抑制し，IHH産生を抑制する。
  ②PTHrP産生細胞から離れた細胞は肥大化し，IHHを産生する。IHHは軟骨細胞の増殖を促進する。
  ③IHHは増殖軟骨細胞のPTHrP産生を促進。
  ④IHHは軟骨膜細胞の骨芽細胞への分化を促進し，骨性骨膜襟を形成する。
- ▶成長軟骨板は，性成熟の完了のころに石灰化を経て骨化組織に置換され閉鎖する。
- ▶成長軟骨板の閉鎖によって長管骨の長軸方向の成長は終了する。

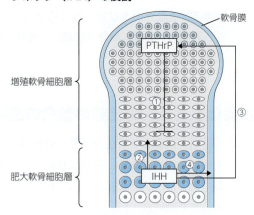

図2　軟骨分化におけるPTHrPとインディアンヘッジホッグ(IHH)の役割

(Kronenberg HM. Developmental regulation of the growth plate. Nature 2003；423：332-6を参考に作成)

正解	1	2	3	4	5	6	7	8	9	10	11	12
	○	○	○	○	○	○	×	○	○	×	○	○

骨年齢

合格へのチェック！
正しいものに○，誤ったものに×をつけよ。

1. 指骨の二次骨化核は生下時には出現していない。 （　）
2. 生後2カ月で手根骨は5個出現している。 （　）
3. 豆状骨の骨化核は男性では5～6歳ごろに出現する。 （　）
4. 示指末節骨の骨端核の癒合は，女性では12歳ごろの初潮年齢で生じる。 （　）
5. 示指末節骨の骨端核の癒合は，男性では18歳以降である。 （　）

解答は次ページ下に。

専門医試験では
こんなことが
問われる！
①手根部における骨化核の出現時期
②一次骨化核と二次骨化核の癒合の時期

（第27回 問12，第30回 問10など）

知識の整理

手根部における骨化核の出現時期について述べよ
（設問1～3）

▶ 手根骨，中手骨，指骨の骨化核の出現状態を観察することで，骨成長，発育が年齢相応であるか，遅延もしくは早熟であるかを知ることができる。
▶ 生後6カ月以内で手根骨の骨化核は2個（有頭骨，有鉤骨）出現する（**図3**）。
▶ 豆状骨の骨化核は，男性では5～6歳，女性では8～9歳で出現する。
▶ 手根部（手根骨および橈・尺骨遠位端）を骨化の順序に従って4群に分類すると，Ⅰ群：有頭骨，有鉤骨，Ⅱ群：橈骨遠位端，三角骨，Ⅲ群：月状骨，舟状骨，大・小菱形骨，尺骨遠位端，Ⅳ群：豆状骨となる。

一次骨化核と二次骨化核の癒合の時期について述べよ
（設問4～5）

▶ 中手骨，指骨は長管骨であり，骨幹部に出現する一次骨化核と骨端部に出現する二次骨化核を明瞭に区別できる。成長に伴い一次骨化核と二次骨化核（骨端核）は癒合する（手根骨は短骨であり，一次骨化核と二次骨化核の区別が不明瞭であることから，骨化核とのみ表現されることが多い）。
▶ 示指末節骨の骨端核癒合は，男性では13～14歳，女性では12歳ごろの初潮年齢で生じる。

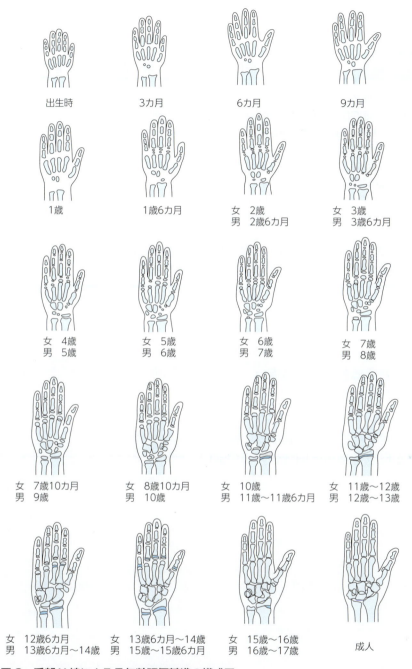

図3 手部X線による骨年齢評価基準の模式図 （文献3を参考に作成）

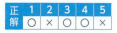

骨の再生・修復，骨移植

合格へのチェック！

正しいものに○，誤ったものに×をつけよ。

1. 骨伝導とは骨組織を分化誘導する現象である。 （　）
2. 骨誘導とは，未分化間葉系細胞が骨芽細胞に分化して骨形成を生じる現象である。 （　）
3. 骨形成蛋白（BMP）は皮下や筋肉などの本来骨が存在しない場所で異所性に骨を誘導できる。（　）
4. 多孔体セラミックスには骨誘導能がある。 （　）
5. 骨欠損部へ移植された人工骨のβ-リン酸三カルシウム（β-TCP）は骨へ置換される。 （　）
6. 骨移植において，自家骨は同種骨より骨形成促進作用が旺盛である。 （　）
7. 自家骨移植において，移植された移植片は壊死することはない。 （　）
8. 血管柄付き骨移植以外の骨移植では，移植された骨組織はいったん吸収され，後に新生骨に
   置換される。 （　）
9. 骨移植において，新鮮自家骨移植は骨形成細胞の移植を伴うため骨再生効果に優れる。 （　）
10. 同種骨移植では移植免疫反応が生じるため，骨再生作用は自家骨より弱い。 （　）

解答は次ページ下に。

専門医試験では
こんなことが
問われる！

① 骨誘導と骨伝導の違い
② 骨形成蛋白（BMP）
③ 人工骨（ハイドロキシアパタイト，β-TCP）
④ 骨移植における骨形成の機序
⑤ 自家骨移植と同種骨移植の違い

（第28回 問16，第33回 問17など）

知識の整理

骨誘導と骨伝導の違いについて述べよ (設問1〜3)

- 骨の再生・修復は，骨誘導と骨伝導の両者からなる。
- 骨誘導とは，何らかの誘導物質が局所に骨組織を分化誘導させる現象を指す。
- 骨形成蛋白(bone morphogenetic proteins；BMP)などの細胞分化因子を，皮下や筋肉などの本来骨が存在しない場所に移植した場合，局所の未分化間葉系細胞が軟骨細胞や骨芽細胞に分化して骨形成が生じる。これが骨誘導現象である。
- 骨伝導とは，母床に存在する骨形成細胞が移植骨や人工骨内に3次元的に進入し，内部に骨形成を生じる現象である。

人工骨について述べよ (設問4〜5)

- ハイドロキシアパタイトやβ-リン酸三カルシウム(β-tricalcium phosphate；β-TCP)などの多孔体セラミックスは，それ自体は骨誘導能を有しないが，生体親和性がよく，骨形成細胞が表面に付着して内部まで進入していくことから優れた骨伝導能を有する。
- 骨欠損部へ移植された人工骨のうち，β-リン酸三カルシウム(β-TCP)は骨へ置換されやすい。一方，ハイドロキシアパタイトはほとんど骨へ置換されない。

自家骨移植と同種骨移植の違いについて述べよ (設問6〜10)

- 骨移植には，患者自身の腸骨，腓骨などから移植骨を採取して患者に移植する自家骨移植，同種保存骨を用いる同種骨移植がある。
- 血管柄付き骨移植以外の骨移植では，移植片はいったん壊死して吸収され，後に新生骨に置換される。
- 新鮮自家骨移植では骨形成細胞が同時に移植され，生きて移植部で骨を形成するため，骨再生効果に優れる。
- 同種骨では生きた骨形成細胞がなく，移植免疫反応も生じるため，骨再生作用は自家骨より弱い。

参考文献
1) 井樋栄二, 吉川秀樹, 津村 弘, ほか編. 標準整形外科学. 第14版. 東京：医学書院；2020.
2) 大鳥精司, 髙相晶士, 出家正隆, ほか編. TEXT整形外科学. 改訂5版. 東京：南山堂；2019.
3) 諏訪城三. 四肢骨端レントゲン像と年齢. 総合臨床 1967；16：229-41.

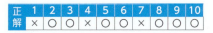

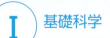

関節の構造と生理・生化学

関節軟骨の構造

合格へのチェック！　　正しいものに○，誤ったものに×をつけよ．

1. 成人関節軟骨の最表層には細胞を多く含んだ軟骨膜が存在する．（　）
2. 成人関節軟骨における軟骨細胞の形態および細胞外基質の性状は全層にわたって均一である．（　）
3. 正常な成人関節軟骨の最表層には神経終末が存在する．（　）
4. 成人関節軟骨では細胞密度は粗で細胞外基質に富む．（　）
5. 正常な成人関節軟骨の中間層では，細胞分裂が盛んに行われている．（　）

解答は次ページ下に．

専門医試験ではこんなことが問われる！

①輝板
②表層，中間層，深層，石灰化層
③軟骨細胞の形態・密度・増殖能
④コラーゲン線維の配列
⑤血管，神経の有無

（第28回 問3，第29回 問3，第34回 問4，第35回 問4，第36回 問4など）

知識の整理

成人関節軟骨の微細構造について述べよ （設問1～5）

- 関節軟骨の最表層には、コラーゲン線維が網目状になって関節面に平行に走っている輝板（lamina splendens）が存在する（図1, 2）。輝板は4～8μmの薄い膜であり、細胞は存在しない。
- 軟骨膜は発生時の軟骨内骨化の過程で、軟骨原基の周囲に形成される線維性の層であり、成人関節軟骨には存在しない（p.13「骨の発育・形成・再生」の項、図1参照）。
- 輝板の下の関節軟骨は、表層（tangential zone）、中間層（移行層：transitional zone）、深層（放射状層：radial zone）、石灰化層（calcified zone）の4つの層に分かれる。それぞれの層は軟骨細胞の形態、コラーゲンをはじめとする細胞外基質の性状が異なる（図1, 2）。（tangential zoneは直訳すると接線の層となるが、教科書的には接線という表現が用いられることはほとんどない）
- 軟骨細胞の形態は表層では扁平であり、中間層では丸みを帯び、深層では大型化して球形となる。
- 正常な成人関節軟骨には血管、神経、リンパ管は存在せず、軟骨細胞と細胞外基質から構成される。
- 関節軟骨の大部分は細胞外基質からなり、軟骨細胞は全容積の2%以下である。
- 正常な成人関節軟骨では軟骨細胞の分裂像はみられない（変形性関節症になると軟骨細胞の分裂・増殖が生じる）。

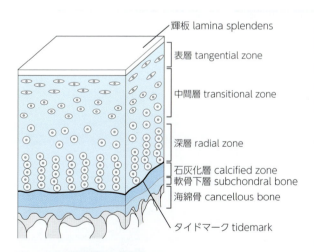

図1　成人関節軟骨の構造
軟骨細胞の形態は表層では扁平であり、中間層（移行層）では丸みを帯び、深層（放射状層）では大型化して球形となる。
（文献2を参考に作成）

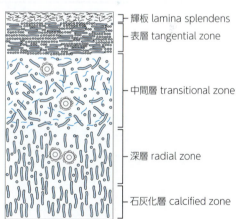

図2　成人関節軟骨におけるコラーゲン線維の配列
コラーゲン線維の走行は、表層では関節表面に平行、中間層（移行層）では不規則、深層（放射状層）から石灰化層にかけては関節表面に垂直となる。
（Lane JM, et al. Review of articular cartilage collagen research. Arthritis Rheum 1975 ; 18 : 553-62を参考に作成）

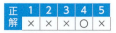

関節軟骨の生理（機能）

合格へのチェック！

正しいものに○，誤ったものに×をつけよ。

1. 関節軟骨の最表層に存在するルブリシン (lubricin) は，潤滑能の維持を担っている。（　　）
2. 正常な成人関節軟骨において軟骨同士の摩擦係数は 0.002〜0.006 ときわめて小さい。（　　）
3. 関節軟骨の深層と石灰化層の境界はタイドマーク (tidemark) とよばれる。（　　）
4. 関節軟骨において，タイドマークより表面側の非石灰化軟骨はすべて滑液により栄養されている。（　　）
5. 関節軟骨における細胞外基質の構成成分では，乾燥重量比でコラーゲンよりもプロテオグリカンが多い。（　　）
6. 関節軟骨の主な役割として荷重緩衝作用がある。（　　）
7. プロテオグリカンは，関節軟骨の弾性の維持に重要な役割を果たしている。（　　）
8. 正常な成人関節軟骨には侵害受容器が存在する。（　　）
9. 関節痛の感知には滑膜，関節包，軟骨下骨が関係する。（　　）

解答は次ページ下に。

専門医試験では こんなことが 問われる！

①関節軟骨への栄養
②関節軟骨の潤滑性・弾性
③関節軟骨の構成成分（水分・細胞外基質）
④関節軟骨における関節痛の感知

（第30回 問3，第32回 問4，第34回 問4，第35回 問4，第36回 問4など）

知識の整理

関節軟骨の機能について述べよ

(設問1〜9)

- 関節軟骨の最表層の輝板にはルブリシン（lubricin）という糖蛋白が存在し，潤滑能の維持に重要な役割を担っている。
- ルブリシンは潤滑性の維持に重要な役割を担うムチンドメインを有するムチン型の蛋白質である。
- 軟骨対軟骨は自然界でも最も摩擦係数が小さい組み合わせとされ，0℃の氷対氷の摩擦係数が約0.1であるのに対し，0.002〜0.006ときわめて小さい（氷上でのアイススケートおける摩擦の約1/10といわれている）。これにより，関節の運動に際して効率的な潤滑が行われている。
- tidemarkは非石灰化軟骨層と石灰化軟骨層の境界である（**図1**）（tidemarkという単語の本来の意味は，潮標：満潮時の最高水位点である）。
- tidemarkより表面側の軟骨は滑液，すなわち関節液により栄養される。すなわち，血管を経由しての栄養補給はない。
- 正常な成人関節軟骨における細胞外基質の主成分は水分で湿重量の70〜80％を占める。水分以外の構成成分の乾燥重量に占める割合はコラーゲンが約50％と最も多い。残りはプロテオグリカン，ヒアルロン酸，リンクプロテインなどの非コラーゲン性蛋白質などで構成される（**表1**）。
- 関節軟骨は荷重を緩衝する作用を担うが，軟骨基質，特にプロテオグリカンが関節軟骨の弾性の維持に重要である（**図3**）。
- 正常な成人関節軟骨には侵害受容器すなわち神経終末は存在せず，関節痛の感知には神経終末を有する滑膜，関節包，軟骨下骨が関係する。

表1　正常な成人関節軟骨における細胞外基質の主成分

コラーゲン［基質全体の約50%（乾燥重量として）］
Ⅱ型コラーゲン（コラーゲンの90%以上）
Ⅸ型コラーゲン（コラーゲンの約1%）
Ⅺ型コラーゲン（コラーゲンの約3%）
［Ⅹ型コラーゲン（成長軟骨板の肥大軟骨細胞が産生）］
プロテオグリカン
アグリカン（プロテオグリカンの約95%）
ヒアルロン酸
非コラーゲン性蛋白質
リンク蛋白，コア蛋白

細胞外基質の主成分は水分で湿重量の70〜80%を占める。水分以外の構成成分を上記に示す。
(Heinegård D, et al. The role of the cartilage matrix in osteoarthritis. Nat Rev Rheumatol 2011; 7: 50-6を参考に作成)

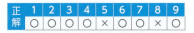

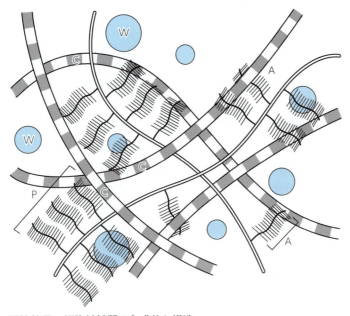

図3 関節軟骨の細胞外基質の主成分と構造
コラーゲン線維（C）が梁の役割を果たしており，その間にプロテオグリカン凝集体（P）が存在する。
プロテオグリカン凝集体の基本構成単位はアグリカン（A）である。
プロテオグリカン凝集体が水分（W）を保持し，これが軟骨に弾性をもたらす。

（文献1を参考に作成）

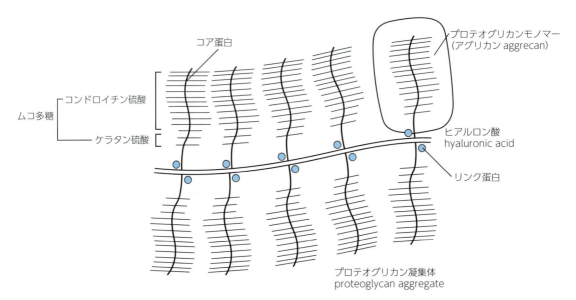

図4 プロテオグリカン凝集体構造
アグリカン（プロテオグリカンモノマー）はコア蛋白に多数のムコ多糖（コンドロイチン・硫酸やケラタン硫酸）が側鎖として結合したものである。
アグリカンはヒアルロン酸を軸として結合し，プロテオグリカン凝集体を形成する。

（文献2を参考に作成）

関節軟骨の生化学

合格へのチェック！

正しいものに○，誤ったものに×をつけよ。

関節軟骨のコラーゲン

1. 関節軟骨コラーゲン線維は，主にⅡ型，Ⅸ型およびⅪ型コラーゲンで構成される。　（　　）
2. Ⅱ型コラーゲンは正常な成人関節軟骨における全コラーゲン量の約50%を占める。　（　　）
3. Ⅺ型コラーゲンは正常な成人関節軟骨における全コラーゲン量の約3%を占める。　（　　）
4. 関節軟骨の深層（放射状層）ではコラーゲン線維は水平方向に配列する。　（　　）
5. 関節軟骨の表層の細胞はⅩ型コラーゲンを産生する。　（　　）

関節軟骨のプロテオグリカン

6. プロテオグリカンはコラーゲンに次ぐ関節軟骨基質の主要成分である。　（　　）
7. 軟骨組織中のプロテオグリカンの約50%がアグリカンとよばれる軟骨特異型のプロテオグリカンである。　（　　）
8. アグリカンは，コア蛋白にコンドロイチン硫酸やケラタン硫酸などの側鎖が櫛状に結合した形態をとる。　（　　）
9. アグリカンはヒアルロン酸を軸に結合してプロテオグリカン凝集体を形成する。　（　　）
10. プロテオグリカン凝集体は陽性荷電をもつ。　（　　）
11. プロテオグリカン凝集体は水を引き寄せ，膨らむ性質をもつ。　（　　）

ヒアルロン酸

12. 関節軟骨基質に存在するヒアルロン酸は，関節液中にも分泌される。　（　　）
13. 関節においてヒアルロン酸は滑膜のA型（マクロファージ様）細胞から主に分泌される。　（　　）
14. 関節液中のヒアルロン酸の分子量は健常人では約400万である。　（　　）
15. 変形性関節症や関節リウマチ患者では，関節液中のヒアルロン酸の濃度は低下するが分子量は変化しない。　（　　）
16. 関節液中のヒアルロン酸の濃度の低下は，関節液の粘弾性の低下をもたらす。　（　　）

関節軟骨細胞

17. 変形性関節症の関節組織では，軟骨細胞の増殖能が著しく低下する。　（　　）
18. 関節組織における軟骨細胞はプロテオグリカンを産生する。　（　　）
19. 関節組織における軟骨細胞はアグリカン分解酵素を産生する。　（　　）
20. 関節組織における軟骨細胞はマトリックスメタロプロテアーゼを産生する。　（　　）
21. 関節組織における軟骨細胞は，過度の力学的ストレスを受けるとIL-1，IL-6，TNF-αなどの炎症性サイトカインを多量に産生する。　（　　）

解答は次ページ下に。

専門医試験では こんなことが 問われる！

①Ⅱ型コラーゲン，Ⅺ型コラーゲン．Ⅸ型コラーゲン
②アグリカンの構造，プロテオグリカン凝集体の性質
③ヒアルロン酸の産生と局在，滑膜のA型細胞とB型細胞，関節液中のヒアルロン酸濃度，関節液の粘弾性
④関節軟骨細胞の増殖能，軟骨基質の産生と分解，蛋白分解酵素，炎症性サイトカイン，変形性関節症における関節軟骨細胞の性状

（第27回 問3，第28回 問2・3，第29回 問3，第32回 問3，第36回 問6など）

知識の整理

関節軟骨のコラーゲンについて述べよ (設問1〜5)

▶ 関節軟骨におけるコラーゲン線維はⅡ型コラーゲンと少量のⅨ型およびⅪ型コラーゲンが会合してできている（**表1**）。

▶ 正常な成人関節軟骨における全コラーゲン量の約90％がⅡ型コラーゲン，約3％がⅪ型コラーゲン，約1％がⅨ型コラーゲンである（**表1**）。

▶ コラーゲン線維の走行は，表層では関節表面に平行に並び，中間層（移行層）では不規則となり，深層（放射状層）から石灰化層にかけては垂直に配列している（**図2**）。

▶ Ｘ型コラーゲンは成長軟骨板の肥大軟骨細胞が産生し軟骨基質の石灰化に関与している。

関節軟骨のプロテオグリカンについて述べよ (設問6〜11)

▶ プロテオグリカンはコラーゲンに次ぐ関節軟骨における細胞外基質の主要成分であり，その約90％がアグリカンとよばれる軟骨に特異的なプロテオグリカンである（**表1**，**図4**）。

▶ アグリカンはプロテオグリカンモノマーともいわれる。

▶ アグリカンは細かなコア蛋白に多数のムコ多糖（コンドロイチン硫酸やケラタン硫酸）が側鎖として櫛状に結合した形態をとる。

▶ ヒアルロン酸を軸とし，リンク蛋白を介して約200個のアグリカンが結合し，プロテオグリカン凝集体を形成する（**図4**）。

▶ プロテオグリカン凝集体は大量の陰性電荷を有し，大量の水と陽イオンを引き寄せ，膨らむ性質をもつ。しかし，コラーゲン線維により，軟骨基質は完全に膨化せず，この余力が軟骨に弾性を与えている（**図3**）。

正解	1	2	3	4	5	6	7	8	9	10	11	12	13	14	15	16	17	18	19	20	21
	○	×	○	×	×	○	×	○	○	×	○	○	×	○	×	○	×	○	○	○	○

関節軟骨のヒアルロン酸について述べよ

(設問12〜16)

▶ ヒアルロン酸は軟骨基質ではプロテオグリカン凝集体の軸をなす（**図4**）。

▶ ヒアルロン酸は滑膜B型細胞（線維芽細胞様）から産生され，軟骨基質のみならず関節液中にも分泌される。

▶ 滑膜A型細胞はマクロファージ様であり，貪食能・サイトカイン産生能を有するが，ヒアルロン酸は産生しない。

▶ 健常人の関節液はヒアルロン酸の存在により高い粘弾性を有する。

▶ 関節液中のヒアルロン酸濃度の減少は，関節液の粘弾性の低下をもたらす。

▶ 関節液中のヒアルロン酸の分子量は健常人では約400万であるが，変形性関節症や関節リウマチなどの関節疾患では濃度，分子量とも減少するため関節液の粘弾性が低下している。

▶ ヒアルロン酸によって維持されている関節液の粘弾性は，関節軟骨間の衝撃吸収とともに低摩擦性に寄与しており，その低下は変形性関節症における関節軟骨の変性・破壊を助長する。

関節軟骨細胞の増殖，基質産生・分解について述べよ

(設問17〜21)

▶ 正常な成人関節軟骨では，軟骨基質内の軟骨細胞はほとんど分裂することはないが，変形性関節症の関節軟骨組織では活発に増殖している。

▶ 関節軟骨細胞はⅡ型コラーゲンやプロテオグリカンなどの軟骨基質を産生する一方，マトリックスメタロプロテアーゼ（matrix metalloproteinase；MMP）やアグリカン分解酵素などの蛋白分解酵素を産生する。

▶ 正常な成人関節軟骨においては，軟骨基質の産生および分解は，きわめて緩徐に，そしてバランスよく行われ，軟骨の恒常性が保たれている。

▶ 変形性関節症の関節軟骨組織では，過度の力学的ストレスや加齢などの要因が重なり，軟骨細胞がIL-1，IL-6，TNF-αなどの炎症性サイトカインを多量に産生するようになる。これが蛋白分解酵素の過剰な分泌を引き起こし，軟骨基質の変性，破壊につながる。

関節液

合格へのチェック！

正しいものに○，誤ったものに×をつけよ。

1. 関節液は血漿成分である滲出液にヒアルロン酸や糖蛋白質などが加わったものである。　（　　）
2. 関節液は関節摺動面の潤滑効果を担う。　（　　）
3. 正常な関節液には赤血球が豊富に含まれる。　（　　）
4. 関節液の粘稠性は関節液中のヒアルロン酸濃度に比例する。　（　　）
5. 関節リウマチや感染性関節炎では関節液の粘稠度が増加する。　（　　）

解答は次ページ下に。

専門医試験では こんなことが 問われる！

① 関節液の成分
② 役割
③ 粘稠度

（第28回 問21，第30回 問20など）

知識の整理

関節液について述べよ

（設問1〜5）

▶ 関節液は血漿成分の滲出液にヒアルロン酸や糖蛋白質などが添加された粘稠な液体である。
▶ 正常な関節液における電解質や低分子の物質濃度は血液とほぼ同じであるが，高分子量の物質は滑膜を透過しにくいため血液より低濃度である。
▶ 正常な関節液中の総蛋白量は血漿の1/4〜1/3で，分子量の小さいアルブミンが大部分を占める。
▶ 関節液の主な役割は，関節摺動面の潤滑効果および物質の拡散による軟骨への栄養供給である。
▶ 正常な関節液は透明であり，微量である。最も大きな関節腔をもつ膝関節でも，関節液の量は2mL程度である。
▶ 正常な関節液では，白血球数は200/μL未満であり，赤血球はみられない。
▶ 白血球数が増加すると関節液は混濁し，関節疾患の診断の指標となる。
▶ 関節液の粘稠性はヒアルロン酸濃度に比例する。
▶ 関節リウマチや乾癬性関節炎などの炎症性疾患では関節液の粘稠性は低下する。

滑膜

合格へのチェック！

正しいものに○，誤ったものに×をつけよ。

1. 滑膜は関節包の内面に存在する疎性結合組織であり，最表層の内膜と深層の滑膜下層から構成される。　　　　　　　　　　　　　　　　　　　　　　　　　　　　（　　）
2. 滑膜下層に主に存在する滑膜細胞は，滑膜Ａ型細胞と滑膜Ｂ型細胞に大別される。（　　）
3. 滑膜Ａ型細胞はマクロファージ様であり，貪食能を有する。　　　　　　　　　（　　）
4. 滑膜Ｂ型細胞は線維芽細胞様であり，ヒアルロン酸などを産生する。　　　　　（　　）
5. 各種の刺激や環境の変化に応答するのは滑膜Ａ型細胞であり，滑膜Ｂ型細胞は関与しない。（　　）
6. 関節リウマチの滑膜には，Ｔリンパ球，Ｂリンパ球をはじめとするさまざまな免疫細胞が浸潤している。　　　　　　　　　　　　　　　　　　　　　　　　　　　　（　　）

解答は次ページ下に。

専門医試験ではこんなことが問われる！

①滑膜の構造
②A型細胞とB型細胞の機能の違い
③関節リウマチにおける滑膜

（第32回 問28など）

前ページの答え

正解	1	2	3	4	5
	○	○	×	○	×

基礎科学／関節の構造と生理・生化学

知識の整理

滑膜について述べよ   (設問1～6)

- 滑膜は関節包の内面に存在する疎性結合組織であり，表面は平滑であるが，ときにひだ状の絨毛を有する．
- 滑膜は関節内の靱帯，腱，脂肪体などの表面を覆うが，軟骨表面と半月板表面は被覆しない．
- 滑膜は組織学的には関節腔に面する表層の滑膜表層細胞層（内膜）と深層の滑膜下層からなる．
- 滑膜表層細胞層（内膜）では滑膜細胞が2～3層に重なっている．滑膜細胞は形態によってマクロファージ様の滑膜A型細胞と線維芽細胞様の滑膜B型細胞の大きく2種類に分けられる（成書によってはA細胞，B細胞と記載しているものもあるが，特にB細胞がBリンパ球と混同する恐れがあるため，本書では滑膜A型細胞，滑膜B型細胞と記載する）．
- 滑膜A型細胞は多数のライソゾームを細胞質にもち，貪食能を備える．
- 滑膜B型細胞は発達した粗面小胞体を有し，糖や蛋白質の合成能をもつ．
- 滑膜B型細胞はヒアルロン酸を産生して関節液の産生にかかわる．
- 滑膜細胞（滑膜A型細胞，滑膜B型細胞ともに）は，各種の刺激や環境の変化に応答して増殖や形態変化をみせる．
- 滑膜下層は脂肪細胞，線維組織，血管などから構成される．
- 滑膜下層は血液成分の関節腔内への移送に関与する．
- 関節リウマチの滑膜ではT細胞やB細胞などの免疫細胞の浸潤，マクロファージの遊走，炎症性サイトカインの産生，蛋白融解酵素の産生が生じる．
- 関節リウマチでは，滑膜表層細胞層は重層化する．
- 関節リウマチでは，滑膜下層では炎症性細胞浸潤とともに血管新生が起こり，滑膜は肉芽組織となって腫大する．

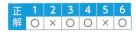

膝半月板

合格へのチェック！

正しいものに◯，誤ったものに×をつけよ。

1. 膝半月板は線維軟骨であり血管を有しない。 （　　）
2. 内側半月板の可動域は外側半月板より大きい。 （　　）
3. 膝半月板には神経終末が存在しない。 （　　）
4. 膝半月板の水分含量は湿重量の50％以下である。 （　　）
5. 膝半月板の構成要素として，外側ではⅠ型コラーゲンが主体だが内側ではⅡ型コラーゲンの
   比率が高くなる。 （　　）
6. 膝半月板は荷重の分散，関節の安定化，固有感覚の受容器などの役割を担っている。 （　　）

解答は次ページ下に。

専門医試験ではこんなことが問われる！

①膝半月板の構造
②膝半月板における細胞外基質
③膝半月板の血行・神経支配

（第24回　問18など）

知識の整理

膝半月板について述べよ

（設問1〜6）

▶ 膝半月板は豊富な細胞外基質に囲まれた線維軟骨細胞を含む線維軟骨で構成される。

▶ 正常な膝半月板は白色で，表面は平滑で光沢がある。

▶ 外側半月板では後1/3部位に内部に膝窩筋腱があり，関節包との連続が断たれている。このため，外側半月板の可動域は内側半月板より大きい。

▶ 成人の膝半月板では血管は外側の10〜30％にのみ存在し，この部分は血行で栄養される。それより内側の半月板は関節液で栄養される。

▶ 神経の多くは膝半月板の外側1/3に存在し，前角・後角の神経支配は体部より豊富である。

▶ 成人の正常半月板の湿重量の70％以上は水分であり，残りは細胞外基質と細胞である。

▶ 成人の正常膝半月板の細胞外基質は，70〜80％がコラーゲン，15〜20％がグリコサミノグリカン（ムコ多糖）である。

▶ 膝半月板のコラーゲン成分は，外側1/3ではⅠ型コラーゲンが主体であるが，内側にいくに従ってⅡ型コラーゲンの比率が高くなる。

▶ 膝半月板は荷重の分散，関節の安定化・潤滑・栄養，固有感覚の受容器としての役割を担っている。

椎間板

合格へのチェック！

正しいものに○，誤ったものに×をつけよ。

1. 椎間板は中心部の髄核とこれを取り囲む線維輪，上下椎体面の軟骨終板からなる。 （　）
2. 正常椎間板における髄核は白色ゲル状であり，無血管組織である。 （　）
3. 正常椎間板は周囲からの拡散によって栄養される。 （　）
4. 正常椎間板の髄核では水分含量が湿重量の20〜30％である。 （　）
5. 加齢に伴って椎間板が変性すると髄核の水分含有量は増加する。 （　）
6. 加齢に伴い椎間板のプロテオグリカン量は増加する。 （　）
7. 椎間板変性に伴い線維輪の後方に亀裂が生じると椎間板ヘルニアにつながる。 （　）
8. 椎間板変性に伴い椎間板腔は狭小化し，ときに脊椎すべりが起きる。 （　）
9. 正常椎間板の髄核はMRI T2強調像で低信号となる。 （　）
10. 加齢に伴って椎間板が変性すると髄核はMRI T2強調像で高信号となる。 （　）

解答は次ページ下に。

専門医試験では こんなことが 問われる！

① 椎間板の構造
② 椎間板の成分
③ 椎間板の血行・栄養
④ 椎間板の加齢現象と椎間板変性
⑤ 椎間板のMRI像

（第31回 問3，第32回 問63など）

前ページの答え

正解	1	2	3	4	5	6
	×	×	×	×	○	○

知識の整理

椎間板の構造・成分について述べよ (設問1〜4)

- 椎間板は中心部の髄核とこれを取り囲む線維輪,そして上下椎体との境に存在する軟骨終板から構成される.
- 正常椎間板における髄核は白色ゲル状であり,無血管組織である.水分含量が湿重量の70〜90％を占める.
- 線維輪は同心円状に配列した層板とよばれるコラーゲン線維層から構成される.
- 成人の正常椎間板は周囲からの拡散によって栄養され,血行による栄養補給はない.
- 正常椎間板における軟骨終板は,椎体上下の骨皮質を覆う1〜2mmの軟骨層である.
- 正常椎間板では,MRI T2強調像において線維輪は低信号,髄核は高信号となる.

椎間板の加齢現象および椎間板変性について述べよ (設問5〜10)

- 加齢に伴って椎間板の髄核ではプロテオグリカンおよび水含有量は減少する.
- 髄核のプロテオグリカンおよび水含有量の低下により,椎間板は本来の圧吸収機能を果たせなくなる.
- 髄核に引き続き線維輪のプロテオグリカン含有量が減少すると椎間板変性が進み,椎間板腔が狭小化する.
- 椎間板腔狭小化に伴い椎体周囲の靱帯が緩むことで脊椎不安定性が生じる.
- 脊椎不安定性により線維輪の後方に亀裂が生じると椎間板ヘルニアの発生につながる.
- 椎間板腔狭小化や脊椎不安定性は,脊椎すべりの原因となる.
- 加齢に伴って椎間板が変性すると髄核の水分含有量が低下することから,MRI T2強調像で高信号であった髄核は低信号となる.

文献

1) 井樋栄二, 吉川秀樹, 津村 弘, ほか編. 標準整形外科学. 第14版. 東京: 医学書院; 2020.
2) 大鳥精司, 高相晶士, 出家正隆, ほか編. TEXT整形外科学. 改訂5版. 東京: 南山堂; 2019.

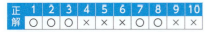

Ⅰ 基礎科学

★★★

筋・神経の構造と生理・生化学

筋：骨格筋

合格へのチェック！

正しいものに○，誤ったものに×をつけよ。

1. 骨格筋は内胚葉由来である。 （　　）
2. 筋細胞は単核である。 （　　）
3. 筋細胞の細胞膜を筋線維鞘という。 （　　）
4. 筋原線維にはA帯とB帯が交互に存在する。 （　　）
5. アクチンとミオシンが規則正しく配列することで筋肉内は横紋構造をなす。 （　　）
6. 筋収縮してもA帯の長さは変わらない。 （　　）
7. 筋原線維は細胞の全長に及ぶ長さを有する。 （　　）
8. 電気刺激は筋細胞膜とT細管によって伝えられる。 （　　）
9. 筋小胞体は内腔にCa^{2+}を蓄えている。 （　　）

解答は次ページ下に。

専門医試験では こんなことが 問われる！

①骨格筋の構成要素
②骨格筋の構造
③筋部の構成要素

（第28回 問4，第31回 問4，第35回 問5など）

知識の整理

骨格筋の構成要素について

（設問1）

▶ 骨格筋は1つ以上の関節をまたぎ，両端が骨，筋膜，関節包に付着する。

▶ 筋の両端部はコラーゲン線維束からなる筋の両端部分を腱（tendon）という。

▶ 膜状に広がった腱を腱膜（aponeurosis）という。

▶ 骨格筋の付着部のうち，動きが少なく身体の中心に近いほうを起始（origin），動きが大きく末端に近いほうを停止（insertion）という（**図1**）。

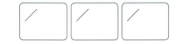

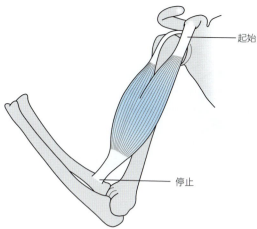

図1　骨格筋の起始・停止

骨格筋の構造について（図2） (設問2〜9)

▶ 筋線維（muscle fiber）は筋内膜（endomysium）という薄い被膜に包まれ，その筋内膜が十数個集合し，筋線維束（fasciculus）を形成する。
▶ さらに筋線維束は筋周膜（perimysium）に包まれ，その集合は，筋上膜（epimysium）すなわち筋膜（fascia）に包まれる。
▶ 骨格筋細胞は，下肢の筋肉では太さが100μm，長さが30〜40cmに及び非常に大きい。
▶ 骨格筋細胞は，発生過程において筋芽細胞（myoblast）が融合して形成されるため多核である。
▶ 筋形質では，ミトコンドリアでの呼吸によりグリコーゲンから生じたグルコースが分解されることによって，筋収縮のためのエネルギーが供給される。
▶ 筋の損傷などの刺激によって，衛星細胞（satellite cell）が増殖を開始して筋の修復を助ける。
▶ 筋細糸には，細いアクチンフィラメント（actin filament）と太いミオシンフィラメント（myosin filament）があり，両者が交互に配列することで横紋構造が作られる（図3）。
▶ 偏光顕微鏡では，明調のI帯と暗調のA帯から構成される横縞（横紋）が観察される。
▶ I帯の中央にZ線があり，Z線から長さ約1μmのアクチンフィラメントが両側に突き出し，一部がA帯に入り込んでいる。
▶ A帯には長さ約1.5μmのミオシンフィラメントが並んでおり，中央部はアクチンフィラメントが入り込まないために若干明るく見え，H帯とよばれる。
▶ H帯の中央に見えるM線は，ミオシンフィラメントを連結する格子状構造である。
▶ 隣り合った2つのZ線の間の区画は筋節（sarcomere）とよばれ，筋収縮の基本単位である。

正解	1	2	3	4	5	6	7	8	9
	×	×	○	×	○	○	○	○	○

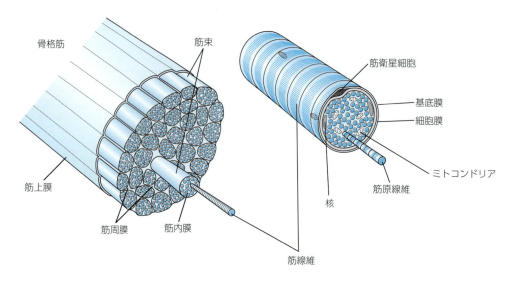

図2　骨格筋の構造

（文献3を参考に作成）

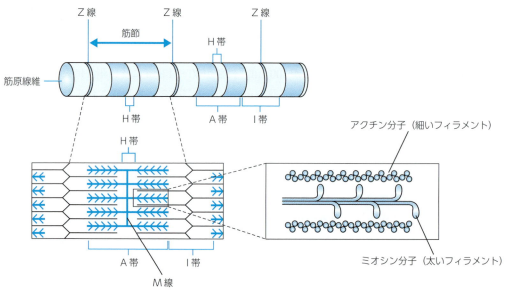

図3　筋節の構成

（文献4を参考に作成）

筋：筋線維

合格へのチェック！

正しいものに○，誤ったものに×をつけよ。

1. 筋線維は組織学的に，Ⅰ型・ⅡA型・ⅡB型の3型に分類される。（　）
2. 赤筋にはⅠ型線維が多く含まれる。（　）
3. 赤筋は酸化系代謝が主である。（　）
4. 赤筋は白筋より収縮が早い。（　）
5. 赤筋は抗重力筋として働く。（　）
6. 白筋は遅筋ともよばれる。（　）
7. 白筋は持久力に富む。（　）
8. 白筋はATPase反応速度が速い。（　）
9. Ⅰ型線維は主に嫌気的にエネルギーを得ている。（　）
10. Ⅰ型線維はミトコンドリアが豊富である。（　）
11. 異なるタイプの筋線維がモザイクパターンを示す。（　）
12. 筋線維のタイプは力学的環境では変化しない。（　）
13. 廃用により筋線維はⅡA型からⅠ型へと変化する。（　）
14. 筋力増強による筋肥大で筋線維数が増加する。（　）

解答は次ページ下に。

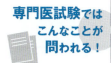

① 筋線維の種類
② 各筋線維の特徴

（第30回 問4，第31回 問4など）

知識の整理

筋線維の種類と特徴   (設問1～14)

▶ 骨格筋は，ミオグロビン含量が多いため赤く見える赤筋（red muscle）と，ミオグロビン含量が少ないため白く見える白筋（white muscle）に分類される。

▶ 赤筋は，長時間姿勢を維持する抗重力筋などに多くみられ遅筋（slow muscle）ともよばれる。

▶ 白筋は，瞬発力を要する筋や精巧な動きにかかわる手の筋などに多くみられ速筋（fast muscle）ともよばれる。

▶ 筋線維は組織学的に，I型・ⅡA型・ⅡB型の3つに分けられる（**表1**）。

▶ I型（赤筋）は酸化的酵素活性により好気的にエネルギーを得ており，収縮は遅いが疲労しにくいという特徴がある。

▶ ⅡB型（白筋）は解糖系酵素活性により嫌気的にエネルギーを得ており，速く収縮できるが疲労しやすいという特徴がある。

▶ ⅡA型は赤筋に分類されるが，特徴はI型とⅡB型の中間であり，ヒトではその比率は少ない。

▶ 骨格筋内ではI型，ⅡA型，ⅡB型線維が交じり合って存在しモザイクパターンを示す。

▶ 筋線維の種類は力学的環境によって変化し，不活動性筋萎縮である廃用では白筋に比べ赤筋に顕著な萎縮が認められる。一方で，廃用やトレーニングでは筋線維の増大や萎縮は生じるものの，筋線維の数は変化しない。

表1　骨格筋線維の分類

	赤筋		白筋
	I型	ⅡA型	ⅡB型
収縮速度	遅い（持続的）	速い（瞬間的）	速い（瞬間的）
発生張力	小	中	大
疲労性（毛細血管）	疲労しにくい（多い）	疲労しにくい（多い）	疲労しやすい
ATPase供給	酸化的リン酸化（好気的）	解糖系（嫌気的）	解糖系（嫌気的）
ミトコンドリア	多	多	少
ミオグロビン	多	多	少
グリコーゲン	少	多	多

正	1	2	3	4	5	6	7	8	9	10	11	12	13	14
解	○	○	○	×	○	×	×	○	×	○	○	×	×	×

筋：筋収縮の機構とエネルギー源

合格へのチェック！

正しいものに〇，誤ったものに×をつけよ。

1. 筋収縮のメカニズムは滑り説で説明される。 （　　）
2. 筋収縮にはクレアチンが必要である。 （　　）
3. ミオシン頭部のATP（アデノシン三リン酸）がADP（アデノシン二リン酸）と無機リン酸に分解されエネルギーを得る。 （　　）
4. ATPは主に細胞質内の嫌気性解糖によって産生される。 （　　）

解答は次ページ下に。

専門医試験ではこんなことが問われる！

①筋収縮の分子機構
②筋収縮のエネルギー源

（第26回 問7など）

知識の整理

骨格筋の収縮機構（メカニズム）について

(設問1)

▶ 筋収縮が進行するメカニズムとして，滑り説（sliding filament theory）が最も広く受け入れられている。

▶ 骨格筋はアクチンとミオシンから構成されており，滑り説ではミオシン頭部がラチェットのように動いてアクチンフィラメントを内側に引き寄せる（アクチンがミオシン側に滑り込む）ことによって筋節が短縮すると説明されている。

▶ 筋収縮の引き金となる神経刺激を受けると，筋小胞体からCa^{2+}が放出され筋収縮が始まる。

▶ 筋収縮自体にはエネルギーとしてATPが必要であり，ミオシン頭部のATPがADPと無機リン酸に加水分解された際に放出されたエネルギーが用いられる。

I 基礎科学／筋・神経の構造と生理・生化学

筋収縮のエネルギー源について (設問2〜4)

- ▶ 筋収縮では大量のATPを消費するため，筋収縮を持続するためにはATPを補充するメカニズムが必要である。
- ▶ ATPの補充には以下の2つのメカニズムが存在する。

①クレアチンリン酸（ホスホクレアチン）によるATPの再合成

細胞内に取り込まれたクレアチンはクレアチンキナーゼ（CK）よってリン酸化されて，クレアチンリン酸として細胞内に貯蔵されている。細胞内のATPが消費されてADPが増すとCKの反応は逆転する。よって，ADP再リン酸化によりATPが合成され，筋収縮が持続する。

$$\text{クレアチンリン酸} + ADP \underset{}{\overset{CK}{\rightleftarrows}} \text{クレアチン} + ATP$$

②嫌気性解糖

運動をしているときは，交感神経とアドレナリンの作用によって筋肉内に貯蔵されているグリコーゲン分解が進み，グルコースが生成され，さらにグルコースは解糖系によってピルビン酸に分解されて，2分子のATPが合成される。嫌気性の解糖では，ATPが合成されるときに乳酸（疲労物質）も合成されるため，嫌気性解糖による筋収縮が持続すると筋疲労が起きる。

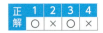

筋：神経筋伝達

合格へのチェック！　　　　　　正しいものに○，誤ったものに×をつけよ。

1. 運動神経終末のシナプス小胞内には多量のノルアドレナリンが含まれている。　　　（　　）
2. 神経筋接合部では，ノルアドレナリンが化学伝達物質として興奮伝達を仲介する。　（　　）
3. 筋細胞膜に活動電位が生じてから筋収縮が起こるまでの一連の過程を興奮収縮連関という。（　　）
4. 活動電位により運動神経終末内にCa^{2+}が流入する。　　　　　　　　　　　　　　　（　　）
5. 神経終末より放出されたアセチルコリンによりCa^{2+}が筋細胞内に流入する。　　　　（　　）
6. Ca^{2+}が軸索終末に流入することで，シナプスにおける興奮伝達が開始する。　　　　（　　）
7. アセチルコリンは分解されずに再利用される。　　　　　　　　　　　　　　　　　　（　　）
8. シナプスにおける興奮は双方向性に伝わる。　　　　　　　　　　　　　　　　　　　（　　）

解答は次ページ下に。

専門医試験では
こんなことが
問われる！

①神経筋伝達のメカニズム
②神経筋興奮伝達
③興奮収縮連関

（第27回 問4，第33回 問5など）

知識の整理

神経筋伝達メカニズムについて（神経筋接合部の構造，図4）　　　（設問1〜2）

▶ 運動神経終末と筋組織の接着部を神経筋接合部（neuromuscular junction）という。

▶ 神経筋接合部はシナプスともよばれ，1本の筋線維につき1個のシナプスが存在する。

▶ 骨格筋に分布する運動神経線維は筋内膜で多くの枝に分かれ，個々の筋線維との間にシナプスを形成する。

▶ 神経筋接合部における運動神経終末は髄鞘を失い，シュワン（Schwann）細胞に覆われた軸索終末を形成する。軸索終末に対する筋線維の表面は運動終板（motor endplate）とよばれる。

▶ 運動終板は，軸索終末との間に接合部ひだ（junctional fold）を有しており，これによってシナプス後膜の表面積は増している。

▶ 神経終末と筋線維の間にはシナプス間隙とよばれる50〜60nmの間隙が存在する。

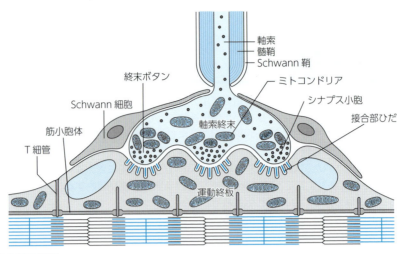

図4　神経筋接合部の構造

（文献1を参考に作成）

神経筋興奮伝達について（図5） （設問4〜8）

▶ 運動神経終末内部はシナプス小胞が多数ありその小胞内には1万分子ものアセチルコリン（acetylcholine；ACh）が含まれている。

▶ 活動電位が運動神経終末に届くと，電位依存性のCa^{2+}チャネルが開いて神経終末の中にCa^{2+}が入ることにより，シナプスの小胞が開き，AChがシナプス間隙に大量に解き放たれる。

▶ シナプス間隙に解き放たれたAChがシナプス後膜に存在するACh受容体に結合するとNa^+チャネルが開く。

▶ 細胞外に放出されたAChは，アセチルコリンエステラーゼ（AChE）によって速やかにコリンと酢酸に分解される。

▶ Na^+チャネルから筋細胞内にNa^+が流入し，局所的に脱分極が発生する。

▶ 脱分極の際に生じた電位は終板電位（endplate potential）とよばれ，1回の神経の興奮で生じる終板電位は，筋線維の活動電位の閾値を大きく上回る。よって神経からの活動電位が達することにより筋線維は必ず収縮することになる。

正解	1	2	3	4	5	6	7	8
	×	×	○	○	×	○	×	×

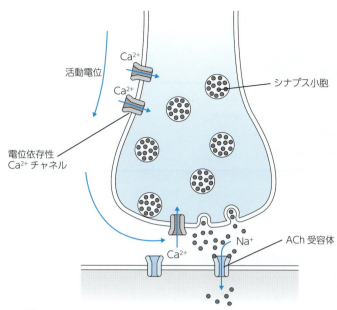

図5 神経筋興奮伝達の模式図

興奮収縮連関について（図6） (設問3)

- ▶ 興奮収縮連関（excitation contraction coupling）とは，筋細胞の細胞膜に活動電位が生まれ，筋収縮に達するまでの一連の過程のことをいう。
- ▶ 興奮収縮連関は細胞内のCa^{2+}濃度に依存する。
- ▶ 筋活動電位は細胞膜よりT細管に沿って広がり，筋小胞体のCa^{2+}放出チャネルを開き，筋形質内のCa^{2+}濃度を増加させる。
- ▶ Ca^{2+}がトロポニンと結合することによりトロポミオシンが動き，ミオシンの作用部位が露出する。
- ▶ これによりミオシンとアクチンが反応して筋収縮が引き起こされる。

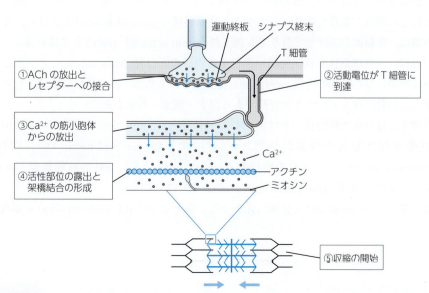

図6 興奮収縮連関

（文献1を参考に作成）

神経：脊髄・脊髄神経

合格へのチェック！

正しいものに○，誤ったものに×をつけよ。

1. 脊髄は外側の灰白質と内外側の白質に分けられる。 （　　）
2. 脊髄から出ている脊髄神経は31対である。 （　　）
3. 脳脊髄液はくも膜と軟膜の間を流れる。 （　　）
4. 前根は求心性線維の集合である。 （　　）

解答は次ページ下に。

専門医試験では こんなことが 問われる！

脊髄の構造・解剖

（第35回 問5など）

知識の整理

脊髄と脊髄神経について（図7） （設問1〜4）

- ▶ 中枢神経の一部である脊髄（spinal cord）は，上端は大後頭孔，下端は第1〜2腰椎の高位に一致する。下端は円錐形に細い脊髄円錐（conus medullaris）となり，その尖端は神経細胞を有さない終糸（filum terminale）となる。
- ▶ 脊髄は髄膜とよばれる三層の膜に包まれており，外側から硬膜，くも膜，軟膜とよぶ。硬膜と椎骨の間は，血管や脂肪に富んでおり硬膜外腔（epidural space）とよばれ，くも膜と軟膜の間は，脊髄液が灌流しておりくも膜下腔（subarachnoid space）とよばれる。
- ▶ 脊髄は，神経細胞体や樹状突起が存在する内側の灰白質（gray matter）と，主として有髄神経線維からなる外側の白質（white matter）に分けられる。灰白質には前角・側角・後角が存在し，白質には上下行する伝導路である前索・側索・後索がある。
- ▶ 脊髄からは脊椎の椎間孔ごとに31対の脊髄神経（spinal nerve）が左右1対ずつ出ている。
- ▶ 脊髄神経は脊柱の分節に応じて，8対の頚神経（cervical nerve；C），12対の胸神経（thoracic nerve；T），5対の腰神経（lumbar nerve；L），5対の仙骨神経（sacral nerve；S），1対の尾骨神経（coccygeal nerve；Co）に分けられる。
- ▶ 腰仙髄から出た脊髄神経が脊髄円錐の下方で束となり馬尾（cauda equina）を形成する。

▶ 脊髄の前外側溝から出る遠心性線維（運動線維）の集合が前根（ventral root），後外側溝に入る求心性線維（感覚線維）の集合が後根（dorsal root）となる。後根は前根と合流して1本の神経幹となる手前で後根神経節（dorsal root ganglion）を形成する。
▶ 遠心性線維の細胞体は脊髄前角に起始核を形成し，求心性線維の細胞体は後根神経節に存在する。

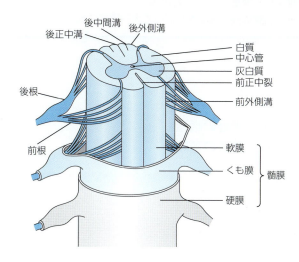

図7　脊髄と脊髄神経

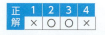

神経：末梢神経

合格へのチェック！

正しいものに○，誤ったものに×をつけよ。

1. 末梢神経のC線維は主に運動に関与する。 （　　）
2. 有髄線維の髄鞘の切れ目をRanvier絞輪という。 （　　）
3. 有髄線維は無髄線維よりも興奮伝達速度が速い。 （　　）
4. 体性感覚のうち痛覚と温覚は同じ経路をたどって大脳皮質に到達する。 （　　）

解答は次ページ下に。

専門医試験ではこんなことが問われる！

① 末梢神経の構造
② 神経線維の種類

（第32回 問11，第36回 問5など）

知識の整理

末梢神経の構造について
(設問1～2)

▶ 末梢神経（peripheral nerve）とは，脊髄神経が脊髄硬膜外に出た場所から終末の効果器官に到達するまでの総称であり，中枢神経との境界に構造的な区切りは存在しない。

▶ 末梢神経は激しい運動を含む環境にさらされるため，変形や伸長に対抗できるよう神経上膜（epineurium），神経周膜（perineurium），神経内膜（endoneurium）の3層の結合組織で守られている（**図8**）。

▶ 末梢神経の神経上膜は，椎間孔部で脊髄硬膜に移行している。神経上膜内では，神経は内外に基底膜を有する偏平な細胞の層状構造をなす神経周膜によって，いくつかの区画に分けられ神経束（fascicle）を形成する。

▶ 神経周膜は，拡散関門（diffusion barrier）として神経束内血管内皮細胞の血液神経関門（blood-nerve barrier）とともに，軸索周囲の組織液の恒常性を維持している。

▶ 神経束内では神経線維は繊細な結合組織である神経内膜に包まれている。

▶ 動・静脈は神経上膜から出入りし，神経周膜内で枝分かれして神経内膜に至り血流を維持する。

▶ 神経内膜内で軸索はSchwann細胞（Schwann cell）によって取り囲まれている。
▶ Schwann細胞の細胞膜は軸索のまわりを何重にも取り巻いて円筒状の鞘である髄鞘（myelin sheath）を形成する。
▶ 髄鞘のある神経線維を有髄線維，ないものを無髄線維とよぶ。
▶ 髄鞘に規則的に存在する間隙（髄鞘の切れ目）をRanvier絞輪（node of Ranvier）とよび，およそ1μmの幅をもつRanvier絞輪の部分では，軸索は細胞外液にさらされている。

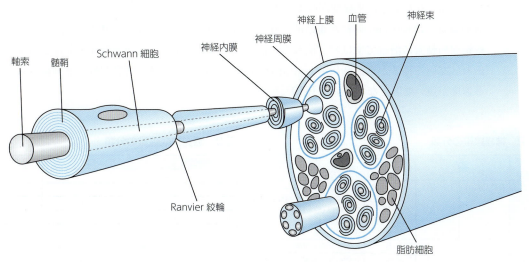

図8　末梢神経線維

（文献3を参考に作成）

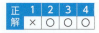

神経線維の種類について　　　　　　　　　　　　　　　　　　　　　　　　　（設問3〜4）

- 末梢神経線維は軸索の直径，髄鞘の有無によりA・B・C線維に分類され，さらにA線維はα・β・γ・δに細分化されている（**表2**）。また，感覚神経線維をI〜IV群に分ける分類もある（**表3**）。
- 一般に軸索の直径が大きいほど伝導速度は速くなる。また，無髄線維に比べ有髄線維のほうが伝導速度が速い。
- 有髄線維に存在するRanvier絞輪の軸索細胞膜には多くのNa$^+$チャネルが存在する。一方で，髄鞘で囲まれた部分は絶縁度が高くなる。
- 有髄線維ではRanvier絞輪が規則的に存在するため，脱分極によって生じた電流はRanvier絞輪間の軸索に沿ってすばやく流れる。活動電位の発生がRanvier絞輪間を跳躍するように伝わっていく様子から跳躍伝導（saltatory conduction）とよび，有髄線維が無髄線維より伝導速度が速い要因となっている（**図9**）。

表2　神経線維の分類

神経線維	髄鞘の有無	直径（μm）	伝導速度（m/sec）	機能
Aα	有髄（厚い）	12〜20	70〜120	運動線維（骨格筋） 感覚線維（筋紡錘，腱器官）
Aβ		5〜12	30〜70	感覚線維（触・圧覚）
Aγ		3〜6	15〜30	運動線維（錘内筋）
Aδ		2〜5	12〜30	感覚線維（温・痛覚）
B	有髄（薄い）	1〜3	3〜15	自律神経節前線維
C	無髄	0.5〜2	0.2〜2	自律神経節後線維 感覚線維（痛覚）

表3　感覚神経線維の分類

感覚神経線維	受容器の種類	表2との対応
Ia	筋線維の一次終末	Aα
Ib	腱器官	Aα
II	筋紡錘の二次終末，触圧覚受容器	Aβ，Aγ
III	自由終末（温・痛覚）	Aδ
IV	自由終末（痛覚）	C

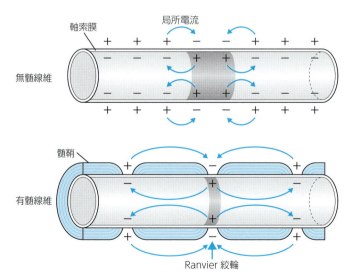

図9　活動電位の伝導

神経：伝導路

合格へのチェック！

正しいものに○，誤ったものに×をつけよ。

1. 錐体路の最内側は頸髄路である。 （　）
2. 後索は深部感覚の神経伝導路である。 （　）
3. 脊髄視床路は温痛覚の伝導路である。 （　）
4. 脊髄視床路の最内側は仙髄路である。 （　）
5. 後角が受け取った疼痛や温度に関する信号は同側の脊髄視床路を通って脳に送られる。 （　）
6. 関節軟骨には感覚受容器が存在する。 （　）
7. ポリモーダル受容器は熱刺激に反応する。 （　）

解答は次ページ下に。

専門医試験では こんなことが 問われる！

①脊髄の伝導路
②痛みの伝導路

（第29回 問4，第34回 問5など）

知識の整理

脊髄の伝導路について（図10） (設問1〜5)

- 運動神経根（前根）は脊髄の前方に位置し，脊髄から出た信号を筋肉に伝え，筋肉の運動を引き起こす。感覚神経根（後根）は脊髄の後方に位置し，体表から伝わる触覚，姿勢，疼痛，温度などの感覚情報は，後根を通って脊髄に入る。
- 前角には，脳や脊髄からの信号を運動神経根を経由して筋肉に伝える神経細胞が存在し，後角には，後根神経節に存在する神経細胞からの疼痛や温度などの感覚情報の信号を受け取る神経細胞が存在する。
- 後角が受け取った疼痛や温度に関する信号は対側の外側脊髄視床路を通って脳に送られる。深部感覚や識別性感覚などの上下肢の位置に関する信号は後索を通って脳に送られる。
- 筋肉を動かすための信号は皮質脊髄路を通って脳から前角に伝わり，そこからさらに筋肉に伝わる。
- 前索および側索内では，上位（頸椎）からの信号が内側を，下位（腰仙椎）からの信号が外側を通る。反対に，後索では上位からの信号が外側を，下肢からの信号が内側を通る。

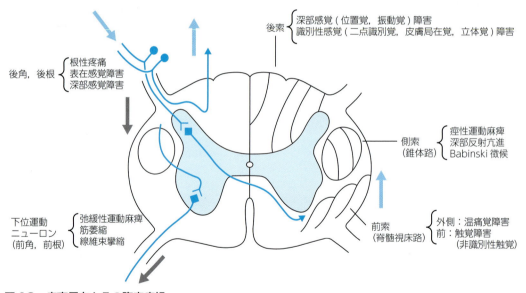

図10　病変局在とその臨床症候

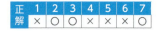

痛みの伝導路について

(設問6～7)

▶ 感覚受容器は骨・骨膜，関節包，滑膜，筋・靱帯，脂肪体，半月，血管などの運動器にあり，関節軟骨にはない。

▶ 感覚受容器の大半は機械的な刺激を感知するので機械受容器といわれ，そのうちの一つ，自由神経終末は侵害刺激に反応するので侵害受容器といわれる。

▶ さらに，侵害受容器は，機械的侵害刺激のみに反応する高閾値機械受容器と，機械的侵害刺激だけでなく化学的刺激，熱刺激にも反応するポリモーダル受容器とに分けられる。

▶ 痛みには一次痛と二次痛がある。その特徴を**表4**にまとめた。

表4 一次痛と二次痛

	性質	伝導速度	受容する刺激	受容器	線維	局在感覚	例えば	痛みの鑑別
一次痛 (fast pain)	針で刺された時のような鋭い短い痛み	速い	高閾値機械刺激の痛み	高閾値機械受容器 (high threshold mechanoreceptor)	Aδ	明瞭	チクッ，ピリッ	関与する
二次痛 (slow pain)	熱が加えられた時のような鈍い痛み	遅い	高閾値機械刺激，温度刺激，化学的刺激など	ポリモーダル受容器	C	不明瞭	ジーン，ズーン，ドーン	関与するほかに情動や記憶，自律神経にも影響

▶ 末梢の神経終末から高閾値機械受容器に伝わった一次痛の信号は，一次求心性ニューロンを伝わって，脊髄の後根から脊髄後角に入る。その高さで二次ニューロンとシナプスを形成し，脊髄レベルで正中線を横断した信号は反対側の脊髄視床路を上行する。そして視床で三次ニューロンとシナプスを形成し，三次ニューロンは大脳皮質の中心後回の体性感覚野に到達し，痛みとして認識される。

▶ 二次痛の信号は，ポリモーダル受容器に伝わり，一次痛と同様に脊髄後角，反対側の脊髄視床路を通るが，視床ではなく脳幹部（延髄，橋，中脳，視床下部など）に入り，さらに大脳辺縁系（前帯状回，扁桃体，視床など）に伝わる。

参考文献

1) 井樋栄二，吉川秀樹，津村 弘，ほか編. 標準整形外科学. 第14版. 東京：医学書院；2020.

2) 大島精司，高相晶士，出家正隆，ほか編. TEXT整形外科学. 改訂5版. 東京：南山堂；2019.

3) Netter EN. 骨格筋の構造. ネッター医学図譜 骨格筋系. 東京：丸善出版；2005, p.150-5.

4) 貴邑冨久子，ほか. 骨格筋の構造. シンプル生理学 改訂第6版. 東京：南江堂；2008, p.29.

I 基礎科学

骨・関節の病態生理

★

骨折の修復

合格へのチェック！

正しいものに○，誤ったものに×をつけよ。

1. 多くの骨折では仮骨形成を伴う一次骨癒合の過程を経て骨折部が修復される。 （　）
2. 骨折治癒過程は一般に，炎症期，修復期，リモデリング期に分類される。 （　）
3. 骨折治癒過程における修復期には血腫が形成され，さまざまな成長因子が放出されて未分化間葉系細胞の誘導を促進する。 （　）
4. 骨折治癒過程では骨折部の血腫内や軟部組織内に軟骨形成が起こる。 （　）
5. 骨折治癒過程における軟骨を含む初期の仮骨は硬性仮骨とよばれる。 （　）
6. 長管骨骨折の修復には，軟骨内骨化と膜性骨化の両方の過程が関与する。 （　）
7. 骨折治癒過程において骨折部はその後のリモデリングによって元来の構造に復元していく。 （　）
8. 力学的に安定した骨折では仮骨量は少なくなる。 （　）
9. 骨折治癒過程でのリモデリングにおいて破骨細胞は重要な役割を果たす。 （　）
10. 成人の骨折治癒過程において軟性仮骨の形成に要する期間は6〜8週である。 （　）
11. 小児における骨折治癒過程では回旋変形の自然矯正は生じにくい。 （　）
12. 低出力超音波パルスには骨折治癒促進効果はない。 （　）

解答は次ページ下に。

専門医試験では
こんなことが
問われる！

①一次骨癒合，二次骨癒合
②炎症期，修復期，リモデリング期
③軟骨内骨化，膜性骨化
④軟性仮骨，硬性仮骨

（第29回 問2，第31回 問82，第33回 問3，第36回 問1など）

知識の整理

骨折の治癒過程について述べよ
(設問1〜12)

- 骨折後の骨癒合は一次骨癒合と二次骨癒合に大別される。
- 一次骨癒合は骨折部が正確に整復され，強固な内固定が行われた場合に，仮骨を形成せずに骨癒合が進行する現象である
- 多くの骨折では仮骨形成を伴う二次骨癒合によって骨折部が修復される（**図1**）。
- 骨折治癒過程は一般に炎症期，修復期，リモデリング期にステージ分類される
- 骨折直後には出血によって血腫が生じるが，そこからさまざまな成長因子が放出され，未分化間葉系細胞の誘導・増殖を促進する。
- 骨折の修復においては，軟骨内骨化（内軟骨性骨形成）と膜性骨化（膜性骨形成）の両方の過程が重要な役割を果たす（**図2**）。
- 骨折部の血腫や軟部組織内に軟骨が形成され，軟骨内骨化により徐々に骨に置換されていく。
- 骨折部周辺の骨膜は増殖・肥厚し膜性骨化が生じる。
- 初期の仮骨には軟骨，線維組織が主体で力学的に脆弱な軟性仮骨とよばれる組織と，骨組織からなる硬性仮骨とよばれる組織がある。
- 骨折治癒が進み硬性仮骨が形成される（X線で仮骨が明瞭に観察される）のに必要な期間は，年齢や骨折の種類によるが，通常は骨折後6〜8週とされる（ラットやマウスの骨折モデルでは，ヒトと比べて治癒が早期に進むので，動物で骨折治癒のデータを参照する際は注意を要する）。
- 仮骨をはじめとする骨折部の組織は，その後のリモデリングによって元来の解剖学的骨構造に復元していく。
- 仮骨のリモデリングは破骨細胞による骨吸収と骨芽細胞による骨形成が繰り返されることによってなされる。
- 力学的に安定した骨折では仮骨量は少なくなり，不安定な骨折では仮骨量は多くなる。
- 小児では，回旋変形を除いてリモデリングによる自然矯正が旺盛に起きる。
- 低出力超音波パルスには骨折治癒促進効果があり，難治性骨折・偽関節などに臨床応用されている。

正解	1	2	3	4	5	6	7	8	9	10	11	12
	×	○	×	○	×	○	○	○	○	×	○	×

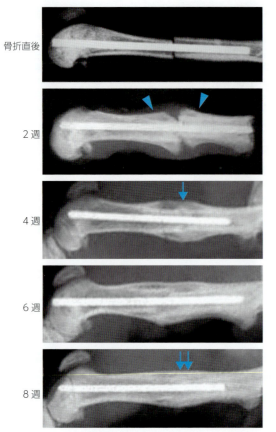

図1　ラット大腿骨骨幹部閉鎖性骨折モデルにおける骨折治癒過程（X線像）

骨折後2週目には，骨折部周辺に硬性仮骨が観察される（矢頭）。硬性仮骨は中央に向かって進展し，骨折後4週では骨折部が骨性に架橋されている（矢印）。その後，仮骨はリモデリングによって元来の解剖学的骨構造に復元していく。骨折後8週ではリモデリングがかなり進んでいる（2重矢印）。

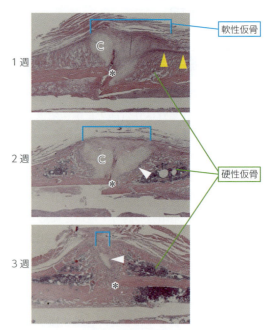

図2　ラット大腿骨骨幹部閉鎖性骨折モデルにおける骨折治癒過程（H-E像）

骨折後1週では骨折部（*）近傍に軟性仮骨，やや離れた領域に硬性仮骨が観察される。軟性仮骨内には軟膏（C）が形成されている。この時点の硬性仮骨は膜性骨形成により仮骨の厚みを増す方向に進展している（黄矢頭）。骨折後2週目以降，硬性仮骨は内軟骨性形成により中央に向かって進展している（白矢頭）。骨折後3週では，硬性仮骨の中央への進展が相当に進んでおり骨性架橋の形成に近づいている。

変形性関節症の病態

合格へのチェック！

正しいものに○，誤ったものに×をつけよ。

1. 変形性関節症の関節液ではヒアルロン酸の分子量と濃度が増加する。 （　）
2. 変形性関節症の関節軟骨では軟骨細胞が増殖してクラスターを形成する。 （　）
3. 変形性関節症の関節軟骨では，表層およびクラスター形成部で軟骨細胞のアポトーシスが多く認められる。 （　）
4. 変形性関節症では軟骨細胞や滑膜細胞が分泌するマトリックスメタロプロテアーゼ（MMP）が軟骨の変性・破壊に関与する。 （　）
5. 変形性関節症では軟骨細胞で過剰産生された一酸化窒素（NO）が潜在型MMPの活性化を抑制することで軟骨の変性・破壊を制御している。 （　）
6. 変形性関節症の関節軟骨では石灰化層と深層の間のtidemarkはしばしば二重，三重となる。 （　）
7. 変形性関節症では力学的ストレスが刺激となって軟骨下骨の骨形成が促進された結果，軟骨下骨が硬化する。 （　）
8. 変形性関節症では，関節軟骨に存在する神経線維終末が痛みを感知している。 （　）
9. 変形性関節症における関節軟骨の修復過程で出現する線維性軟骨細胞はⅠ型コラーゲンを多く産生する。 （　）

解答は次ページ下に。

専門医試験では こんなことが 問われる！

① ヒアルロン酸濃度・分子量
② 軟骨細胞のクラスター形成
③ tidemarkの変化
④ MMP，NOと軟骨変性の関係
⑤ 修復過程と線維性軟骨

（第28回 問5など）

知識の整理

変形性関節症の病態について述べよ

(設問1〜9)

▶ 変形性関節症や関節リウマチでは，関節液中のヒアルロン酸は分子量とともに濃度も低下する。そのため，関節液の粘弾性が低下している。

▶ 関節液の粘弾性低下は，関節軟骨間の衝撃吸収や低摩擦性に影響を及ぼし，関節軟骨の変性・破壊を助長する。

▶ 関節軟骨の変性が進行すると，表層から垂直方向の亀裂（fissure）が出現する。fissureの周囲には軟骨細胞が分裂・増殖した結果，軟骨細胞集簇（クラスター）が出現する。

▶ 変形性関節症の病態には，軟骨や滑膜細胞から産生されるマトリックスメタロプロテアーゼ（matrix metalloproteinase；MMP）や，a disintegrin and metalloproteinase with thrombospondin motifs-4,5（ADAMTS-4,5）などの蛋白分解酵素が重要な役割を果たしている。

▶ 変形性関節症における軟骨細胞ではガスメディエーターの1つである一酸化窒素（NO）が炎症性サイトカインの働きにより過剰に産生され，潜在型MMPを活性化することで骨の変性・破壊を誘導する。

▶ 変形性関節症では力学的ストレスやNOなど種々の炎症性メディエーターにより一部の軟骨細胞がアポトーシスを起こしている。アポトーシスは関節軟骨の表層やクラスター形成部に多くみられる。

▶ 変形性関節症ではtidemarkはしばしば複数線（二重，三重など）となり，深層（radial zone）側へ突出する像を呈する。

▶ 変形性関節症では軟骨破壊によって衝撃吸収能が低下すると，軟骨下骨に過大な力学的ストレスが負荷される。微小骨折やリモデリングの充進が生じ，骨形成が促進された結果，軟骨下骨が硬化する。

▶ 軟骨下骨の硬化によりその剛性は高まり，その結果として表層に位置する関節軟骨の力学的脆弱性を高める。

▶ 関節軟骨自体には神経終末線維は存在しない。変形性関節症における疼痛の自覚には関節軟骨は関与せず，滑膜や関節包が痛みを認知している。

▶ 変形性関節症における関節軟骨の修復過程では，I型コラーゲンを多く産生する線維性軟骨細胞が出現する（**表1**）。

表1　硝子軟骨細胞，線維軟骨細胞，線維芽細胞の形態とコラーゲン産生

	形態	コラーゲン産生
硝子軟骨細胞	円形	II，IX，XI型コラーゲン
線維芽細胞	紡錘形	I型コラーゲン
線維軟骨細胞	円形と紡錘形の中間	I，II，IX，XI型コラーゲン

正解	1	2	3	4	5	6	7	8	9
	×	○	○	○	×	○	○	×	○

関節軟骨の修復

合格へのチェック！
正しいものに○，誤ったものに×をつけよ。

1. 損傷が軟骨下骨に達しない関節軟骨の部分損傷は自然修復する。（ ）
2. 損傷が軟骨下骨を越える関節軟骨の全層損傷では，骨髄からの出血や間葉系細胞の遊走がみられる。（ ）
3. 関節軟骨の全層損傷は線維軟骨として修復される。（ ）
4. 関節軟骨の全層損傷は一時的に線維軟骨として修復され，その後に徐々にリモデリングされて硝子軟骨に置換される。（ ）
5. 関節軟骨の修復過程で出現する線維軟骨細胞はⅠ型コラーゲンを多く産生する。（ ）

解答は次ページ下に。

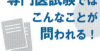
専門医試験ではこんなことが問われる！

①部分損傷，全層損傷
②線維軟骨，硝子軟骨
③線維軟骨細胞とⅠ型コラーゲン

（第27回 問3など）

知識の整理

関節軟骨の修復について述べよ
(設問1〜5)

- 関節軟骨の損傷が浅く，欠損が軟骨下骨に達しない場合は部分損傷とよばれる。
- 軟骨は無血管組織であるため，部分損傷では損傷部周囲の軟骨細胞による修復反応はほとんど起こらない（**図3**）。
- 欠損が骨髄まで達する全層損傷では，骨髄由来の血腫と間葉系細胞が線維軟骨を形成して欠損部を充填する（**図3**）。
- 欠損が軟骨下骨を越える全層損傷では，骨髄からの出血，間葉系細胞の遊走，炎症が起こり欠損部の修復が進む。
- 全層損傷は線維軟骨として修復されるが，その後自然に硝子軟骨に置換されることは期待できない。すなわち，骨髄からの細胞は線維軟骨細胞にはなれても，自然に硝子軟骨細胞になることはない。
- 硝子軟骨細胞がⅡ，Ⅸ，Ⅺ型コラーゲンを産生するのに対し，線維軟骨細胞はⅠ型コラーゲンを多く産生するため，全層損傷の修復で出来上がる組織は線維性となる（**表1**）。

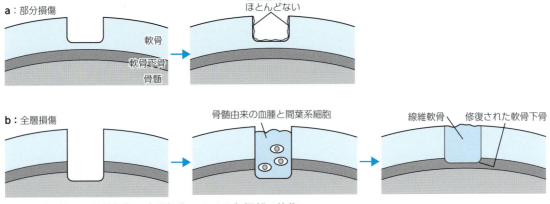

図3　関節軟骨の部分損傷と全層損傷における欠損部の修復
a：欠損が軟骨下骨に達しない部分損傷では修復はほとんど起こらない。
b：欠損が骨髄まで達する全層損傷では，線維軟骨が形成される。

(文献1を参考に作成)

参考文献
1) 井樋栄二, 吉川秀樹, 津村　弘, ほか編. 標準整形外科学. 第14版. 東京：医学書院；2020.
2) 大鳥精司, 高相晶士, 出家正隆, ほか編. TEXT整形外科学. 改訂5版. 東京：南山堂；2019.

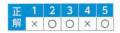

I 基礎科学

バイオメカニクス ★

バイオメカニクスの基礎知識

合格へのチェック！　正しいものに○，誤ったものに×をつけよ。

1. 運動器疾患の評価には運動器のバイオメカニクスの知識が必要である。（　　）
2. ひずみとは長さの変化率のことである。（　　）
3. 応力とは物体内の単位面積あたりの力である。（　　）
4. 降伏強度を超える応力が組織に加わると非可逆的な損傷が生じる。（　　）
5. 弾性変形とは負荷を除去しても残る変形である。（　　）
6. 塑性変形とは負荷を除去すれば原形に戻る間の変形である。（　　）
7. ヤング率とは弾性変形領域の応力−ひずみ曲線の傾きである。（　　）
8. 境界潤滑では流体膜の圧によって摩擦面での荷重を支える。（　　）
9. 有限要素法とは，人物や物体の動きをデジタル的に記録する技術である。（　　）

解答は次ページ下に。

専門医試験では
こんなことが
問われる！

① バイオメカニクスの基礎知識
② 力学的特性の評価
③ 代表的なバイオメカニクス研究

（第28回 問6など）

知識の整理

バイオメカニクスについて述べよ　（設問1）

▶ 生物の構造や運動を力学的に探求したり，その結果を応用することを目的とした学問である。
▶ 「生体力学」あるいは「生物力学」などと訳されることもある。
▶ 「動くこと」が最も重要な役割の1つである運動器や運動器疾患を評価するためには，運動器のバイオメカニクスを理解することが必要不可欠である。

力学的特性の評価について述べよ　（設問2〜8）

▶ 生体材料・組織の力学的特性の評価には，引張・圧縮・3点曲げ・磨耗・疲労（繰り返し）試験などの工学系で用いられる材料試験が応用される。

応力
- 物体に発生している単位面積（1mm²）あたりに作用する力を応力とよぶ。
- 応力は荷重の方向により，圧縮（compression），引っ張り（tension），剪断（shear）に分類される。

ひずみ (strain)
- 物体を引っ張ると，引っ張った方向に伸長する。伸長した量を変形量といい，元の長さに対する変形量の割合（長さの変化率）をひずみとよぶ。
- 長さが変化する際にはその幅もまた変化する。長さ方向のひずみに対する幅方向のひずみの比をポアソン比とよぶ。

荷重－変形曲線
- 構造物に与えられた荷重と，生じた変形との関係を示したもの。
- 物体に荷重を加えていくと，初めは力の大きさに比例して変形するが，ある力を境に大きく変形するようになる。この力の大きさを降伏点とよぶ。
- 荷重－変形曲線は，降伏点により弾性変形領域と塑性変形領域の2つの領域に分けられる。
  弾性変形：変形は荷重に対して線形に増加し除荷された後は元の形状に戻る。
  塑性変形：除荷された後に元の形状に戻らない。

応力－ひずみ曲線
- 物体の引張試験・圧縮試験において得られる応力とひずみの関係を示したもの。
- 弾性変形領域の応力－ひずみ曲線の傾きは弾性係数，またはヤング率とよばれる（**図1**）。

関節の潤滑
- 関節の潤滑は境界潤滑と流体潤滑によって説明される。
- 境界潤滑とは，潤滑面の表面に潤滑物質が吸着してこの分子間で滑り合う潤滑様式である。
- 流体潤滑とは，潤滑面間に流体膜が形成され，この膜が双方の関節面にかかる負担を受けることで直接接触を避ける潤滑様式である（**図2**）。

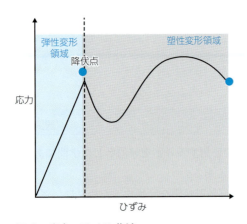

図1　応力－ひずみ曲線
ヤング率：弾性変形領域における直線の傾き。
降伏点：元の形状に戻らなくなる点。

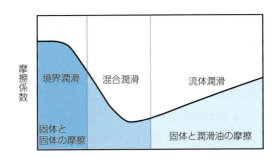

図2　摩擦面における潤滑の分類

代表的なバイオメカニクス研究について述べよ

(設問9)

引張試験
- 一定のスピードもしくは一定の荷重で試料が破断するまで引張し，発生する荷重と変形を測定する．荷重[N]を縦軸，変形[mm]を横軸にプロットした荷重－変形曲線から，その組織全体の構造的特性を評価する．
- さらに，荷重[N]を断面積[mm²]で除した応力[Mpa]を縦軸，変形を初期長で除した歪み[%]を横軸にプロットした応力－ひずみ曲線で，組織の機械的特性を評価する．

有限要素法（図3）
- 数値解析手法の1つで，解析的に解くことが難しい微分方程式の近似解を数値的に得る方法である．方程式が定義された領域を小領域（要素）に分割し，各小領域における方程式を比較的単純で共通な補間関数で近似する．
- 整形外科領域では，複雑な形状と構造を有する骨・関節構造の力学解析を行うための近似的手法として有限要素法を用いた数値解析技術が利用されている．

動作解析（モーションキャプチャー）
- 現実の人物や物体の動きをデジタル的に記録する技術．
- キャプチャー技術には光学式，慣性センサー式，機械式，磁気式などがある．物体に装着するマーカーとこれを検出するトラッカーを組み合わせてキャプチャーを行う．
- 整形外科領域では，脊椎手術や下肢の人工関節置換術前後の歩行解析やスポーツの動作における外傷発生メカニズムの解析などさまざまな分野に応用されている．

3次元動態解析
- 複数台の計測装置（カメラ，赤外線センサーなど）を用いたモーションキャプチャーやCT画像などを用いて歩行や関節運動を3次元的に解析する技術．
- 3次元的に解析することで，2次元では検証困難な複雑な関節運動などを詳細に解析することが可能となる．

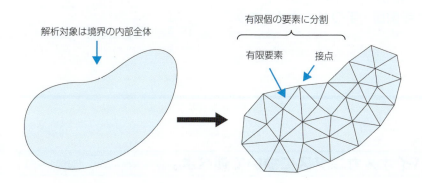

図3　有限要素法（FEM）

上肢のバイオメカニクス

合格へのチェック！

正しいものに○，誤ったものに×をつけよ。

1. 上肢挙上時に上腕骨と肩甲骨の動きの占める割合はほぼ2：1である。　　（　　）
2. 肩関節の最大外転において上腕骨は内旋する。　　（　　）
3. 肩関節外転の主力筋は三角筋と棘下筋である。　　（　　）
4. 腱板は，肩関節外転時に上腕骨頭を関節窩に引きつける作用を有する。　　（　　）
5. 僧帽筋は，胸郭に肩甲骨を固定する作用を有する。　　（　　）
6. 上腕二頭筋は前腕回外位での主要な肘屈筋である。　　（　　）
7. 上腕二頭筋は回内作用をもつ。　　（　　）
8. 上腕二頭筋は回外位でより強い屈曲力を発揮する。　　（　　）
9. 腕橈骨筋は前腕中間位で強力な肘屈曲をもたらす。　　（　　）
10. 回内筋は肘伸展位で最も強く働く。　　（　　）
11. 上腕三頭筋の肘伸展作用は，特に外側頭が強い。　　（　　）
12. 肘屈曲時には，上腕二頭筋とともに上腕三頭筋 (拮抗筋) の筋活動を認める。　　（　　）
13. 上腕筋は前腕回旋位にかかわらず肘関節を屈曲する。　　（　　）
14. 前腕回内運動では最初に円回内筋が収縮し，次いで方形回内筋が働く。　　（　　）
15. 手指伸筋は屈筋より関節運動を起こすのに強い力が必要である。　　（　　）
16. 伸筋腱よりも屈筋腱の腱癒着のほうが関節運動制限が大きくなる。　　（　　）
17. 母指は掌側外転，対立位をとる際，回外する。　　（　　）
18. 関節リウマチでの手の尺側偏位は，中手骨骨頭の骨破壊が主因である。　　（　　）
19. MP関節は，PIP関節やDIP関節と同じ蝶番関節である。　　（　　）

解答は次ページ下に。

専門医試験ではこんなことが問われる！

①肩甲体・肩関節のバイオメカニクス
②肘関節のバイオメカニクス
③手関節・手のバイオメカニクス

知識の整理

肩甲体・肩関節のバイオメカニクスについて述べよ

(設問1〜5)

肩甲上腕リズム

▶ 1934年にCodmanが上肢挙上に付随して肩甲骨が回旋する連動現象をscapulo-humeral rhythmとして提唱。

▶ 上肢挙上時に上腕骨と肩甲骨の動きが2：1の一定の度合いで起こる（**図4**）。

肩の挙上

- 肩を挙上する筋は三角筋と腱板筋（主に棘上筋）である。
- 三角筋が働かないと外転筋力は肢位に関係なく低下する。
- 三角筋の筋活動は挙上の90〜120°で最大となる。
- 一方で，三角筋は主に上腕骨頭を上方へ押し上げる上方剪断力として働くため，初期の挙上作用はない。
- 腱板は挙上初期に上腕骨頭を関節窩へ引き留めておく作用がある。
- 腱板筋の筋活動は30〜90°付近で最大になる（それ以上の挙上では減少）。
- 外転にあたっては肩甲上腕関節で120°外転し，上腕の外旋を伴う。
- 上腕骨の外旋によって外転時の上腕骨大結節に停止する腱板と関節窩との衝突を防いでいる。

僧帽筋の作用

- 僧帽筋は上・中・下の3つの筋線維からなる。
- 3つの筋線維の協同作用は肩甲骨を内後方に引くとともに，上方に20°回旋させ，肩甲骨を胸郭に固定する作用をもつ。

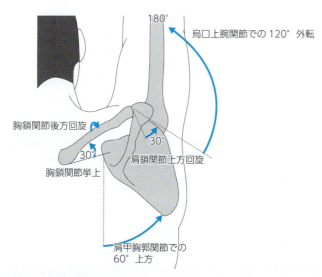

図4 肩甲上腕リズム

肘関節のバイオメカニクスについて述べよ (設問6〜14)

肘関節の解剖

- 肘関節は上腕骨，尺骨，橈骨から形成され，腕尺関節，腕橈関節および近位橈尺関節からなる高い適合性をもった関節である。
  腕尺関節：主に屈曲・伸展を行う蝶番関節。
  腕橈関節：肘関節の屈伸運動と回旋運動を同時に許容する球関節。
  近位橈尺関節：主に回内・回外の運動を行う車軸関節。

正解	1	2	3	4	5	6	7	8	9	10	11	12	13	14	15	16	17	18	19
	○	×	×	○	○	○	×	○	○	×	×	○	○	×	○	○	×	×	×

- 上腕骨滑車および小頭の前方傾斜角と滑車切痕の関節面の後方への傾斜角がほぼ同じであるため，肘関節の完全伸展位が可能となる（**図5**）。
- 屈伸運動の回転軸は上腕骨長軸の垂線より4〜8°外反，内側・外側上顆を結んだ線より3〜8°内旋しており，肘関節は生理的に外反位を呈している。

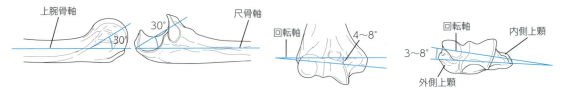

図5　肘関節の骨性解剖

肘関節の主な運動筋

- 上腕二頭筋：肘屈曲の主要筋であり，前腕回外位で最も強い屈曲力を発揮する。回外機能としての役割も担う。
- 腕橈骨筋：肘中間位で最も強い筋力を発揮する。
- 上腕筋：尺骨に停止し，前腕回旋位にかかわらず肘関節を屈曲する。
- 円回内筋：肘直角位に保持した際に前腕回内筋として最も強く働く。
- 回外筋：肢位に関係なく前腕回外機能を有する。
- 上腕三頭筋：肘伸展の主要筋であり，肩甲骨に起始する長頭と上腕骨近位後面に起始する内側頭・外側頭（まとめて短頭ともよばれる）で構成される。
- 主動筋と拮抗筋は同時収縮（共収縮）することにより，接触圧分布の均等化による最大接触応力の減少，巧緻性の向上，関節の動的安定性の向上が期待できる。

肘関節の安定性

- 肘関節の安定化機構には内側側副靱帯（medial collateral ligament；MCL），外側側副靱帯（lateral collateral ligament；LCL）および前方関節包による靱帯性因子と，尺骨鉤状突起および肘頭を中心とした関節形状による骨性因子がある。
- 肘関節の安定化については，内側はMCLを中心とした靱帯成分が，外側は関節形状が大きく作用している。
- MCLのなかでも前斜走線維（anterior oblique ligament；AOL）は他の成分に比べて強靱で等尺性を有しているため，安定性に最も寄与している。

肘関節の力学

- 肘伸展位で軸方向に負荷をかけた際に関節に伝達される力は，腕尺関節が40％，腕橈関節が60％とされており，内反肘では腕尺関節に，外反肘では腕橈関節にかかる力が増加する。
- 屈曲運動時は上腕骨小頭に，伸展運動時は滑車にかかる力が大きくなる。
- 屈曲運動時に小頭および滑車にかかる力は伸展位から30°屈曲位にかけて最大になり，その大きさは体重の約3倍である。

手関節・手のバイオメカニクスについて述べよ

(設問15〜19)

手関節

- 手関節は手根中央関節，橈骨手根関節，遠位橈尺関節で構成される。
- 手根中央関節は手根骨の近位列と遠位列との間にある複合楕円関節であり，掌背屈・橈尺屈運動のいずれにも関与する。
- 遠位手根列は一塊となって比較的単純な動きを示すのに対して，近位手根列は互いの連結がやや緩く，複雑な動きを示す。
- 近位手根列は，橈屈時には掌側へ，尺屈時には背側へ回転し，背屈運動では月状骨が背側へ回転しながら掌側へ移動し，掌屈運動では月状骨が掌側へ回転しながら背側へ移動する（図6）。
- 橈骨手根関節および手根中央関節の手関節全体に対する可動域の配分は，掌屈では40%と60%，背屈では66.5%と33.5%である。
- 橈尺骨の長さが等しい場合，手の長軸方向から加わる負荷の80%が橈骨手根関節を，20%が尺骨手根間隙を介して前腕に分散する。
- 手根骨は豆状骨を除いて腱は付着しておらず，安定性は靱帯のみに依存する。

手指屈筋と伸筋

- 手には9本の指屈筋腱［浅指屈筋（flexor digitorum superficialis；FDS）腱4本＋深指屈筋（flexor digitorum profundus；FDP）腱4本＋長母指屈筋（flexor pollisis longus muscle；FPL）腱］が存在し，滑膜性腱鞘に覆われ，横手根靱帯（屈筋支帯）の深部を走行する（図7）。
- FDSは中手指節関節（metacarpophalangeal joint；MP joint）の掌側で二分し中節骨に停止し，この腱の間をFDPが走行する腱交差を作製する（この部位の腱断裂は縫合後に癒着を生じやすいためno man's landとよばれている）。
- 指の伸展機構は指伸筋腱，骨間筋腱，虫様筋腱で構成され，指背で線維が交錯し指背腱膜を形成する。
- 指伸筋は主にMP関節を伸展し，骨間筋と虫様筋はMP関節を屈曲し近位指節間（proximal interphalangeal；PIP）・遠位指節間（distal interphalangeal；DIP）関節を伸展させる（図8）。

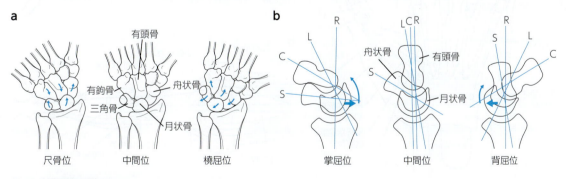

図6 手関節の動き
a：手関節橈尺屈に伴う手関節の回転と移動
b：手関節掌背屈に伴う手関節の回転と移動（➡：移動，→：回転）

- 指屈筋腱は靱帯性腱鞘を通り，靱帯性腱鞘は腱の浮き上がりを抑える滑車プーリーの役割をしている．
- 手指屈筋は腱鞘内を通るためレバーアームが長いが，伸筋腱は関節表面を通るためレバーアームが短く，関節運動を起こすのに強い力が必要となる．
- 屈筋腱はレバーアームが長いため単位角度の動きを生じるには伸筋腱より大きな腱滑走が必要となる（癒着が生じた場合に屈筋腱のほうが伸筋腱より大きな関節運動制限を生じやすい）．
- 伸筋腱は骨との間に軟部組織が乏しいため，外傷や手術により癒着を生じやすい．

手指関節
- 母指は中手指節（MP）関節と母指指節間（interphalangeal；IP）関節で，示指〜小指は，MP関節，PIP関節，DIP関節で構成される．
- MP関節は背側に狭く掌側で広い顆状関節であり，伸展位ではある程度の側屈が可能であるが，屈曲位では骨性に制動され側屈できない．
- MP関節では中手骨骨頭が左右対称ではなく，橈側側副靱帯の索状部（cord-like portion）の緊張が尺側よりも弱い［そのため，関節リウマチ（rheumatoid arthritis；RA）では関節が腫脹することで橈側側副靱帯が弛緩し，尺側偏位を生じる］．
- PIP，DIP，IP関節は蝶番関節であり，伸展屈曲運動のみを行い，ほとんど過伸展はできない．
- 母指は掌側外転するに従って回内し，他の指と対向面を形成する（小指と対向面を作る最大対立位では母指は90°回内する）．

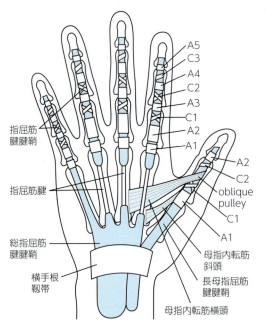

図7　指屈筋腱の滑液性腱鞘と靱帯性腱鞘・横手根靱帯

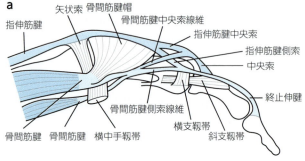

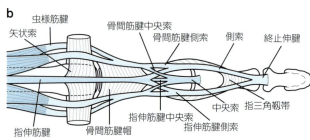

図8　指伸展機構と基節部の横断像
側索は中手骨頭の回転軸の掌側を通り，基節骨頭の回転軸の背側を通る．

下肢のバイオメカニクス

合格へのチェック！

正しいものに○，誤ったものに×をつけよ。

1. 大腿骨近位部の骨梁構造は，有限要素法解析での主応力曲線の走行と一致しない。 （　）
2. 大腿四頭筋などの二関節筋により，股関節の可動域は膝関節の肢位に影響される。 （　）
3. 股関節屈曲拘縮があると，股関節屈曲方向のトルクが生じる。 （　）
4. 杖を患側につくことにより，骨頭合力が通常歩行の約60％に軽減される。 （　）
5. Trendelenburg徴候陽性は外転筋機能不全が原因となる。 （　）
6. 仰臥位にて下肢伸展挙上を行う場合，股関節にかかる力は体重のおよそ1.5倍である。 （　）
7. 半月板は膝関節の安定性に寄与する。 （　）
8. 半月板切除により関節接触圧の減少が生じる。 （　）
9. 内側側副靱帯の外反に対する抑制力は伸展位のほうが軽度屈曲位より大きい。 （　）
10. 前十字靱帯は脛骨前方移動に対する制動力の50％を占める。 （　）
11. 後十字靱帯は脛骨後方移動に対する制動力の94％を占める。 （　）
12. 膝関節は屈伸時にころがりとすべりの混在した動きを示す。 （　）
13. 矢状面における瞬間回転中心は，後方凸の円弧を描きながら常に移動している。 （　）
14. 膝関節は完全伸展位ではほとんど回旋できない。 （　）
15. 膝関節は伸展の最後に下腿が内旋する。 （　）
16. 膝関節を伸展から屈曲するにつれて，大腿脛骨関節面の接触点は前方に移動する。 （　）
17. 足の縦アーチは中足趾節（MTP）関節の背屈時に増加する。 （　）
18. 足関節の底屈時には腓骨が上方へ移動する。 （　）
19. 足関節の背屈時には前距腓靱帯が緊張する。 （　）
20. 足関節の関節面には歩行時に体重の約5倍の力が加わる。 （　）
21. 距骨下関節は内外反方向への動きを有する。 （　）

解答は次ページ下に。

専門医試験では こんなことが 問われる！

① 骨盤・股関節のバイオメカニクス
② 膝関節のバイオメカニクス
③ 足関節・足部のバイオメカニクス

（第35回 問7，第36回 問7など）

知識の整理

骨盤・股関節のバイオメカニクスについて述べよ
（設問1〜6）

▶ 骨盤の前傾・後傾は脊椎のアライメントと密接に関係しており，脊椎の後弯が強いと骨盤は後傾位に，前弯が強いと前傾位となる。

▶ 骨盤が後傾すると，股関節は前方の被覆が減じて相対的な形成不全の状態になる。

▶ 骨盤が前傾すると，股関節屈曲時に寛骨臼前縁と大腿骨頚部が衝突しやすくなる（femoroacetabular impingement；FAI，**図9**）。

股関節の重心とトルク

▶ 正常な股関節肢位では，下肢の重心は股関節回転中心の後方を通過し伸展方向のトルクを生じる。

▶ 一方で，股関節に屈曲拘縮が存在すると重心は股関節回転中心の前方を通過することになり，屈曲方向のトルクを生じる。大殿筋などの伸展筋群が作用し，バランスをとる必要があるためエネルギー効率が悪い。

大腿骨近位部の形態

▶ 大腿骨頚部内側にはAdams弓とよばれる肥厚した骨皮質が存在し，海綿骨内には一定の配向性をもつ骨梁構造を認める。Adams弓は荷重時の圧縮負荷に適応しており，Adams弓を含む大腿骨近位部の骨梁は有限要素法解析での主応力曲線の走行に一致している。

▶ 大腿骨近位部の形態は股関節の可動域，特に内旋・外旋可動域に影響する。大腿骨頚部の頚体角が大きい（頚部が外反している）と頚部の前捻が増加し，内旋可動域の増加と外旋可動域の減少が生じる。そのため，knee in toe outの肢位をとりやすくなり，膝前十字靱帯（anterior cruciate ligament；ACL）損傷のリスクになると述べている報告がある。

股関節への荷重

▶ Bergmannらのグループはリハビリテーション中に股関節にかかる力を測定し，仰臥位で膝関節を伸展して下肢を持ち上げた場合は体重の1.5倍程度，側臥位で股関節を外転した場合も体重の1.5倍程度の負荷がかかっていると報告している。

▶ 免荷目的で杖を使用する場合，健側で杖をつくことで通常歩行の約60%に骨頭合力を軽減できる。

股関節外転筋機能不全と歩行

▶ 中殿筋などの股関節外転筋は股関節形成不全や変形性股関節症，大転子高位など種々の要因によって機能不全をきたす。

▶ 外転筋の機能不全が起こると骨盤の位置を水平に維持できないため片脚起立した際に対側の骨盤の位置が低下する。Trendelenburg徴候が陽性となる。

正解	1	2	3	4	5	6	7	8	9	10	11	12	13	14	15	16	17	18	19	20	21
	×	○	○	×	○	○	○	×	×	×	○	○	○	○	×	×	○	×	×	○	○

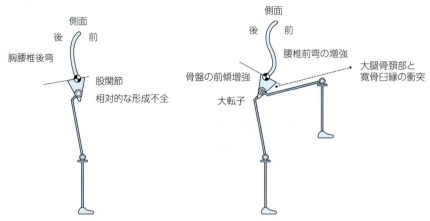

図9 femoroacetabular impingement（FAI）

膝関節のバイオメカニクスについて述べよ
(設問7〜16)

膝関節の荷重・分散
- ▶歩行時に膝関節にかかる荷重は大腿脛骨関節で体重の2〜3倍，膝蓋大腿関節で約0.5倍となる。
- ▶走行や階段昇降などで荷重は著明に増加し，大腿脛骨関節では階段昇降時には体重の約5倍の荷重がかかる。
- ▶半月は辺縁が楔状に厚くなっており関節接触面の安定性を増大させ，荷重を分散・吸収する機能をもつ。半月の全切除により接触圧は増大する。

膝関節の制動
- ▶内側側副靱帯（MCL）による外反に対する制動力は伸展位よりも軽度屈曲位において大きい。
- ▶前方安定性に関しては，ACLが主要支持機構（primary restraint）であり，5mmの脛骨前方移動に対する制動力の85％を占める。
- ▶後方安定性に関しては，後十字靱帯（posterior cruciate ligament：PCL）が主要支持機構（primary restraint）であり，5mmの脛骨後方移動に対する制動力の94％を占める。
- ▶半月板も膝関節の安定性の向上に寄与している。

膝関節の運動
- ▶膝関節は屈伸運動を主とするが，屈伸時に回旋を伴う三次元運動を行う。
- ▶脛骨を固定して考えると，大腿骨は転がる運動（rolling）だけでなく脛骨上をすべる運動（gliding）が組み合わさっており，このrollingとglidingの割合が内・外側の関節面で変わることにより回旋運動が生じる。
- ▶膝伸展時には脛骨は大腿骨に対して15°程度外旋し，膝は最も安定した肢位になる（ねじ込み運動：screw-home movement）。
- ▶逆に，120°を超えて屈曲していくと，脛骨は大腿骨に対して内旋していく。

足関節・足部のバイオメカニクスについて述べよ

(設問17〜21)

- 足には歩行時の荷重に耐える安定した構造と，どのような形状の地表面にも適合できる自由度の高い測定の動きが要求される。
- 歩行をするうえで足のアーチ構造は重要で，内側縦アーチ，外側縦アーチ，横アーチが存在する。
- 中足趾節（metatarsophalangeal；MTP）関節が背屈すると足底筋膜が緊張し縦アーチが上昇することで，弓を引き絞るように力を貯めて歩行時の推進力をもたらす。この動きは巻き上げ機構（巻き上げ機現象）とよばれ体重移動を円滑にする作用をもつ（**図10**）。

前足部

- 足趾のなかでは第1趾にかかる荷重が最も大きく，足趾全体の40％を占める。
- 第1MTP関節底側には2つの種子骨があり，第1趾の蹴り出し時に効率よく力を伝える働きをしている。

中足部

- Lisfranc関節では，第2中足骨近位は3つの楔状骨で形成されたほぞ穴の中に入り込んでいる。この形状によって足根中足全体の安定性が保たれている。
- Chopart関節では，距舟関節は前方凸，踵立方関節は後方凸の鞍状関節を形成し，安定性が保たれている（**図11**）。

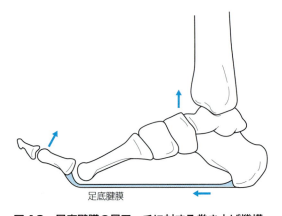

図10　足底腱膜の足アーチに対する巻き上げ機構
足底腱膜は踵骨隆起から基節骨基部に停止し，足趾が背屈することにより足底腱膜が牽引され，足縦アーチが上昇する。

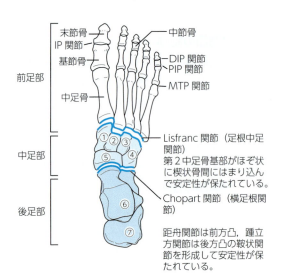

図11　足の骨格と関節
①第1（内側）楔状骨
②第2（中間）楔状骨
③第3（外側）楔状骨
④立方骨
⑤舟状骨
⑥距骨
⑦踵骨

後足部

▶ 足関節は脛骨と腓骨で形成された足関節窩（ankle mortise）に距骨滑車が入り込んだ形態をしていることで，内果と外果で骨性に制動されている。

▶ 距骨の底側には前・中・後の三関節面からなる距踵関節があり，距骨下関節は距踵関節の機能軸を中心として主に内外反方向に動く。

▶ 後足部は足関節と距骨下関節の動きが合わさり自在継手を形成し，足底をどのような面にでも合わせることが可能となっている（**図12**）。

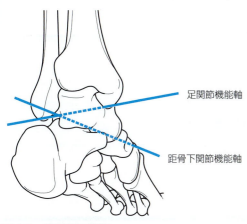

図12 後足部の関節
足関節と距骨下関節が合わさり自在継手を形成し，足底をどのような面にでも合わせることができる。

脊椎のバイオメカニクス

合格へのチェック！ 正しいものに○，誤ったものに×をつけよ。

1. 隣接する脊椎と脊椎同士を連結する椎間板・靭帯を1つの機能単位と考える。 （　）
2. 頚椎では前方要素が軸荷重の90%を担う。 （　）
3. 腰椎では前方要素が軸荷重の約80%を担う。 （　）
4. 椎間板は圧縮，剪断，ねじれのすべての荷重に抵抗力を示す。 （　）
5. 後方安定要素が損傷されると2椎間の前後屈の瞬間回旋軸は後方へ移動する。 （　）
6. 胸椎の椎間安定性には肋椎関節が寄与している。 （　）

解答は次ページ下に。

専門医試験では こんなことが 問われる！

脊椎のバイオメカニクスの基礎知識

（第29回 問6，第32回 問7など）

知識の整理

脊椎のバイオメカニクスについて述べよ （設問1〜6）

脊椎運動の基本単位
▶ 隣接する2個の椎体とそれを連結する椎間板・靭帯は「機能的運動単位」とよばれる。

頚椎
▶ 前方後方の荷重分担率は，頚椎では前方要素が50〜60%を担う。
▶ 上位頚椎部は大きな可動性を有し，環軸椎間で左右それぞれ40°の回旋可動域があり，全頚椎回旋可動域の50%以上を占める。
▶ 中・下位頚椎の可動域は前後屈が最も大きい。
▶ 環椎横靭帯は環椎の前方転移を制御する最も重要な靭帯である。
▶ 脊柱管前後径が12〜13mm以下になると脊髄症を起こしやすくなる。

胸椎
▶ 肋椎関節は椎間板高位で上下2椎にまたがって存在し，胸椎の椎間安定性に寄与する。

腰椎
▶ 前後方向の荷重分担率は，腰椎では前方要素が約80%を担う。

椎間板
▶ 椎間板は圧縮，剪断，ねじれのすべての荷重に抵抗力を示す。
▶ 髄核は液体としての性質を有し，圧力下に変形し，すべての方向に圧力を伝達する。
▶ 線維輪は相乗構造をなし高い張力を呈し，髄核とともに荷重を支持する。

歩行のバイオメカニクス

合格へのチェック！　　正しいものに○，誤ったものに×をつけよ．

1. 膝は遊脚相で最大屈曲位をとる． （　）
2. 歩行周期のうち立脚相は全体の40％を占める． （　）
3. 膝押さえ歩行は大腿神経麻痺で生じやすい． （　）
4. 踵接地から踵離地までの時間を立脚相という． （　）
5. Trendelenburg歩行は中殿筋機能不全で生じる． （　）

解答は次ページ下に．

専門医試験ではこんなことが問われる！

歩行のバイオメカニクスの基礎知識

（第30回 問7・112など）

知識の整理

歩行のバイオメカニクスについて述べよ（図13）　　（設問1, 2, 4）

▶ 歩行周期は立脚相と遊脚相の2相に分けられる．
▶ 立脚相は踵接地から足底接地，踵離地を経て，爪先離地までの時間で，全体の60％を占める．

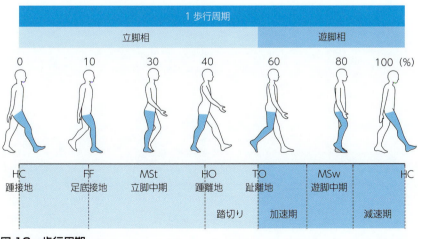

図13　歩行周期

前ページの答え

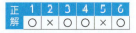

▶両脚が同時に着地して指示する両脚支持期が1歩行周期の1/5ある。
▶膝屈曲角は遊脚相において最大となる。

異常歩行（跛行） (設問3，5)

▶疼痛回避跛行（逃避性歩行）：疼痛を避けようとして立脚期（荷重）が短縮する。
▶墜下性跛行：硬性墜下性跛行は脚長差がある場合に生じ，短縮側の骨盤を下降させ歩行する。軟性墜下性跛行は発育性股関節形成不全などで，荷重時骨頭が殿筋内を情報に移動することで生じる。
▶あひる歩行：筋ジストロフィー症などでみられる体幹を左右に振って歩く歩行。
▶膝押さえ歩行：膝くずれを予防するために膝を伸展位に押さえて歩く歩行で大腿神経麻痺で生じやすい。
▶Trendelenburg歩行：変形性股関節症などでみられる。中殿筋の筋力低下のため，骨盤が反対側に傾き患側に体幹を傾ける歩行。
▶痙性歩行：脳性麻痺でみられる。遊脚期に股関節が過剰に内転する歩行（はさみ脚歩行）。

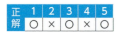

骨・関節（軟骨）・筋腱のバイオメカニクス

合格へのチェック！

正しいものに○，誤ったものに×をつけよ。

1. 皮質骨の多孔度は約60％である。　　　　　　　　　　　　　　　　　　（　　）
2. 海綿骨はひずみに対して皮質骨より強い。　　　　　　　　　　　　　　（　　）
3. 皮質骨は圧縮よりも引っ張りに対して，より強い応力に耐えられる。　（　　）
4. 皮質骨・海綿骨ともに異方性をもつ。　　　　　　　　　　　　　　　　（　　）
5. 周囲の力学的環境に応じて，骨組織は構造を変化させる。　　　　　　（　　）
6. 関節軟骨は弾性的性質はもつが，変形や応力が時間に依存する粘性的性質はもたない。（　　）
7. 基質の膨張圧は，プロテオグリカンの陰性荷電と対イオンの存在に起因している。（　　）
8. 組織間液の透過性は，圧縮ひずみと負荷した圧の大きさに依存して増加する。（　　）
9. 関節反力とは，筋肉によって関節に作用する力のことである。　　　　（　　）
10. 境界潤滑は，接触表面への潤滑剤の化学的吸着による潤滑である。　　（　　）
11. 共収縮の利点として，巧緻性の向上とエネルギー効率の向上がある。　（　　）
12. 長期の関節固定により腱の剛性は増加する。　　　　　　　　　　　　　（　　）
13. 膝屈曲位で静止している場合，大腿四頭筋と膝蓋腱の張力は同じである。（　　）
14. スクワットは開放的運動連鎖の一種である。　　　　　　　　　　　　　（　　）
15. 筋収縮時の筋の張力は，等尺性収縮では一定である。　　　　　　　　（　　）
16. 遠心性収縮とは，筋が伸展されながら張力を発生することである。　　（　　）

解答は次ページ下に。

専門医試験ではこんなことが問われる！

①骨のバイオメカニクス
②関節（軟骨のバイオメカニクス）
③筋腱のバイオメカニクス

（第27回 問6など）

知識の整理

骨のバイオメカニクスについて述べよ

（設問1〜5）

関節（関節の潤滑は境界潤滑と流体潤滑によって説明される）

▶ 境界潤滑：潤滑面の表面に潤滑物質が吸着してこの分子間で滑り合う潤滑様式。
▶ 流体潤滑：潤滑面間に流体膜が形成され，この膜が双方の関節面にかかる負担を受けることで直接接触を避ける潤滑様式。

骨

▶ 骨の外殻は多孔度5〜30％の皮質骨からなり，内部は多孔度30〜90％の海綿骨より構成される。

▶ 皮質骨は海綿骨に比較してより剛性度がある。

▶ 皮質骨は応力に対しては強いが，ひずみに対しては弱い。

▶ 皮質骨は2%以上のひずみが加わると骨折を惹起するが，海綿骨は7%を超えるまで骨折を惹起しない。

▶ 皮質骨の破断応力は圧縮，引っ張り，剪断負荷の状態下で異なる。

▶ 皮質骨は引っ張りよりも圧縮に対して，また剪断よりも引っ張りに対してより強い応力に耐えられる。

▶ 異方性（anisotropy）とは，方向により力学的特性が異なる性質をいい，皮質骨も海綿骨も異方性をもつ。骨の強度と剛性は，通常負荷が最もかかる方向において最高値を示すと考えられている。

▶ Wolff'sの法則：骨の機械的ストレス環境が変化した場合に，新しい環境に合わせて骨梁構造も再構築されるという骨の変形法則。

関節（軟骨）のバイオメカニクスについて述べよ （設問6〜10）

▶ 関節軟骨は弾性的性質とともに変形や応力が時間に依存する粘性的性質をもち，このような材料を粘弾性体とよぶ。

▶ 粘弾性体は，一定の圧縮負荷を受けると変形はプラトーに達するまで時間とともに増加するが，その変化速度は次第に緩徐となる。これをクリープとよぶ。

▶ 一方，一定の変形を与える場合，負荷は時間とともに減少していく。これを負荷緩和とよぶ。

▶ 関節軟骨の力学的特性は基質の構造に大きく依存しており，プロテオグリカンの陰性電荷と対イオンの存在により基質内に水分が保持され，0.35MPaの浸透性膨張圧を生じている。

▶ 軟骨における組織間液の透過性は圧縮ひずみと負荷した圧の大きさに依存して低下する。また，関節面には，体重，筋肉，靱帯外部から作用する力などの合力として関節反力が作用する。

▶ 流体潤滑は，摩擦面に加わる荷重を流体膜の圧で支える潤滑で，固体接触が避けられるため摩耗はほとんどゼロとなり，摩擦係数もきわめて低い。

▶ 境界潤滑は接触表面への潤滑剤の化学的吸着による潤滑であり，生体では糖蛋白質複合体，リン脂質，あるいは蛋白質成分などの関与が指摘されている。

筋・腱のバイオメカニクスについて述べよ （設問11〜16）

共収縮

▶ 主動筋と拮抗筋が同時に収縮すること。

▶ 肘屈曲においては，主動筋である上腕二頭筋と拮抗筋である上腕三頭筋の共収縮が認められる。

正解	1	2	3	4	5	6	7	8	9	10	11	12	13	14	15	16
	×	○	×	×	○	○	×	○	×	×	○	×	×	×	×	○

▶ 共収縮の短所
- ・余分なエネルギーの消失
- ・主動筋トルクの低下
- ・関節反力の増大

▶ 共収縮の長所
- ・接触圧分布の均等化による最大接触応力の減少
- ・巧緻性の向上
- ・関節の動的安定性の向上
- ・偏心性負荷増大による関節軟骨損傷のリスク低減

▶ 長期の関節固定は腱の剛性の低下をきたす。

▶ 大腿四頭筋と膝蓋腱の張力は異なり，50°以上の屈曲では，膝蓋腱の張力は大腿四頭筋の張力よりも低い。

▶ 筋力トレーニングには大別して開放的運動連鎖［open kinetic chain（OKC）exercise］と閉鎖的運動連鎖［closed kinetic chain（CKC）exercise］がある。

▶ OKC exerciseとは関節の遠位のセグメントが自由に動ける状態での運動を指し，膝関節では坐位での膝伸展運動などが含まれる。

▶ 一方，CKC exerciseは遠位のセグメントが拘束された状態での運動で，スクワットなどが相当する。

▶ 筋収縮時に筋線維の長さが一定であれば，等尺性収縮とよび，逆に筋の張力が一定の場合，等張性収縮とよぶ。

▶ 遠心性収縮（eccentric contraction）は，筋が伸展されながら張力を発揮する場合で，より強い筋力が期待できる。

▶ 減速や着地時の衝撃吸収などの役割を果たす。一方，筋が短縮しながら張力を発揮する場合を求心性収縮（concentric contraction）とよぶ。

参考文献

1）井樋栄二，吉川秀樹，津村　弘，ほか編．標準整形外科学．第14版．東京：医学書院；2020.

2）大鳥精司，高相晶士，出家正隆，ほか編．TEXT整形外科学．改訂5版．東京：南山堂；2019.

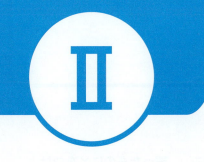

診断学

II 診断学

診断学と臨床検査

解剖

合格へのチェック！

正しいものに○，誤ったものに×をつけよ。

1. Y軟骨は12〜15歳頃までに消失する。（　）
2. 大腿骨頚体角は成長に伴って大きくなる。（　）
3. Sharp角の正常範囲は40°以下である。（　）
4. CE角は25°以上である。（　）
5. 上腕筋は二関節筋である。（　）
6. 半膜様筋は二関節筋である。（　）
7. ヒラメ筋は二関節筋である。（　）
8. 腓腹筋は二関節筋である。（　）
9. 正常な関節において，肩関節鏡でみえる腱は上腕筋腱である。（　）
10. 上腕骨頭前内側に圧挫痕がある場合は肩関節前方脱臼の既往が疑われる。（　）
11. 肩関節の牽引によって腕神経叢損傷の危険が生じる。（　）
12. 外側円板上半月板は完全型，不完全型の2型に分類される。（　）
13. 半月板は前後角部において血流が不良である。（　）

解答は次ページ下に。

専門医試験ではこんなことが問われる！
① 小児および成人の正常股関節
② 筋の解剖学的分類
③ 関節鏡所見（肩・膝）

（第29回 問8，第30回 問8，第32回 問9など）

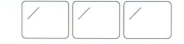

知識の整理

小児および成人の正常股関節 (設問1〜4)

- 寛骨は腸骨，恥骨，坐骨から構成され寛骨臼の中央で3つの骨が接しているが，この部分が幼少期には軟骨で接しているためY軟骨とよばれる。Y軟骨が消失するのは女子では11〜13歳，男子では14〜16歳である。
- 大腿骨頸部の頸体角は新生児で130°前後であるが，乳児期にはやや大きくなり，その後は減少して成人の平均は125〜130°程度になる。また，前捻角も小児期には大きく，その後は減少して成人の平均は20°程度である。
- 成人の股関節単純X線像において，sharp角の平均は女性が34〜42°，男性が35〜39°である。また，CE (center-edge) 角の平均は女性が27〜34°，男性が30〜32°である。

筋の解剖学的分類 (設問5〜8)

- 上腕二頭筋長頭や上腕三頭筋長頭は肩甲帯が起始で前腕骨に停止する二関節筋である。一方，上腕筋は起始が上腕骨中央部，停止が尺骨鉤状突起と尺骨粗面であるため単関節筋である。
- 大腿直筋と大腿二頭筋長頭，半腱様筋，半膜様筋は股関節だけでなく，膝関節の運動にも関与する二関節筋である。例えば大腿直筋が収縮すると，股関節には屈曲力，膝関節には伸展力として作用する。
- 下腿三頭筋を構成する腓腹筋は膝関節と足関節を跨ぐ二関節筋であるが，ヒラメ筋は脛腓骨が起始で踵骨に停止するため単関節筋である。

関節鏡所見（肩・膝） (設問9〜13)

- 反復性肩関節脱臼において，前下方の関節唇，下関節上腕靱帯の関節窩からの剥離損傷であるBankart損傷と，上腕骨頭外側後方に陥没や圧挫痕を生じるHill-Sachs損傷が肩関節の前方不安定性を示唆する所見である。
- 肩関節鏡により関節上腕靱帯や上腕二頭筋長頭腱の観察が可能である。一方，烏口上腕靱帯は関節外構成体であり，通常は関節鏡で観察することはできない。
- 半月板は線維軟骨からなり荷重分散機能を有する組織である。
- 半月板の前後角部は滑膜に覆われていて血行が豊富である。また，外縁1/3は血行があるため断裂に対しては縫合術の適応となる。
- 外側円板上半月は完全型，不完全型，Wrisberg型（後方の冠状靱帯による付着がなく，Wrisberg靱帯のみで固定されているもの）に分類される。そして，円板上半月の断裂の際には伸展時の疼痛や伸展制限を生じる。

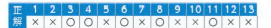

視診・触診

合格へのチェック！
正しいものに○，誤ったものに×をつけよ。

1. 上肢長とは肩峰から中指指尖までの距離を意味する。 （　）
2. 下肢長とは下前腸骨棘から内果までの距離を意味する。 （　）
3. 大腿周径は膝蓋骨上縁から10cm近位の部位で測定する。 （　）
4. 徒手筋力テストの3では重力を除けば完全に運動できる。 （　）
5. 上腕二頭筋の徒手筋力は座位で測定する。 （　）
6. 徒手筋力テストの結果を個人間で比較するのは有用である。 （　）
7. 母指の外転を評価するときは，橈側外転および掌側外転の2項目を測定する。 （　）
8. Trendelenburg徴候－単純性股関節炎の組み合わせは正しい。 （　）
9. 学校における脊柱側弯症検診のチェックポイントはLaséque徴候と肩甲骨の位置である。 （　）
10. 後骨間神経麻痺では運動障害を生じ感覚障害を伴わない。 （　）
11. Phalenテスト－足根管症候群の組み合わせは正しい。 （　）
12. 動脈拍動の減弱を陽性とする検査法はEdenテストとMorleyテストである。 （　）

解答は次ページ下に。

専門医試験では こんなことが 問われる！

①四肢の計測・筋力・可動域
②代表的な各種検査と徴候

（第30回 問7など）

知識の整理

四肢の計測・筋力・可動域
（設問1～7）

▶ 上肢長は肩峰から橈骨茎状突起までの距離である。前腕回外位で上肢が体幹に接した状態で計測する。また，上腕長は肩峰から上腕骨外側上顆までの距離を示す。

▶ 下肢長には，上前腸骨棘から足関節内果までの距離（spina malleolar distance；SMD）と大腿骨大転子から足関節外果までの距離（trochanter malleolar distance；TMD）の2種類がある。

▶ 上腕周囲径は上腕二頭筋筋腹，前腕周囲径は肘関節のやや遠位でそれぞれ最も太い部分で計測する。大腿周囲径は膝蓋骨近位端より10cm近位で計測するが，小児では5cm近位とする。下腿周囲径は硬いが最も太い近位1/3で計測する。

▶ 徒手筋力テスト（manual muscle testing；MMT）は個々の筋力を判定するだけでなく，筋の神経支配から神経障害の責任高位を把握することにも有用な検査である。MMT 3は重力に抗して，MMT2は重力を除けば正常な関節可動域いっぱいに関節を動かす筋力があることを示す（**表1**）。

▶ MMT3，4と判断される筋力は筋張力測定器により測定された最大筋力のそれぞれ5%，5～

- 83%に相当する。
- 重力方向を考慮すると，上腕二頭筋は座位，上腕三頭筋は仰臥位で肩関節屈曲90°で測定することが望ましい。手関節伸展の筋力評価は総指伸筋の影響を除外するため手指屈曲位で実施する。
- MMTで足関節の底屈は片脚立位で踵を20回以上床から持ち上げることができれば5と判定される。
- 前腕回内・回外の測定の基本軸は上腕骨であり，手指内転・外転の基本軸は第3中手骨延長線である。
- 股関節内旋・外旋は仰臥位で股関節と膝関節を90°屈曲させた肢位で測定する。

代表的な各種検査と徴候　　　　　　　　　　　　　　　　　　　　(設問8～12)

- 胸郭出口症候群において，Adsonテスト(座位で頚椎を患側に回旋させる)，Edenテスト(座位で胸を張った状態で両上肢を後下方に引く)，Wrightテスト(肩関節を外転，外旋させる)は橈骨動脈拍動の減弱を陽性とする検査である。
- 手根管症候群において，正中神経支配の内在筋である母指対立筋，短母指外転筋，虫様筋(示指，中指)が障害される。手根管近位のTinel徴候やPhalenテスト(手関節最大屈曲位で手根管内圧を上昇させる)が特徴である。
- 橈骨神経は長橈側手根伸筋枝より近位の損傷では下垂手，それより遠位の後骨間神経麻痺では下垂指を呈する。後骨間神経は回外筋入口部(Frohseアーケード)での絞扼性障害がみられるが，運動神経からなっているため麻痺を生じても感覚障害を伴わない。
- 化膿性屈筋腱腱鞘炎でみられるKanavelの4徴は，手指屈筋腱に沿った圧痛，患指の腫脹，軽度屈曲位，強制伸展による疼痛である。
- 変形性股関節症においては，Trendelenburg徴候(股関節外転筋の機能不全により，患肢で片脚立位になると健側に骨盤が傾く)や，Patrickテスト(仰臥位であぐらの体制をとり，膝を鉛直方向に押しつける)を検査する。
- アキレス腱断裂ではThompsonテストが陽性(下腿三頭筋を把握しても足関節が底屈しない)となる。
- 脊柱側弯症検診では肩の高さ，肩甲骨の位置，ウエストラインの左右差，肋骨隆起を診察する。

表1　徒手筋力テスト(manual muscle testing；MMT)
専門医試験では特にMMT 2とMMT 3の違いについて問われやすい。

5(normal)	強い抵抗を加えても，重力に抗して関節を正常可動域いっぱいに動かせる筋力がある
4(good)	抵抗を加えても，重力に抗して正常関節可動域いっぱいに動かす筋力がある
3(fair)	抵抗を加えなければ，重力に抗して正常関節可動域いっぱいに動かすことができるが，抵抗が加わると関節がまったく動かない
2(poor)	重力の影響がなければ正常な関節可動域いっぱいに関節を動かす筋力がある
1(trace)	筋肉の収縮が認められるだけで，関節運動はまったく生じない
0(zero)	筋肉の収縮がまったく認められない

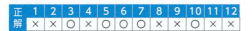

検体検査

合格へのチェック！

正しいものに○，誤ったものに×をつけよ。

1. 骨芽細胞はALPを産生する。 （　　）
2. 骨軟化症において血清ALPは上昇しないことが多い。 （　　）
3. リウマトイド因子が陽性になる疾患にはリウマチ熱が挙げられる。 （　　）
4. 血清CKが上昇する疾患として多発性筋炎がある。 （　　）
5. 利尿薬の投与により血清尿酸値は上昇することがある。 （　　）
6. 血清尿酸値はピラジナミドの副作用により低下する。 （　　）
7. 関節リウマチの関節液所見として白血球の減少がみられる。 （　　）
8. 化膿性関節炎の関節液は初見では多形核白血球が増加する。 （　　）
9. 尿中Ⅰ型コラーゲンN末端架橋テロペプチドと血清酒石酸抵抗性酸ホスファターゼは
   骨吸収マーカーに分類される。 （　　）

解答は次ページ下に。

専門医試験では
こんなことが
問われる！

①疾患に特徴的な血液および関節液所見
②骨代謝マーカー

（第31回 問1など）

知識の整理

疾患に特徴的な血液

（設問1〜6）

生化学検査

▶ アルカリホスファターゼ（ALP）はアルカリ性の条件下でリン酸エステルを加水分解してリンを放出させる酵素である。骨組織では骨芽細胞によって産生され，アイソザイムのうちALP3が骨由来のALPである。

▶ ALPが高値となる代表的な疾患は骨肉腫，転移性骨腫瘍，骨Paget病，骨軟化症，甲状腺機能亢進症が挙げられる。

▶ クレアチンキナーゼ（CK）は横紋筋由来の逸脱酵素であり，骨格筋や心筋疾患で血清中に増加する。CK上昇がみられる代表的な疾患は筋ジストロフィー，多発性筋炎，皮膚筋炎，甲状腺機能低下症，痙攣発作後などが挙げられる。

免疫学的検査

▶ 関節リウマチにおいて，リウマトイド因子（rheumatoid factor；RF）は変性したIgGのFc部分に対するIgM型の自己抗体であり，高齢者で陽性率が高くなる。また，抗環状シトルリン化ペプチド抗体（抗CCP抗体）は早期の関節リウマチで50％程度の感度を示し，特異度が90％と高い検査である。

- 脊椎関節炎（spondyloarthritis；SpA）には強直性脊椎炎，乾癬性脊椎炎などが含まれるが，通常はRFや抗CCP抗体は陰性である．わが国における保有率は低いが，HLA-B27陽性が診断に有用である．
- 痛風は尿酸の生成・排泄異常による高尿酸血症が原因で，尿酸ナトリウム塩結晶が組織に沈着して生じる急性関節炎などを呈する疾患である．血清中の尿酸はプリン体の異化により生成され2/3が腎臓から排泄される．
- 高尿酸血症をきたす原因は環境因子としてアルコールや果糖，薬剤では利尿薬，ピラジナミド（抗結核薬）が挙げられる．薬物治療は尿酸生成抑制薬としてアロプリノール，尿酸排泄促進薬としてベンズブロマロンやプロベネシドが使用される．

関節液検査 (設問7〜8)

- 関節液検査は外観，粘稠度，白血球，糖，細胞数，細菌培養などの所見により非炎症性疾患，炎症性疾患，細菌性疾患を鑑別するのに有用である（**表2**）．また，結晶分析を実施することにより痛風性関節炎（尿酸結晶）や偽痛風性関節炎（ピロリン酸カルシウム結晶）の診断につながる．

骨代謝マーカー (設問9)

- 骨代謝マーカーは骨形成マーカーと骨吸収マーカーに分類され，骨粗鬆症の病態解明や治療方針の決定，治療効果の評価に有用な臨床指標である（**表3**）．

表2 関節液所見のまとめ

	正常	非炎症性		炎症性	感染性
透明度	透明	透明	不透明	半〜不透明	不透明
色調	無〜麦黄色	黄色ときに軟骨細片あり	血性・褐色調	黄色	混濁
粘稠性	高い	高い	さまざま	低い	さまざま
白血球数/μL	200以下	200以下	さまざま	5,000以上	50,000以上
培養	陰性	陰性	陰性	陰性	しばしば陽性
疑われる疾患（青字は代表的な疾患）		変形性関節症	半月板損傷 靱帯損傷 関節内骨折 特発性関節血症 びまん型腱滑膜巨細胞腫 神経病性関節症	結晶性関節炎 （痛風または偽痛風） 関節リウマチ 結合組織病	細菌感染 化膿性関節炎 真菌感染 免疫不全による

(文献1より引用)

表3 骨代謝マーカー

骨形成マーカーではBAPとP1NP，骨吸収マーカーではTRACP-5bが腎機能の影響を受けにくいため日常臨床で測定されることが多い．

	マーカー（略語）	検体
骨形成マーカー	オステオカルシン（OC）	血清
	骨型アルカリホスファターゼ（BAP）	血清
	I型プロコラーゲン-N-プロペプチド（P1NP）	血清
骨吸収マーカー	ピリジノリン（PYD）	尿
	デオキシピリジノリン（DPD）	尿
	I型コラーゲン架橋N-テロペプチド（NTX）	血清，尿
	I型コラーゲン架橋C-テロペプチド（CTX）	血清，血漿，尿
	骨型酒石酸抵抗性酸ホスファターゼ-5b（TRACP-5b）	血清，血漿，尿

(文献3を参考に作成)

参考文献

1) 井樋栄二，吉川秀樹，津村 弘，ほか編．標準整形外科学．第14版．東京：医学書院；2020．
2) 大鳥精司，高相晶士，出家正隆，ほか編．TEXT整形外科．改訂第5版．東京：南山堂；2019．
3) 日本骨粗鬆症学会 骨代謝マーカー編集委員会編．骨粗鬆症診療における骨代謝マーカーの適正使用ガイド2018年版．日本骨粗鬆症学会，2018年．

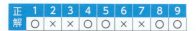

II 診断学

神経・電気生理学的検査

合格へのチェック！   正しいものに○，誤ったものに×をつけよ。

1. 神経伝導速度の遅延は脱髄の程度を反映する。　　　　　　　　　　　　　　　　（　）
2. 運動神経伝導速度が正常であれば，神経障害はないと判断する。　　　　　　　　（　）
3. 運動神経伝導検査でM波が多相性となるものを時間的分散という。　　　　　　　（　）
4. 節性脱髄が起こると速度は低下する。　　　　　　　　　　　　　　　　　　　　（　）
5. 加齢に伴い速度が速くなる。　　　　　　　　　　　　　　　　　　　　　　　　（　）
6. 体温が上昇すると速度は低下する。　　　　　　　　　　　　　　　　　　　　　（　）
7. 近位部は遠位部に比べ速度が低下する。　　　　　　　　　　　　　　　　　　　（　）
8. 太い線維は細い線維に比べて速度が速い。　　　　　　　　　　　　　　　　　　（　）
9. 針筋電図検査は末梢神経損傷直後に支配筋の脱神経所見を確認する検査である。　（　）
10. 針筋電図検査で安静時には正常の筋の自発放電はない。　　　　　　　　　　　　（　）
11. 針筋電図験査では，針刺入時，安静時，最小随意運動時，最大随意運動時の4つの相で電位を記録する。　　　　　　　　　　　　　　　　　　　　　　　　　　　　　　（　）
12. 筋強直性ジストロフィー症ではミオトニー放電がみられる。　　　　　　　　　　（　）
13. 陽性鋭波は筋原性変化を表す。　　　　　　　　　　　　　　　　　　　　　　　（　）
14. 針筋電図の神経原性変化では低振幅・短持続電位波形が出現する。　　　　　　　（　）

解答は次ページ下に。

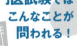

専門医試験では こんなことが 問われる！

①神経伝導速度検査
②針筋電図検査

（第28回 問8，第33回 問11など）

知識の整理

神経伝導速度検査について述べよ (設問1〜8)

- NCV (nerve conduction velocity) の値は，最も速い神経線維のNCVを反映するため運動線維のなかの一部が正常であれば神経全体の運動神経伝導速度は基準値を示す。運動神経伝導速度が低下するには，ほぼすべての運動神経線維が障害されていなければならない。したがって，運動神経伝導速度が正常であっても，神経障害はないとは判断できない。
- 神経伝導遅延は，神経伝導検査において最も重要なパラメーターであり，潜時の延長あるいは伝導時間の遅延として認められる。
- 複数の神経の潜時が遅延し，M波の波形が多相性となるものを時間的分散という。この原因には，脱髄，大径線維の喪失，代謝異常がある。脱髄により伝導遅延が生じるのは，脱髄を生じたRanvier絞輪部で伝導時間が延長するためと，比較的細い脱髄神経線維では跳躍伝導の機能が失われるからである。
- 神経伝導検査は，末梢神経損傷後Waller変性の完成する3日目以降に行う。Waller変性，一過性神経伝導障害 (neurapraxia) の診断に有用である。
- 神経線維が太いほど神経伝導速度は速くなる。また跳躍伝導の仕組みをもつ（有髄線維）ほうが伝導速度は早い。
- 加齢によって神経伝導速度は低下する。
- 体温が高いほうが神経伝導速度は速い。
- 神経の近位部のほうが遠位部に比べて神経伝導速度は速い。

針筋電図検査について述べよ (設問9〜14)

- 刺入時電位：神経原性変化の進行例では刺入時電位が得られない。ミオトニー放電は急降下爆撃音として聞こえ，筋強直性ジストロフィー症などで認められる。
- 安静時電位：線維自発電位や陽性鋭波は脱神経電位とよばれる。
- 針筋電図検査は，末梢神経損傷後脱神経所見が現れる3週以降に行う。
- 神経原性変化では高振幅・長持続電位，多相性電位が出現する。運動神経の障害が起こり，筋肉を支配する運動単位が減少，筋線維自体は正常であるため振幅は減少しない。
- 筋原性変化では一つの運動単位に属する筋線維数は減少し，筋肉を支配する運動単位数は正常，低振幅で持続時間が短くなる（低振幅短持続電位）。

正解	1	2	3	4	5	6	7	8	9	10	11	12	13	14
	○	×	○	○	×	×	×	○	×	○	○	○	×	×

Ⅱ 診断学

X線など画像診断

単純X線検査

合格へのチェック！

正しいものに○，誤ったものに×をつけよ。

1. 二次骨化核の出現時期は，上腕骨近位骨頭（3カ月），上腕骨小頭（1歳），橈骨遠位骨端（1歳），大腿骨大転子（3歳），膝蓋骨（4歳）であり，上腕骨近位骨頭が最も早い。　　（　）
2. 関節リウマチと結核性関節炎では単純X線像において傍関節骨萎縮を示す。　　（　）
3. X線検査は荷重やストレスをかけた状態で関節不安定性の動的な病態解析が容易に可能である点において，MRIやCTに比べて有用である。　　（　）

解答は次ページ下に。

専門医試験では こんなことが 問われる！
① 成長期における骨の単純X線像
② 関節の変化

（第27回 問12，第32回 問61など）

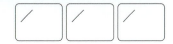

知識の整理

成長期における骨の単純Ｘ線像について述べよ　　　(設問1)

- ▶ 出生時にみられる骨化核は一次骨化核とよばれ，その後，二次骨化核が出現し，これらが癒合することで骨が完成する。
- ▶ 骨化核の出現時期と癒合時期は骨の成熟度を示し，成長の指標となる（**図1**）。
- ▶ 成長期の四肢長管骨の単純Ｘ線像では，骨端epiphysisと骨幹端metaphysisの間に成長軟骨板growth plateが存在し，成長が進むにつれて線状になり，骨端線epiphyseal lineとよばれる。成長とともに骨端線は消失し，骨端と骨幹端は融合して骨髄は連続する（**図2**）。

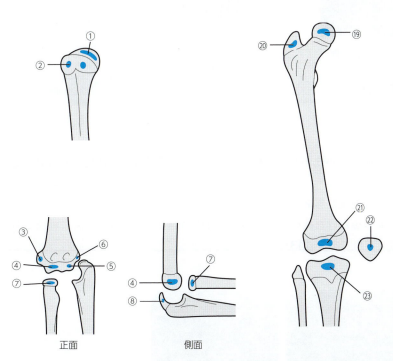

①上腕骨近位骨頭（3カ月/20歳）
②上腕結節（2歳/20歳）
③外側上顆（8〜13歳/14〜16歳）
④上腕骨小頭（1歳/13〜16歳）
⑤上腕骨滑車（9〜10歳/14〜18歳）
⑥内側上顆（5〜7歳/14〜18歳）
⑦橈骨頭（5〜7歳/14〜18歳）
⑧肘頭（8〜12歳/13〜17歳）
⑨橈骨遠位端（1歳/18歳）
⑩尺骨遠位端（7歳/17歳）
⑪舟状骨（5歳）
⑫大菱形骨（6歳）
⑬小菱形骨（7歳）
⑭月状骨（4歳）
⑮豆状骨（10歳）
⑯三角骨（3歳）
⑰有鉤骨（6カ月）
⑱有頭骨（6カ月）
⑲大腿骨頭（4カ月/17歳）
⑳大転子（3歳/16歳）
㉑大腿骨遠位端（胎生36週/18歳）
㉒膝蓋骨（4歳）
㉓脛骨近位端（胎生40週/18歳）
㉔脛骨遠位端（1歳/18歳）
㉕踵骨（胎生25週）
㉖立方骨（胎生40週）
㉗距骨（胎生25週）
㉘舟状骨（2.5歳）
㉙楔状骨（4カ月/21歳）

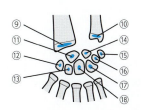

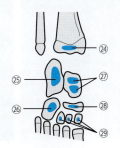

図1　二次骨化核の出現時期と癒合時期（出現時期/癒合時期）

(Tachidjian MO. Pediatric Orthopedics. Philadelphia: Saunders; 1972を参考に作成)

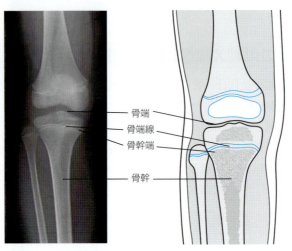

図2　成長期の骨

関節の変化について述べよ

(設問2～3)

- ▶ 変形性関節症では関節裂隙の狭小化・骨棘osteophyte形成や軟骨下の硬化，軟骨下層の骨囊胞形成などが認められる。
- ▶ 関節リウマチでは関節裂隙の狭小化が認められるが，骨棘形成や軟骨下骨硬化など増殖性変化は乏しい。
- ▶ 膝関節の変形性関節症では内反変形を，関節リウマチでは外反変形を呈することが多い。
- ▶ X線検査は荷重やストレスをかけた状態で関節不安定性の動的な病態解析が容易に可能であり，MRIやCTに比べて有用である（**図3**）。

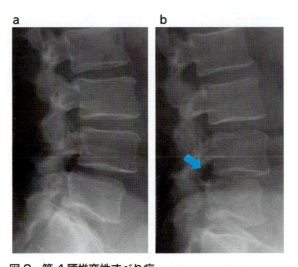

図3　第4腰椎変性すべり症
中間位（a）に比べて，前屈位（b）で前方すべりが増強し，椎間不安定性が示唆される。

MRI

合格へのチェック！

正しいものに○，誤ったものに×をつけよ。

1. Gd-DTPAはT1緩和時間を短縮させる。 （　）
2. メトヘモグロビンはT1強調像で高信号を示す。 （　）
3. ヘモジデリン沈着はT2強調像で高信号を示す。 （　）
4. 腱，皮質骨はT1強調像・T2強調像ともに低信号を示す。 （　）
5. 硝子軟骨はT1等信号，T2高信号を示す。 （　）
6. 椎間板髄核，関節軟骨はT2強調像で高信号を示す。 （　）
7. 皮下脂肪，骨髄はT1強調像で低信号を示す。 （　）
8. MRIでは腫瘍の骨内外での進展範囲，筋肉・腱・靱帯と腫瘍との関係を評価できる。 （　）
9. 髄膜腫は造影T1強調像で不均一な増強を示す。 （　）
10. 単発性骨嚢腫はGd-DTPAを用いたMRIで増強を認めない。 （　）
11. 関節包内にT1強調像高信号領域がみられた場合は急性期出血が疑われる。 （　）

解答は次ページ下に。

専門医試験では こんなことが 問われる！

①MRIの原理
②正常組織のMRI信号強度
③脊椎・骨・関節疾患におけるMRI信号強度と造影MRI所見

（第27回 問11，第28回 問46・問71，第33回 問81など）

知識の整理

MRIの原理について述べよ　　　　　　　　　　　　　　　　　　　　　　　　（設問1～3）

- ▶ MRIは非侵襲的に任意の断層方向で高解像度の形態評価が可能であり，整形外科疾患に対する必須の画像診断法である．MRIは人体に大量に存在する水素の原子核（プロトン）の挙動を画像化したものである．
- ▶ プロトンは小さな磁場（磁気モーメント）を発生しており，強い磁場のなかでは歳差運動をしながら外部磁場に沿った縦磁化が生じる．歳差運動の回転数と同一の周波数のラジオ波（RFパルス）を外部から加えると共鳴現象が起き，横磁化が発生し縦磁化が減少する．この後RFパルスを切ると，T1緩和（縦緩和），T2緩和（横緩和）が同時進行で生じる．この緩和速度の差がMRI画像のコントラストになり，それぞれT1強調画像，T2強調画像となる．
- ▶ 生体物質の磁気的性質として反磁性（非磁性）と常磁性がある．水，生体高分子物質，オキシヘモグロビンなど人体のほとんどが反磁性体である．一方，デオキシヘモグロビン，メトヘモグロビン，ガドリニウム造影剤（Gd-DTPA）などは常磁性体に属し強い磁気力にわずかながら引きつけられる性質があり，水素プロトンのT1緩和時間を短縮させ信号強度の増加をもたらす．

正常組織のMRI信号強度について述べよ（表1）　　　　　　　　　　　　　　（設問4～7）

- ▶ 骨髄，脂肪組織はT1・T2ともに高信号で白く描出される．
- ▶ 骨皮質，靭帯，腱，線維軟骨，半月板，石灰化軟組織はT1・T2とにも低信号で黒く描出される．
- ▶ 関節液，脳脊髄液，水腫，炎症，椎間板髄核はT1低信号・T2高信号を示す．
- ▶ 硝子軟骨はT1等信号，T2高信号を示す．
- ▶ 筋肉はT1・T2とも等信号を示す．

表1　正常組織のMRI信号強度

T2＼T1	低信号	等信号	高信号
低信号	骨皮質 靭帯・腱 線維軟骨・半月板 椎間板線維輪 石灰化軟組織		
等信号		筋肉	
高信号	椎間板髄核 脳脊髄液 関節液 水腫 炎症	硝子軟骨	骨髄 脂肪

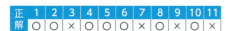

正解	1	2	3	4	5	6	7	8	9	10	11
	○	○	×	○	○	○	×	○	×	○	×

脊椎・骨・関節疾患におけるMRI信号強度について述べよ　(設問8〜11)

- 多くの腫瘍性病変でT1強調低信号，T2強調高信号，骨腫瘍や骨髄炎の広がりを知るのにMRI画像は有用である。
- 化膿性脊椎炎の活動期や腸腰筋膿瘍などの感染に伴う炎症では，T1強調低信号，T2強調高信号となる（**図4**）。
- ガドリニウム造影剤（Gd-DTPA）は腫瘍や炎症など血流のある部位が造影される。脊髄腫瘍では，神経鞘腫は不均一に造影され，髄膜腫は均一に造影され鑑別に役立つ。単発性骨嚢腫や壊死組織は血流に乏しく造影効果は認めない。
- 血腫のMRI信号強度は血腫内にある赤血球のヘモグロビンの状態（Feが含まれることによる磁性体の性質）によりさまざまな変化をする（**表2**）。血腫のヘモグロビンは時間が経つと，オキシヘモグロビン，デオキシヘモグロビン，メトヘモグロビンとなる。亜急性期ではメトヘモグロビンがT1値を短縮，T2値を延長するため，T1強調・T2強調ともに高信号となる。

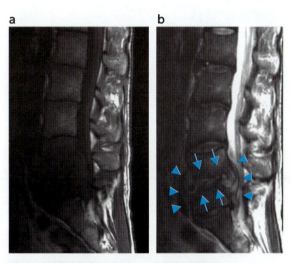

図4　硬膜外膿瘍を合併した化膿性脊椎炎
44歳，男性，L4/5。
a：T1強調像（矢状断）。L4，L5椎体が全体的に低信号を示す。
b：T2強調像（矢状断）。L4/5椎間板が高信号を認め（矢印），脊柱管内と椎体前方に高信号の膿瘍を認める（矢頭）。

表2　血腫のMRI信号変化

	出血後の時間	血腫の主成分	T1強調画像	T2強調画像
超急性期	0〜24時間	オキシヘモグロビン	等信号	等信号
急性期	1〜3日	デオキシヘモグロビン	等〜低信号	低信号
亜急性期	3日〜1カ月	メトヘモグロビン	高信号	高信号
慢性期	1カ月〜	ヘモジデリン	低信号	低信号

CT

合格へのチェック！

正しいものに○，誤ったものに×をつけよ。

1. 骨破壊や腫瘍内石灰化巣の評価，骨髄内への腫瘍の進展範囲を評価できる。　　　（　　）
2. CTは腫瘍内の脂肪成分を描出できる。　　　（　　）
3. 水のCT値は脂肪より高い。　　　（　　）
4. 骨のCT値は1,000，水は0，空気は−1,000である。　　　（　　）
5. window widthの中央値がwindow levelである。　　　（　　）

解答は次ページ下に。

専門医試験では　こんなことが　問われる！

①CTの原理
②組織のCT値

（第26回 問16など）

知識の整理

CTの基本について述べよ　　　　　　　　　　　　　　　　　　　　　　（設問1〜2）

- ▶ MRIは靱帯や軟部組織の描出に優れているが，CTはMRIでは描出できない石灰化や骨病変の立体的な構造を観察するのに有用な検査である。
- ▶ X線は人体組織の単純X線吸収の強弱を白黒の濃淡として画像化を行っているが，CTは同様に三次元的な人体組織の単純X線吸収係数を計算によって画像化・断層像を得る装置である。

CT値について述べよ　　　　　　　　　　　　　　　　　　　　　　　　（設問3〜5）

- ▶ 白黒の濃淡を画像化する際に，CT値（hounsfield unit；HU）という特有の単位を使用する（**図5**）。
- ▶ CT値は次式で表され，水のCT値が0，空気のCT値が−1,000であり，単純X線吸収係数に比例している。CT値＝$(\mu_t - \mu_w)/\mu_w \times 1{,}000$（$\mu_t$：物質の吸収係数，$\mu_w$：水の吸収係数）。
- ▶ CT値の範囲は−2,000〜4,000以上と広く，臨床目的に合わせて濃淡をWindow width（WW；CT値の範囲），Window level（WL；WWの中央値）でコントロールできる。

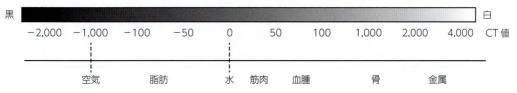

図5　組織のCT値

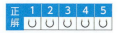

各種造影検査

合格へのチェック！

正しいものに○，誤ったものに×をつけよ。

1. 脊髄造影には関節造影剤イオトロラン注射液（イソビスト注300）を使用できる。　（　　）
2. 脊髄造影には尿路造影剤アミドトリゾ酸ナトリウムメグルミン注射液（ウログラフイン）を使用できる。　（　　）
3. てんかんや痙攣患者には脊髄造影は禁忌である。　（　　）
4. 成人では股関節伸展位で大動脈外側から大腿骨頚部内側を目指して穿刺する前方法が用いられる。　（　　）
5. 乳幼児では開排位で内転筋起始部から穿刺する方法がよく用いられる。　（　　）
6. 正常股関節では関節唇，横靱帯，臼窩，頚部窩などが描出されるが，円靱帯は描出されないことが多い。　（　　）

解答は次ページ下に。

専門医試験では こんなことが 問われる！

①脊髄造影に使用する薬剤
②股関節造影による股関節形成不全の整復障害因子の検索

（第28回 問9，第31回 問10など）

知識の整理

脊髄造影法，椎間板造影法，神経根造影法について述べよ (設問1〜3)

- 脊髄造影法，椎間板造影法，神経根造影法には，非イオン性の水溶性造影剤〔イオヘキソール注射液（オムニパーク240あるいは300），イソビスト注240〕を使用すべきである。尿路血管造影剤であるウログラフィンや関節造影用であるイソビスト注300は禁忌である。
- てんかんや痙攣の既往のある患者には禁忌である。
- 脊髄造影検査はMRIの登場により必要性は低下している。しかし，造影剤注入下での立位側面像の動的な機能撮影（前後屈）は静的なMRIでは評価できなかった伸展位の脊柱管圧迫を描出でき，除圧範囲の決定に有用である（**図6**）。

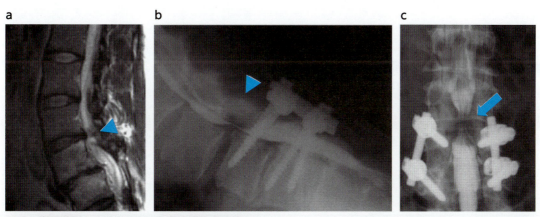

図6 脊髄造影とMRIにおける脊柱管狭窄の違い
a：MRI T2強調矢状断像。L3/4に軽度脊柱管狭窄を認める（矢頭）。
b：脊髄造影，前屈時（矢状断）。L3/4脊柱管の造影剤通過を認める（矢頭）。
c：脊髄造影，立位（正面像）。L3/4脊柱管の造影剤途絶（矢印）を認める。

関節造影法について述べよ (設問4〜6)

- 股関節造影では造影剤の注入は成人であれば前方法または外側法が選択され，乳幼児では開排位での内転筋下穿刺が用いられる。
- 正常股関節では関節唇，横靱帯，臼窩，頚部窩が描出される。
- 発育性股関節形成不全では，関節唇の内反，円靱帯の肥厚，関節包が引き伸ばされ峡部の形成が観察される。

正解	1	2	3	4	5	6
	×	×	○	○	○	○

核医学検査

合格へのチェック!　　　　　　　　　　　　正しいものに○，誤ったものに×をつけよ．

1. 骨シンチグラフィーは骨代謝や骨のリモデリングを反映する．（　）
2. 骨シンチグラフィーでは骨粗鬆症性圧迫骨折と転移性脊椎腫瘍の鑑別は困難である．（　）
3. 骨シンチグラフィーは多発性骨髄腫の診断に有用である．（　）
4. ^{201}Tl塩化タリウムでは投与3時間後の集積は悪性腫瘍の可能性を示唆する．（　）
5. ^{67}Ga-クエン酸ガリウムは投与3日目に正常の腎臓に取り込みがみられる．（　）
6. PETでは検査前に運動してもよい．（　）
7. PETでは脳神経，心筋，骨格筋に広く集積する．（　）

解答は次ページ下に．

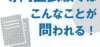

① 骨シンチグラフィーの原理
② PETの原理

（第28回 問10，第30回 問91など）

知識の整理

骨シンチグラフィーについて述べよ (設問1〜5)

- 核医学検査のイメージング装置としてシンチレーションカメラとPET装置がある（**図7**）。
- 核医学診断用放射性医薬品には，主にγ線（シングルフォトン）放出核種，陽電子（ポジトロン）放出核種がある。
- 骨シンチグラフィーでは骨病変を評価する薬剤として，シングルフォトン放射性医薬品である^{99m}Tc-methylene diphosphonate（MDP）および^{99m}Tc-hydroxymethylene diphosphonate（HMDP）が使用される。^{99m}Tc標識リン酸化合物は骨の構成成分である無機質の水酸化リン酸カルシウム（ハイドロキシアパタイト）に化学吸着することにより，全身の骨代謝や骨のリモデリングを反映した機能画像を取得できる。
- ^{99m}Tc以外のシングルフォトン放射性医薬品として，^{201}Tl塩化タリウムや^{67}Ga-クエン酸ガリウムがある。
- ^{201}Tl塩化タリウムは骨軟部腫瘍の診断に有用であり，半減期は3日で投与3時間後の集積は悪性腫瘍の可能性を示唆する。
- ^{67}Ga-クエン酸ガリウムは悪性腫瘍，炎症性疾患の診断に用いられてきたが，近年，PET検査の普及により利用数は減少している。半減期は3日であり，約7割は腎から排出され，正常の腎機能では3日目に腎臓は描出されない。

PETについて述べよ (設問6〜7)

- ポジトロン放射性医薬品によるPET検査ではブドウ糖誘導体である^{18}F-FDGを用いたPET検査が広く普及しており，悪性腫瘍の診断に欠かせないものとなっている（**図8**）。
- FDGはグルコースの類似体であり，増殖中の腫瘍細胞は糖代謝が亢進しているため集積が腫瘍の増殖を反映するほか，活動性の炎症でも集積が見られることがある。
- PET検査前には4〜6時間以上の絶食とし，検査前の運動を避ける。

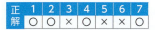

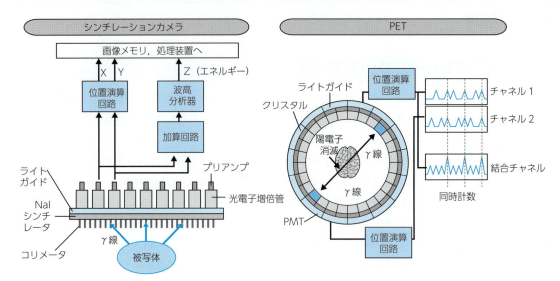

図7 シンチレーションカメラとPET装置構成
シンチレーションカメラはコリメータ，シンチレータ，光電子増倍管(PMT)，位置演算回路など組み合わせたアンガー方式が主流。断層撮影はSPECT(single photon emission CT)と称されている。PET装置は陽電子放出核からの陽電子が消滅した際の2つの1直線かつ180°逆方向に放出されるγ線をリング上に360°配置した同時計測回路で計測して画像化する。

（文献2を参考に作成）

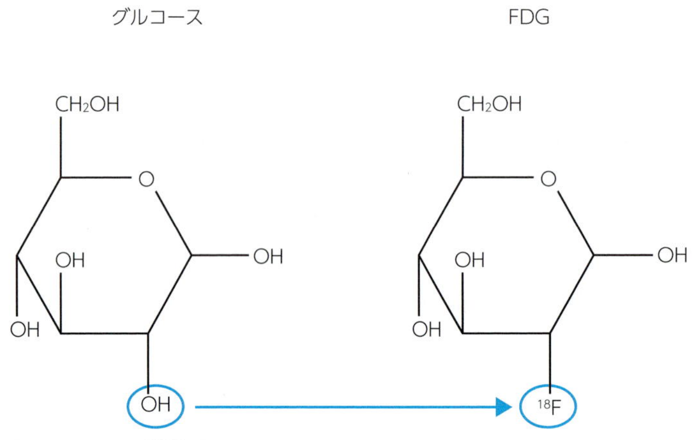

図8 FDGの構造図

（文献2を参考に作成）

参考文献

1) 井樋栄二, 吉川秀樹, 津村 弘, ほか編. 標準整形外科学. 第14版. 東京：医学書院；2020.
2) 玉木長良, 平田健司, 真鍋治 編. わかりやすい核医学. 第2版. 東京：文光堂；2022.

超音波検査

合格へのチェック！

正しいものに○，誤ったものに×をつけよ。

1. 超音波検査で肋骨骨折などの骨折を診断するができる。 （　　）
2. 前距腓靱帯損傷などの靱帯損傷を診断することができる。 （　　）
3. カラードプラで血管や滑膜の血流を評価することができる。 （　　）
4. 大腿静脈と膝窩静脈が圧迫で潰れるかどうかで深部静脈血栓症のスクリーニングができる。 （　　）
5. 深部を見る際は高周波のプローブを用いる。 （　　）

解答は次ページ下に。

専門医試験では こんなことが 問われる！

① 超音波の原理
② 超音波の臨床応用

（第29回 問10・問19，第31回 問9，第32回 問14，第33回 問13など）

知識の整理

超音波の原理について述べよ

（設問1〜5）

▶ 超音波検査は音響インピーダンスによる音波の反射の違いを利用した画像診断技術である。音響インピーダンスとは音波の通りやすさを意味しており，物質の密度と音速から求められ生体内の組織特有のものである。プローブから送信された超音波が生体内を進む際に音響インピーダンスの大きい境界（空気や骨など）では超音波は強く反射され，結果として高エコー（白色）となり，逆に音響インピーダンスの小さい境界（液体など）では超音波は透過する量が多くなり低エコー（黒色）となる。

▶ 超音波のアーチファクト（音響陰影や異方性など）も理解する必要がある。骨や石灰化があるとほとんどの超音波が反射や散乱を起こすため，深層では超音波信号が存在しない無エコー領域となることがあり，音響陰影とよぶ。また，プローブのあて方により超音波が斜めから入射されると，プローブに戻る反射波も少なくなるため低エコーに描出され，この現象を異方性とよぶ。

超音波の臨床応用方法について述べよ　　　　　　　　　　　　　　　　(設問1〜5)

▶ 近年超音波装置やプローブの改良が進み，画像が高画質化して組織の細かいところまで描出できるようになった。その結果，痛みを引き起こす筋肉や腱，神経の動きまでが可視化され，関節リウマチにおける滑膜炎などの組織の血流評価にも用いられている。末梢神経の周囲や滑液包などの組織に注射を行うことで痛みを緩和できるようになっている。

▶ 放射線被ばくなどの患者への侵襲がないため，繰り返しの検査や妊娠中の患者への使用も安全である。

▶ 周波数が高いほど解像度はよくなるが減衰しやすくなるため，目的となる組織の深さに応じてプローブを選択する必要がある。体表に近い場所では10〜18MHz，深部では5〜7MHz程度のプローブを用いるのが望ましい。

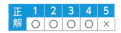

II 診断学

病理組織診断

免疫組織化学的マーカー

合格へのチェック！
正しいものに○，誤ったものに×をつけよ。

1. Ki-67は腫瘍増殖能のマーカーである。（　）
2. CD31は間葉系マーカーである。（　）
3. S-100蛋白質は神経系のマーカーである。（　）
4. 滑膜肉腫ではサイトケラチンが陽性となる。（　）
5. EMAは上皮系マーカーである。（　）
6. 骨巨細胞腫ではS-100蛋白質が陽性となる。（　）
7. 隆起性皮膚線維肉腫ではCD34が陽性となる。（　）
8. 血管肉腫ではEMAが陽性となる。（　）
9. 血管肉腫では第Ⅷ因子関連抗原が陽性となる。（　）
10. Ewing肉腫ではCD99が陽性となる。（　）
11. 脂肪肉腫ではデスミンが陽性となる。（　）
12. 横紋筋肉腫ではCD31が陽性となる。（　）
13. 平滑筋肉腫ではデスミンが陽性となる。（　）
14. SMAは筋原性マーカーである。（　）

解答は次ページ下に。

専門医試験では こんなことが 問われる！
①骨・軟部腫瘍に特徴的な免疫組織化学マーカーについて
②特に神経系マーカー，血管内皮細胞マーカー，筋原性マーカーについて

（第30回 問11，第31回 問11・問12，第34回 問14など）

知識の整理

腫瘍に特徴的な免疫組織化学的マーカーについて述べよ　　　　　　（設問1〜14）

▶ 骨・軟部主要の病理診断においては，組織型が多いことや希少性から診断に難渋することも多い。免疫組織化学的マーカーは病理診断を確定するための補助検査として有用である。

▶ Ki-67（MIB-1）は腫瘍増殖能のマーカーである。

▶ ビメンチンは間葉系マーカーであり，肉腫全般で陽性となる。

▶ サイトケラチンは上皮性マーカーであり，癌腫（上皮性悪性腫瘍）全般で陽性となる。滑膜肉腫でも陽性となる。

▶ EMAは上皮系マーカーであり，滑膜肉腫で陽性となる。

▶ S-100蛋白質は神経系マーカーであり，神経鞘腫で陽性となる。また，軟骨性腫瘍や脂肪性腫瘍でも陽性となる。

▶ CD31は血管内皮細胞マーカーであり，血管肉腫で陽性となる。

▶ CD34は血管内皮細胞マーカーであり，血管肉腫で陽性となる。隆起性皮膚線維肉腫でも陽性となる。

▶ CD99はEwing肉腫で陽性となる。

▶ 第Ⅷ因子関連抗原は血管内皮細胞マーカーであり，血管肉腫で陽性となる。

▶ デスミンは筋原性マーカーであり，横紋筋肉腫や平滑筋肉腫で陽性となる。

▶ SMAは筋原性マーカーであり，平滑筋肉腫で陽性となる。

正解	1	2	3	4	5	6	7	8	9	10	11	12	13	14
	○	×	○	○	○	×	○	×	○	○	×	×	○	○

腫瘍の組織生検

合格へのチェック！　　正しいものに○，誤ったものに×をつけよ．

1. 切開生検の進入経路は筋間に設定する。　　　　　　　　　　　　　　（　）
2. 重要な神経血管の近傍での切開生検は避ける。　　　　　　　　　　　（　）
3. 切開生検では四肢の長軸方向に皮膚を切開する。　　　　　　　　　　（　）
4. 切開生検では確実に腫瘍組織を得るため周囲を十分に剥離する。　　　（　）
5. 画像で壊死が予測される部位での切開生検は避ける。　　　　　　　　（　）
6. 神経系腫瘍では針生検で神経損傷の危険がある。　　　　　　　　　　（　）
7. 針生検は切開生検に比べて腫瘍播種の危険が高い。　　　　　　　　　（　）

解答は次ページ下に．

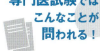

専門医試験ではこんなことが問われる！
① 生検の進入路や進入方法について
② 生検時の注意点について

（第32回 問43，第34回 問39など）

知識の整理

組織生検の注意点について述べよ　　　　　　　　　　　　　　　　（設問1〜7）

- 生検の際は，悪性腫瘍であることを想定し，その後の広範切除も考慮した進入路をとる必要がある[1]。
- 生検ルートは腫瘍により汚染されているため，広範切除の際には腫瘍とともに切除する必要がある。
- 四肢の切開生検では，その後の広範切除を考慮して皮切は長軸方向に加える（**図1**）。
- 生検ルートは重要な神経血管から十分な距離をとり術野に展開しないようにする。
- 切開生検では周囲への腫瘍の播種を防ぐため，筋間の侵入や周囲組織の剥離は避ける。
- 皮下の3cm以下の小さな腫瘍は切除生検をしてもよいが，病理診断で悪性の場合は直ちに追加広範切除を行わなければならない。
- 針生検は切開生検に比して低侵襲であるが，十分な組織採取ができない場合がある。

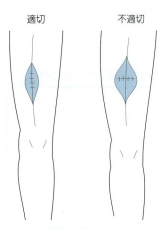

図1 生検の皮切

参考文献
1) 日本整形外科学会 監. 軟部腫瘍診療ガイドライン2020改訂第3版. 東京：南江堂；2020.

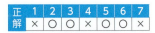

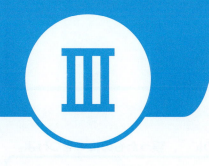

治療学

III 治療学／保存療法

非オピオイド鎮痛薬

合格へのチェック！　正しいものに○，誤ったものに×をつけよ。

基本

1. 非ステロイド性抗炎症薬（nonsteroidal anti-inflammatory drugs；NSAIDs）の作用機序は，アラキドン酸カスケードの抑制に伴うものである。（　）
2. アセトアミノフェンは主に末梢神経系に作用する鎮痛薬である。（　）
3. COX-2選択的阻害薬の使用でも消化管障害は完全には予防できない。（　）
4. ニューキノロン系抗菌薬とNSAIDs併用は避けることが望ましい。（　）
5. ケトプロフェンの貼付薬は全身に使用しやすい。（　）
6. アセトアミノフェンは抗炎症作用に優れる。（　）
7. アセトアミノフェンの1日投与量は最大1,000mgである。（　）
8. アセトアミノフェンの重大な副作用として，腎障害がある。（　）

発展

9. NSAIDsはメトトレキサートと併用することで腎臓での排泄を抑制する。（　）
10. NSAIDsは一般的に酸性薬剤である。（　）
11. アスピリン喘息はアスピリン使用時に注意すればよい。（　）
12. NSAIDsはワルファリンと併用が可能な消炎鎮痛薬である。（　）
13. 胃潰瘍のある患者への消炎鎮痛薬処方にあたっては，プロドラッグや座剤を優先する。（　）

解答は次ページ下に。

専門医試験ではこんなことが問われる！

① 消炎鎮痛薬の作用機序と種類
② 消炎鎮痛薬の副作用
③ 他の薬剤との併用

（第29回 問14，第31回 問13，第33回 問15，第34回 問14，第35回 問16など）

知識の整理

消炎鎮痛薬の作用機序と種類について述べよ　（設問1, 2, 6〜7, 10）

非ステロイド性抗炎症薬（nonsteroidal anti-inflammatory drugs；NSAIDs）

▶ アラキドン酸カスケード*1におけるシクロオキシゲナーゼ（cyclooxygenase；COX）の働きを阻害しプロスタグランジン（prostaglandin；PG）とトロンボキサン（thromboxane；TX）の産生を抑制することで疼痛と腫脹を抑制する。特に生体を発熱させ，組織に腫脹，浮腫などをきたす炎症促進作用があるPGE_2を抑制することで消炎鎮痛効果を発揮する。

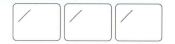

- COXにはCOX-1とCOX-2のアイソザイムが知られている。COX-1は大部分の正常細胞に恒常的に発現し、胃粘膜や血管内皮、血小板および腎臓における組織保護作用を有するPGの生合成に関与することで身体機能の維持に寄与する。一方でCOX-2は炎症時にサイトカインや炎症メディエーターの刺激などにより誘発される。
- 従来のCOX非選択的NSAIDsはCOX-2のみならず本来は生体における生理的機序を担う内在性COX-1も阻害することで消化管粘膜の障害や腎機能障害などの副作用を呈することが課題であった。このためCOX-2をより選択的に阻害する薬剤であるCOX-2阻害薬が開発された。
- **表1**に示すようにほとんどのNSAIDsは酸性薬剤であるが、COX-2選択性は薬剤により異なる。

表1 NSAIDsの構造式による分類とCOX-2選択性

分類		一般名	商品名	COX-2選択性
酸性NSAIDs	サリチル酸系	アスピリン	バファリン	低い
	アントラニール系	メフェナム酸	ポンタール	
	ピラノ酢酸系	エトドラク	ハイペン,オステラック	高い
	プロピオン系	オキソプロフェン	ロキソニン	
		ザルトプロフェン	ペオン,ソレトン	高い
		オキサプロジン	アルボ	
		チアプロフェン酸	スルガム	
		プラノプロフェン	ニフラン	
		ナプロキセン	ナイキサン	
		フルルビプロフェン	フロベン	
	フェニル酢酸系	ジクロフェナク	ボルタレン	低い
		フェンブフェン	ナパノース	中等度
	インドール酢酸系	インドメタシン	インダシン	低い
		インドメタシンファルネシン	インフリー	
		プログルメタシンマレイン酸塩	ミリダシン	
		スリンダク	クリノリル	中等度
	ナフタリン系	ナブメトン	レリフェン	
	オキシカム系	ピロキシカム	フェルデン,バキソ	中等度
		アンピロキシカム	フルカム	
		メロキシカム	モービック	高い
		ロルノキシカム	ロルカム	高い
	コキシブ系	セレコキシブ	セレコックス	選択的
塩基性NSAIDs		チアラミド塩酸塩	ソレンタール	
		エモルファゾン	ペントイル	

> **＊1 アラキドン酸カスケード（図1）**
> アラキドン酸は、細胞膜リン脂質のC2位にエステル結合し、ホスホリパーゼA_2（ホスホリパーゼA_2；PLA_2）により、細胞内に遊離される。遊離アラキドン酸は、アラキドン酸カスケードとよばれる代謝経路でCOXにより代謝されPGやTXA_2が血小板や好中球で合成される。また、アラキドン酸を起点とするもう一つの合成経路であるロイコトリエン（leukotriene；LT）合成系で、炎症促進作用（気管支平滑筋や血管透過性亢進作用など）をもつLTが合成される。

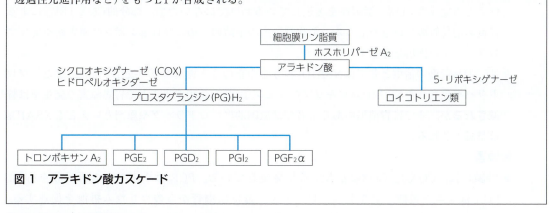

図1 アラキドン酸カスケード

正解	1	2	3	4	5	6	7	8	9	10	11	12	13
	○	×	○	○	×	×	×	×	○	○	○	×	×

副腎皮質ステロイドホルモン（ステロイド剤）

▶ 副腎皮質ステロイドホルモンは多彩な生理活性をもつ薬剤であるが、消炎鎮痛効果について みればCOXの合成阻害により抗炎症作用、鎮痛作用などを現す。

アセトアミノフェン

▶ 下行性抑制系セロトニン系の賦活化を中心とする中枢性作用が提唱されている。このため、 アセトアミノフェンは解熱鎮痛作用が中心であり抗炎症作用を有しない。したがって急性期 の炎症を主体とする痛みにはその効果に限界があり、エビデンスも強くはない。高齢者や合 併症を多く有する患者への第一選択薬として用いられ、疼痛関連ガイドラインでの推奨度は 第一選択とされていることも多い。

▶ アセトアミノフェンの鎮痛効果はNSAIDsと比較して強くはないため、鎮痛効果を発揮する ためには1回500～1,000mg（最大4,000mg/日）の内服が必要であり、頓用で使用する場合は 4～6時間の間隔が必要である。1日総量1,500mgを超す高用量で長期投与する場合には、定 期的に肝機能などを確認する。

▶ 癌性疼痛や重症外傷などではその効果に限界があるため、オピオイドなどほかの鎮痛薬との 併用が望ましく、オピオイドであるトラマドールとの合剤も広く使用されるようになってき ている。

消炎鎮痛薬の副作用について述べよ　　　　　　（設問3, 5, 8～9, 11, 13）

▶ NSAIDsの代表的な副作用には胃腸障害や腎障害、肝障害、心血管合併症、気管支喘息など が知られる。**表2, 3**にNSAIDsによる副作用と副作用発症の危険因子を挙げる。以下、主 なものについて述べる。

胃腸障害

▶ 最も多い副作用で用量依存性であり、COX-1の抑制により胃粘膜でのPG合成が阻害され、 粘液分泌や粘膜血流が低下することで出現する。発生頻度は5～15％であるが、ときに致命 的ともなりうる胃穿孔や上部消化管出血を起こす。NSAIDs由来胃潰瘍は無症候性のものも 多く、投与中の貧血やタール便などの出現には注意が必要である。

▶ 高齢者やハイリスク患者ではCOX-2選択性NSAIDsの使用を考慮するが、COX-2阻害薬と いえども完全なCOX-2選択性を実現しているわけではないため、部分的COX-1阻害による 軽度の消化管障害はきたしうる。消化管潰瘍の予防のためにプロトンポンプ阻害薬やミソプ ロストールの併用を考慮する。

▶ NSAIDs潰瘍の治療としてはNSAIDs投与を中止のうえ胃潰瘍薬の投与を行う。また、プロ ドラッグ化されたNSAIDs（ロキソプロフェンなど）を使用することで胃腸障害の発生率は軽 減されるが、すでに胃潰瘍のある患者では原則的にプロドラッグや座剤といえどもNSAIDs は禁忌とされる。

腎障害

▶ 腎臓には、COX-1、COX-2ともに常時発現している。PGE_2はナトリウム再吸収を抑制、 PGI2はレニン遊離、アルドステロン分泌、遠位尿細管からのカリウム排泄を促進する。 COX阻害に起因する虚血性腎障害は急性腎障害を呈する。また急性間質性腎炎や間質性腎炎

表2　NSAIDs による副作用と危険因子

器官	副作用	危険因子
消化器	胃炎，潰瘍 肝炎 肝機能障害	高齢者 ステロイド，飲酒 消化器疾患 ジクロフェナクナトリウム
腎	浮腫 クレアチニン増加 腎炎 ネフローゼ 高血圧	高齢者 心不全 肝硬変 糖尿病 腎疾患
中枢神経	頭痛 認知障害 髄膜炎	高齢者 インドメタシン
造血器	出血傾向	抗凝固薬
呼吸器	アナフィラキシー	喘息

(文献2より引用)

表3　NSAIDs の種類による特異的副作用

特異的副作用	NSAIDs
耳鳴り，難聴	アスピリン
頭痛，フラフラ感	インドメタシン
パーキンソン症候群	インドメタシン
髄膜刺激症状	イブプロフェン，スリンダク
再生不良性貧血	フェニルブタゾン
溶血性貧血	メフェナム酸

(文献2より引用)

を伴うネフローゼ症候群，急性尿細管壊死を発症することがある。COX-2選択阻害薬と従来のNSAIDsは同等に急性腎障害を発症させ，同様に長期的な腎機能低下を同等に発症させる。腎障害をもつ患者や高齢者では腎でのPG合成抑制作用が弱いため半減期の短いNSAIDsを減量しながら使用し，重篤な腎障害（CCr＜30mL/分）では禁忌である。

肝障害

▶ 発症は投与開始数カ月後に起こり，肝細胞酵素の血中濃度は増加するが明らかな黄疸はまれである。使用薬物中止により可逆的に回復するとされる。

心血管合併症

▶ COX-2選択性NSAIDsで報告されるが，わが国で使用可能なセレコキシブに関しては有意ではないもののレート比は心筋梗塞1.35，脳卒中1.12，死亡2.07とされる。使用にあたっての患者への問診や場合により心血管系評価が肝要である。

気管支喘息（アスピリン喘息）

▶ COX阻害に伴うロイコトリエン類の合成増加が原因と考えられ，アスピリン使用時に限らずすべての消炎鎮痛薬に起こりうる。

その他

▶ NSAIDsはCOXを阻害し，トロンボキサンA_2（TXA_2）の血小板形成を抑制するため血小板機能が障害されることで出血傾向を示すことがある。血小板では主にCOX-1が発現しているため選択的COX-2阻害薬では血小板機能障害が軽減される。

▶ また，PGE_2は骨芽細胞において破骨細胞分化抑制因子であるオステオプロテグリンの分泌を減少させることで間接的に破骨細胞分化を促進することから，NSAIDs投与が骨折の治癒を阻害する可能性がある。

▶ また，外用薬で用いられるNSAIDsのなかでは，ケトプロフェンのように重要な副作用として光線過敏症があり皮膚露出部には使用しないよう注意を要するものもある。

アセトアミノフェンの副作用について

▶ アセトアミノフェンでは肝障害が注意すべき副作用であり，摂取量の80％以上は肝臓でグルクロン酸抱合や硫酸抱合を経て3％程度は未変化のまま尿中に排泄される。肝不全患者やアルコール摂取には留意する必要があるものの，前述のNSAIDsのような消化管障害や腎障害をきたす可能性は低く，鎮痛薬のなかでは最も有害事象が少ないとされるため高齢者に処方されることも多い。

消炎鎮痛薬の他の薬剤との相互作用について述べよ

(設問4, 12)

▶ 消炎鎮痛薬を使用するうえで，有害事象をきたしうる薬物間の相互作用について念頭に置かねばならない（**表4**）。以下に考慮すべき併用薬の例を挙げる。

ジゴキシン，メトトレキサート

▶ 腎臓での排泄が抑制されるため注意する。

ニューキノロン系抗菌薬とアスピリンを除くNSAIDsの併用

▶ まれではあるが痙攣発症のリスクとなりうる。

ワルファリン

▶ ワルファリン，アスピリンとの併用はNSAIDsの凝集抑制作用が加わるため出血リスクが高まる。

表4　NSAIDsと併用薬との薬物相互作用

＜NSAIDsと併用薬との薬物動態的相互作用＞		
起こされる薬物	起こす薬物	備考
ワルファリン	フェニルブタゾンなど	出血傾向に注意，トロンボテストを頻回に
スルホニルウレア系経口糖尿病薬	フェニルブタゾンなど	低血糖に注意
ジゴキシン	すべてのNSAIDs	ジゴキシン中毒
アミノグルコシド	すべてのNSAIDs	副作用の増加
バルプロ酸	アスピリンなど	バルプロ酸中毒
リチウム	ジクロフェナクなど	リチウム中毒
メトトレキサート	すべてのNSAIDs	副作用の増加
シクロスポリン	すべてのNSAIDs	腎毒性が増強する可能性
インドメタシン	制酸薬	効果減弱
すべてのNSAIDs	シメチジン	効果減弱
すべてのNSAIDs	プロベネシド	効果減弱
＜NSAIDsと併用薬との薬力学的相互作用＞		
起こされる薬物	起こす薬物	備考
降圧薬 β遮断薬 ACE阻害薬 利尿薬	ほぼすべてのNSAIDs（スリンダクを除く）	効果減弱 心不全患者にNSAIDsを併用しない
ワルファリン	すべてのNSAIDs	出血傾向，特に高齢者
経口糖尿病薬	アスピリン	低血糖に注意
利尿薬	すべてのNSAIDs	腎障害の危険増加
トリアムテレン	インドメタシン	腎障害の危険増加
キノロン（エノキサシン）	フェンブフェンなど	痙攣
NSAIDs	ステロイドホルモン	胃潰瘍の増加

（文献2より引用）

参考文献

1) 井樋栄二，吉川秀樹，津村　弘，ほか編．標準整形外科学．第14版．東京：医学書院；2020.
2) 宮崎展行，川上　守．薬物療法—医師の立場から．プライマリケアの

ための整形外科疼痛マニュアル．菊地臣一編．東京：金原出版；2007. p.81-8.

Ⅲ 治療学／保存療法

★★

弱オピオイド，神経ブロック

弱オピオイド

合格へのチェック！

正しいものに○，誤ったものに×をつけよ。

1. トラマドール塩酸塩の適応は，非オピオイド鎮痛薬で治療困難な，慢性疼痛や癌性疼痛である。（　　）
2. トラマドール塩酸塩は神経障害性疼痛の第2選択薬である。（　　）
3. トラマドール塩酸塩はWHO方式がん疼痛治療薬の3段階中の1段階目で用いられる。（　　）
4. トラマドール塩酸塩は下行性疼痛抑制経路においてセロトニン・ノルアドレナリンの再取り込みを阻害する。（　　）
5. トラマドール塩酸塩は$\kappa\sigma$オピオイド受容体に作用し，鎮痛作用を発揮する。（　　）
6. トラマドール塩酸塩の主な副作用は悪心・嘔吐，便秘，傾眠などである。（　　）
7. トラマドール塩酸塩は薬物乱用・依存の発現頻度が高い。（　　）

解答は次ページ下に。

専門医試験では こんなことが **問われる！**

① トラマドール塩酸塩の適応
② トラマドール塩酸塩の作用機序
③ トラマドール塩酸塩の副作用

（第28回 問14，第32回 問16など）

知識の整理

弱オピオイドの特徴について述べよ (設問1〜7)

- **適応**：非オピオイド鎮痛薬で治療困難な，慢性疼痛や癌性疼痛。神経障害性疼痛の第2選択薬。WHO方式がん疼痛治療薬の3段階中の2段階目で用いられる。
- **作用機序**：疼痛伝達に関与する下行性疼痛抑制系において，セロトニン・ノルアドレナリンなどのモノアミンの再取り込みを抑制し，その濃度を上昇させることと肝臓での代謝産物 O-desmethyltramadol (M1) が μ オピオイド受容体に作用し，鎮痛作用を発揮する。チトクローム P450 による代謝を受ける。μ 受容体に対しては中等度の親和性をもつが，$\kappa\sigma$ 受容体にはほとんど親和性をもたない。μ 受容体に対する親和性は，コデインの1/10，モルヒネの1/6,000となっている。
- **分類**：弱オピオイドに分類され，適切に使用されれば薬物乱用・依存の発現頻度は10万人当たり1人以下で安全が高い（精神依存の発生頻度は低い）とされ，麻薬，向精神薬，習慣性医薬品には指定されていない。
- **副作用**：オピオイド特有の副作用である悪心・嘔吐，便秘や傾眠に注意する。副作用に対し制吐薬や緩下薬を適宜使用する。

参考文献
1) 井樋栄二, 吉川秀樹, 津村　弘, ほか編. 標準整形外科学. 第14版. 東京：医学書院；2020.

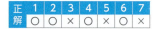

神経ブロック

合格へのチェック！　　正しいものに○，誤ったものに×をつけよ．

1. 腰部・仙骨硬膜外ブロックは腰痛に対して用いられることが多い． （　）
2. 副腎皮質ステロイドを併用することは禁忌である． （　）
3. 脊髄くも膜下腔に誤注されると，呼吸停止，意識消失することがある． （　）
4. リドカインが星状神経節に近い位置にある椎骨動脈内に誤注されても，全身性痙攣発生まで血中濃度は上昇しない． （　）
5. 注射療法は疼痛寛解に即効性を示すため，頻回の注射が望ましい． （　）

解答は本ページ下に．

専門医試験ではこんなことが問われる！
① リドカインの注入部位
② リドカインの副作用
③ リドカインの注意点

（第30回 問16，第33回 問16など）

知識の整理

神経ブロックで使う薬（リドカイン）の特徴について述べよ　　（設問1～5）

- **注入部位**：腱鞘→ばね指など．星状神経節や腹部交感神経節→血管・神経症状に対して用いられる．腰部・仙骨硬膜外→下肢痛・しびれに対して用いられる．滑液包→滑液包炎など．関節内→変形性膝関節症など．※適応に応じて副腎皮質ステロイドを併用することがある．
- **副作用**：アナフィラキシーショックや血腫・感染，関節内注射による軟骨破壊，骨壊死ならびに腱鞘内投与による腱鞘損傷など．局所麻酔薬を使用した後の全身性痙攣は，局所麻酔薬の中毒症状である．
- **注意点**：注射療法は疼痛寛解に即効性を示すが，頻回の注射により薬物依存症と同様の症状に陥ることもあるので，注射の乱用は避けるべきである．

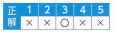
正解　1:×　2:×　3:○　4:×　5:×

III 治療学／手術療法

骨移植，生体材料

★★★

骨移植

合格へのチェック！ 正しいものに○，誤ったものに×をつけよ．

1. 骨誘導とは，骨組織を分化誘導する現象である． （ ）
2. 骨伝導とは，未分化間葉系幹細胞が骨芽細胞に分化する現象である． （ ）
3. 骨形成蛋白（BMP）は未分化間葉系細胞を分化させ，筋肉内等異所性に骨を誘導できる． （ ）
4. 多孔体セラミックスは骨誘導能および骨伝導能を有する． （ ）
5. 体内に移植された人工骨のβ-リン酸カルシウム（β-TCP）は骨に置換されることはない． （ ）
6. 骨移植において同種骨は自家骨より骨形成促進作用が盛んである． （ ）
7. 骨移植において新鮮自家骨移植は骨形成細胞も同時に移植される． （ ）
8. 血管柄付き腸骨移植は12cm以上の長管骨欠損に適応がある． （ ）
9. 同種骨移植について採取骨を－20℃以下で凍結保管し解凍して使用する． （ ）
10. 同種骨移植について60℃10時間加熱で骨伝導能は保たれる． （ ）
11. 同種骨移植では細胞成分が破壊されるため，免疫反応が低い状態で使用できる． （ ）

解答は次ページ下に．

専門医試験ではこんなことが問われる！

①移植骨における骨形成の機序
②自家骨移植と同種骨移植の違い
③人工骨（ハイドロキシアパタイト，β-TCP）の特徴

（第28回 問16，第33回 問17，第34回 問3など）

知識の整理

骨移植での骨再生機序について述べよ (設問1～3)

- 骨の再生・修復は，骨誘導と骨伝導の両者からなる。
- 骨誘導とは，何らかの誘導物質が局所に骨組織を分化誘導させる現象を指す。
- 骨形成蛋白 (bone morphogenetic proteins; BMP) などの細胞分化因子を皮下や筋肉などの本来骨が存在しない場所に移植した場合，局所の未分化間葉系幹細胞が軟骨細胞や骨芽細胞に分化して骨形成が生じる。これが骨誘導現象である。
- 骨伝導とは，母床に存在する骨形成細胞が移植骨や人工骨内に三次元的に進入し，内部に骨形成を生じる現象である。

骨移植の種類について述べよ (設問6～11)

- 骨移植には，患者自身の腸骨，腓骨などから移植骨を採取して患者に移植する自家骨移植，同種保存骨を用いる同種骨移植，人工骨移植がある。

自家骨移植
- 骨移植の大部分は自家骨の遊離骨移植である (腸骨，脛骨，腓骨など)。
- 血管柄付き骨移植 (栄養血管をつけたまま採取し，顕微鏡下にレシピエント部の血管とつなぐ) 以外の骨移植では，移植片はいったん壊死して吸収され，のちに新生骨に置換される。
- 腸骨は10cm以上採取すると，腸骨の弯曲により，長管骨に移植・固定する手技が煩雑になる。従って，血管柄付き腸骨移植の適応は6～8cm前後の骨欠損例である。
- 有柄骨移植 (レシピエント近傍の骨組織を血管・筋肉・靱帯などを付着させたまま骨欠損部に移植させる) という方法もある。
- 自家腸骨採取後の採骨部痛はおおむね10～30％程度であり，合併症に注意を要する。特に腸骨採取にあたっては，腸骨の全層および軟部組織を採取することから腹壁ヘルニアや大腿外側皮神経損傷などに注意を要する。

同種骨移植
- 同種骨移植は他人から採取した骨を移植ドナーとして使用する方法であり，自家骨では補えないような大きな骨欠損に対応できることがメリットである。
- 人工股関節置換術時に摘出された骨頭などを煮沸後−80℃で凍結保管し解凍して使用する。
- 細胞成分が破壊され，免疫反応が低い状態で使用できる。
- 各施設でbone bankの設置が進んでいる。

各々の骨再生能
- 新鮮自家骨移植では，骨形成細胞が同時に移植され，生きて移植部で骨を形成するため，骨再生効果に優れる。
- 同種骨では生きた骨形成細胞がなく，移植免疫反応も生じるため，骨再生作用は自家骨より弱い。

正解	1	2	3	4	5	6	7	8	9	10	11
	○	×	○	×	×	×	×	○	×	○	○

人工骨の種類と特徴について述べよ

(設問4〜5)

▶ 材質として，ハイドロキシアパタイト（hydroxyapatite；HA），β-リン酸三カルシウム（β-TCP）などのセラミックスが普及している。

▶ ハイドロキシアパタイトやβ-TCPなどの多孔体セラミックスは，それ自体は骨誘導能を有しないが，生体親和性がよく，骨形成細胞が表面に付着して内部まで進入していくことから優れた骨伝導能を有する。なかでも連通多孔体セラミックスはその優れた骨伝導能から，脊椎外科領域では椎弓スペーサーとして使用するなど，種々の疾患に対して臨床使用されている。

▶ 骨欠損部へ移植された人工骨のうち，β-TCPは吸収されやすく，高い骨伝導能を有するため，自家骨に置換されうる。一方，ハイドロキシアパタイトは中性域では溶解しづらいため吸収が遅く，長期にわたり骨に置換されることがない。

人工骨特徴のまとめ

①移植骨採取の侵襲がない
②任意の量，形状を調節できる
③生体適合性がよい
④免疫反応がない
｝などの利点がある

⑤力学的強度が弱い
⑥骨細胞の侵入が困難である
⑦骨への置換が遅い
⑧高価である
｝などの問題点がある

参考文献

1）井樋栄二，吉川秀樹，津村　弘，ほか編. 標準整形外科学. 第14版. 東京：医学書院；2020.

2）大鳥精司，高相晶士，出家正隆，ほか編.　TEXT整形外科学. 改訂5版. 東京：南山堂；2019.

3）谷　諭 編. 骨癒合の基礎と臨床. 脊椎脊髄ジャーナル 2017；29（6）.

4）Canale ST. Campbell's Operative Orthopaedics. 10th ed. Mosby. 2003.

生体材料

合格へのチェック！　　正しいものに○，誤ったものに×をつけよ。

1. ポリメチルメタクリレート（PMMA）骨セメントは骨と化学的に結合する特徴がある。（　）
2. 大腿骨に骨セメントを使用してステムを固定する場合，海綿骨は温存するのがよい。（　）
3. 人工股関節用セラミック骨頭は金属骨頭より術後感染や免疫反応を高める。（　）
4. インドメタシンは，セメントレス人工関節のコンポーネントと骨組織との固着力を抑制する因子である。（　）
5. 人工股関節全置換術における摺動面の摩耗を減少させるため，骨頭材質はコバルトクロム合金よりチタン合金がよい。（　）
6. 金属対金属人工股関節置換術の合併症として，偽腫瘍形成や関節液貯留などがある。（　）
7. 人工膝関節ポリエチレンインサートに対する空気中でのγ線滅菌は，酸化による摩耗を促進させる。（　）
8. 手術で用いられる生体材料のうちポリグリコール酸（polyglycolic acid；PGA）は吸収性材料である。（　）
9. 生体不活性セラミックは一般的に引っ張りに強く，圧縮に弱い。（　）
10. チタン合金はコバルトクロムと比べて金属アレルギーを起こしやすい。（　）
11. 金属アレルギーの検査として，リンパ球の幼若化反応をみるリンパ球刺激試験が有用である。（　）

解答は次ページ下に。

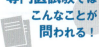
専門医試験ではこんなことが問われる！

①人工関節で使う接着剤
②人工関節の素材
③人工関節での摺動面
④整形外科手術で用いられる吸収性材料
⑤金属アレルギー

（第27回 問19, 第28回 問15, 第30回 問15, 第31回 問15, 第32回 問18, 第34回 問17・18, 第35回 問17, 第36回 問17など）

Ⅲ 治療学／手術療法／骨移植，生体材料

知識の整理

人工関節で使う接着剤について説明せよ   (設問1〜2, 4)

骨セメント

▶ポリメチルメタクリレート（polymethyl methacrylate；PMMA）を主成分とする骨セメントは広く使用され長い歴史をもつ。メチルメタクリレートの液体モノマーとポリマー粉末を混合すると過酸化ベンゾイルが触媒として作用し，重合反応が開始する。重合の進んだ骨セメントが人工関節と骨との間で完全に硬化することで両者を機械的に結合する。

▶骨セメントを用いる際，特に大腿骨コンポーネントを挿入するときに血圧低下を生じやすく注意を要する。

セメントを用いる人工骨頭挿入術での注意点

▶リーマー，ラスプ，鋭匙で骨髄腔の海綿骨を十分に除去する。遺残した骨粉をブラシや洗浄で取り除く（特に近位内側部の海綿骨を内骨膜面まで除去する）。ステムの先端から1，2cm遠位のところに骨栓やポリエチレン製の栓を設置する。ステムは内反しないように，中間位になるよう挿入して設置する。骨セメントは手袋に粘着しない程度に硬化したときにセメントインジェクターで充填し，硬化の程度とセメント圧を考慮して挿入固定する。

セメントレス人工関節

▶コンポーネントの表面に多孔性コーティングを施して，その表面と内部に骨侵入を促す。

▶骨侵入に必要な孔径は50〜400μmであり，コンポーネント表面へのハイドロキシアパタイトコーティングは骨組織の固定性をよくする。

▶一方で，骨侵入はX線照射，エチドロン酸ナトリウム，インドメタシンなどのNSAIDs，シスプラチンなどの抗癌剤によって抑制される。

人工関節の素材について説明せよ   (設問3, 7, 9〜10)

セラミック

▶セラミック骨頭は金属骨頭より，低靱性で破損しやすい。

▶しかし，耐食性が高く，腐食しにくい。また，表面粗さが低く，低摩擦である。

▶セラミック骨頭はbioinertであり，金属骨頭のように腐食などによるイオン放出がほとんど生じないため，免疫系や術後感染に影響ない。

▶セラミック骨頭は骨頭径が大径であるほど外部応力が分散され，破損率が低い。

生体不活性セラミック

▶一般に圧縮に強く硬いが，引っ張りに弱く脆い。

▶金属，プラスチック，骨は比較的大きな塑性変形を示す延性材料であるのに対し，セラミックは弾性限界内で破壊を起こす脆弱性材料である。

▶セラミックは科学的に安定であり，強い耐食性を示し，耐摩耗性は優れている。

▶ジルコニアはアルミナより強度に優れ，高靱性のセラミックである。

正解	1	2	3	4	5	6	7	8	9	10	11
	×	×	×	○	×	○	○	○	○	×	×	○

▶ 骨と化学的に結合するのは生体活性セラミック（bioactive ceramics）である。

ポリエチレン

▶ ポリエチレン厚が薄いと摩耗量が増加し，最小厚でも6mm以上を確保することが望ましい。

▶ γ線照射により分子間の架橋形成が進むと摩耗量が著しく減少する。

▶ 空気中でのγ線滅菌ではポリエチレンの酸化による劣化をきたし，摩耗増加につながる。これに対し，不活性ガス下でのγ線滅菌やエチレンオキサイドガスによる滅菌では比較的劣化は少ないといわれている。

▶ ビタミンEの添加によりポリエチレン摩耗量は減少する。

▶ 摩耗面の温度上昇によりポリエチレン摩耗量は増加する。

チタン合金

▶ 弾性率は110GPaであり，ステンレスやコバルトクロム合金の約半分である。

▶ 生体親和性に優れ，アルカリ化処理により生体と化学的に結合する。ただし，耐摩耗性に劣るため，摺動面への使用には適さない。

▶ 耐食性にも極めて安定している。

▶ チタン合金はステンレスやコバルトクロム合金と比較すると軽量でありながら，強度的には遜色がない。

人工関節での摺動面について説明せよ

（設問5～6）

▶ 摺動面から発生する摩耗粉は人工関節の緩みの原因となるのでさまざまな工夫がなされている。

▶ ポリエチレンの厚さが薄いと容易にクリープ変形が発生して摩耗が進行するため，厚いほうがよい。

▶ 近年，ポリエチレンの耐摩耗性を改良するため，γ線照射したクロスリンク・ポリエチレンがよく用いられている。

▶ 骨頭の材質に関しては，コバルトクロム合金のほかに高純度・高強度のアルミナなどのセラミックが用いられている。セラミック骨頭と対するソケット側には，ポリエチレンあるいはセラミックが用いられる。

▶ 人工股関節摺動面の金属材料に求められる性質は，生体親和性，強度，耐食性などであり，特に摺動面においては耐摩耗性が要求される。チタン合金は耐摩耗性に劣っており，摺動面にはコバルトクロム合金が用いられることが多い。

金属対金属人工股関節置換術の問題点

▶ ポリエチレン摩耗に起因する問題を回避でき，大腿骨頭径による脱臼防止や摩耗量低減が期待できることから活動性の高い若年者に対して適応されてきた。しかし，近年，金属摩耗に対する種々の有害反応（adverse reactions to metal debris；ARMD）が生じることが指摘されている。

▶ 偽腫瘍の形成やaseptic lymphocyte-dominated vasculitis-associated lesion（ALVAL），関節液貯留が金属摩耗粉に対する生体反応として起こり，新たなタイプのosteolysisを起こすことが示唆されている。

▶ ARMDでは術後早期から，血中・尿中の金属イオン濃度の高値を認め，早期の再置換症例の報告もある。原因として，金属アレルギーや金属摩耗粉による細胞毒性などが考えられており，術後3カ月以降の血中金属イオン濃度の計測が望ましい。

モバイルベアリング人工膝関節

▶ デザインコンセプトは，大腿骨コンポーネントとポリエチレンインサートとの適合性を高め，接触面圧の減少により摩耗の低減を図る一方で，脛骨ベースプレートとポリエチレンインサートとの間に可動性をもたせることにより，インプラントと骨界面でのストレスを軽減させようとするものである。

▶ インサートは通常，回旋，もしくは回旋に加え前後運動を許容されている。

▶ 脛骨ベースプレートはインサートとの間に可動性をもつため，耐摩耗性に劣るチタン合金は使用しにくい。

整形外科手術で用いられる吸収性材料について説明せよ （設問8）

▶ 主にポリグリコール酸やポリ乳酸が使用されているが，分子量を変えることにより吸収速度を調整することが可能である。

▶ 金属材料より強度は弱い。

▶ 吸収性材料では，分解が速すぎると，分解産物や層状に剥離した材料により異物反応が起こり，遅発性の無菌性腫脹をきたすことがある。

▶ ポリ乳酸は生体内で加水分解されて二酸化炭素と水になり排泄される。

▶ 縫合糸と骨接合剤が主な用途であるが，骨接合剤としての利点は抜釘の必要性がないこと，および金属腐食の心配がないことである。

金属アレルギーについて説明せよ （設問11）

▶ 金属アレルギーとは，金属から溶出した金属イオンをハプテンとするIV型アレルギー反応である。

▶ 発生頻度はニッケル，コバルト，クロムなどによるものが高く，チタン合金によるものは低い。チタン合金に含まれるアルミニウムやバナジウムに対して，アレルギーの報告がある。

▶ パッチテストの感度と特異度は70〜80％であり，偽陽性，偽陰性が多くなる可能性がある。また，リンパ球の幼若化反応をみるリンパ球刺激試験が有用である

参考文献

1) 井樋栄二，吉川秀樹，津村　弘，ほか編. 標準整形外科学. 第14版. 東京：医学書院；2020.
2) 大鳥精司，髙相晶士，出家正隆，ほか編. TEXT整形外科学. 改訂5版. 東京：南山堂；2019.
3) 岩本幸英 編. 神中整形外科学. 上・下巻. 改訂23版. 東京：南山堂；2013.
4) 伊藤　浩 編. 人工関節置換術[THA]のすべて. 松野丈夫 監修. 改訂第2版. 東京：メジカルビュー社；2015.
5) Bozic KJ, Kurtz SM, Lau E, et al. The epidemiology of revision total hip arthroplasty in the United States. JBJS Am 2009；91：128-33.
6) 髙木理彰，川路博之，小林真司，ほか. 骨セメントを使いこなすための基礎知識. 臨床整形外科学 2007；42：623-30.
7) 山本謙吾 編. 人工股関節のバイオマテリアル-材料選択からデザインまで. 東京：メジカルビュー社；2017.
8) Lee GC, Kim RH. Incidence of Modern Alumina Ceramic and Alumina Matrix Composite Femoral Head Failures in Nearly 6 Million Hip Implants. J Arthroplasty 2017；32：546-51.

III 治療学／手術療法

麻酔, 輸血

麻酔

合格へのチェック！　正しいものに○, 誤ったものに×をつけよ。

1. 肥満患者では血中局所麻酔薬濃度は上昇しやすい。（　）
2. リドカインの極量は7mg/kgである。（　）
3. 脊髄くも膜下麻酔では，C7までブロックされると呼吸筋が麻痺する。（　）
4. 抗凝固療法を行っている症例であったが注意して硬膜外麻酔を施行した。（　）
5. 側臥位では分泌物の流入などにより下肺で無気肺が発生することがある。（　）
6. 頚椎での脊髄圧迫が強い症例に対して，意識下にファイバースコープガイド下に気管挿管を行った。（　）

解答は次ページ下に。

専門医試験ではこんなことが問われる！

整形外科医として必要な局所麻酔，脊椎麻酔，硬膜外麻酔，鎮痛薬について

（第28回 問17，第30回 問16など）

知識の整理

局所麻酔薬の血中濃度を決定する因子について説明せよ　　　　　　　　　　(設問1)

- 注入部位：同じ局所麻酔薬でも注入部位により血中への移行速度（と麻酔薬の発現時間，作用時間）が異なる（例：肋間神経ブロック＞腕神経叢ブロック）。
- 投与量（mg）と血中濃度には直線的関係がある。
- エピネフリン添加：吸収速度が低下し血中局所麻酔薬濃度の上昇を抑制する。麻酔薬の持続時間延長を期待して添加することがある。
- 体重：低体重患者では相対的に過量投与となり血中局所麻酔薬濃度が上昇する。

局所麻酔薬中毒／副作用について説明せよ　　　　　　　　　　(設問2)

原因
- 局所麻酔薬はNa^+チャネルに対する非選択的なブロッカーであるため，血中濃度の上昇に伴って全身組織のNa^+チャネルにもブロック作用を及ぼすようになり，局所麻酔薬中毒となる。
- Na^+チャネルは中枢神経や心筋，骨格筋など種々の興奮細胞における活動電位の発生にも関与しているため，これらのブロック作用により多彩な症状を呈する。

症状
- 初期：刺激症状があり，舌・口の痺れから始まり，めまい，耳鳴，興奮などが生じる。その後，抑制症状とよばれる中枢神経症状（痙攣，意識消失）や呼吸停止が起こる。さらに血中濃度が上昇すれば心血管症状が出現し，循環虚脱に至る。
- リドカインの極量：7mg/kg。体重50kgでは350mg程度となる。
- 痙攣の抑制：痙攣がみられたら抗痙攣薬の投与が必要となるが，一般には循環抑制が少ないジアゼパムの投与が勧められる。ミダゾラムも痙攣に対して有用であるが，血圧低下や気道管理に注意が必要である。

脊髄くも膜下麻酔について説明せよ　　　　　　　　　　(設問3)

- 高比重液：脳脊髄液に対して薬液が重く，重力に従って下降する。このため，高比重液を用いて血圧が下がった際に頭低位とするとますます血圧が下がってしまう。
- 低比重液：脳脊髄液に対して薬液が軽く，くも膜下腔で重力に対して上昇する。このため，患側を上にして注入する。
- 小児では成人に比べ脊髄下端がより尾側にあるため，くも膜下穿刺はL4/5で行う。
- 交感神経心臓枝（T1-4）がブロックされると副交感神経の支配が優位となり，徐脈となり心収縮力は抑制される。
- T1-12がブロックされて肋間筋が麻痺すると，胸腔内圧を高めることができず咳をすることが困難となる。
- 呼吸筋が麻痺するのは横隔神経（C4）がブロックされた場合である。

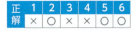

▶ 硬膜穿刺後頭痛：発生率は0.1〜36％と報告されている。若年，女性に多い。穿刺針の種類や太さが関係（先端に刃がついたcutting針よりも先端に刃がついていないnon-cutting針で発生率が低い）。臥床により頭部くも膜下流入空泡は軽減する。

▶ 複視：髄液圧の低下により脳が下方に偏位することで脳神経が牽引されるために起こるとされる。

硬膜外麻酔について説明せよ （設問4）

▶ 硬膜外麻酔は麻酔管理，疼痛対策で重要な麻酔の一つである。

▶ 脊髄くも膜下麻酔に比べて分節麻酔が可能であり，麻酔の発現が緩徐となるため血圧低下も緩徐に起こり，さらに硬膜外カテーテルを挿入することで，術後に持続的な鎮痛薬の投与が可能であり，麻酔持続時間を長くすることが可能である。

▶ 手技の問題や，抗凝固療法を行っている症例には導入できず，さらに近年では人工関節置換術後では周術期抗凝固療法が行われることが一般的となっており，術後抗凝固療法を開始する場合にはカテーテル抜去の手技が煩雑になるという面もあり，硬膜外麻酔にとって逆風が強い時代となってきている。

麻酔時低酸素血症について説明せよ （設問5）

▶ 低酸素血症とは，動脈圧酸素分圧の低下を意味する。

▶ 大量出血で血液希釈が起こっても，物理的に溶解している酸素（分圧）は低下しない。

▶ 側臥位では分泌物の流入などにより下肺で無気肺が発生するなど酸素分圧が低下することがあるが，腹臥位では起こりにくい。

麻酔薬・鎮痛薬と副作用について説明せよ

▶ フルルビプロフェン（ロピオン®）はNSAIDsであるため呼吸抑制はきたさない。

脊椎手術の麻酔について説明せよ （設問6）

▶ 術前評価において患者が自身で後屈が可能で神経症状の出現がなければ，原則として急速導入が可能である。

▶ 脊髄圧迫が重度の患者や頚椎不安定性が強い患者では，意識下にファイバースコープのガイド下に気管挿管を行うこともある。

▶ 麻痺がある患者では，サクシニルコリンの使用は筋細胞からK⁺が遊離し心停止をきたすことがあるため避ける。近年の頚椎手術ではインストゥルメンテーションの進歩により，術直後麻酔覚醒時のバッキングで移植骨の脱転が起こることはきわめてまれである。

参考文献

1) 横山正尚 専門編集. 新戦略に基づく麻酔・周術期医学 麻酔科医のための区域麻酔スタンダード. 東京：中山書店；2015.

2) ウィリアム E. ハーフォード，ほか編. 稲田英一 監訳. MGH麻酔の手引. 第5版. 東京：メディカル・サイエンス・インターナショナ

ル；2004.

3) 小栗顕二 編著. 麻酔の研修ハンドブック. 第3版. 京都：金芳堂，1999.

輸血

合格へのチェック！

正しいものに○，誤ったものに×をつけよ。

輸血

1. 循環血液量の35%の出血では，血圧は正常に保たれるが脈圧は低下し，呼吸数は 20～30回まで上昇し，患者は不隠となる。 （　　）
2. 通常Hb値は6.0g/dLあれば十分な酸素供給が可能である。 （　　）
3. 循環血液量は，体重×70mL/kgで換算する。 （　　）

自己血輸血

4. 貯血式自己血の濃厚赤血球液の使用期限は保存液としてCPDA-1液を使用する場合は35日である。 （　　）
5. 術中回収洗浄式輸血では回収できるのは赤血球のみである。 （　　）
6. 悪性腫瘍患者の手術に対して術中回収式自己血輸血を行った。 （　　）

解答は次ページ下に。

専門医試験では こんなことが 問われる！

> 整形外科医として行うことが多い自己血輸血，回収血輸血について
>
> （第29回 問17，第31回 問16，第32回 問19など）

知識の整理

輸血について説明せよ

(設問1～3)

- 整形外科においては，大量の出血（**表1**）手術による血液の損失がある場合に輸血が必要となることがある。赤血球濃厚液や新鮮凍結血漿などが使用される。

表1 Advanced Trauma Life Support（ATLS）classification of hypovolaemic shock

	CLASS I	CLASS II	CLASS III	CLASS IV
出血量（mL）	<750	750～1,500	1,500～2,000	>2,000
出血量（%）	<15	15～30	30～40	>40
心拍数	<100	100～120	120～140	>140
収縮期血圧	正常	正常	低下	低下
脈圧	正常or上昇	低下	低下	低下
呼吸数	14～20	20～30	30～40	>35
尿量（mL/hr）	>30	20～30	5～15	無尿
意識状態	正常/わずかに不穏	不穏	昏迷	昏睡

- 赤血球輸血の第一義的な目的は，末梢循環系への十分な酸素供給である。
- アメリカ血液銀行協会のガイドラインでは，入院安定患者群ではHb7～8g/dLを赤血球液の輸血トリガーとして提示している。
- 循環血液量（mL）は体重（kg）×70mL/kgで換算される。
- 全血代替療法では，通常，赤血球，血小板，凝固因子，血漿蛋白質など，血液の主要な成分をバランスよく補充する必要がある。新鮮凍結血漿は凝固因子や血漿蛋白質を含んでおり，凝固機能を維持する役割があるが，赤血球濃厚液との併用では，主要成分は満たされない。

自己血輸血について説明せよ

(設問4～6)

- 自己血輸血では，輸血に伴うウイルス感染のリスクを減らすことができ，脊椎手術，人工股関節全置換術，人工膝関節全置換術などの大規模な手術で行われることが多い。採血前Hb値は11.0g/dLを原則とする。
- 整形外科領域では，貯血式自己血輸血が行われる。
- CPDA-1液は，血液の酸素供給を維持し，赤血球の保存を助ける。CPDA-1液を使用して貯血式自己血の濃厚赤血球液を保存する場合，一般的には35日間が使用期限とされている。
- 全身的な細菌感染患者および感染を疑わせる患者，不安定狭心症，中等度以上の大動脈弁狭窄，NYHA IV度などの心疾患患者，ASA IV度やV度の患者には貯血式自己血輸血は禁忌である。
- 洗浄式術中回収自己血では，赤血球のみしか回収できない。術中にがん細胞が血液に混入する可能性があるため，術中回収式自己血は悪性腫瘍手術には禁忌である。

参考文献

1) Mutschler M, Paffrath T, Wölfl C, et al. The ATLS® classification of hypovolaemic shock: A well established teaching tool on the edge? Injury 2014; 45 Suppl 3: S35-8.
2) 廣田和美 専門編集. 新戦略に基づく麻酔・周術期医学 麻酔科医のための体液・体温・代謝管理. 東京：中山書店；2014.
3) 日本自己血輸血・周術期輸血学会. 貯血式自己血輸血実施指針（2020）.

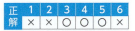

III 治療学／手術療法

感染予防

合格へのチェック！　　正しいものに○，誤ったものに×をつけよ。

1. 初回人工関節置換術における深部SSIの発生率は0.1％程度である。（　）
2. 水道水による手洗いではSSI発生率を上げるので，滅菌水を使用する。（　）
3. 手術前のブラッシングは全身を行うべきである。（　）
4. 術者の手袋からの感染を防ぐために，手術用手袋は2枚重ねで使用する。（　）
5. 人工関節置換術後に感染が疑われる場合，まず穿刺培養を検討する。（　）
6. 人工関節置換術後にはSSIの予防にニューキノロン系抗菌薬を48時間投与する。（　）
7. 深部静脈血栓は脊椎手術の約15％に発生する。（　）
8. アンピシリン，バンコマイシン，ホスホマイシンは細胞壁合成を阻害し抗菌作用を呈する。（　）

解答は次ページ下に。

専門医試験では こんなことが 問われる！

① SSIの発生率に影響を与える因子について
② 人工関節置換術後の感染予防について
③ 脊椎手術の周術期管理について

（第28回 問20，第29回 問20，第30回 問17・18，
第31回 問15，第32回 問20，第33回 問14 など）

知識の整理

手術室感染対策について説明せよ (設問1)

- 針刺し事故では，B型肝炎ウイルスのほうがヒト免疫不全ウイルスより感染率が高い。
- 感染患者用手術室内は周囲に対して陰圧に保つ。
- エチレンオキサイドガスで滅菌した医療材料は滅菌物にガスが残留するため十分なエアレーションが必要である。
- バイオクリーンルームではNASA基準のクラス100が目標，通常手術室ではクラス10,000が目標とされる。
- B型肝炎患者に使用した医療材料の消費にはグルタールアルデヒドが有効である。

手術部位感染（SSI）について説明せよ (設問2〜4)

- 整形外科手術において，手術部位感染（surgical site infection；SSI）は重要な合併症の一つである。特にインプラントを使用した人工関節や脊椎インストゥルメンテーション手術でSSIによってやむをえずインプラント抜去に至る症例も存在し治療に難渋することも多い。
- 術前に行うSSI予防対策として，周術期血糖値の200mg/dL以下のコントロール，術前30日間の禁煙，剃毛は手術直前に病棟で行う。
- 『骨・関節術後感染予防ガイドライン2015』によると，以前よりわが国で慣例的に行われてきた滅菌水の使用に関しては，日本の水道水での細菌培養で細菌を認めず，手術時の滅菌水と水道水で細菌数に差がなかったことから水道水で十分であるとされている。
- 手術室におけるスリッパ履き替え，靴カバー使用といった入室時の履き物変更とSSI発生率との関係についてのエビデンスは存在しない。しかし，外履きシューズ使用と感染率増加との関連を示唆する報告もあり，外履きシューズ導入には注意が必要である。
- 昨今使用されることが多いバイオクリーンルームの使用や手術用ヘルメット，全身排気スーツの着用は明確なSSI減少効果を示すエビデンスはいまだないのが現状である。
- 手術用ブラッシングに関しては，足趾ブラッシングにより爪郭領域の検出細菌数が減少するというエビデンスは存在するが，逆にそれ以外の部位では有用性を示した報告はない，という点で注意が必要である。
- 手術用手袋を二重にすることにより内側の手袋の穿孔率が減少する，手袋の穿孔は人工膝・股関節置換術におけるSSIの危険性を増加させる，とされているが，手袋を二重にすること自体によるSSIの減少は明らかではない。
- 術中は，ポピドンヨード含有ドレープを使用する。
- 手術創部に留置したドレーンは術後48時間以内に抜去する。

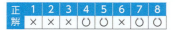

人工関節置換術におけるSSIについて説明せよ

(設問1, 5～6)

▶ 初回人工関節置換術における深部SSIの発生率は0.2～3.8%程度である。

▶ 人工関節置換術では，48時間以内に抗菌薬を予防的に投与する。6～8時間間隔で標準量を投与する。

▶ 人工関節置換後の感染が疑われる場合，最も大切なことは穿刺液や手術的に組織を採取して細菌学的検査を行うことである。

▶ 術後早期のX線では変化は起こっておらず，骨シンチグラフィーではuptakeを認めるが，特異度が低いため有用性は低い。

脊椎手術の周術期管理と合併症について説明せよ

(設問7)

▶ 脊椎手術後の管理において，術後血腫は脊髄・馬尾神経を圧排し麻痺を生じることがあるため注意が必要である。

▶ 通常，術後血腫を予防する目的でドレーンを留置することが多い。

▶ 術中硬膜損傷があった場合や硬膜内操作のため硬膜切開を行った症例においては，術後の髄液漏が問題となることもある。このため，ドレーンを平圧管理としたり，ドレーン抜去時期を早めたりすることもある。抜去部をステープラーで縫合して一次創治癒を促すこともある。

▶ 腹臥位での長時間の眼球圧迫は失明の原因になる。

▶ 深部静脈血栓の発生は脊椎手術でも約15%に存在する。

▶ 低アルブミン血症では褥瘡の発生が増す。

▶ インストゥルメンテーション手術でも抗菌薬予防投与は術後48～72時間までとする。

整形外科手術で使用する抗菌薬の種類について説明せよ

(設問8)

▶ 整形外科領域では第一・第二世代セフェム系抗菌薬を使用する。駆血帯は抗菌薬を投与してから10～20分後に使用を開始する。

▶ ペニシリン系，セファロスポリン細胞壁の架橋反応を阻害し細胞壁を脆弱化させる。また，バンコマイシンは細胞壁合成を阻害する。

▶ 一方，オフロキサシンなどニューキノロン系抗菌薬はDNA合成阻害薬であり，ゲンタマイシンなどアミノグリコシド系抗菌薬は蛋白質合成阻害薬である。

参考文献

1) 日本整形外科学会，日本骨・関節感染症学会監修．骨・関節術後感染予防ガイドライン2015.改訂第2版．東京：南江堂；2015.

III 治療学／手術療法

深部静脈血栓症（DVT）

合格へのチェック！

正しいものに○，誤ったものに×をつけよ。

基本

1. 症候性VTEの既往はDVT発生のリスク因子である。（　）
2. 術前に器質化していないDVTを認める症例においては機械的圧迫予防が推奨される。（　）
3. 術後の長期臥床は症候性VTEのリスクとなる。（　）
4. ギプスによる下肢固定はVTE発生のリスクを低減する。（　）
5. VTEリスクが高リスクの症例においては機械的圧迫法あるいは抗凝固療法による予防が推奨される。（　）
6. 症候性PTEの症状として胸痛，呼吸困難，血圧低下などを呈する。（　）

発展

7. わが国における人工関節置換術後の薬物予防として未分画ヘパリン，フォンダパリヌクス，アスピリンに保険適用がある。（　）
8. 出血リスクが高い症例や脊椎手術では薬物予防よりも機械的圧迫法などによる予防が推奨される。（　）
9. VTEの既往がある患者に対する人工関節置換術においては理学的予防と薬物予防の併用を行うことが望ましい。（　）

解答は次ページ下に。

専門医試験ではこんなことが問われる！

①DVT発生のリスク因子
②リスクに応じた予防方法
③VTEの臨床症状

（第29回 問19，第32回 問21，第35回 問20，第36回 問18など）

知識の整理

整形外科手術における静脈血栓塞栓症（VTE）について説明せよ

▶ 深部静脈血栓症（deep vein thrombosis；DVT）は何らかの原因で血栓が形成されることであり，その血栓が肺動脈を塞栓する場合に肺血栓塞栓症（pulmonary thromboembolism；PTE）とよばれる。両者を併せた一連の病態として静脈血栓塞栓症（venous thromboembolism；VTE）とよぶ。

▶ VirchowはDVTの誘発因子として①静脈血流の停滞，②血管内皮の障害，③血液凝固能の亢進を提唱しており，術後にこれらの因子が絡み合ってDVTが発生すると考えられている。

VTEリスクとそれに応じた予防方法を述べよ　　　　　　　　　（設問1〜5, 7〜9）

▶ 肥満，下肢麻酔，長期臥床，下肢ギプス固定はDVTのリスク因子である。

▶ 人工膝関節全置換術（total knee arthroplasty；TKA），人工股関節全置換術（total hip arthroplasty；THA），股関節骨折手術はVTE発生が高い術式である。

▶ 上記については，理学的予防あるいは薬物的予防を実施するか，併用することが推奨される。予防をしないと発生率は30〜50％になる。

▶ VTEの既往のある症例におけるTKA，THAにおいては，理学的予防と薬物的予防の併用が望ましい。

▶ 出血リスクが高いと判断される場合や脊椎手術においては，理学的予防を優先する。

▶ 理学的予防として下肢自動運動，早期離床・早期歩行，弾性ストッキング，機械的圧迫法がある。

▶ 薬物的予防として，わが国ではエドキサバン，エノキサパリン，フォンダパリヌクス，未分画ヘパリン，ワルファリンが用いられており，股関節骨折などで手術前から予防を行う場合には，未分画ヘパリンまたはワルファリンのみが使用可能である。

VTEの臨床症状について述べよ　　　　　　　　　　　　　　　　　（設問6）

▶ DVTの自覚症状として患肢の疼痛，圧痛，腫脹，熱感などがあり，他覚的所見としてHomans徴候（足関節背屈強制による腓腹部痛），Lowenberg徴候（腓腹部の把握痛）などを呈する。

▶ 周術期PTEの症状・所見としてSpO_2低下が最も多く，胸痛，呼吸困難，血圧低下，ショックなどを呈する。

▶ PTEの発症は離床開始後や歩行開始時に多くみられる。

文献
1）井樋栄二, 吉川秀樹, 津村　弘, ほか編. 標準整形外科学. 第14版. 東京：医学書院；2020.
2）日本整形外科学会診療ガイドライン委員会/日本整形外科学会症候
性静脈血栓塞栓症予防ガイドライン策定委員会編. 日本整形外科学会　症候性静脈血栓塞栓症予防ガイドライン2017. 東京: 南江堂；2017.

正解	1	2	3	4	5	6	7	8	9
	○	×	○	×	○	○	×	○	○

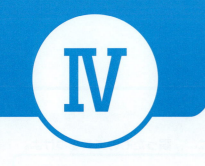

疾患総論

Ⅳ 疾患総論／骨・関節の感染症

一般化膿性疾患

合格へのチェック！

正しいものに○，誤ったものに×をつけよ．

1. 化膿性脊椎炎の原因は血行性感染である場合が多い． （　）
2. 化膿性脊椎炎は頚椎が好発部位である． （　）
3. 化膿性脊椎炎の起炎菌として黄色ブドウ球菌が最も一般的である． （　）
4. 化膿性脊椎炎では単純Ｘ線像で椎間板高は拡大する． （　）
5. 化膿性脊椎炎の治療の原則は安静と抗菌薬投与による保存治療である． （　）
6. 化膿性脊椎炎ではインストゥルメンテーション手術は禁忌である． （　）
7. 急性化膿性関節炎の起炎菌は大腸菌が多い． （　）
8. 急性化膿性関節炎では関節腫脹により病的脱臼を呈することがある． （　）
9. 糖尿病は急性化膿性関節炎の発症の危険因子の１つである． （　）
10. 乳幼児で急性化膿性関節炎を疑った場合は穿刺前に抗菌薬投与を行う． （　）
11. 急性化膿性関節炎では抗菌薬投与による保存治療が第一選択である． （　）
12. 小児の化膿性骨髄炎ではEwing肉腫と鑑別を要する． （　）
13. Brodie骨膿瘍は脛骨や大腿骨の骨幹端部に好発する． （　）
14. Brodie骨膿瘍には急性期症状がない． （　）
15. 破傷風菌は世界中の土壌に存在する． （　）
16. 壊死性筋膜炎では救命のために早期の患肢切断が考慮されることがある． （　）

解答は次ページ下に．

専門医試験では こんなことが 問われる！

① 化膿性脊椎炎の好発部位や起炎菌
② 急性化膿性関節炎の起炎菌や治療法
③ 小児の化膿性骨髄炎の鑑別や治療
④ 壊死性筋膜炎の治療選択

（第31回 問19・問20，第32回 問23，第33回 問21，
第35回 問21・22，第36回 問21・22など）

知識の整理

化膿性脊椎炎の病態，診断，治療について述べよ　　　（設問1～6）

- わが国の高年齢化に伴い，現在の好発年齢は中高年である。担癌患者や糖尿病や副腎皮質ステロイドの長期服用といった易感染性宿主での発生数が増加している。
- 発生高位は腰椎が多く，次いで胸椎である。頸椎罹患例は少ないが硬膜外膿瘍併発による麻痺を呈する危険が高い。罹患椎体は2椎体に及ぶことが多い。
- 多くは血行性感染とされる。骨盤からの側副血行路である椎骨静脈叢（Batson静脈叢）（図1）を経由して感染が起こる。脊椎の静脈系は静脈弁がないため血流が停留しやすいとされ，椎体終板付近で細菌感染が成立する（図1）。そして早期に隣接椎間板へと波及していく。
- 起炎菌は黄色ブドウ球菌，次いで大腸菌が多いが，近年の易感染性宿主増加に伴いメチシリン耐性黄色ブドウ球菌（MRSA）も増加している。
- 単純X線像では椎体終板の不整と椎間板高の減弱がみられる。
- 血液検査では一般に白血球やCRP（C反応性蛋白）を始めとする炎症反応が上昇する。なお硬膜外膿瘍や腸腰筋膿瘍を伴っていると敗血症を呈することがある。
- 確定診断は細菌学的もしくは病理学的診断による。検体採取には椎間板穿刺やCTガイド下生検もしくは全内視鏡下生検などが行われている。血液培養も診断のための重要な検査の1つである。
- 原則は入院安静と抗菌薬投与による保存治療である。
- 手術治療は従来前方アプローチによる病巣掻爬と自家骨移植が第一選択とされてきたが，近年は局所の安定化による早期離床と感染制御促進を目的に後方インストゥルメンテーションが行われている。

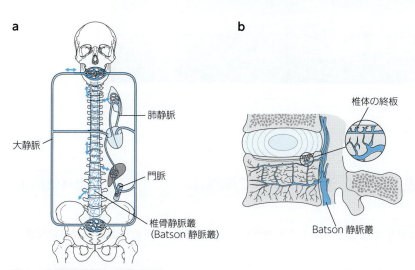

図1　化膿性脊椎炎の感染経路
a：Batson静脈叢
b：椎骨内静脈

正解	1	2	3	4	5	6	7	8	9	10	11	12	13	14	15	16
	○	×	○	×	○	×	×	×	○	○	×	×	○	○	○	○

化膿性関節炎の病態，診断，治療について述べよ　　　　　　　　（設問7〜11）

- 化膿性関節炎は血行性，周囲組織からの波及，開放骨折，もしくは医原性（手術や関節注射など）に病原性微生物が関節内に侵入し発症する。
- 起炎菌は年齢を問わず黄色ブドウ球菌が最多であり，糖尿病や副腎皮質ステロイドの長期服用といった易感染性宿主が発症のリスクとなる。
- 乳幼児では股関節に多く，成人では膝関節に多い。
- 化膿性関節炎は滑膜炎を引き起こして急速に進行し，関節軟骨を破壊する。膿の貯留により関節包は伸張され，ときに病的脱臼を引き起こす（図2）。
- 発熱，強い関節痛，腫脹，熱感，発赤および血液検査での白血球やCRPをはじめとする炎症反応の上昇により化膿性関節炎を疑ったら直ちに関節穿刺を行い，白血球数算定とグラム染色および細菌培養を行う。
- 穿刺後は直ちに抗菌薬投与を開始し，診断が確定すれば早期に関節切開もしくは関節鏡下に関節内の洗浄と滑膜切除を行う。

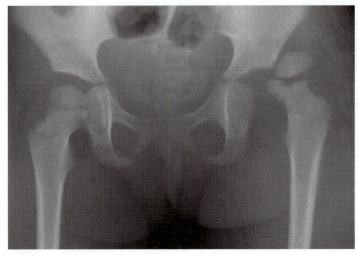

図2　乳児化膿性股関節炎
5歳，女児
発症後1カ月。左股関節の病的脱臼を認める。
（画像は茨城県立こども病院整形外科 塚越祐太先生よりご提供）

化膿性骨髄炎の病態，診断，治療について述べよ　　　　　　　　（設問12〜14）

急性化膿性骨髄炎
- 成長期の長管骨に発生することが多く，大腿骨・脛骨・上腕骨の骨幹端部が好発部位である（図3）。
- 起炎菌は黄色ブドウ球菌が最多である。
- 小児では発熱や局所の疼痛以外に不機嫌，活動性の低下，患肢の不動など非特異的な症状を見逃さないことが重要である。
- 小児では疲労骨折，骨肉腫，Ewing肉腫，好酸球性肉芽腫などが鑑別疾患である。

- ▶ 単純X線像では初期の変化がみられないため，早期の診断にはMRIが有用である。
- ▶ 治療は抗菌薬による保存治療が第一選択であり，保存治療抵抗性の場合は病巣掻爬骨移植が行われる。

慢性骨髄炎（図4）
- ▶ 急性化膿性骨髄炎の不適切な治療や診断の遅れによって腐骨が残ると慢性化する。
- ▶ 易感染性宿主では，発見時にすでに慢性骨髄炎になっている場合もある。
- ▶ ときに感染が再燃し，発赤や腫脹や疼痛を生じ，瘻孔を形成することがある。
- ▶ 治療は外科的に腐骨を切除することであり，長期にわたり瘻孔が存在すると扁平上皮癌を生じることがある。
- ▶ Brodie膿瘍は急性期を欠く慢性骨髄炎の特殊型であり，小児期や若年期の長管骨骨幹端部に好発する。限局性の骨透亮像がみられ，骨腫瘍との鑑別が重要である。

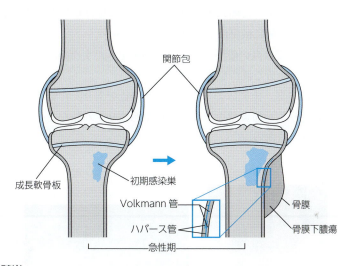

図3　急性化膿性骨髄炎

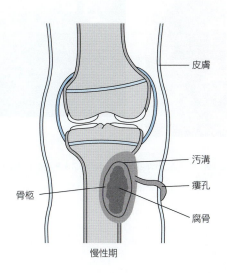

図4　慢性骨髄炎

軟部組織感染症の病態，診断，治療について述べよ　　　（設問15〜16）

- 壊死性筋膜炎は溶血連鎖球菌をはじめとして主に下肢の筋膜に沿って感染が急速に拡大し，敗血性ショックとなる。通常筋組織は侵されない。
- 壊死性筋膜炎では致死率が30〜40％であり，早期に患肢切断を要することもある。
- ガス壊疽はガス産生菌による軟部組織感染症の総称であり，起炎菌によりクロストリジウム性（致死率20〜40％）と非クロストリジウム性（**図5**，大腸菌やクレブシエラなど易感染性宿主に起きやすい）がある。
- ガス壊疽では皮下組織でのガス産生により握雪感が触知され，単純X線やCTでガス像の広がりを認めることが特徴的である。
- 破傷風は土壌に存在する破傷風菌による神経毒が原因の，致命的な感染症である。初発症状として，顎を含む顔面や首の筋がこわばり，開口障害を起こすことがある。
- 泥土による汚染創を処置した際に破傷風予防接種が未施行もしくは最終接種後10年以上経過している場合は，予防的に破傷風トキソイドの投与を行う。
- ヒトを含む動物咬傷では高い確率で軟部組織感染をきたすため，外見上の創が小さくても直ちに拡大したうえで十分な洗浄を行う。
- ネコひっかき病はリケッチアによる人獣共通感染症であり，片側性のリンパ節腫大が特徴であるため，化膿性リンパ節炎やウイルス感染や悪性リンパ腫などのリンパ節腫大を呈する他疾患との鑑別が重要である。

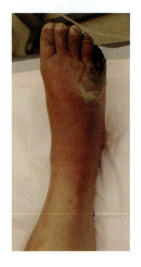 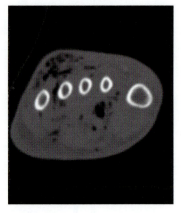

図5　ガス壊疽
67歳，男性，糖尿病があった。CTでは右足は著しく腫脹し軟部組織中に多数のガス像を認める。救命のために大腿切断が行われた。
（画像は筑波大学整形外科 柳澤洋平先生よりご提供）

Ⅳ 疾患総論／骨・関節の感染症

結核, 多剤耐性菌（MRSAなど）, その他（インプラント周囲感染など）

★★★

合格へのチェック！

正しいものに○, 誤ったものに×をつけよ。

1. わが国の結核罹患率は欧米先進諸国と比較して低い。（　）
2. 結核を診断したら直ちに保健所に届け出ることが義務付けられている。（　）
3. インターフェロンγ遊離試験はツベルクリン反応より特異度が高い。（　）
4. 骨関節結核は脊椎炎が多い。（　）
5. 結核菌の検出にはPCR法が有用である。（　）
6. 結核性脊椎炎は頸椎が好発部位である。（　）
7. 結核性脊椎炎ではGd造影MRIでのrim enhancementが診断に有用である。（　）
8. 結核性関節炎は皮膚からの直接感染が多い。（　）
9. 結核性関節炎は単関節型が多く好発部位は膝関節である。（　）
10. 結核性の膿瘍はクリーム様で急性炎症所見が弱い。（　）
11. 骨関節結核に対する化学療法は3カ月で終了可能である。（　）
12. MRSAはメチシリン以外にも複数の薬剤に耐性を示す。（　）
13. MRSAはMSSAよりも毒性が強い。（　）
14. MRSA感染は医療従事者が媒介する可能性に留意する。（　）
15. 骨・関節術後感染予防を目的として執刀前の剃毛が推奨されている。（　）
16. 手術用手袋を二重で使用することにより内側の手袋の穿孔が減少する。（　）
17. 術後感染予防を目的に執刀前の抗菌薬の経静脈投与が推奨されている。（　）
18. 執刀直前の足趾のブラッシングにより爪郭領域の検出細菌数が減少する。（　）

解答は次ページ下に。

専門医試験ではこんなことが問われる！

① 骨関節結核の診断
② 結核性脊椎炎の好発部位
③ MRSAに有効な抗菌薬
④ 術後感染予防対策
⑤ 人工関節周囲感染の診断

（第33回 問22・23, 第32回 問20・24, 第31回 問22・23, 第35回 問19, 第36回 問23など）

知識の整理

骨関節結核の病態，診断，治療について述べよ （設問1～11）

- ▶ 結核菌（*Mycobacterium tuberculosis*）による感染症であり，高齢者の割合が高い。
- ▶ わが国は最近初めて低蔓延国になったが，欧米先進諸国と比較して罹患率は高い。
- ▶ 結核は2類感染症であるため，診断したら直ちに保健所に届け出る義務がある。
- ▶ 結核の診断は喀痰のPCR法による抗酸菌遺伝子検査が有用である。
- ▶ ツベルクリン反応は特異度が低いため，インターフェロンγ遊離試験が用いられる。
- ▶ 骨関節結核の治療は肺結核に準じた化学療法が一般的であり，WHOではイソニアジド（INH），リファンピシン（RFP），エタンブトール（EB），ピラジナミド（PZA）を2カ月投与した後に，INHとRFPを4カ月継続投与する方法が推奨されている。
- ▶ 結核性脊椎炎（脊椎カリエス）は胸椎と上位腰椎に多い。多くは血行性感染とされ，化膿性脊椎炎と同様に椎骨静脈叢（Batson静脈叢）を経由して脊椎に波及する。
- ▶ 結核性脊椎炎の初期は疼痛や不撓性および棘突起の叩打痛といった非特異的な症状であるが，緩徐に進行するとPottの3徴候（亀背・冷膿瘍・麻痺）を生じる（図1）。
- ▶ 結核性脊椎炎では椎体終板が不鮮明となり，椎間板腔が狭小化し椎体の骨破壊を生じる。さらに進行すると椎体は楔状に圧潰し亀背となる。腰椎では膿瘍が大腰筋に沿って流注膿瘍を生じる。Gd造影MRIでのrim enhancementが診断に有用とされる。
- ▶ 結核性関節炎の好発部位は股関節と膝関節であり，結核菌が血行性に骨端の軟骨下骨に感染し骨髄炎を呈した後に関節内に波及して発症することが多い。
- ▶ 結核性の膿瘍は冷膿瘍ともよばれ，急性炎症所見が乏しい。
- ▶ 多剤耐性結核菌は，イソニアジド（INH）とリファンピシン（RFP）に耐性をもつ。
- ▶ 非結核性抗酸菌も脊椎や関節および手屈筋腱腱鞘に感染を生じることがある。

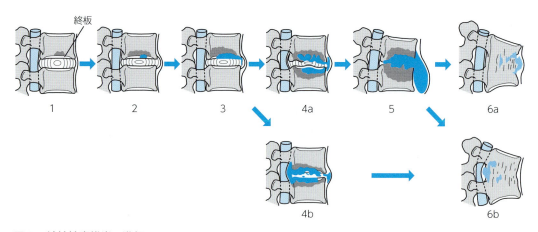

図1　結核性脊椎炎の進行
グレー：病変部位
青：膿腫，結核性肉芽
水色：残存した結核性肉芽

正解	1	2	3	4	5	6	7	8	9	10	11	12	13	14	15	16	17	18
	×	○	○	○	○	×	○	×	○	○	×	○	×	○	×	○	○	○

多剤耐性菌（MRSAなど）の病態，診断，治療について述べよ （設問12〜14）

- ▶ MRSA（メチシリン耐性黄色ブドウ球菌）院内感染は医療従事者を介した接触性感染であるため手袋，マスク，ゴーグル，エプロンなどの個人防護具による予防が重要である。
- ▶ MRSAには80%エタノール消毒が有効である。
- ▶ MRSA感染症に保険適用となっているのはアルベカシン，ダプトマイシン，テイコプラニン，テジゾリドリン酸エステル，バンコマイシン，リネゾリドの6剤である。
- ▶ アルベカシンの代表的な副作用に聴神経（第8脳神経）障害がある。
- ▶ バンコマイシンの代表的な副作用にレッドマン症候群がある。腎機能障害に注意し血中濃度モニタリングを行う。
- ▶ リネゾリドの代表的な副作用に骨髄抑制がある。
- ▶ VRE（バンコマイシン耐性腸球菌）はバンコマイシンに耐性をもった多剤耐性の腸球菌である。
- ▶ 多剤耐性緑膿菌は，フルオロキノロン系やカルバペネム系およびアミノ配糖体の3系統の抗菌薬に耐性を獲得した株である。

その他（整形外科手術後感染予防やインプラント周囲感染など）について述べよ （設問15〜18）

- ▶ 執刀前にカミソリによる剃毛は，皮膚を損傷する可能性があり推奨されない。
- ▶ 手術用手袋を二重で使用することにより内側の手袋の穿孔が減少する。
- ▶ 執刀前の抗菌薬の経静脈投与が推奨されている。
- ▶ 術後感染予防のために，第一または第二世代セフェム系抗菌薬が推奨されている。
- ▶ 執刀直前の足趾のブラッシングにより爪郭領域の検出細菌数が減少する。
- ▶ 術後感染予防のためにポピドンヨード含有ドレープの使用が考慮されている。
- ▶ 人工関節置換術では，術後感染予防のための抗菌薬投与期間は術後48時間以内が推奨されている。
- ▶ 人工関節置換術後の感染では，局所の感染徴候のほかに血液検査では白血球増多やCRP高値および赤沈の亢進がみられる。関節内穿刺液の白血球数算定やグラム染色および細菌培養は診断に有用である。
- ▶ 人工関節置換術後の感染では，抗菌薬のみで鎮静化させることは通常困難である。
- ▶ 人工関節置換術後や脊椎インストゥルメンテーション後の早期感染では洗浄とデブリドマンで鎮静化できることもあるが，インプラント周囲に骨溶解像がある場合にはインプラントを抜去して洗浄とデブリドマンが必要となる。

Ⅳ 疾患総論

リウマチとその類縁疾患

合格へのチェック！

正しいものに○，誤ったものに×をつけよ．

基本

1. RAを診断するうえで最も特異度が高い検査は，抗CCP抗体である． （　）
2. RAに脾腫と白血球減少を伴うものをFelty症候群とよぶ． （　）
3. 環軸関節は滑膜性関節である． （　）
4. IL-6はCRP上昇に最も関与する炎症性サイトカインである． （　）
5. RAに難治性皮膚潰瘍を合併した場合は血管炎を疑う． （　）
6. 環指と小指の伸展が不能になった場合は伸筋腱断裂を疑う． （　）
7. メトトレキサートではリンパ増殖性疾患を起こすことがある． （　）
8. エタネルセプトは可溶性TNF受容体である． （　）
9. 強直性脊椎炎では靱帯付着部に骨棘形成を生じる． （　）
10. 乾癬患者の10〜30％に関節炎がみられる． （　）
11. リウマチ性多発筋痛症が高齢者に発症することは少ない． （　）

発展

12. RAの関節外病変で糸球体腎炎の頻度は高い． （　）
13. RAの滑膜組織の線維芽細胞ではRANKLが発現する． （　）
14. DAS28-CRPが2.7未満の場合は，中等度の疾患活動性と判定する． （　）
15. 貧血の程度はRAの活動性と逆相関することが多い． （　）
16. RAの長期経過でアミロイドA蛋白質が消化管に沈着する． （　）
17. 単純X線像のmodified Sharpスコアには母趾IP関節が含まれる． （　）
18. 増殖滑膜はMRI T1強調像で高信号を呈する． （　）

解答は次ページ下に．

専門医試験ではこんなことが問われる！
① 関節リウマチの病態や好発部位
② 関節リウマチの薬物療法
③ 関節リウマチの外科的治療

（第31回 問25・27，第32回 問27・28，第33回 問28，第34回 問27・28，第35回 問26・27，第36回 問26 など）

知識の整理

関節リウマチの疫学と病態を述べよ
（設問4, 13）

- ▶ 関節リウマチ（rheumatoid arthritis；RA）の有病率は約0.5～1％であり，日本国内の患者数は推定で70～80万人に達する。女性の発症率は男性の3～4倍高く，従来は40歳台が発症のピークであり，20～50歳台に多くみられたが，近年では高齢者での発症が増加している。

- ▶ RAの病因はいまだ完全には解明されていないが，遺伝的要因と環境的要因が組み合わさって発症すると考えられている。遺伝的要因の一つとして，主要組織適合抗原（human leucocyte antigen；HLA）クラスⅡ分子が挙げられる。HLA-DR4やDR1は，自己抗原である共通認識部位shared epitopeをCD4陽性T細胞に提示することで，関節炎を引き起こすとされる。環境的要因には，喫煙や歯周病，さらにマイコプラズマ属やマイコバクテリウム属，EBV，HTLV-1，風疹ウイルス，パルボウイルスB19などの感染症が関与していることが知られている。

- ▶ RAでは，滑膜表層細胞の数が増加し，重層化する傾向がある。滑膜の表層にはフィブリノイドが沈着し，滑膜下の間質では小血管の増生とともに，リンパ球（T細胞，B細胞）や形質細胞が主体となる炎症細胞が浸潤し，リンパ濾胞が形成される。活動性のRA滑膜では，IL-1，TNF-α，IL-6などの炎症性サイトカインが産生され，炎症のシグナル伝達にはJanus kinase（JAK）やnuclear factor（NF）-κBなどの分子が関与する。

- ▶ 軟骨の破壊は，炎症によって過剰に分泌される酵素や，関節にかかるメカニカルストレスによって進行する。炎症性の滑膜細胞やマクロファージ，線維芽細胞，関節液中の好中球からは，マトリックスメタロプロテイナーゼ（matrix metalloproteinase；MMP）などの細胞外基質を分解する酵素が分泌され，軟骨を破壊する。これに関与する滑膜組織は「パンヌス（pannus）」とよばれ，軟骨の端から骨内へ侵入し，骨組織をも破壊する。炎症性サイトカインは骨芽細胞や滑膜線維芽細胞に作用して，破骨細胞分化誘導因子（receptor activator of NF-κB ligand；RANKL）の発現を誘導し，破骨細胞の活性化によって骨吸収と骨破壊が進行する。

関節リウマチの関節症状を述べよ
（設問3, 6）

- ▶ 起床時に関節が硬直し，指を動かしにくくなる現象を「朝のこわばり（morning stiffness）」とよぶ。この症状は体を動かし始めると徐々に改善することが多い。

- ▶ 関節に自発的な痛み，圧痛，または運動時の痛みが生じる。圧痛はRAの活動性を示す重要な指標である。

- ▶ 滑膜炎が持続する場合，関節包の肥厚や関節液の貯留によって腫れがみられる。腫脹はRAの活動性を評価するうえでの重要な指標となる。

- ▶ 関節周囲の支持組織が弛緩し，関節破壊が進行すると，関節の動揺性が増す。関節端が大きく吸収され，骨欠損を伴うタイプのRAはムチランス型とよばれる。

正解	1	2	3	4	5	6	7	8	9	10	11	12	13	14	15	16	17	18
	○	○	○	○	○	○	○	○	○	○	○	×	×	○	×	×	○	×

▶ 疼痛や関節破壊，軟部組織の拘縮により，関節の可動域が制限される。手や足の関節では，強直が生じることもある。

▶ PIP関節が過伸展し，DIP関節が屈曲する変形を白鳥の首（スワンネック）変形とよぶ。この変形により，PIP関節の屈曲が障害され，つまみや握り動作が制限される。

▶ PIP関節が屈曲し，DIP関節が過伸展する変形をボタン穴変形とよぶ。中央索が弛緩し，側索が掌側に偏位して，ボタンが穴から飛び出すようにPIP関節が背側に突出する。

▶ 関節の弛緩と伸筋腱の尺側脱臼により，MP関節が亜脱臼し，手指が尺側に偏位する。疼痛は比較的少ないが，尺側偏位が高度になると把持動作が著しく制限される。

▶ 母指のスワンネック変形はCM関節の滑膜炎が原因であり，重度になるとZ状変形（ジグザグ変形）とよばれる。

▶ 手指の関節破壊や骨吸収が著しい多発性のムチランス変形をオペラグラス手とよび，手指がオペラグラスのように伸縮する。

▶ 外反母趾，第2〜5趾でPIP関節が屈曲しMTP関節が伸展する鉤爪趾，中足趾節関節（MTP関節）の背側脱臼に伴う中足骨頭の突出，足底の有痛性胼胝，開張足，前足扁平三角状変形などが生じる。

▶ RAでは内反膝のみならず，外反膝や高度の屈曲拘縮も発生することがある。

▶ 環椎歯突起関節横靱帯の腱鞘滑膜炎により，環軸関節亜脱臼，垂直性亜脱臼，軸椎下亜脱臼が進行する。階段状変形は下位頚椎に起こりやすく，頚椎前屈によって不安定性が生じ，項部痛や脊髄症状を引き起こす。

▶ 屈筋腱鞘の滑膜炎や肥厚による弾発現象（ばね指）がみられる。手関節周辺では，掌側に位置する正中神経が圧迫されて手根管症候群が発生する。環指と小指の伸筋腱周囲の腱鞘滑膜炎と遠位橈尺関節の不安定性が合わさり，伸筋腱の皮下断裂が生じる。また，握力も低下することがある。肘関節周囲では肘頭滑液包炎や尺骨神経障害が発生し，肩関節周囲では肩峰下滑液包炎や上腕二頭筋腱鞘炎，腱板断裂が生じる。足関節周囲では足根管症候群が発生する。

関節リウマチの関節外症状を述べよ　　　　　(設問2，5，7，12，15〜16)

▶ 皮膚および粘膜の病変として，リウマトイド結節は肘の伸側，後頭部，手指に好発し，通常は無痛であり，手術での切除は一般的には必要とされない。Sjögren症候群を併発すると，唾液腺の分泌が低下し，ドライマウスが引き起こされ，それが虫歯や歯周病の原因となる。涙腺の分泌低下により，ドライアイ（乾燥性角結膜炎）が発生することもあり，涙液分泌機能を評価するためにSchirmerテストが用いられる。さらに，上強膜炎が生じることもある。血管炎（悪性関節リウマチ）は，RAの患者の1％未満で発生し，下腿から足にかけて皮膚潰瘍や壊疽がみられ，多発性単神経炎が生じやすい。リンパ管炎や蜂巣炎（蜂窩織炎）も併発することがある。

▶ 血液障害については，炎症が続くことで鉄欠乏による小球性貧血，ビタミンB_{12}や葉酸の不足，メトトレキサート（methotrexate；MTX）による大球性貧血が引き起こされる可能性がある。貧血や血清鉄のレベルはしばしばRAの活動性と関連しているが，急速な貧血の進行がみられる場合には，消化管出血や悪性腫瘍の可能性も考慮する必要がある。ステロイドの投

与量に応じて白血球数が増加するが，脾腫と白血球減少を伴う症例はFelty症候群とよばれる。また，疾患修飾性抗リウマチ薬（disease-modifying antirheumatic drugs；DMARDs）を投与中に急激な白血球減少がみられる場合，薬剤による骨髄抑制の可能性がある。炎症により血小板数が増加する一方，薬剤性骨髄抑制やFelty症候群では血小板数が減少することがある。炎症性リンパ節腫大やリンパ腫のリスクも高く，MTX投与中にリンパ増殖性疾患（lymphoproliferative disorder；LPD）が発症することがある。

▶ 肺や胸膜の病変には，リウマチ肺ともよばれる間質性肺炎があり，下肺野に好発し，通常は初期には無症状である。胸膜炎，閉塞性肺疾患，リウマチ結節に伴う結節性肺疾患も発生する可能性があり，MTXによる薬剤性間質性肺炎が発生することもある。

▶ 心血管系の病変としては，心膜炎や心筋炎，リウマチ結節に伴う心筋伝導障害が挙げられる。疾患活動性が続くと動脈硬化が進行し，狭心症や心筋梗塞，うっ血性心不全のリスクが高まる。

アミロイドーシス

▶ アミロイドーシスでは，ネフローゼや消化不良，下痢が発生することがある。蛋白尿がみられる場合，その原因はアミロイドAの沈着や薬剤性腎障害であることが多いが，糸球体の病変はまれである。消化性潰瘍は無症状である場合も少なくない。特に高齢者やNSAIDs，副腎皮質ステロイドを服用している患者においては，アミロイドーシスによる下痢や吸収不良が起こりやすい。血管炎に伴って，腸間膜閉塞症が引き金となり急性腹症や腸穿孔が発生することがある。

骨粗鬆症

▶ 骨粗鬆症の初期には，局所的に傍関節性の骨萎縮が現れることがある。加齢や閉経，運動量の低下，副腎皮質ステロイドの使用などが影響して，骨粗鬆症が進行すると，骨が脆くなりやすく，脆弱性骨折が起こる可能性が高まる。

筋病変

▶ 関節障害がある場合，それに伴い廃用性筋萎縮が生じることがある。また，副腎皮質ステロイドの長期使用によって，ステロイド筋症とよばれる筋萎縮が進行することもある。

関節リウマチの検査と診断について述べよ　　　　　（設問1，14，17～18）

単純X線像

▶ 軟部組織の腫脹によりX線透過性が低下し，関節周囲の骨萎縮，関節辺縁のびらん，骨洞，関節裂隙の狭小化，関節面の破壊，さらに関節の亜脱臼や脱臼が観察されることがある。これらの評価には，Larsen分類やSharpスコアが用いられる。

超音波検査

▶ 超音波検査は，簡便で低侵襲，かつ繰り返し実施可能な検査であり，空間分解能が高く動的評価も可能である。滑膜，関節表面，腱，靱帯，神経などをリアルタイムで観察できる。Bモード法（グレースケール）では，滑膜肥厚は低エコー，滑液貯留は無エコーを示すことが多く，骨表面は高エコー，軟骨は無エコー，骨びらんは関節内骨表面の不連続点として捉えられる。パワードップラー法を用いることで，滑膜の異常血流を評価でき，診断や治療効果の判定に利用される。

MRI

▶MRIは早期診断に有用であり，炎症性滑膜はT1強調像で低信号，T2強調像で中程度の信号，ガドリニウム造影によって高信号領域として描出される。

血液・関節液の検査所見

▶リウマトイド因子（rheumatoid factor；RF）はIgM型の自己抗体であり，その陽性率は高いが，特異度は低い。RFは関節リウマチ（RA）の70〜90％で陽性となるが，健常者の1〜5％でも陽性を示すことがあり，特に加齢に伴い陽性率が高くなる。Sjögren症候群の約70％，他の膠原病でも20〜30％，さらには結核や慢性感染症，ウイルス性肝炎，サルコイドーシス，悪性腫瘍などでも陽性となることがある。RA患者のIgGにはガラクトース鎖の欠損が多くみられる。抗環状シトルリン化ペプチド抗体（抗CCP抗体，anti-cyclic citrullinated peptide antibody；ACPA）は特異度が90％と高く，早期RAでは約50％の感度をもつが，病期が進行すると80〜90％が陽性となる。ACPA陽性例では，関節破壊が進行しやすく，予後が不良であることが知られている。また，滑膜表層細胞から分泌されるMMP-3は，軟骨基質の分解に重要な役割を果たし，疾患活動性の指標として有用である。MMP-3は男性で女性の約2倍高く，PMRやリウマチ性疾患，副腎皮質ステロイド投与，腎機能障害などでも上昇することがある。CRPや赤沈は炎症の指標となり，血清補体価が低下しない場合，著明な補体価の低下がみられるときには悪性関節リウマチを疑う必要がある。

▶関節液は通常黄色で，滑膜炎が高度な場合は半透明または混濁した状態になることがあり，粘稠度が低下する。細胞数は増加し，その多くは多核白血球が占める。場合によっては組織片が浮遊していることもある。

▶2010年に改訂された米国リウマチ学会（ACR）/欧州リウマチ学会（EULAR）によるRAの分類基準が使用される（**表1**）。この基準では，少なくとも1つ以上の関節に腫脹があり，他の疾患で説明できず，画像上で骨びらんが認められない場合，関節病変，血清学的検査，急性期反応物質，症状持続期間の4項目に基づいて点数化し，10点満点中6点以上でRAと分類される。この基準を使用する際には，日本リウマチ学会が鑑別診断で考慮すべき疾患を難易度別に示していることにも留意する必要がある（**表2**）。1987年に改訂されたACR分類基準は，発症後6カ月以上経過したRAに対しては有用であるが，早期診断には適していない。

疾患活動性と機能障害の評価

▶RAの病変進行度はSteinbrockerのステージ分類（**表3**）で表され，機能障害の程度はACR改訂のクラス分類（**表4**）で評価される。

▶HAQ（health assessment questionnaire）は，20項目の質問で構成され，RA患者の日常生活動作（ADL）の障害度を点数化して評価する手法である。

▶ACRコアセットは，ACRが提唱する治療法の有効性を評価する指標であり，広く使用されている。これには，圧痛関節数，腫脹関節数，患者による疾患評価（VAS），患者による疾患活動性の全般的評価（VAS），医師による疾患活動性の全般的評価（VAS），患者による身体機能評価（HAQ），および赤沈（またはCRP）の7項目が含まれる。治療前後において，圧痛関節数と腫脹関節数がともに20％以上改善し，さらに残りの5項目のうち3項目以上が20％以上改善した場合，その治療法はACR20として有効と判定される。同様に，改善度に応じてACR50やACR70という基準が用いられる。

▶DAS28（disease activity score）は，28の関節を評価対象とし，①圧痛関節数，②腫脹関節数，

③患者のVAS評価，④赤沈（またはCRP）の4項目を測定して疾患活動性の基準とする（**表5**）。

▶ SDAI（Simplified Disease Activity Index）およびCDAI（Clinical Disease Activity Index）は，疾患活動性の評価に用いられる指標である（**表6**）。SDAIは，①圧痛関節数，②腫脹関

表1　2010年RA分類基準

腫脹または圧痛関節数（0〜5点）	
1個の中〜大関節**	0
2〜10個の中〜大関節**	1
1〜3個の小関節*	2
4〜10個の小関節*	3
11関節以上（少なくとも1つは小関節*）	5

＊：MCP，PIP，第2〜5MTP，第1IP，手首を含む
＊＊：肩，肘，膝，股関節，足首を含む
＊＊＊：DIP，第1CMC，第1MTPは除外

血液学的検査（0〜3点）	
RFも抗CCP抗体も陰性	0
RFか抗CCP抗体のいずれかが低値の陽性	2
RFか抗CCP抗体のいずれかが高値の陽性	3

低値の陽性：基準値上限より大きく上限の3倍以内の値
高値の陽性：基準値の3倍より大きい値

滑膜炎の期間（0〜1点）	
6週間未満	0
6週間以上	1

急性期反応（0〜1点）	
CRPも赤沈も正常値	0
CRP，赤沈のいずれかが異常値	1

⇒スコア6点以上ならばRAと分類される。
　（米国リウマチ学会/欧州リウマチ学会，2010年）

表2　ACR/EULAR 2010 改訂分類基準使用時のRA 鑑別疾患難易度別リスト（2016.11.14 修正）

	鑑別難易度
高	1. ウイルス感染に伴う関節炎（パルボウイルス，風疹ウイルスなど）
	2. 全身性結合組織病（Sjögren症候群，全身性エリテマトーデス，混合性結合組織病，皮膚筋炎・多発筋炎，強皮症）
	3. リウマチ性多発筋痛症
	4. 乾癬性関節炎
中	1. 変形性関節症
	2. 関節周囲の疾患（腱鞘炎，腱付着部炎，肩関節周囲炎，滑液包炎など）
	3. 結晶誘発性関節炎（痛風，偽痛風など）
	4. 脊椎関節炎（強直性脊椎炎，反応性関節炎，炎症性腸疾患関連関節炎）
	5. 掌蹠膿疱症性骨関節炎
	6. 全身性結合組織病（Behçet病，血管炎症候群，成人Still病，結節性紅斑）
	7. その他のリウマチ性疾患（回帰性リウマチ，サルコイドーシス，RS3PEなど）
	8. その他の疾患（更年期障害，線維筋痛症）
低	1. 感染に伴う関節炎（細菌性関節炎，結核性関節炎など）
	2. 全身性結合組織病（リウマチ熱，再発性多発軟骨炎など）
	3. 悪性腫瘍（腫瘍随伴症候群）
	4. その他の疾患（アミロイドーシス，感染性心内膜炎，複合性局所疼痛症候群など）

鑑別難易度
　高：頻度もスコア偽陽性になる可能性も比較的高い。
　中：頻度は中等または高いが，スコア偽陽性の可能性は比較的低い。
　低：頻度もスコア偽陽性になる可能性も低い。
関節症状を主訴に受診する患者集団における頻度。RAとの症状・徴候の類似性，新分類基準スコア偽陽性の頻度などをを統合して，ACR/EULAR2010年改訂 RA 分類基準を用いる際にRAと鑑別すべき代表的疾患を鑑別難易度高・中・低の3群に分類した。

（日本リウマチ学会ホームページより引用）

表3　Steinbrockerのstage分類

stage I（early：初期）
1. X線像に骨破壊像はない*
2. X線像上骨粗鬆症はあってよい
stage II（moderate：中等期）
1. X線像上に骨粗鬆症がある。軽度の軟骨下骨の破壊や軽度の軟骨破壊はあってよい*
2. 関節運動は制限されてもよいが，関節変形はない*
3. 関節周辺の筋萎縮がある
4. 結節および腱鞘炎のような関節外軟部組織の病変はあってもよい
stage III（severe：高度進行期）
1. 骨粗鬆症に加えX線学的に軟骨および骨の破壊がある*
2. 亜脱臼，尺側偏位，あるいは過伸展のような関節変形があるが，線維性または骨性強直を伴わない*
3. 強度の筋萎縮がある
4. 結節および腱鞘炎のような関節外軟部組織の病変は伴ってもよい
stage IV（terminal：末期）
1. 線維性あるいは骨性の強直がある*
2. それ以外はstageIIIの基準を満たす

＊：特にその病期あるいは進行度に患者を分類するためには，必ずなければならない項目である。臨床所見とX線所見からRAの病気を分類するもので，最も進行した関節のstageを全体のstageとして分類する。
（ Steinbrocker O, et al. J Am Med Assoc 1949；140：659-62より改変して引用）

表4　関節リウマチの機能障害程度

class I
身体機能は完全で，不自由なしに普通の仕事は全部できる。
class II
動作の際に1カ所あるいはそれ以上の関節に苦痛があったり，または運動制限はあっても，普通の活動ならなんとかできる程度の機能。
class III
普通の仕事や自分の身の回りのことがごくわずかにできるか，あるいはほとんどできない程度の機能。
class IV
寝たきり，あるいは車椅子に座ったきりで，身の回りのこともほとんど，またはまったくできない程度の機能。

（Steinbrocker O, et al. Therapeutic criteria in rheumatoid arthritis. J Am Med Assoc 1949；140：659-62より引用）

IV 疾患総論／リウマチとその類縁疾患

表5 RA疾患活動性指標としてのDA28

EULARで頻用されるRA疾患活動性指標
28関節を評価する
DAS28 (ESR) ＝ 0.56×√(圧痛関節数) ＋ 0.28×√(腫脹関節数)
＋0.70×ln (ESR)＋0.014 × 患者による全般評価（100mmVAS)
疾患活動性を分類する
・high＝DAS28＞5.1
・moderate＝≧3.2 DAS28≦5.1
・low＝DAS28＜3.2
・remission＝DAS28＜2.6

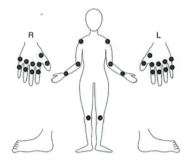

DAS, DAS28を用いたEULAR改善基準

現在のDAS値	現在のDAS28値	DAS, DAS28の改善値（治療前－現在のDAS, DAS28）		
		＞1.2	＞0.6かつ≦1.2	≦0.6
≦2.4	≦3.2	good		none
＞2.4かつ≦3.7	＞3.2かつ≦5.1	moderate		
＞3.7	＞5.1			

DAS: disease activity score, DAS28: 28-joint disease activity score
(針谷正祥 責任編集：Evidence Based Medicineを活かす膠原病・リウマチ診療．東京女子医科大学病院膠原病リウマチ痛風センター編．第4版，2020, 東京, メジカルビュー社より引用）

表6 疾患活動性の評価法一覧

	寛解	低疾患活動性	中疾患活動性	高疾患活動性
DAS28-CRP	2.3未満	2.3以上2.7未満	2.7以上4.1未満	4.1以上
SDAI	3.3未満	3.3以上11未満	11以上26未満	26以上
CDAI	2.8未満	2.8以上10未満	10以上22未満	22以上

節数，③患者による全般的評価，④評価者による全般的評価，⑤CRPの5項目で構成され，CDAIはこれからCRPを除いた4項目の合計で表される．特にIL-6阻害薬を使用している場合はCRPが抑制されるため，CDAIによる病勢評価が有用である．

関節リウマチの薬物治療について述べよ　　　　　　（設問7, 8）

疾患修飾性抗リウマチ薬disease-modifying antirheumatic drugs (DMARDs)

▶炎症を抑制し，関節破壊を防ぐことを目的とする薬剤で，RA治療の基本となる．診断後できるだけ早期に投与を開始することが推奨される．生物学的製剤の登場により，従来のDMARDsは「conventional synthetic DMARDs (csDMARDs)」とよばれるようになった．効果が現れるまでには通常，1カ月程度かかる．効果が不十分な場合には，別のDMARDsへの変更や追加が検討される．

メトトレキサート (MTX)

▶MTXは葉酸代謝の拮抗作用をもち，RA治療の中心的な薬剤（アンカードラッグ）として高い有効性を示す．生物学的製剤と併用することでさらに高い効果が得られるため，2011年からは第一選択薬として使用され，投与上限が16mg/週まで引き上げられた．MTXにより多くの患者で疾患活動性の改善がみられるが，副作用として感染症，間質性肺炎，肝機能障害，骨髄抑制，血球減少症，口内炎，リンパ増殖性疾患（LPD）が発生するリスクがある．MTX

関連LPDは，薬剤の中止により多くの場合で退縮する。

▶MTX投与開始前には，B型肝炎ウイルス関連の抗原と抗体の検査が推奨され，陽性の場合にはB型肝炎ウイルス再活性化に備えて専門医への紹介が必要である。また，結核のスクリーニングには，問診や胸部X線，胸部CT，ツベルクリン反応，インターフェロンγ遊離試験が行われ，既感染が疑われる場合には抗結核薬の予防投与が検討される。MTXは催奇形性があるため，妊婦への投与は禁忌である。

サラゾスルファピリジン

▶主に軽度から中等度の疾患活動性をもつ症例で使用され，副作用として皮疹，消化管障害，肝機能異常，汎血球減少症に注意が必要である。

タクロリムス

▶カルシニューリン阻害作用をもち，T細胞の活性化を抑制する薬剤で，用量依存性に有効性が認められる。副作用として糖尿病，高血圧，腎障害が発生するリスクがある。

イグラチモド

▶MTXとの併用が有効とされるが，ワルファリンとの併用は禁忌であり，出血に伴う合併症が報告されている。

ミゾリビン

▶臓器移植に使用される薬剤であり，高尿酸血症や肝機能異常に対する注意が必要である。

生物学的製剤（バイオ）

▶TNF阻害薬：インフリキシマブ，エタネルセプト，アダリムマブ，ゴリムマブ，セルトリズマブペゴルは，強力な抗炎症作用と関節破壊抑制効果をもつ。インフリキシマブは中和抗体（抗キメラ抗体）の抑制を目的にMTXと併用される。重症感染症，活動性結核，うっ血性心不全，脱髄疾患の患者には投与が禁忌であり，投与時のアレルギー反応にも注意が必要である。手術前後には休薬が必要となる。

▶IL-6阻害薬：トシリズマブは，MTXと併用しない場合でも高い有効性を示す。IL-6抑制により肝臓でのCRP産生が抑制され，感染症の早期発見が困難になる可能性があるため注意が必要である。サリルマブも同様の機序で作用する。

▶T細胞活性化阻害薬：アバタセプトは，T細胞表面分子のCTLA-4と免疫グロブリンのFc部分の融合蛋白質であり，CD80/86と結合してT細胞への抗原提示を阻害する。

細胞内シグナル伝達阻害薬

▶ヤヌスキナーゼ（Janus kinase；JAK）はシグナル伝達の最上流に位置し，炎症性サイトカインが細胞表面の受容体に結合することでシグナル伝達が開始される。既存の治療で効果が不十分な症例に対して，トファシチニブ，バリシチニブ，ペフィシチニブ，ウパダシチニブ，フィルゴチニブの5つの経口JAK阻害薬が承認されており，生物学的製剤と同等の効果があるとされる。感染症などの副作用に対する十分な注意が必要である。

補助的治療薬

▶非ステロイド性抗炎症薬（non-steroidal anti-inflammatory drugs；NSAIDs）：RA治療において，NSAIDsは，主に痛みや炎症の軽減を目的として使用される。NSAIDsは，プロスタグランジンの生成を抑制することで，関節痛や腫れ，こわばりなどの症状を緩和するが，RAの根本的な疾患進行を抑制する効果はない。

▶ 副腎皮質ステロイド：低用量であっても強力な抗炎症効果があり，全身の炎症が強い場合や関節外症状がある場合，多関節炎でADLが著しく制限されている場合，DMARDsの効果が得にくい場合や高齢で積極的なDMARDs治療が困難な場合に単剤または併用で使用される。関節内注射や腱鞘内注射も有効であるが，副作用として易感染性，ステロイド性骨粗鬆症，耐糖能障害，高血圧，体重増加，浮腫，脂質異常症，白内障，消化性潰瘍，筋力低下などがある。頻繁な関節内投与により関節症が発生するリスクにも注意が必要である。手術前後にはステロイド補充療法が求められる。

▶ 抗RANKL抗体（receptor activator of NF-κB ligand）：RAにおける骨びらんの進行を抑制するために，デノスマブ（ヒト型抗RANKL抗体）が有効とされている。

関節リウマチの外科的治療について述べよ

滑膜切除術

▶ 全身の炎症が良好にコントロールされていても，滑膜炎が残存する関節や腱鞘に対して行われる手術である。関節破壊が進行する前に，膝関節，肘関節，肩関節，足関節，手関節などに対して関節鏡を用いた低侵襲の滑膜切除術を行うことが可能である。薬物療法の進歩により，この手術の実施数は大幅に減少している。

関節形成術

▶ 著しい変形や脱臼により，不可逆的な機能障害がある関節に対して行われる手術で，滑膜炎が認められる場合には滑膜切除術が併用される。手指の変形矯正，手関節の安定化，足趾に対する外反母趾矯正や中足骨短縮術などが行われる。また，変形が高度な場合には，関節切除によって可動性を再獲得する切除関節形成術が実施されることがある。足趾に対する中足骨頭切除術や，遠位橈尺関節障害に対する尺骨遠位端切除術が代表的であるが，これらの手術では関節の支持性が低下することがある。

人工関節置換術

▶ 機能再建を目的とする手術であり，人工股関節全置換術や人工膝関節全置換術が代表的である。除痛や移動能力の再獲得に効果がある。肩関節，肘関節，手指のMP関節やPIP関節，足関節に対する人工関節置換術も行われることがある。

関節固定術

▶ 変形や不安定性が著しい関節に対して実施される手術である。手関節，手指，足関節などが主な対象となる。関節の可動性は失われるが，安定性の獲得と除痛に優れた効果を発揮する。

腱移行術，腱移植術

▶ 小指や環指の伸筋腱皮下断裂の場合，総指伸筋腱や固有示指伸筋腱などを用いた腱移行術や，長掌筋腱を用いた腱移植術が行われることがある。手指変形に対する軟部組織再建には，腱延長術や腱固定術などが施される。

脊椎に対する手術

▶ RAにおいては，変形性脊椎症に比べて骨脆弱性が高いため，手術には特別な配慮が必要である。脊髄や神経根の圧迫に対しては除圧術が行われ，亜脱臼などによる不安定性の治療には固定術が選択される。環軸関節亜脱臼，環軸垂直亜脱臼，または軸椎下亜脱臼による重度の障害では，環軸関節や頚椎での固定術，あるいは頭蓋頚椎固定術が適応となる。

類縁疾患について述べよ

(設問9〜11)

脊椎関節炎 (spondyloarthritis；SpA)

▶ 脊椎関節炎は，強直性脊椎炎，乾癬性脊椎炎，腸炎関連関節炎，反応性関節炎，若年性関節炎，掌蹠膿疱症性骨関節炎，SAPHO症候群，ぶどう膜炎関連関節炎，未分化型脊椎関節炎などを含む広範な疾患群である。主に脊椎や仙腸関節などの体幹部に病変が現れる体軸性脊椎関節炎 (axial SpA) と，四肢の関節炎が主症状である末梢性脊椎関節炎 (peripheral SpA) に分類される。RFやACPAは通常陰性であり，日本ではHLA-B27の保有率は低いが，陽性の場合には診断に有用である。

強直性脊椎炎 (ankylosing spondylitis；AS)

▶ 強直性脊椎炎は，10歳台後半から20歳台にかけて発症することが多く，男性に多くみられる。初期症状として腰背部痛があり，脊椎の骨化が進行すると脊椎の可動性が制限される。朝のこわばりや，同じ姿勢を続けると痛みが増すが，軽い運動で痛みが軽減することが特徴である。仙腸関節炎が初発症状であることが多く，前縦靱帯の椎体付着部からの骨化や，側面像で椎体の方形化が認められる。病気が進行すると胸郭の運動が制限され，脊椎が竹節状に強直する (bamboo spine)。初期治療にはNSAIDs，患者教育，運動療法が推奨されるが，治療に反応しない中等度から重度の症例には，TNF阻害薬や抗IL-17A阻害薬が適応となる。股関節障害が重度の場合には，人工股関節全置換術が行われる。

乾癬性関節炎 (psoriatic arthritis；PsA)

▶ 乾癬患者の10〜30％に関節炎が認められる。非対称性の少関節炎が多く，指趾炎ではソーセージ様の腫脹がみられることがある。DIP関節の末節骨近位部が盃状に増殖し，先細り状の中節骨を覆う変形 (pencil-in-cup deformity) や爪病変が特徴的である。乾癬性関節炎では，脊椎炎や仙腸関節炎，付着部炎もよくみられる。重症例に対しては，MTXやTNF阻害薬，一部のJAK阻害薬などが使用される。

リウマチ性多発筋痛 (polymyalgiar heumatica；PMR)

▶ リウマチ性多発筋痛は，肩や股関節周囲などの近位筋の疼痛と朝のこわばりを伴い急性発症することが多い。高齢者に多くみられ，CRPや赤沈の上昇を伴う炎症性疾患である。滑膜炎や滑液包炎が原因であり，CKなどの筋酵素は上昇せず，筋電図や筋生検でも異常が認められない。関節炎を伴うことがあり，発熱や体重減少，全身倦怠感もみられることが多い。RFや抗核抗体は通常陰性であるが，PMRは高齢発症RAとの鑑別が難しい場合があり，オーバーラップも考慮する必要がある。側頭動脈炎を合併することがあり，失明の原因となる可能性がある。副腎皮質ステロイドの投与により速やかに症状が改善されるが，減量に伴い再燃することがある。

掌蹠膿疱症性骨関節炎

▶ 掌蹠膿疱症の患者の約10％に骨関節病変が合併する。胸鎖関節や脊椎，手指に非対称性の炎症が生じることがある。滑膜炎 (synovitis)，ざ瘡術 (acne)，膿疱症 (pustulosis)，骨増殖症 (hyperostosis)，骨炎 (osteitis) の5徴を特徴とする疾患群をSAPHO症候群とよぶ。

RS3PE症候群

▶ 高齢者に急性発症する手足の痛みと浮腫を主症状とする疾患で，予後は良好である。リウマトイド因子陰性 (seronegative)，対称性 (symmetrical)，圧痕浮腫を伴う滑膜炎 (synovitis with pitting edema) を呈する。関節破壊を引き起こすことはなく，再燃もまれであり，ステロイド療法が著効する。

その他の関節疾患

合格へのチェック！　正しいものに○，誤ったものに×をつけよ。

1. 変形性関節症では軟骨基質の染色性が低下する。（　）
2. 変形性関節症初期には軟骨のfissuring fibrillationなどが認められる。（　）
3. 変形性関節症ではtidemarkが消失する。（　）
4. 変形性関節症では通常滑膜の増殖は認めない。（　）
5. わが国では変形性股関節症は一次性のものが多い。（　）
6. わが国では変形性膝関節症は一次性のものが多い。（　）
7. Charcot関節は運動神経の麻痺が原因となる。（　）
8. 血友病関節症は凝固因子活性が1％以下の重症患者に起こることが多い。（　）
9. 特発性老人性膝関節血症では変形性関節症は合併しないことが多い。（　）
10. 色素性絨毛結節性滑膜炎は手指などの小関節に多くみられる。（　）
11. 痛風発作時の尿酸コントロール薬の投与開始は発作を悪化，遷延化する。（　）
12. 偽痛風発作は外傷術後や脳梗塞などに惹起されることがある。（　）
13. 特発性一過性大腿骨頭萎縮症は妊娠後期の女性にみられることが多い。（　）
14. アルカプトン尿性関節症では関節内の軟骨や滑膜が黒褐色に変色する。（　）

解答は次ページ下に。

①変形性関節症の病理
②二次性関節症の原因となる疾患

（第28回 問28，第29回 問81，第33回 問66，第36回 問28など）

知識の整理

変形性関節症の病理学的変化について述べよ (設問1〜4)

- 初期変化として水分含有量が増加した関節軟骨は軟化し、軟骨表層が細かく破断する線維化（fibrillation）がみられ、進行するとさらに大きな亀裂（fissuring）が認められる。軟骨基質の減少はサフラニンOやトルイジンブルーの染色性の減少で観察される。
- 軟骨は次第に厚さを減じ、さらに広範な軟骨消失が起こって骨が露出する。
- 荷重部では骨露出と骨硬化を伴って象牙質化（eburnation）がみられる。
- 軟骨細胞はapoptosisに陥るが、局所的には病的に肥大化し関節辺縁では増殖し内軟骨骨化を経て骨棘形成が起こる。
- 荷重部では骨硬化とtidemarkの乱れを生じ、血管結合組織が侵入し骨囊胞が形成される。
- 関節軟骨の破壊により骨軟骨の摩耗粉が関節腔内に放出され、軽度の二次性滑膜炎を惹起し、関節液が貯溜する。関節液の量が増加すると関節内圧が亢進し関節痛が増悪する（図1）。

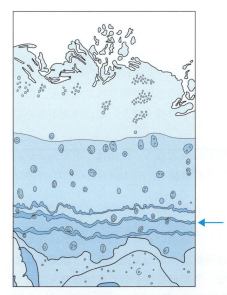

図1　変形性関節症における関節軟骨の病理所見のシェーマ

変形性関節症ではtidemark（矢印）はしばしば乱れを生じ、radial zone側へ弯曲して突出する。

変形性関節症の分類について述べよ

(設問5〜6)

▶ 変形性関節症は関節軟骨などの関節構成体の変性疾患であり中高年の多くが罹患するありふれた疾患である。発症の原因となる疾患を見出せないものを一次性（原発性）変形性関節症，基盤となる疾患があるものを二次性（続発性）変形性関節症と分類される。

▶ 二次性関節症としては，外傷後，関節リウマチなどの全身性関節疾患に伴うもの，化膿性関節炎後などがあげられるが，わが国では発育性股関節形成不全に伴う二次性変形性股関節症がよく知られている。

知っておくべき関節疾患

(設問7〜14)

関節血腫をきたす疾患について

▶ 外傷の既往がなく関節内の血腫が関節穿刺で確認される状態であり，色素性絨毛結節性滑膜炎，血友病性関節症，特発性老人性膝関節血症などがある。

▶ 色素性絨毛結節性滑膜炎：滑膜に絨毛状の増殖や結節を形成する疾患。40歳以下の女性に多く発生し，膝関節に最も多く発生するが股関節・足関節などの大関節に好発する。治療は結節型の場合には切除で治癒するが，びまん性の場合には広範囲の滑膜切除を行うが再発することが多い。

▶ 血友病性関節症：凝固因子活性が1％以下の重症患者で軽微な外傷後に関節内出血を引き起こす。足関節・膝関節・肘関節などに出血頻度が高い。関節内出血が繰り返されると，滑膜の増殖や軟骨変性が進行し関節破壊に至る。治療は凝固因子の補充療法，関節破壊が強い場合には人工関節も考慮される。

▶ 特発性老人性膝関節血症：変形性膝関節症がある高齢者にみられる。原因は不明であるが高血圧に伴う動脈硬化や血管の脆弱性が関係。毛細血管負荷試験（Rumple-Leedeテスト）が陽性になる。頻回の場合には滑膜切除が行われる。

神経病性関節症 (Charcot関節)

▶ 痛覚や深部感覚の障害により関節の生理機能が障害され，過度の負荷や外傷が関節にかかることにより生じる。脊髄癆，糖尿病，脊髄空洞症，脊髄損傷などが原因となる。膝関節に多いが糖尿病によるものは足に多い。関節水腫は多量で，関節動揺性が強く関節破壊も顕著である。関節固定術が行われたが最近は人工関節置換も行われている。

結晶誘発性関節炎

▶ 痛風：高尿酸血症の結果，尿酸ナトリウム塩が組織に析出・沈着し急性関節炎を起こす。母趾MTP関節に発症することが多いが（70〜90％）その他にも膝関節や足関節果部などの下肢に多い。中年男性に好発し，女性の発症は少ない。高尿酸血症を放置すると発作の頻度が増加し，慢性関節炎に移行する。急性の単関節炎と高尿酸血症の既往があれば診断は容易だが，関節液内の尿酸結晶の同定で診断が確定される。急性期にはNSAIDsを使用して炎症を沈静化させるが，この時期に血性尿酸値を変動させると発作が増悪する危険があるため，尿酸降下薬は発作が治まってから使用する。

▶ 偽痛風：ピロリン酸カルシウムが関節軟骨や半月板などに沈着し，痛風に類似した急性関節炎を起こすことがあり偽痛風とよばれる。発症する関節は膝関節で50％と高く，足関節，手

関節にも多い。また高齢者に多く，性差はないといわれている。発作の誘因として，外傷や手術などの侵襲や脳梗塞などの全身状態の重篤化がいわれている。急性関節炎とX線で関節内の石灰化像を認めれば偽痛風の可能性が高いが，確定診断には関節液でピロリン酸カルシウム結晶を証明する。化膿性関節炎との鑑別のために関節液の細菌培養検査を行うことも重要である。治療はNSAIDs投与で炎症の沈静化を図るが，症状が強い場合には細菌培養検査の陰性を確認しての副腎皮質ステロイド関節内投与も有効である。

特発性一過性大腿骨頭萎縮症

▶ 誘因なく股関節痛が出現し，X線で大腿骨頭萎縮像がみられる。

▶ MRI T1強調像で骨頭にびまん性の低信号域を認めるが骨梁の浮薄化や減少がみられるのみで骨折はない。

▶ 経過観察で症状は改善する。

アルカプトン尿性関節症

▶ チロシン代謝経路の異常によりホモゲンチジン酸が尿へ排泄されるだけでなくコラーゲン線維にも蓄積し，尿と同様なメカニズムで黒褐色化する。

▶ ホモゲンチジン酸が沈着した結合織は脆弱化しやすく，40歳ごろから変形性関節症の症状がみられることが多い。

Ⅳ 疾患総論

四肢循環障害

四肢循環障害の診察・診断

合格へのチェック！　正しいものに○，誤ったものに×をつけよ。

1. 急性動脈閉塞の典型的症状は疼痛，蒼白，感覚異常，運動麻痺，脈拍消失である。（　）
2. Allenテストは橈骨動脈，尺骨動脈，指動脈の閉塞を調べる検査である。（　）
3. 爪圧迫テストでは，足趾の循環は評価できない。（　）
4. 足関節底屈時，腓腹筋部に疼痛を訴えることをHomans徴候という。（　）
5. Homans徴候陰性なら下腿深部静脈血栓を疑う。（　）
6. ABIが0.90以下であれば，末梢循環閉塞性疾患を疑う。（　）

解答は次ページ下に。

専門医試験ではこんなことが問われる！
① 四肢循環障害の症状と身体所見
② 循環障害の徒手検査，生理検査

（第28回 問31など）

知識の整理

四肢循環障害の症状と身体所見について述べよ　　（設問1～3）

▶ 循環障害は急性発症（外傷など）と慢性発症に分けて考える。
▶ 急性循環障害の示す5P's徴候は疼痛（pain），錯感覚（paresthesia），麻痺（paralysis），動脈拍動の消失（pulselessness），蒼白（pallor）である。

四肢循環障害の徒手検査について述べよ　　（設問4～6）

▶ Allen（アレン）テストは橈骨動脈，尺骨動脈の閉塞が疑われる場合の検査であり，同様に指動脈に対しても指Allenテストを行うことができる。
▶ 爪圧迫テストは手指，足趾の循環障害があるかを評価できる。
▶ Homans（ホーマンズ）徴候は膝関節伸展位で足関節の背屈を他動的に強制し，腓腹部に疼痛を訴えると陽性であり下腿深部静脈血栓症の可能性を考慮する。
▶ ABI（ankle brachial index）は足関節部での最高収縮期圧を上腕部での最高収縮期圧で割った値で，正常は0.95～1.2であり0.9以下で閉塞性病変が疑われる。

四肢循環障害をきたす疾患

合格へのチェック！
正しいものに○，誤ったものに×をつけよ。

1. 主幹動脈損傷において上肢は下肢に比べて壊死になりにくい。（ ）
2. 主幹動脈損傷血行再建のgolden periodは12～18時間である。（ ）
3. 急性動脈閉塞の閉塞部位としては，腸骨動脈が最も多い。（ ）
4. 四肢の阻血が生じた場合に，阻血領域の予後不良を示す臨床初見は筋腫脹，皮膚水疱形成，運動麻痺である。（ ）
5. 虚血性壊死が生じた場合に膝窩動脈閉塞が原因と考えられるのは足関節以下である。（ ）
6. 整形外科の術後に発生する深部静脈血栓症（DVT）では，約10％の例で症状を呈する。（ ）
7. 予防を何もしない場合の，下肢人工関節置換術や股関節骨折手術後のDVT発生率は60～70％である。（ ）
8. 区画内圧測定値35～45mmHg以上なら筋膜切開の適応である。（ ）
9. 前腕の急性区画症候群の腫脹，疼痛は早期から出現する。（ ）
10. 脂肪塞栓症候群のGurdの診断基準で大基準は点状出血斑，呼吸症状とX線像上の両肺野病変，頭部外傷や他の原因によらない脳神経症状である。（ ）
11. 脊髄性間欠跛行は立ち止まるだけで下肢症状は改善する。（ ）
12. 胸郭出口症候群でWrightテスト，Adsonテスト，Roosテストは橈骨動脈を触知する。（ ）

解答は次ページ下に。

専門医試験ではこんなことが問われる！
①主幹動脈損傷・閉塞について
②急性期に合併する循環障害について
③間欠跛行について
④胸郭出口症候群の診断テスト

（第27回 問32，第28回 問31，第30回 問52など）

前ページの答え

正解	1	2	3	4	5	6
	○	○	×	×	×	○

知識の整理

主幹動脈損傷・急性動脈閉塞について説明せよ　　　　(設問1〜5)

- ▶ 主幹動脈損傷は全身管理を開始し局所の処置に移るまでは圧迫止血が有用である。
- ▶ 上肢では側副血行路が発達しているので，主幹血行路が損傷されても壊死となることはきわめて少ない。
- ▶ 動脈損傷が疑われれば早急に超音波検査や血管造影を行う。
- ▶ 血行再建のgolden periodは常温下で6〜8時間である。全身状態が重篤であれば動脈結紮あるいは切断術を行う。
- ▶ 急性動脈閉塞は，急性動脈塞栓症，急性動脈血栓症，外傷性動脈閉塞に分類される。閉塞部位は，大腿動脈分岐部が最も多く（34％），腸骨動脈（16％），膝窩動脈（14％）である。
- ▶ 塞栓の原因は僧帽弁狭窄症や虚血性心疾患などの心疾患によるものが大半を占める。
- ▶ 四肢主幹動脈結紮による壊死の危険率は上肢では鎖骨下動脈（9.5％），腋窩動脈（9.1％），下肢では総腸骨動脈（100％），膝窩動脈（100％）である。
- ▶ 四肢阻血において皮膚の点状出血，感覚麻痺は生存の可能性あり，運動麻痺は予後不良，筋腫脹や水疱形成は非常に予後不良である。
- ▶ 急性動脈閉塞の壊死発生の高位は閉塞部位により想定できる（**図1**）。

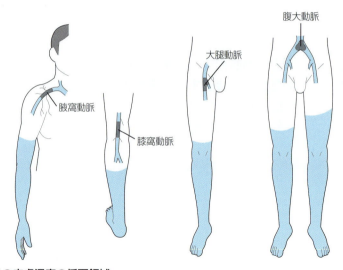

図1 急性動脈閉塞後の皮膚温度の低下領域

(deTakats G. Vascular Surgery. Saunders, 1959: 311を参考に作成)

急性期合併症として発生する循環障害について説明せよ　　　　(設問6〜10)

- ▶ 高齢，肥満，心疾患は深部静脈血栓症（deep vein thrombosis；DVT）の危険因子であり，整形外科の術後に症状を呈するのは10％程度である。

正解	1	2	3	4	5	6	7	8	9	10	11	12
	○	×	×	○	×	○	×	○	○	○	×	×

- Dダイマーの上昇はDVT診断の補助になるが，その確定には超音波検査や静脈造影が欠かせない。
- DVT予防のために，弾性ストッキングやフットポンプを使用するとともに早期離床を図る。予防的抗凝固療法の開始時期は通常術後24時間を経過して開始する。
- 予防をしない場合の下肢人工股関節置換術は，股関節骨折手術後のDVT発生率は30～50%である。
- 血栓の治療は薬物治療が主体であり，手術的には血栓除去が試みられることもあるが，適応は限られる。DVTを認めたときにはフットポンプの使用は禁忌であり，大腿部のDVTでは肺血栓塞栓症（pulmonary thromboembolism；PTE）の発生に注意すべきである。
- 前腕の急性区画症候群は長時間手術による圧迫で生じる。
- 意識レベルの低下がある患者の急性区画症候群の診断は区画内圧測定が有用で，区画内圧測定値35～45mmHg以上で筋膜切開の適応である。
- 前腕の急性区画症候群は筋膜切開により疼痛は速やかに消失する。
- 脂肪塞栓症候群にはGurdの診断基準が使用される（**表1**）。

表1　Gurd の診断基準

大基準
点状出血斑
呼吸症状とX線像上の両肺野病変
頭部外傷や他の原因によらない脳神経症状

小基準
頻脈
発熱
網膜変化（脂肪滴または出血斑）
尿変化（無尿，乏尿，脂肪滴）
ヘモグロビン値の急激な低下
血小板数の急激な低下
赤沈値の亢進
喀痰中の脂肪滴

大基準1項目，小基準4項目以上で臨床診断。

間欠跛行について説明せよ （設問11）

- 腰部脊柱管狭窄症による間欠跛行では，症状は腰椎を前屈させると速やかに軽快し，自転車での移動では問題がない。両下肢の疼痛やしびれ，膀胱直腸障害や会陰部の障害を合併することもある。症状が増悪し歩行困難のとき，足は内反尖足位をとる。
- 血管性間欠跛行の歩行障害は運動時の乏血が原因である。立ち止まるだけで軽快するが，また歩行すると同様の症状が出現する。

胸郭出口症候群の診断テストについて説明せよ （設問12）

- Wrightテスト，Edenテスト，Adsonテストでは橈骨動脈の拍動を触知する。
- Morleyテストは斜角筋上部の圧痛と末梢の放散痛，Roosテストは3分間の両手指の屈伸により症状を誘発させる。

文献

1) 井樋栄二，吉川秀樹，津村　弘，ほか編. 標準整形外科学. 第14版.
東京：医学書院；2020.

IV 疾患総論／骨端症

上肢

合格へのチェック！　正しいものに○，誤ったものに×をつけよ．

基本
1. 野球肘の疾患の1つに離断性骨軟骨炎があり，投球時の疼痛をきたす．　　（　）
2. 肘関節の離断性骨軟骨炎の原因は，虚血，外傷，骨端骨化障害などと考えられている．　　（　）
3. Kienböck病は月状骨の無腐性壊死であり，尺骨plus varianceの症例に多くみられる．　　（　）

発展
4. 肘周辺の異所性骨化では，関節内に骨化を認める．　　（　）
5. Kienböck病の症状は，手関節の疼痛や腫脹，握力低下などである．　　（　）
6. Kienböck病の初期治療では，装具固定による手関節安静などの保存加療を行う．　　（　）

解答は次ページ下に．

専門医試験では こんなことが 問われる！
① 離断性骨軟骨炎
② Kienböck病
（第28回 問33, 第30回 問57, 第31回 問31, 第36回 問32など）

知識の整理

離断性骨軟骨炎について説明せよ
(設問1〜2)

▶ 思春期から青年期にみられる軟骨下の骨壊死で，膝・足・肘の関節によくみられる。

▶ 肘関節の離断性骨軟骨炎では，進行すると単純X線像で肘関節内に遊離骨片を認める。MRIはより早期に異常所見を確認できる。

▶ 予防としては投球制限がある。

Kienböck病について説明せよ
(設問3, 5〜6)

▶ Kienböck病は月状骨の無腐性壊死であり，尺骨minus varianceの症例に多くみられる。なお，舟状骨の無腐性壊死はPreiser病という。

▶ 症状は，手関節の疼痛や腫脹，握力低下などである。

▶ 初期治療では，装具固定による手関節安静などの保存加療を行う。

異所性骨化について説明せよ
(設問4)

▶ 肘周辺の異所性骨化では，関節包や靱帯，腱，筋に骨形成を認め，単純X線像で観察される。

▶ 関節内の骨化は異所性骨化には含めない。

▶ NSAIDsやエチドロネートの内服は骨化を抑制する効果がある。

IV 疾患総論／骨端症／上肢

正解	1	2	3	4	5	6
	○	○	×	×	○	○

IV 疾患総論／骨端症

下肢

合格へのチェック！

正しいものに○，誤ったものに×をつけよ。

基本

1. Köhler病は足舟状骨に生じる。（ ）
2. Sever病は第5中足骨に生じる。（ ）
3. Freiberg病は第1中足骨に多い。（ ）
4. Osgood-Schlatter病は脛骨粗面の裂離骨折である。（ ）
5. Perthes病は大腿骨近位骨端部の阻血性壊死である。（ ）
6. Blount病では外反膝となる。（ ）

発展

Perthes病

7. 男児に多い。（ ）
8. 膝関節前面の痛みを訴えることがある。（ ）
9. 股関節の開排，内旋が制限される。（ ）
10. 初期では単純X線像でWaldenström徴候がみられる。（ ）
11. 初期では単純X線像で骨端核の分節化がみられる。（ ）
12. 保存療法はcontainment（包み込み）療法が行われる。（ ）
13. 手術療法は大腿骨外反骨切り術が最もよく行われる。（ ）

Blount病

14. ビタミンD欠乏が原因である。（ ）
15. 脛骨近位内側で成長軟骨板の成長障害が生じる。（ ）
16. 自然軽快するため手術療法の適応はない。（ ）

解答は次ページ下に。

専門医試験ではこんなことが問われる！

① 下肢の骨端症の発生部位
② Perthes病の病態，疫学，診断と治療
③ Blount病の病態，疫学，診断と治療

（第32回 問34・35，第33回 問31・32，第35回 問32など）

知識の整理

下肢の骨端症の好発部位を説明せよ
(設問1～4)

- Köhler病は足舟状骨に生じる。好発年齢は5～6歳である。予後は良好である。
- Sever病は踵骨に生じる。8～12歳の男児に多い。治療は保存療法で，1～2年で自然治癒する。手術の適応はない。
- Freiberg病は第2中足骨に好発する骨軟骨損傷である（**図1**）。好発年齢は10歳台である。初期にはスポーツ中止，足趾背屈制限のテーピングなどの保存療法を行う。骨軟骨片が癒合せず骨頭が圧潰した場合は手術が行われる。
- Osgood-Schlatter病は，脛骨粗面部が大腿四頭筋および膝蓋腱に牽引されて生じる骨端症である。10～15歳の男子に多い。脛骨結節部に骨隆起がみられ，単純X線側面像では脛骨粗面部の不正や骨端核の分離がみられる。保存療法はスポーツ活動の制限，大腿四頭筋のストレッチングや装具療法などを行う。難治例では遊離骨片の摘出術を行うことがある。

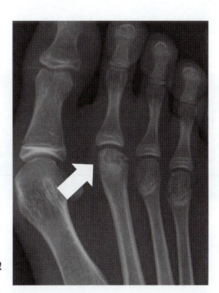

図1　Freiberg病の右足部単純X線立位正面像
第2中足骨頭が圧潰している（矢印）。

Perthes病の病態，疫学，診断と治療について記せ
(設問5, 7～13)

- 大腿骨近位骨端核の阻血性壊死である。
- 好発年齢は6～7歳である。5：1で男児に多い。15～20％が両側性である。
- 股関節痛が多いが，大腿から膝関節前面の痛みのこともある。痛みが軽微で跛行のみから発見されることもある。
- 股関節の開排，内旋が制限される。Trendelenburg徴候は陽性となる。
- 初期では単純性股関節炎との鑑別を要する。

正解	1	2	3	4	5	6	7	8	9	10	11	12	13	14	15	16
	○	×	×	×	○	×	○	○	○	○	○	×	○	×	○	×

- 初期の単純X線像では，骨端核のわずかな扁平化がみられる．また滑膜炎や関節液の貯留により骨頭の外側偏位が生じ，内側関節裂隙がやや広くなるWaldenström徴候がみられる（図2a）．その後の硬化期では軟骨下骨骨折が生じ，骨端核は扁平化する．骨端核が前外側に偏位し，全体に骨硬化がみられる．
- 壊死骨の吸収と骨新生が混在する分節期では，単純X線像で骨端核の分節化がみられる（図2b）．発症後3～4年の残余期では骨壊死の修復が終了する．骨端核の圧潰が生じると，骨頭の扁平化や巨大骨頭が遺残する．また，臼蓋縁の形成不全や関節面の不適合がみられる．大腿骨頚部の短縮に伴い大転子高位が生じることもある．
- Containment（包み込み）療法は，装具で股関節を外転・内旋位として，骨頭の求心位を保ち修復を待つ保存療法である．
- 手術は大腿骨内反骨切り術が最も一般的である．
- lateral pillar classificationは，単純X線正面像で骨端核を3つの柱に分け，外側の柱の高さにより分類する（図3）．group A，B，Cのうち，柱の圧潰が50%以上のgroup Cが最も予後が悪い．
- 若年発症と比べ，高齢発症では予後が悪い．

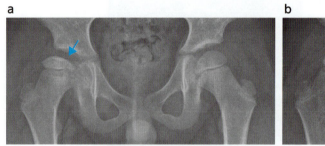
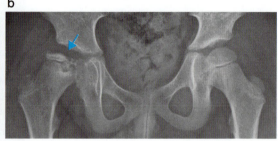

図2 Perthes病の両股関節単純X線正面像
a：硬化期．右大腿骨頭の外側偏位，骨端核の扁平化がみられる（矢印）．
b：分節期．骨端核の分節化がみられる（矢印）．
（千葉県こども病院 及川泰宏先生よりご提供）

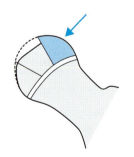
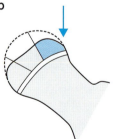

図3 lateral pillar classification
骨端核を内側，中央，外側の柱に分類し，外側柱の高さで判定する．
a：group A．柱の高さが保たれている（矢印，予後良好）
b：group B．柱の圧潰が50%以内（矢印）
c：group C．柱の圧潰が50%以上（矢印，予後不良）

Blount病の疫学，病態，診断と治療について記せ (設問6，14～16)

- 脛骨近位内側の成長軟骨板の障害により生じる．
- 好発年齢は2～5歳である．男児に多い．約半数は両側性である．
- 脛骨が内反するため内反膝となる．通常，痛みはない．
- くる病や骨系統疾患，生理的O脚などとの鑑別が重要である．
- 単純X線像で成長軟骨板内側の拡大，分節化やくちばし様変形がみられる（**図4**）．
- 変形が軽度であれば経過観察を行う．
- 変形が強く，改善傾向がなければ骨切り術などの手術を行う．

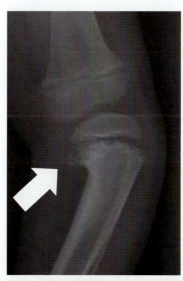

図4　Blount病の左膝単純X線立位正面像
脛骨近位の成長軟骨板内側部の拡大，分節化がみられる（矢印）．
（千葉県こども病院　及川泰宏先生よりご提供）

参考文献
1) 亀ヶ谷真琴編．こどもの整形外科疾患の診かた．第2版．診断・治療から患者家族への説明まで．東京：医学書院；2019．
2) 西須　孝．これが私の小児整形外科診療．適切な診療への道しるべ．東京：南山堂；2018．
3) Rodríguez-Olivas, Hernández-Zamora E, Reyes-Maldonado E. Legg-Calvé-Perthes disease overview. Orphanet J Rare Dis 2022；17：125．

Ⅳ 疾患総論

小児

先天性筋性斜頸

合格へのチェック！ 正しいものに○，誤ったものに×をつけよ。

1. 胸鎖乳突筋の拘縮が原因である。 （ ）
2. 右筋性斜頸では左側屈右回旋位の斜頸位となる。 （ ）
3. 骨盤位分娩に多くみられる。 （ ）
4. 新生児期から生後3カ月くらいまでは胸鎖乳突筋内の腫瘤として触れることが多い。 （ ）
5. 自然に治癒することはない。 （ ）
6. 新生児期から乳児期に外科治療を行う。 （ ）
7. 手術は拘縮している胸鎖乳突筋の下端切離または両端切離が多く行われている。 （ ）
8. 学童期以降まで放置すると顔面非対称の改善が得られにくくなる。 （ ）

解答は次ページ下に。

専門医試験ではこんなことが問われる！
① 先天性筋性斜頸の身体的特徴
② 先天性筋性斜頸の自然経過と治療方法
（第20回 問43，第28回 問37，第29回 問57，第31回 問34など）

知識の整理

先天性筋性斜頸について述べよ
(設問1～8)

- 骨盤位分娩や初産婦に多くみられ，胎生期の姿位による胸鎖乳突筋の浮腫や阻血による線維化が原因ではないかと考えられているが，はっきりとした病因は解明されていない。
- 線維化による胸鎖乳突筋の拘縮で頭部が傾き，顎は健側の肩に向かう姿位となる。コマドリが顔を傾けるしぐさに例えて"cock robin position"ともよばれる。左の胸鎖乳突筋の拘縮（左筋性斜頸）の場合，頭部は左に側屈，右に回旋する（図1）。
- 出生時に頸部の皮下腫瘤として触れることが多く，生後3カ月ごろに最大となり，以降は自然消退することが多い。1歳までに8割以上が自然軽快するため，乳児期は経過観察のみが行われる。1～2割の症例は胸鎖乳突筋の線維化が残り，外科治療を要する。1歳半以降に自然軽快することは少なく，幼児期以降に斜頸位が残存する場合は手術が行われる。学童期以降まで放置すると顔面の非対称が改善しにくくなるため，時期を逃さずに治療を行う必要がある。拘縮している胸鎖乳突筋の下端切離または両端切離が多く行われている。

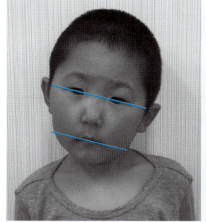
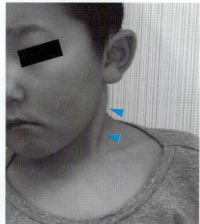

図1 左筋性斜頸（5歳，男児）
a：左側屈・右回旋の斜頸位を呈している。顔面の左右非対称も生じている。
b：左胸鎖乳突筋の拘縮がみられる（▲）。

先天性内反足

合格へのチェック！

正しいものに○，誤ったものに×をつけよ。

1. 内反変形だけでなく内転，凹足，尖足も同時に呈した変形である。 （　　）
2. 男児に多く，全体の発生頻度は1/1,500人程度である。 （　　）
3. 歩行開始後に治療を開始する。 （　　）
4. ギプス矯正法としてPonseti法が主に行われている。 （　　）
5. ギプス矯正では尖足の矯正を最初に行う。 （　　）
6. Ponseti法では膝上までギプス固定が行われる。 （　　）
7. 矯正位の維持のためにDenis-Browne装具が用いられる。 （　　）

解答は次ページ下に。

専門医試験では こんなことが 問われる！

> ①先天性内反足の変形様式（内反だけでない複雑な変形）
> ②先天性内反足の初期治療（ギプス矯正法）
>
> （第20回 問84，第22回 問83，第24回 問84，第26回 問43，第28回 問83，
> 第29回 問116，第30回 問35，第30回 問116，第31回 問115，第32回 問38・115，
> 第33回 問70，第34回 問34，第35回 問34など）

知識の整理

先天性内反足について述べよ
(設問1〜7)

- 前足部の内転，後足部の内反，足部全体の凹足と尖足を合わせた変形を呈する先天性の足部変形である（**図2**）。踵骨前方は距骨の下に入り込んでいて，足部X線の正面像でも側面像でも距踵角は小さくなっている。約2：1で男児に多く，片側と両側の比率は同程度である。二分脊椎症などの下肢麻痺に合併するものは麻痺性内反足とよび病態が異なる。アキレス腱の短縮による尖足の合併が必ずみられ，尖足を伴わないものは内転足とよばれたり，単なる胎内姿位の遺残で治療を要さないものであったりする可能性がある。患側の下腿筋群も萎縮・短縮しており，一般的に患側の下腿は細く，足部もやや小さい。

- 初期治療として，足底腱膜や三角靱帯，ばね靱帯（底側踵舟靱帯）の拘縮を改善させるためにPonseti法などのギプス矯正法が新生児期から開始される。Ponseti法では尖足に対する矯正は積極的には行わず，4〜7回程度のギプス矯正の後に残った尖足に対しては経皮的なアキレス腱切腱を行って尖足を矯正する。ギプス矯正中に過度な背屈強制を行うと舟底変形を生じるため注意が必要である。

- ギプス矯正後はDenis-Browne（デニスブラウン）装具を用いて矯正位の維持を図る。3〜4歳まで夜間の装具装着を行うことが肝要とされており，装具のコンプライアンス不良は変形再発のリスクを高める。内反足の再発や遺残に対しては，軟部解離術などの種々の手術療法が行われる。

- 生下時にみられる足部変形として，足底の舟底変形がみられることがあり，尖足を伴うものは垂直距骨とよばれ，治療を要する。尖足を伴わないものは外反踵足であり，幼児期の扁平足と同様に予後良好で，侵襲的な治療が必要になることは少ない。

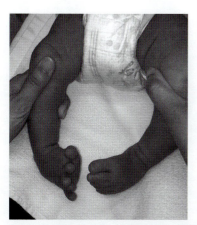

図2 先天性内反足（生後2週，男児）
両足とも前足部の内転，後足部の内反，足部全体の凹足と尖足内反変形がみられる。

正解	1	2	3	4	5	6	7
	○	○	×	○	×	○	○

骨系統疾患

合格へのチェック！

正しいものに○，誤ったものに×をつけよ。

骨形成不全症

1. Ｉ型コラーゲンの変異が原因である。 （　　）
2. 骨折を生じると骨癒合が得られにくい。 （　　）
3. 青色強膜や難聴を伴うことがある。 （　　）
4. 遺伝することはない。 （　　）

軟骨無形成症

5. 四肢短縮型低身長を呈する。 （　　）
6. 線維芽細胞増殖因子３型受容体の遺伝子異常によって生じる。 （　　）
7. 精神発達遅滞も合併し，生命予後は不良である。 （　　）
8. 腰椎の形態は正常である。 （　　）
9. 手の形態は三尖手とよばれる特徴がある。 （　　）

その他の骨系統疾患

10. Ollier病は内軟骨腫が多発する。 （　　）
11. Ollier病では悪性化する頻度は低い。 （　　）
12. 多発性軟骨性外骨腫症ではしばしば悪性化がみられる。 （　　）
13. 大理石骨病では骨吸収が亢進する。 （　　）
14. 脊椎骨端異形成症では変形性関節症が問題となる。 （　　）
15. Larsen症候群は頚椎の後弯変形が特徴である。 （　　）
16. Larsen症候群は多発性関節脱臼が特徴である。 （　　）

解答は次ページ下に。

専門医試験では こんなことが 問われる！

①骨形成不全症の特徴
②軟骨無形成症の特徴
③その他の代表的骨系統疾患の概略

（第20回 問17，第21回 問8・44，第22回 問1，第23回 問41，第24回 問16・49，
第27回 問37・55，第28回 問36，第29回 問40，第31回 問35・61，
第32回 問36・37，第33回 問33，第34回 問33，第35回 問35など）

知識の整理

骨形成不全症について述べよ　　　　　　　　　　　　　　　　　　　　（設問1～4）

- 骨系統疾患のなかで比較的頻度の高い疾患である（**図3**）。I型コラーゲンの異常により，全身骨の脆弱性のために頻回な骨折を生じ，四肢の変形が問題となるが，骨癒合は良好である。Silence分類が用いられることが多く，周産期致死性の重症型から，生涯に数回骨折する程度の軽症型まで，重症度は多様である。遺伝形式は常染色体顕性遺伝と潜性遺伝をとるものがある。骨以外の特徴として，青色強膜，難聴，歯牙形成不全などが挙げられる。
- 頻回な骨折を生じる症例にはビスホスホネート製剤を用いた内科治療が行われる。下肢の弯曲変形に対して矯正骨切りと髄内釘を用いた外科治療が行われることもある。

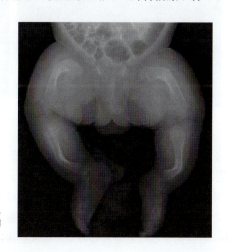

図3　骨形成不全症（生後3カ月，男児）
両下肢に多発骨折を認め，著明な変形を呈している。本児は胎児期から大腿骨の弯曲を指摘されていた。

軟骨無形成症について述べよ　　　　　　　　　　　　　　　　　　　　（設問5～9）

- 骨系統疾患のなかで比較的頻度の高い疾患である。線維芽細胞増殖因子3型受容体の遺伝子異常によって生じ，四肢の短縮型低身長を呈することが特徴で，下肢はO脚を呈する（**図4a**）。手指も短く，示指・中指間または中指・環指間が開いた三尖手とよばれる形態も特徴である。一般的に生命予後は良好であり，知的障害は伴わない。低身長に対して成長ホルモンの投与が行われてきたが，2022年に新薬ボソリチドが日本でも承認され，使用が広まっている。外科治療として創外固定器を用いた長管骨の仮骨延長法が行われる。
- 腰椎X線正面像で椎弓根間距離が尾側で狭くなっていくのが特徴で，比較的若年で脊柱管狭窄症が問題となることもある（**図4b**）。また，胸腰椎移行部での後弯も特徴である。

その他の骨系統疾患について述べよ　　　　　　　　　　　　　　　　　（設問10～16）

Ollier病（多発性内軟骨腫症）

- 多発する内軟骨腫を特徴とする先天性疾患である。片側に偏在することが多く，骨の変形や

正解	1	2	3	4	5	6	7	8	9	10	11	12	13	14	15	16
	○	×	○	×	○	○	×	×	○	○	×	○	×	○	○	○

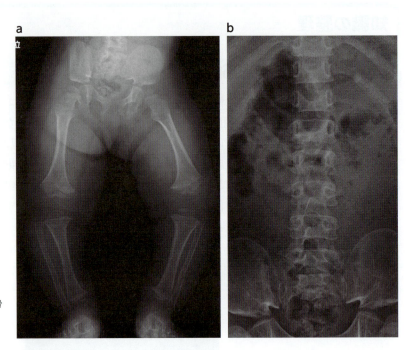

図4 軟骨無形成症
a：下肢全長（3歳, 女児）
臼蓋の水平化, 太くて短い下肢の長管骨と骨幹端の幅の拡大。
b：腰椎正面像（3歳, 女児）
尾側ほど椎弓根間距離が狭くなる。

脚長不等が問題となる。内軟骨腫が急速に増大する場合は悪性化に留意する。

多発性軟骨性外骨腫症
▶ 外骨腫が多発する疾病である。家族内発生がみられるものは常染色体顕性遺伝のもので, 遺伝性多発性外骨腫症とよばれる。尺骨の成長障害により前腕の弯曲や橈骨頭脱臼を生じ, 肘の機能障害をきたす。悪性化することもあるので, 骨成熟後に増大傾向がみられる場合は注意が必要である。

大理石骨病
▶ 破骨細胞の機能不全により骨吸収障害を生じ, びまん性の骨硬化を生じる疾病である。常染色体顕性遺伝と潜性遺伝がある。髄腔の海綿骨が皮質骨で埋まってしまうため, 造血障害により汎血球減少や貧血がみられることがある。リモデリングが障害されるため病的骨折や疲労骨折が問題となる。

脊椎骨端異形成症
▶ Ⅱ型コラーゲンの遺伝子変異により成長軟骨や関節軟骨の障害を生じ, 体幹短縮型低身長や早期の変形性関節症を呈する疾病である。全身の骨化遅延を特徴とし, 軽症例でも大腿骨頭の骨化遅延などがみられる。X線像で西洋梨型の椎体が特徴である。早期に変形性関節症を発症する。

Larsen症候群
▶ 先天的に多発性関節脱臼を示す常染色体顕性遺伝の疾患である。関節脱臼は大関節（股関節, 膝関節, 肘関節）に多くみられ, 内反足を伴うことも多い。頸椎の形成不全による後弯変形を伴い, 頸髄症を呈することがある。踵骨の二重骨化も特徴である。

整形外科的管理を要する先天異常症候群

合格へのチェック！

正しいものに○，誤ったものに×をつけよ。

1. Marfan症候群は脊柱側弯を合併することが多い。 （　　）
2. Ehlers-Danlos症候群は脊柱側弯が特徴である。 （　　）
3. 先天性下腿偽関節症はvon Recklinghausen病にみられる。 （　　）
4. 先天性下腿偽関節症はギプス固定が有効である。 （　　）

解答は次ページ下に。

専門医試験ではこんなことが問われる！

① Marfan症候群の特徴
② Ehlers-Danlos症候群の特徴
③ 先天性下腿偽関節症の特徴

（第26回 問68，第29回 問61，第31回 問33，第35回 問33など）

Ⅳ 疾患総論／小児

知識の整理

Marfan症候群について述べよ （設問1）

▶ やせ型の高身長で，四肢および指が細長く，眼の水晶体脱臼や心臓・大血管の異常が特徴の症候群である。その長い上肢により，身長よりも長いarm spanが，長い指により，thumb signやwrist signがみられる。脊柱側弯は半数以上にみられ，頚椎の後弯も特徴的である。骨格の異常として，漏斗胸や扁平足がみられることも多い。

Ehlers-Danlos症候群について述べよ （設問2）

▶ 結合組織の脆弱性をもつ疾患で，皮膚の過伸展や関節弛緩性などが特徴である。古典型，関節可動亢進型，血管型が比較的多い。その他，後側弯型，多発関節弛緩型，皮膚脆弱型があり，6型に分類される。損傷した皮膚の治癒に注意を要し，手術創の抜糸は遅らせることが望ましい。

先天性下腿偽関節症について述べよ （設問3～4）

▶ von Recklinghausen病ともよばれていた神経線維腫症Ⅰ型に伴う下腿の疾患である。生下時から偽関節なものと，髄腔の狭小化と変形のみのものもある。変形部で一度骨折を生じると非常に難治性で，保存治療での骨癒合は見込めない。脊柱側弯症の合併も多く，併せて管理していく必要がある。

脳性麻痺

合格へのチェック！　正しいものに○，誤ったものに×をつけよ。

1. 周産期の脳虚血によって生じた知的障害は脳性麻痺に含まれる。（　）
2. 周産期の脳虚血によって生じた運動障害は脳性麻痺に含まれる。（　）
3. 脊柱側弯と麻痺性股関節脱臼の発生に注意する必要がある。（　）
4. 股関節外転，肘伸展，手関節背屈などの関節拘縮がみられる。（　）
5. 痙性尖足の治療にボツリヌス毒素注射が行われる。（　）
6. 痙直型では折りたたみナイフ現象がみられる。（　）

解答は次ページ下に。

専門医試験ではこんなことが問われる！

① 脳性麻痺の定義（厚生省脳性麻痺研究班1968年）
② 筋の痙縮によって生じる特徴的な姿位
③ 脳性麻痺にみられる整形外科的問題点

（第23回 問51，第26回 問76，第27回 問49，第33回 問43，第35回 問43など）

知識の整理

脳性麻痺について述べよ　(設問1〜6)

▶ 脳性麻痺は1968年の厚生省脳性麻痺研究班により「受胎から新生児（生後4週以内）までの間に生じた，脳の非進行性病変にもとづく永続的な，しかし変化しうる運動および姿勢の異常である。その症状は満2歳までに発現する。進行性疾患や一過性運動障害，また将来正常化するであろうと思われる運動発達遅滞は除外する。」と定義されている。病因として低酸素脳症，新生児仮死，核黄疸，低出生体重児，低血糖，頭蓋内出血，脳脊髄膜炎などが挙げられている。痙直型（70％），アテトーゼ型（20％），運動失調型，混合型の4つに分類される。

▶ 最も多い痙直型では筋の痙縮により股関節内転（はさみ肢位），肘屈曲，前腕回内，手関節掌屈，手指屈曲などの特徴的な肢位をとり，関節拘縮をきたす。股関節の亜脱臼も高頻度にみられ，筋解離術や骨切り術などが行われる。自力で移動できない重症例ほど脊柱側弯症の合併が多い。痙性尖足の治療にボツリヌス毒素注射が行われる。

▶ アテトーゼ型では筋緊張が変動するため，関節拘縮をきたすことは少ないが，過剰な頸椎の不随意運動により頸椎症・頸髄症を生じる。

▶ 痙縮治療として選択的脊髄後根切断術やバクロフェン髄腔内投与なども行われている。

前ページの答え

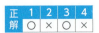

分娩麻痺

合格へのチェック！

正しいものに○，誤ったものに×をつけよ。

1. 肩甲難産，骨盤位分娩，吸引・鉗子分娩はリスクファクターである。 （　）
2. 低出生体重児はリスクファクターである。 （　）
3. 上位型ではWaiter's tip positionがみられる。 （　）
4. Horner徴候や横隔神経麻痺を生じることがある。 （　）

解答は次ページ下に。

専門医試験ではこんなことが問われる！

① 分娩麻痺のリスクファクター
② 上位型麻痺の特徴

（第26回 問51，第30回 問34など）

知識の整理

分娩麻痺について述べよ

(設問1〜4)

▶ 分娩時の腕神経叢の牽引で生じる麻痺である。肩甲難産，吸引・鉗子分娩，巨大児（4,000g以上）がリスクファクターとして知られている。帝王切開では経腟分娩よりも発生頻度が低い。上位型（Erb麻痺），全型，下位型（Klumpke麻痺）に分けられる。上位型では肩内旋内転・肘伸展位・前腕回内のWaiter's tip positionとよばれる肢位をとることが特徴である。

▶ 分娩骨折に伴う仮性麻痺との鑑別を要し，鎖骨骨折や上腕骨骨折を除外する必要があるが，分娩骨折と分娩麻痺が合併することもある。C3-5の損傷では横隔神経の麻痺，T1神経根の引き抜きではHorner徴候がみられることがある。

▶ 自然回復する一過性神経伝導障害から，自然回復が望めない神経根の引き抜き損傷や神経断裂まで混在する。生後3〜9カ月の間に予後評価が行われ，予後不良例には神経修復術が行われる。

前ページの答え

正	1	2	3	4	5	6
解	×	○	○	×	○	○

被虐待児症候群

合格へのチェック！　正しいものに○，誤ったものに×をつけよ。

1. 2歳未満の骨折では被虐待児症候群を念頭に置く。　　　　　　　　　　　（　）
2. さまざまな治癒過程の骨折が混在する。　　　　　　　　　　　　　　　　（　）
3. 虐待を疑った場合は衣服を脱がせて肌の状態を確認することも重要である。（　）
4. 骨折の保存治療は通常通り外来通院で行う。　　　　　　　　　　　　　　（　）

解答は次ページ下に。

専門医試験ではこんなことが問われる！
①被虐待児症候群にみられる骨折の特徴
②被虐待児症候群を疑ったときの対応

（第22回 問41，第23回 問39，第27回 問40など）

前ページの答え

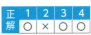

正解　1: ○　2: ×　3: ○　4: ○

知識の整理

被虐待児症候群について述べよ　　　　　　　　　　　　　　　　　(設問1〜4)

- 保護者がその監護する児童を虐待することであり，身体的虐待だけではなく，性的虐待，ネグレクト，心理的虐待も含まれる．身体的虐待はしばしば骨折を伴い，整形外科医が初診医になることが少なくない．ここで虐待を見抜けないと，場合によっては死に至る虐待に発展する可能性もある．虐待に伴う骨折の80％は2歳未満に生じるとされ，乳幼児の骨折を診る際は，虐待の可能性を念頭に置いて診察する必要がある（**図5**）．
- 寝返りを打てない月齢の児のベビーベッドからの転落など，保護者の述べる受傷起点と矛盾する骨折がある場合は本症を疑う．虐待に特有な骨折のX線所見として，(1) さまざまな治癒過程の複数の骨折，(2) 関節に強い牽引やねじれの力が加わって生じる関節包・靱帯付着部の剥離骨折（corner fracture），(3) 後方や側方の多発肋骨骨折，(4) 第3骨片を伴う長管骨骨幹部骨折などがある．衣服を脱がせて観察することも重要で，熱傷の瘢痕や，皮下出血がみられることも特徴である．
- 虐待を疑ったら児を保護するために必ず入院させる．院内に小児科がない場合は早期に小児科のある病院に転院させる．児童福祉法に従い，児童相談所または福祉事務所に届け出る．

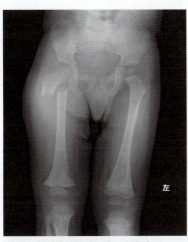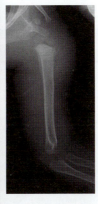

図5　被虐待児（2歳，男児）
右大腿骨転子下骨折で入院加療となった．両大腿骨顆上部や左上腕骨に陳旧性骨折がみられる．

参考文献
1) 井樋栄二, 吉川秀樹, 津村 弘, ほか編. 標準整形外科学. 第14版. 東京：医学書院；2020.
2) 大鳥精司, 高相晶士, 出家正隆, ほか編. TEXT整形外科学. 改訂5版. 東京：南山堂；2019.
3) Tachdjian's Pediatric Orthopaedics, 6th ed.
4) 日本小児整形外科学会 教育研修委員会 編. 小児整形外科テキスト. 改訂第2版. 東京：メジカルビュー社；2016.
5) 亀ヶ谷真琴, 編. こどもの整形外科疾患の診かた. 第2版. 東京：医学書院；2019.
6) 西須 孝. これが私の小児整形外科診療－適切な診療への道しるべ－. 改訂2版. 東京：南山堂；2022.

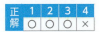

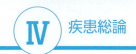

Ⅳ 疾患総論

代謝性骨疾患

骨粗鬆症

合格へのチェック！　正しいものに○，誤ったものに×をつけよ．

1. 骨粗鬆症性椎体骨折では半数以上は無症候性である．（　）
2. 骨粗鬆症では類骨組織の増加がみられる．（　）
3. DXA法では高齢者の腰椎の測定値は過大評価されやすく，判定に注意を要する．（　）
4. DXA法では骨質の評価も可能である．（　）
5. 骨代謝マーカーの値により骨粗鬆症の診断が可能である．（　）
6. グルココルチコイド誘発性骨粗鬆症では，骨密度低下前に骨折リスクが上昇する．（　）
7. 血清25(OH)D値はビタミンDの充足状態を示す指標である．（　）
8. ビスホスホネート製剤はカルシウム剤と同時に服用する．（　）
9. ビタミンDによる転倒抑制効果が認められる．（　）
10. テリパラチドは骨吸収抑制薬に分類される．（　）
11. デノスマブはヒト型抗RANKLモノクローナル抗体製剤であり，関節リウマチの骨びらんの進行抑制効果を有する．（　）
12. ラロキシフェンは静脈血栓塞栓症のある患者，または既往歴のある患者には禁忌である．（　）

解答は次ページ下に．

専門医試験ではこんなことが問われる！

① 骨粗鬆症の病態と定義
② 骨粗鬆症の診断手順［二重エネルギーX線吸収法（DXA法）と骨代謝マーカー］
③ 骨粗鬆症治療薬の種類と作用・副作用

（第28回 問38・39，第29回 問35～37，第30回 問13・39・40，第31回 問37・38，第32回 問39，第33回 問37，第35回 問37，第36回 問36など）

知識の整理

骨粗鬆症の病態と定義について説明せよ
(設問1〜2)

▶ 骨粗鬆症は，骨強度（骨質＋骨密度）の低下により骨が脆弱化し，骨折をきたしやすくなった病態である。米国国立衛生研究所（NIH）によると「骨折リスクを増すような骨強度上の問題をすでにもっている人に起こる骨格の疾患」と定義されている（NIHコンセンサス会議，2000年）。

▶ 骨粗鬆症では立った姿勢からの転倒などの軽微な外力で骨折を生じるが，高度な骨粗鬆症では外傷がはっきりしない例や，寝たきりの高齢者では「おむつ骨折」を生じる。椎体骨折では骨折治癒後も椎体の変形や高さの減少が残存し，脊柱後弯変形，身長低下をきたす。変形が高度になると易転倒性となり，胸郭や腹部への圧迫が強まり，逆流性食道炎の原因となる。椎体骨折，大腿骨近位部骨折ともにADLとQOLの低下をきたし，生命予後が不良となる。

骨粗鬆症の診断手順について説明せよ
(設問3〜5)

▶ わが国での原発性骨粗鬆症の診断手順を**図1**に示す。脆弱骨折（椎体骨折または大腿骨近位部骨折）を有している場合は骨密度にかかわらず骨粗鬆症と診断しうる。その他の部位の骨折を有している場合は，若年成人平均値（young adult mean；YAM）が80%未満を骨粗鬆症とする。この場合の注意点は，骨密度は原則として腰椎または大腿骨近位部骨密度とする。また，複数部位で測定した場合にはより低い値を採用する。

▶ 二重エネルギーX線吸収法（dual energy X-ray absorptiometry；DXA法）により得られる骨ミネラル密度（bone mineral density；BMD）は，照射部位の骨ミネラル量を投影面積で除した値である。高齢者の腰椎骨密度測定では，骨棘など脊柱の変性要素によって過大評価されやすい。橈骨遠位部での骨量測定は診断には使用できるが，治療による変化などのモニター部位としてはあまり有用でない。

▶ 検査としては，続発性骨粗鬆症の除外のためにも血清カルシウム，リン，アルカリホスファターゼ（ALP）は必須であるが，骨代謝マーカーは病態解明，治療方針決定，治療効果判定に重要な検査である。血清酒石酸抵抗性酸ホスファターゼ-5b（TRACP-5 b），尿中I型コラーゲン架橋N-テロペプチド（NTX）に代表される骨吸収マーカーが，高値であれば骨吸収を反映し脆弱性骨折のリスクが高い。一方，骨形成を反映する骨形成マーカーとしてはI型プロコラーゲン-N-プロペプチド（P1NP）の他にALPのアイソザイムの1つである血清骨型アルカリホスファターゼも重要である。

正解	1	2	3	4	5	6	7	8	9	10	11	12
	○	×	○	×	×	○	○	×	○	×	○	○

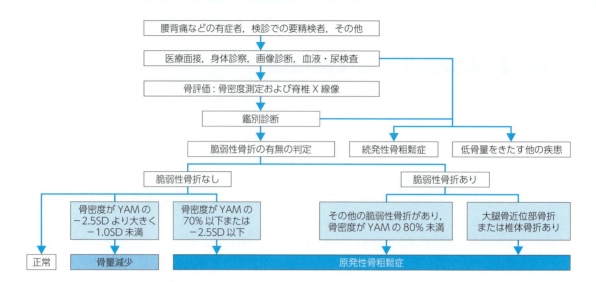

図1 原発性骨粗鬆症の診断手順
(骨粗鬆症の予防と治療ガイドライン作成委員会 編：骨粗鬆症の予防と治療ガイドライン2015年版，2015，東京，ライフサイエンス出版，p18より転載)

骨粗鬆症の薬物治療について説明せよ　(設問6〜12)

- ビスホスホネート製剤は，1990年初めよりわが国でも骨粗鬆症の治療薬として広く使用されるようになった。グルココルチコイド誘発性骨粗鬆症*に対する第1選択薬である。破骨細胞による骨吸収を阻害し，骨代謝回転を低下させる。腸管からの吸収は悪く，さらにカルシウム存在下ではより吸収が阻害される。合併症として逆流性食道炎などの胃腸障害，顎骨壊死，非定型性大腿骨骨折などが知られている。

*プレドニゾロン換算で1日量5mg，3カ月以上の使用で骨折危険性が増加する。

- ビタミンDは脂溶性ビタミンであり，皮膚の細胞にて紫外線照射によって生合成される。血清25(OH)D濃度が30ng/mL以上をビタミンD充足，20〜30ng/mLを不足，20ng/mL未満を欠乏と判断する。低値では転倒，筋力低下と関連し，ビタミンD製剤による有意な転倒抑制効果が報告されている。過剰投与で高カルシウム血症をきたすので腎機能含めてモニタリングは必要である。

- テリパラチドは，遺伝子組み換えパラトルモン [ヒトパラトルモン(parathormone；PTH)のN末端から34個のアミノ酸を切り出したポリペプチド] である。PTHは副甲状腺・上皮小体から分泌されるポリペプチドホルモンである。テリパラチドは，間欠的投与により，破骨細胞よりも骨芽細胞に作用・活性化させることで骨形成を促進し骨量を増加させる骨形成促進剤である。

- デノスマブは，遺伝子組換え抗NF-κB活性化受容体リガンド(抗RANKL)ヒトIgG2モノクローナル抗体である。RANKLは，膜結合型あるいは可溶型として存在し，骨吸収を司る破骨細胞およびその前駆細胞の表面に発現する受容体(receptor activator for nuclear factor-κB；RANK)を介して破骨細胞の形成，機能および生存を調節する必須の蛋白質である。抗RANKL抗体投与による低カルシウム血症は，腎機能障害患者に発生しやすいことが知られている。

▶ラロキシフェンは選択的エストロゲン受容体モジュレーターであり，乳房や子宮ではエストロゲン作用を発現しないが，骨にはエストロゲン作用を発揮する。副作用として静脈血栓塞栓症が報告されているため，静脈血栓塞栓症のある患者またはその既往歴のある患者へは投与は禁忌である。

くる病，骨軟化症

合格へのチェック！　正しいものに○，誤ったものに×をつけよ．

1. 骨端線閉鎖以前に発症したものをくる病とよび，膝内反変形がみられる．（　）
2. ビタミンD欠乏性くる病では血清カルシウム値は正常もしくは低下する．（　）
3. ビタミンD依存症I型はビタミンD受容体の異常による．（　）
4. 低リン血症性くる病では骨や軟骨の石灰化障害により類骨が増加する．（　）
5. 成人発症の骨軟化症では骨軟部腫瘍や胃腸管切除が原因となりうる．（　）
6. 胃腸管切除は成人発症の骨軟化症の原因となりうる．（　）
7. 腎性骨異栄養症では副甲状腺機能亢進症と骨軟化症の所見が重複する．（　）
8. 骨軟化症では単純X線像で骨膜下骨吸収が特徴である．（　）
9. 骨軟化症の治療には半減期の長い活性型ビタミンDを用いる．（　）

解答は次ページ下に．

専門医試験ではこんなことが問われる！

① くる病・骨軟化症の病態
② くる病・骨軟化症の病因

（第28回 問35，第29回 問34，第30回 問37，第32回 問40，第33回 問36，第34回 問36，第35回 問36，第36回 問37など）

知識の整理

くる病・骨軟化症について説明せよ　　　　　　　　　　　（設問1～2，7～9）

- 骨や軟骨の石灰化障害により，類骨（osteoid；石灰化していない骨）が増加する疾患で，骨成長後の成人に発症するものを「骨軟化症」という。これに対して，骨成長前の小児に発症するものを「くる病」という。
- 組織学的には類骨過剰状態を呈し，骨形成の障害と骨脆弱性の亢進がみられる。成長期では成長軟骨板での骨化が障害され，軟骨細胞の不規則配列や不整，軟骨成長板の横径拡大がみられる。
- くる病では歩行開始遅延，O脚変形，低身長，う歯などがみられる。成人発症例では骨折，骨痛，筋力低下を主徴とする。低カルシウム血症が強い場合には痙攣や振戦，テタニー徴候，筋力低下などが乳幼児から現れる場合があるが，多くの場合は歩行開始後のO脚を主とする下肢変形で発見されることが多い。
- 血液生化学所見では血清リン値は低下し，血清ALPが高値を示す。進行すれば副甲状腺ホルモン上昇，血清カルシウム，25（OH）D低下を呈する。くる病ではX線像で骨幹端での横径の拡大や中央部の盃状陥没，骨軟骨板との境界の不鮮明化が認められ，膝では内反変形を伴うことが多い（図2）。治療にはビタミンD中毒症を回避するために，半減期の短い活性型ビタミンDが使用される。その効果が出現すると血清ALP値が低下する。

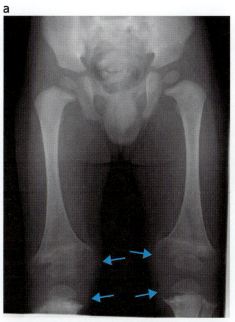
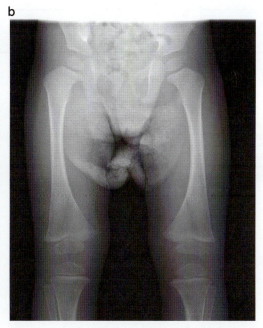

図2　くる病（ビタミンD欠乏性）のX線像
a：1歳8カ月；骨端線の拡大，不整，横径拡大（矢印）
b：2歳1カ月；日光浴，ビタミンDなどによる治療後5カ月で改善

（茨城県立こども病院 塚越祐太先生よりご提供いただいた）

正解	1	2	3	4	5	6	7	8	9
	○	○	×	○	○	○	○	×	×

くる病・骨軟化症の病因について説明せよ

(設問3〜6)

▶ 原因はビタミンD欠乏，胃腸管切除，消化吸収障害などによるビタミンD濃度の低下と，炎症，自己免疫疾患，薬剤を原因とする腎尿細管障害によるリン濃度の低下などさまざまである（**表1**）。成人発症の骨軟化症の原因となる骨・軟部腫瘍の存在が報告されている。腫瘍の種類は多様であるが，良性血管性腫瘍が最も多い。

▶ ビタミンD欠乏性くる病は，アレルギー疾患における誤った食事制限，菜食主義などの偏食，日中の外出をせず母親とともに室内のみでの生活，消化管疾患などによる脂肪吸収の障害，抗痙攣薬の投与などによりビタミンDの摂取や産生が悪くなり発症する。療育者の食生活や行動などによりくる病が発症することが多くなってきている。治療は食事の改善と日光浴などの生活指導とビタミンD投与を行う。

▶ ビタミンD依存性くる病・骨軟化症は2つのタイプに分類され，1型はビタミンDの活性化障害であり，2型が受容体異常症である。治療として2型では大量のビタミンD投与を要する。

▶ 低リン血症性くる病は異常石灰化グループに含まれる疾患で，ビタミンD欠乏性くる病とは異なる遺伝性のくる病である。遺伝形式は常染色体優性・劣性，X染色体優性・劣性とさまざまである。

表1　くる病・骨軟化症の病因

A.ビタミンD作用不全	・ビタミンD欠乏性くる病・骨軟化症 ・ビタミンD依存性くる病・骨軟化症*1 ・腎性骨ジストロフィー
B.リン欠乏（低リン血症）	・低リン血症性くる病・骨軟化症 ・腫瘍性骨軟化症
C.アシドーシス	・尿細管性アシドーシス ・Fanconi症候群*2
D.その他	・低ホスファターゼ症 ・薬剤性くる病・骨軟化症

＊1 腎臓の25水酸化ビタミンD-1α水酸化酵素遺伝子（CYP27B1）の不活性型変異によりビタミンD活性化が障害されるビタミンD依存症1型（vitamin D-dependent rickets, type 1：VDDR 1）と，ビタミンD受容体遺伝子（VDR）の不活性型変異によりビタミンDの作用が障害されるビタミンD依存症2型（vitamin D-dependent rickets, type 2：VDDR 2）に分類される。

＊2 近位尿細管の全般性溶質輸送機能障害により，本来近位尿細管で再吸収される物質が尿中への過度の喪失をきたす疾患群である。アミノ酸，ブドウ糖，重炭酸無機リンなどの溶質再吸収が障害されその結果として代謝性アシドーシス，電解質異常，脱水，発達障害，くる病・骨軟化症などを呈する。

(文献2より引用)

副甲状腺機能異常

合格へのチェック！

正しいものに○，誤ったものに×をつけよ。

1. 原発性副甲状腺機能亢進症では多飲，多尿の症状が出現する。 （　　）
2. 原発性副甲状腺機能亢進症では褐色腫 (brown tumor) が出現する。 （　　）
3. 原発性副甲状腺機能亢進症では脊椎のラガージャージ像が特徴的である。 （　　）
4. 原発性副甲状腺機能亢進症では血清カルシウム値は低下する。 （　　）
5. 原発性副甲状腺機能亢進症では尿中カルシウム排泄が低下する。 （　　）

解答は次ページ下に。

専門医試験では こんなことが 問われる！

①原発性副甲状腺機能亢進症の病態（特にカルシウム，リンの動態）
②原発性副甲状腺機能亢進症のX線所見

（第32回 問41など）

IV 疾患総論／代謝性骨疾患

知識の整理

原発性副甲状腺機能亢進症の病態について説明せよ
（設問4〜5）

▶ 高カルシウム血症を呈する病態は悪性腫瘍やBasedow病などさまざまであるが，第一に副甲状腺（上皮小体）機能亢進症を考える。多尿，多飲，消化管潰瘍，体重減少などが特徴的である。

▶ 副甲状腺ホルモン（parathyroid hormone；PTH）は骨代謝回転を亢進させる作用を有するが，通常は骨吸収が骨形成より優位になり，骨量減少をきたす。原発性副甲状腺機能亢進症の原因として，副甲状腺の単発性腺腫が多い。PTHの産生過剰により高カルシウム血症，高アルカリホスファターゼ血症，低リン血症を呈する。尿細管リン再吸収率（percent tubular reabsorption of phosphate；% TRP）は低下し，尿中のカルシウム，リン排泄は増加する。

原発性副甲状腺機能亢進症のX線所見について説明せよ
（設問2〜3）

▶ 特徴的なX線所見として，頭蓋骨の脱灰像（salt and pepper skull），下顎・歯の歯硬線の消失，脊椎ラガージャージ像，異所性石灰化などがある。

▶ 骨吸収は海綿骨より皮質骨に顕著である（periosteal bone resorption）。骨吸収が著しく亢進した結果，線維性囊胞性骨炎，褐色腫などを生じうる。褐色腫は，組織学的に骨巨細胞腫に類似した偽腫瘍である。

甲状腺機能異常と成長ホルモン異常

合格へのチェック！　　正しいものに○，誤ったものに×をつけよ。

1. 甲状腺機能亢進症では高回転型骨代謝になる。　　　　　　　　　　　　　　　（　　）
2. 甲状腺機能低下症では乳歯脱落遅延が特徴である。　　　　　　　　　　　　　（　　）
3. 甲状腺機能低下症では血清ALP値は低下する。　　　　　　　　　　　　　　　（　　）
4. 成長ホルモン過剰症では骨端線閉鎖以前では末端が肥大する。　　　　　　　　（　　）

解答は次ページ下に。

専門医試験ではこんなことが問われる！

① 甲状腺ホルモンが骨代謝に与える影響
② 成長ホルモンの骨関節への作用

（第29回 問58，第32回 問41など）

前ページの答え

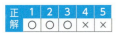

知識の整理

甲状腺機能亢進症について説明せよ (設問1)

▶ 甲状腺機能亢進症では高回転型骨代謝となり、骨吸収・骨形成が同時に亢進する。そのため骨密度が低下して骨粗鬆症が生じやすい。血清リン値、血清カルシウム値は正常である。血清ALPと血清オステオカルシン値は増加する。治療により甲状腺機能を抑制すると、亢進した骨リモデリングは正常化され、骨量も回復する。25-ヒドロキシビタミンDの1α位が腎臓で水酸化されると活性型ビタミンD［1α，25（OH）2D］となる。

甲状腺機能低下症について説明せよ (設問2〜3)

▶ 甲状腺機能低下症は骨吸収，骨形成ともに低下した低回転型骨代謝となる。小児では骨格の成長を障害し，骨のリモデリングが低下する。乳歯の脱落は遅延し，骨端核の出現も遅延する。二次性徴の発現は遅延する。骨端線はくる病に類似した不整像を生じる。血清ALP値は低下する。

成長ホルモン過剰症について説明せよ (設問4)

▶ 成長ホルモンの過剰分泌が原因となる成長ホルモン過剰症は骨端線の閉鎖前であれば下垂体性巨人症を引き起こす。一方，骨端線の閉鎖後に過剰な成長ホルモンが分泌されると，末端肥大症となる。成長ホルモンの過剰分泌は下垂体の主に好酸性の腺腫によるものが大半を占める。成長ホルモン自体は骨形成に作用するが，臨床の場では成長ホルモン過剰による影響のほか，下垂体機能障害，関節障害による活動性低下などが影響し，骨格への影響は症例ごとに異なる。

▶ 成長ホルモンの作用により骨軟骨，結合組織の増殖・肥大により，変形性関節症，靱帯付着部などの骨増殖がみられる。骨量に関しては症例により異なる。

▶ 成長ホルモン過剰による変形性関節症は，初期には関節軟骨細胞の増殖により関節裂隙は拡大するが，やがて関節症の進行とともに関節裂隙は消失する。

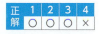

骨Paget病，その他

合格へのチェック！

正しいものに○，誤ったものに×をつけよ。

1. 骨Paget病では頭蓋骨以外の骨に変形が生じる。 （ ）
2. 骨Paget病の治療ではビスホスホネート製剤を用いる。 （ ）
3. 先天性脊椎骨端異形成症では外反股を呈する。 （ ）
4. Albright症候群では大腿骨近位部の羊飼い杖様変形が特徴である。 （ ）

解答は次ページ下に。

専門医試験では こんなことが 問われる！

①骨Paget病の病態
②骨系統疾患について
（第7回 問37，第28回 問36，第31回 問35，第32回 問8・39，第33回 問33など）

知識の整理

骨Paget病について説明せよ (設問1〜2)

- James Pagetが1877年に変形性骨炎（osteitis deformans）として発表した骨Paget病は，限局した部位で骨代謝回転が亢進する成人の慢性疾患である。白人に比べてアジア人ではまれである。反復する骨吸収とそれに伴う骨修復過程により，骨吸収と骨形成（骨代謝回転）が異常に亢進する。それらが局所的に不規則に交じり合ったモザイク状の組織を呈し，巨大破骨細胞（pagetic osteoblast）を伴う。頭蓋骨に発生することもまれではない。中高年に多く初期は無症状であるが，進行すると疼痛，変形，病的骨折，難聴，神経圧迫症状などを呈する。
- 血清ALP値は顕著に上昇し，X線像では骨透亮像と硬化像の混在（モザイク）がみられ，骨は肥厚変形する。治療薬としては，ビスホスホネートが有効である。

その他 (設問3〜4)

- 骨形成不全症では易骨折性が認められるが，仮骨の形成は正常である。
- 先天性脊椎骨端異形成症は体幹短縮型小人症扁平椎，長管骨骨端の異形成を主徴とする疾患で，内反股を呈し，股関節では若年性の変形性股関節症がみられる。
- Albright症候群は線維性骨異形成症，皮膚の色素沈着，性的早熟を3主徴とする。大腿骨近位部の羊飼い杖様変形とよばれる内反股が高度となると，歩行が障害される。

文献

1) 井樋栄二，吉川秀樹，津村　弘，ほか編．標準整形外科学．第14版．東京：医学書院；2020.
2) 大鳥精司，高相晶士，出家正隆，ほか編．TEXT整形外科．改訂第5版．東京：南山堂；2019.

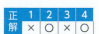

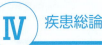 疾患総論

骨・軟部腫瘍

好発部位・好発年齢

合格へのチェック！　正しいものに○，誤ったものに×をつけよ。

1. 脊索腫は大腿骨に好発する。　　　　　　　　　　　　　　　　　　（　）
2. 骨巨細胞腫は仙骨に好発する。　　　　　　　　　　　　　　　　　（　）
3. 軟骨肉腫は骨盤に好発する。　　　　　　　　　　　　　　　　　　（　）
4. アダマンチノーマは大腿骨に好発する。　　　　　　　　　　　　　（　）
5. がんの骨転移は脊椎に好発する。　　　　　　　　　　　　　　　　（　）
6. 内軟骨腫は手指骨に好発する。　　　　　　　　　　　　　　　　　（　）
7. 軟骨芽細胞腫は長管骨の骨幹に好発する。　　　　　　　　　　　　（　）
8. Ewing肉腫は骨幹に好発する。　　　　　　　　　　　　　　　　　（　）
9. 類骨骨腫は骨幹に好発する。　　　　　　　　　　　　　　　　　　（　）
10. 非骨化性線維腫は骨幹端に好発する。　　　　　　　　　　　　　（　）
11. 淡明細胞型軟骨肉腫は骨幹に好発する。　　　　　　　　　　　　（　）
12. Ewing肉腫，滑膜肉腫は小児，AYA世代に好発する。　　　　　　（　）
13. 横紋筋肉腫は40歳以降に好発する。　　　　　　　　　　　　　　（　）
14. 内軟骨腫は多発することがある。　　　　　　　　　　　　　　　（　）
15. Langerhans細胞組織球症は多発することがある。　　　　　　　　（　）
16. 発生頻度が最も高い軟部肉腫は滑膜肉腫である。　　　　　　　　（　）

解答は次ページ下に。

専門医試験ではこんなことが問われる！
①骨・軟部腫瘍の好発部位や好発年齢について
②骨・軟部腫瘍の発生頻度について
（第32回 問44，第35回 問40，第36回 問39など）

知識の整理

骨腫瘍の好発部位について述べよ　　　（設問1～11）

- 肋骨に好発する腫瘍には線維性骨異形成がある（**図1**）。
- 頭蓋骨に好発する腫瘍には骨腫，多発性骨髄腫，Langerhans細胞組織球症がある。
- 手指骨に好発する腫瘍には内軟骨腫がある。
- 仙骨に好発する腫瘍には脊索腫，骨巨細胞腫がある。
- 脛骨に好発する腫瘍にはアダマンチノーマがある。
- 踵骨に好発する腫瘍には骨嚢腫がある。
- 単純性骨嚢腫は上腕骨近位，大腿骨近位に好発する。

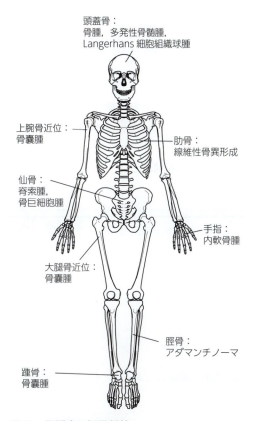

図1　骨腫瘍の好発部位

正解	1	2	3	4	5	6	7	8	9	10	11	12	13	14	15	16
	×	○	○	×	○	○	×	○	○	○	×	○	×	○	○	×

- 脊椎骨の椎体に好発する腫瘍としては，がん骨転移，多発性骨髄腫，骨巨細胞腫，血管腫，Langerhans細胞組織球症（好酸球性肉芽腫）がある（図2）。
- 脊椎骨の椎弓に好発する腫瘍としては，がん骨転移，動脈瘤様骨嚢腫，骨軟骨腫，類骨骨腫がある。
- 多くの骨腫瘍は長管骨の骨幹端に好発する。つまり長管骨の骨端と骨幹に好発する腫瘍を覚えておけばよい（図3）。
- 長管骨の骨端に好発する腫瘍としては，軟骨芽細胞腫，骨巨細胞腫，淡明細胞型軟骨肉腫がある。
- 長管骨の骨幹に好発する腫瘍としては，Ewing肉腫，Langerhans細胞組織球症（好酸球性肉芽腫），線維性骨異形成，類骨骨腫がある。

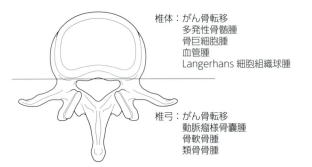

図2　脊椎骨に好発する腫瘍

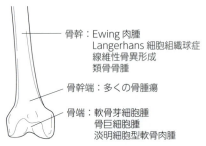

図3　長管骨の好発部位

骨・軟部腫瘍の好発年齢について述べよ　　　　　（設問12〜13）

- 骨肉腫やEwing肉腫の好発年齢は10歳台である。
- 骨巨細胞腫の好発年齢は20〜30歳台である。
- 傍骨性骨肉腫の好発年齢は30歳台である。
- 軟骨肉腫の好発年齢は30〜50歳台である。
- 多発性骨髄腫の好発年齢は50〜60歳台である
- 横紋筋肉腫の好発年齢は10歳以下である。
- 胞巣状軟部肉腫，類上皮肉腫，滑膜肉腫の好発年齢は20〜30歳台である。
- 脂肪肉腫の好発年齢は40〜70歳台である。

多発性の骨腫瘍について述べよ

(設問14～15)

▶ 骨軟骨腫は単発性と多発性があり，多発性は遺伝性のことが多く，5～20％が悪性化して軟骨肉腫を発生する。

▶ 線維性骨異形成は単骨性と多骨性があり，多骨性で色素沈着（カフェオレ斑）や性的早熟を有するものはAlbright症候群とよばれる。

▶ Langerhans細胞組織球症のうち骨に限局するものを好酸球性肉芽腫といい，単発性と多発性がある。しばしば自然退縮する。

▶ 内軟骨腫は単発性と多発性があり，多発性のものをOllier病という。Ollier病に血管腫を伴うものをMaffucci症候群という。

▶ 多発性の骨腫瘍はがんの骨転移および多発性骨髄腫を除けば，多くは良性骨腫瘍である。

悪性骨・軟部腫瘍の発生頻度について述べよ

(設問16)

▶ 悪性骨腫瘍の発生頻度は年間人口10万人あたり約1例で，組織型は多い順に，①骨肉腫，②軟骨肉腫，③Ewing肉腫，④脊索腫，⑤骨未分化多形肉腫と続く。

▶ がんの骨転移は原発性悪性骨腫瘍よりもはるかに発生頻度が高い。

▶ 悪性軟部腫瘍の発生頻度は年間人口10万人あたり約3例で，組織型は多い順に，①脂肪肉腫，②未分化多形肉腫，③粘液線維肉腫，④平滑筋肉腫，⑤滑膜肉腫と続く。

診断・治療

合格へのチェック！　　　　　正しいものに○，誤ったものに×をつけよ。

1. 骨肉腫では骨膜反応がみられることが多い。　　　　　　　　　　　　　　（　　）
2. Langerhans細胞組織球症では骨膜反応がみられることが多い。　　　　（　　）
3. 類骨骨腫では骨膜反応がみられることが多い。　　　　　　　　　　　　　（　　）
4. 多発性骨髄腫では骨膜反応がみられることが多い。　　　　　　　　　　　（　　）
5. Ewing肉腫では玉ねぎ様骨膜反応がみられることが多い。　　　　　　　（　　）
6. 色素性絨毛結節性滑膜炎はMRIのT2強調画像で低信号となる。　　　　（　　）
7. 神経鞘腫ではMRIのT2強調画像でtarget signがみられることがある。（　　）
8. 滑膜肉腫では融合遺伝子 *EWS-FLI1* がみられる。　　　　　　　　　　（　　）
9. Ewing肉腫では融合遺伝子 *SYT-SSX* がみられる。　　　　　　　　　（　　）
10. 粘液型脂肪肉腫では融合遺伝子 *TLS-CHOP* がみられる。　　　　　　（　　）
11. ドキソルビシンの副作用に心筋毒性がある。　　　　　　　　　　　　　（　　）
12. イホスファミドの副作用に出血性膀胱炎がある。　　　　　　　　　　　（　　）
13. メトトレキサートの副作用に聴力障害がある。　　　　　　　　　　　　（　　）

解答は次ページ下に。

専門医試験では こんなことが **問われる！**

①骨膜反応がみられる疾患について
②MRI所見について
③抗がん剤の副作用について

（第31回 問11，第32回 問42，第34回 問38，第35回 問15など）

知識の整理

骨膜反応について述べよ (設問1〜5)

- 骨折や腫瘍や炎症により骨膜が骨皮質から剥がれて刺激を受けると骨膜反応を生じる。従って、骨膜反応は骨折や悪性骨腫瘍や骨髄炎でみられる。
- 単純X線像で、骨肉腫やEwing肉腫などの悪性骨腫瘍ではCodman三角、spicula、onion-peel appearance（玉ねぎ様）などの骨膜反応がみられる。
- Langerhans細胞組織球症は良性疾患であるが、長管骨の骨幹に発生すると骨膜反応をきたすことがあり、Ewing肉腫と鑑別を要する。
- 類骨骨腫も良性骨腫瘍であるが、nidusの部分を中心とした層状の骨膜反応がみられることがある。
- 多発性骨髄腫は境界明瞭な打ちぬき像（punched-out lesion）がみられ、骨膜反応がみられることはまれである。

骨軟部腫瘍のMRI所見について述べよ (設問6〜7)

- 多くの場合で、腫瘍はT1強調画像で低信号、T2強調画像で高信号となる。
- 脂肪性腫瘍はT1強調画像で高信号となる。
- T2強調画像で低信号となるのは、線維性組織、石灰化組織、ヘモジデリン、メラニン、流れの速い液体（flow void）などである。
- ヘモジデリンを含む色素性絨毛結節性滑膜炎はT2強調画像で低信号となる。
- メラニンを含む悪性黒色腫や淡明細胞肉腫はT2強調画像で低信号となる。
- 粘液性腫瘍はT2強調画像で強い高信号となる。
- 神経鞘腫のT2強調画像でtarget sign（同心円状に周囲が高信号、中心が低信号となる）がみられることがある（**図4**）。

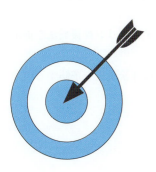
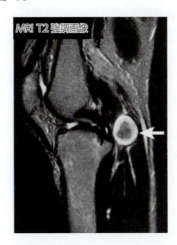

図4 神経鞘腫の target sign

正解	1	2	3	4	5	6	7	8	9	10	11	12	13
	○	○	○	×	○	○	○	×	×	○	○	○	×

融合遺伝子について述べよ

(設問8〜10)

- 多くの悪性骨・軟部腫瘍に染色体相互転座によって生じる融合遺伝子が報告されている（図5）。
- 融合遺伝子の検出は鑑別診断に有用である。
- Ewing肉腫の*EWS-FLI1*，滑膜肉腫の*SYT-SSX*，粘液型脂肪肉腫の*TLS-CHOP*，胞巣状軟部肉腫の*ASPL-TFE3*などが知られている。
- 骨肉腫，未分化多形肉腫，悪性末梢神経鞘腫，平滑筋肉腫では，融合遺伝子は報告されていない。

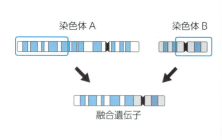

腫瘍	染色体転座	融合遺伝子
滑膜肉腫	t(X;18)(p11;q11)	SYT(SS18)-SSX1 SYT(SS18)-SSX2
骨外性Ewing肉腫	t(11;22)(q24;q12) t(11;22)(q22;q12)	EWS-FLI1 EWS-ERG
胞巣型横紋筋肉腫	t(2;13)(q35;q14) t(1;13)(q36;q14)	PAX3-FKHR PAX7-FKHR
淡明細胞肉腫	t(12;22)(q13;q12)	EWS-ATF1
粘液型脂肪肉腫	t(12;16)(q13;q11) t(12;22)(q13;q12)	TLS(FUS)-CHOP EWS-CHOP
胞巣状軟部肉腫	t(X;17)(p11;q25)	ASPL-TFE3
骨外性粘液型軟骨肉腫	t(9;22)(q22;q12) t(9;17)(q22;q11)	EWS-CHN(TEC) TAF2N(RBP56)-CHN(TEC)
隆起性皮膚線維肉腫	t(17;22)(q22;q13)	COL1A-PDGFB

図5　骨・軟部腫瘍における融合遺伝子

抗がん剤の副作用について述べよ

(設問11〜13)

- 抗がん剤の共通の副作用として骨髄抑制がある。
- 抗がん剤の共通の副作用として悪心嘔吐などの消化器症状や脱毛がある。
- ドキソルビシンの副作用として心筋障害がある。
- シスプラチンの副作用として腎機能障害と聴力障害がある。
- メトトレキサートの副作用として肝機能障害がある。使用時はロイコボリン救援療法を併用する必要がある。
- イホスファミドの副作用として出血性膀胱炎がある。メスナは出血性膀胱炎を予防する中和剤である。

骨腫瘍

合格へのチェック！

正しいものに○，誤ったものに×をつけよ。

1. 骨巨細胞腫は肺転移をきたすことはない。 （　）
2. 骨肉腫は血液生化学検査でALP高値となることが多い。 （　）
3. 傍骨性骨肉腫は通常型骨肉腫より予後不良である。 （　）
4. Ewing肉腫では炎症様所見を呈することがある。 （　）
5. Ewing肉腫は骨肉腫より放射線感受性が低い。 （　）
6. 胃がんの骨転移の頻度はほかのがんの骨転移の頻度と比べて低い。 （　）
7. 初診時原発不明ながんの骨転移で最も多い原発巣は肺である。 （　）
8. 骨転移の治療薬の骨修飾薬（抗RANKL抗体，ゾレドロン酸）の有害事象の1つに
   大腿骨頭壊死がある。 （　）
9. がん骨転移においてPS（全身状態の指標）は重要な予後因子となる。 （　）
10. 骨修飾薬は骨転移における骨関連事象（SRE）の発生を低下させる。 （　）

解答は次ページ下に。

専門医試験では こんなことが 問われる！

①骨巨細胞腫について
②骨肉腫について
③Ewing肉腫について
④がんの骨転移について

（第33回 問41，第33回 問60，第34回 問41など）

Ⅳ 疾患総論／骨・軟部腫瘍

知識の整理

骨巨細胞腫について述べよ （設問1）

▶ 好発年齢は20〜30歳台である。

▶ 好発部位は長管骨の骨端から骨幹端に発生する。大腿骨遠位と大腿骨近位で過半数を占める。単純X線像では石鹸泡状陰影（soap bubble appearance）を認める。

▶ 骨巨細胞腫の1〜3%に肺転移を認めることがある。

▶ 術後再発率が高く，再発防止のために局所補助療法（液体窒素処理，フェノール処理，など）が併用される。

骨肉腫について述べよ （設問2〜3）

▶ 好発年齢は15歳前後である。

▶ 好発部位は大腿骨遠位，脛骨近位，上腕骨近位である。

▶ 症状は腫脹と疼痛で，約半数で血清ALPが高値を示す。

▶ 傍骨性骨肉腫は通常型骨肉腫より予後良好である。

▶ 化学療法に用いられる主な薬剤はメトトレキサート，シスプラチン，ドキソルビシン，イホスファミドである。

Ewing肉腫について述べよ （設問4〜5）

▶ 好発年齢は10歳前後である。

▶ 骨肉腫と異なり，四肢だけでなく骨盤，脊椎にも好発する。

▶ 単純X線像で玉ねぎ様骨膜反応がみられる。

▶ 血液検査で炎症様所見を呈することがある。

▶ 融合遺伝子 *EWS-FLI1* や *EWS-ERG* がみられる。

▶ 骨肉腫より放射線感受性が高く，放射線治療が行われることもある。

▶ 化学療法に用いられる主な薬剤はビンクリスチン，ドキソルビシン，シクロホスファミド，イホスファミド，エトポシドである。

がんの骨転移について述べよ （設問6〜10）

▶ がんの骨転移は原発性悪性骨腫瘍よりはるかに発生頻度が高い。

▶ 好発部位は脊椎，肋骨，大腿骨，上腕骨などである。

▶ 原発巣は男性では肺，前立腺，腎の順に多く，女性では乳腺，肺，甲状腺の順に多い。

▶ 消化器がんの骨転移は意外と少ない。

正解	1	2	3	4	5	6	7	8	9	10
	×	○	×	○	×	○	○	×	○	○

▶ 骨転移症例の約30%は初診時原発不明である。

▶ 原発巣の検索結果は肺がん，多発性骨髄腫，前立腺がん，悪性リンパ腫，乳がん，などである。

▶ がんの骨転移では，がん種，全身状態，生命予後，QOLを考慮し，総合的に治療計画を立てる。

▶ がんの長管骨転移の病的骨折のリスクをスコア化したものにMirels Score[1]がある（**表1**）。

▶ がんの脊椎転移の脊柱不安定性の評価方法にSIN Score[2]がある（**表2**）。

▶ 脊椎転移による痛みが出現した場合，麻痺が出現する前に診断・治療を緊急で行う。

▶ 脊髄麻痺が出現した場合は椎弓切除による除圧と脊椎インストゥルメンテーションによる脊椎固定を行い，脊椎の安定性を獲得する。

▶ 骨修飾薬（抗RANKL抗体，ゾレドロン酸）は骨転移における骨関連事象（skeletal related event；SRE）の発生を低下させる。

▶ 骨修飾薬の有害事象の一つに顎骨壊死がある。

表1 Mirels Score

長管骨の病的骨折の危険性評価
長管骨では大腿骨が最も骨転移の頻度が高く病的骨折のリスクが高い。病的骨折のリスクをスコア化

	1点	2点	3点
場所	上肢	下肢	転子部
疼痛	軽度	中等度	重度
タイプ	造骨型	混合型	溶骨型
大きさ	＜1/3	1/3〜2/3	＞2/3

合計	＜7	8	9；＜
Probability of fracture	5%	15%	33%
推奨治療	保存	diremma	内固定

表2 Spinal Instability Neoplastic Score（SINS）

臨床所見や画像所見	点数
転移部位（移行部，可動部，強固な部位）	0〜3
疼痛（背臥位での症状改善，動作時や脊椎への負荷時の疼痛）	0〜3
腫瘍の性状（溶骨性変化，混合性変化，造骨性変化）	0〜2
画像所見における椎体アライメント評価（脱臼，後弯，側弯）	0〜4
椎体破壊（椎体浸潤の有無，椎体破壊の程度）	0〜3
椎体後外側の病変（椎体関節，椎弓根，肋椎関節の骨折や腫瘍浸潤）	0〜3
	合計 0〜18

合計点で転移性脊椎腫瘍の脊椎安定性を評価する。
18点満点であり，高得点なほど安定性は不良。

参考文献

1) Mirels H. Metastatic disease in long bones. A proposed scoring system for diagnosing impending pathologic fractures. Clin Orthop Relat Res 1989；249：256-64.

2) Fisher CG, DiPaola CP, Ryken TD, et al. A novel classification system for spinal instability in neoplastic disease: an evidence-basd approach and expect consensus from the Spine Oncology Study Group. Spine (Phila Pa 1976) 2010；35：E1221-9.

軟部腫瘍

合格へのチェック！　正しいものに○，誤ったものに×をつけよ．

1. 脱分化型脂肪肉腫の予後は良好である．（　）
2. 脂肪肉腫は組織学的に高分化型，脱分化型，粘液型，多形型に分類される．（　）
3. 滑膜肉腫では融合遺伝子 *EWS-FLI1* がみられる．（　）
4. 滑膜肉腫は高齢者に好発する．（　）
5. 類上皮肉腫は皮膚潰瘍を好発する．（　）
6. 類上皮肉腫はリンパ節転移を起こしやすい．（　）
7. 明細胞肉腫は高齢者に好発する．（　）
8. 明細胞肉腫は組織学的に半数でメラニンの沈着を認める．（　）
9. 胞巣状軟部肉腫は高齢者に好発する．（　）
10. 胞巣状軟部肉腫は肺，骨，脳に転移を生じやすい．（　）
11. 未分化多形肉腫は若年成人の女性に好発する．（　）
12. 未分化多形肉腫（UPS）は，かつて悪性線維性組織球腫（MFH）とよばれていた．（　）
13. Unplanned excision 後の追加広範切除は，放射線単独追加に比べて有意に治療成績がいい．（　）

解答は次ページ下に．

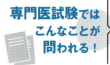

専門医試験では こんなことが 問われる！

①悪性軟部腫瘍について
②unplanned excision について

（第31回 問42，第36回 問39など）

知識の整理

悪性軟部腫瘍について述べよ （設問1〜12）

▶ 多くの悪性軟部腫瘍は血行性に転移するので，肺転移が多くみられる。

▶ 脂肪肉腫は40歳以降に好発し，大腿部に最も多いが，体幹や後腹膜にも発生する。

▶ 脂肪肉腫は組織学的に高分化型，脱分化型，粘液型，多形型に分類される。

▶ 脱分化型脂肪肉腫，特に後腹膜発生のものは予後不良である。

▶ 滑膜肉腫は若年成人に好発する。

▶ 滑膜肉腫は肺，骨，リンパ節に転移を生じやすい。

▶ 滑膜肉腫は疼痛を伴う場合がある。腫瘍内石灰化がみられることがある。

▶ 滑膜肉腫では融合遺伝子SYT-SSXがみられる。

▶ 類上皮肉腫は前腕や手に好発し，若年の男性に好発する。

▶ 類上皮肉腫はリンパ節転移を起こしやすい。

▶ 類上皮肉腫では結節の中心部に潰瘍を形成することが多い。

▶ 明細胞肉腫は若年成人に好発し，リンパ節転移を起こすことがある。

▶ 明細胞肉腫は組織学的に半数でメラニンの沈着を認める。

▶ 胞巣状軟部肉腫は若年成人の女性に好発する。

▶ 胞巣状軟部肉腫はきわめて血管に富む腫瘍で，触診で拍動を触知することがある。

▶ 胞巣状軟部肉腫は肺，骨，脳に転移を生じやすい。

▶ 未分化多形肉腫（undiffierentiated pleomorphic sarcoma；UPS）は，かつて悪性線維性組織球腫（malignant fibrous histiocytoma；MFH）とよばれていた。

▶ 未分化多形肉腫は中高年に好発する。

▶ 未分化多形肉腫の5年生存率は50〜60％である。

Unplanned excisionについて述べよ （設問13）

▶ 十分な画像および病理組織学的検索を行うことなく悪性腫瘍を単純切除することをunplanned excisionという。

▶ Unplanned excision後の放射線単独の効果は証明されておらず，直ちに追加広範切除を行うことが推奨される。

▶ Unplanned excision後の追加広範切除の手術侵襲は大きく，より大きな再建が必要となるため，unplanned excisionを決して行ってはならない。

▶ 明らかに良性と診断できる腫瘍以外は専門医療機関で治療を行うべきである。

正解	1	2	3	4	5	6	7	8	9	10	11	12	13
	×	○	×	×	○	○	×	○	×	○	×	○	○

Ⅳ 疾患総論

神経・筋疾患

中枢神経疾患

合格へのチェック！

正しいものに○，誤ったものに×をつけよ。

Parkinson病
1. 顔の表情が乏しくなる。　　　　　　　　　　　　　　　　　　　　（　）
2. 自律神経症状は伴わない。　　　　　　　　　　　　　　　　　　　（　）
3. 立位時，体幹は前傾する。　　　　　　　　　　　　　　　　　　　（　）
4. 安静時には振戦が現れない。　　　　　　　　　　　　　　　　　　（　）
5. 歩行障害は早期に生じる。　　　　　　　　　　　　　　　　　　　（　）
6. 鉛管現象や歯車現象がみられる。　　　　　　　　　　　　　　　　（　）
7. 症状は対称性である。　　　　　　　　　　　　　　　　　　　　　（　）

多発性硬化症
8. 女性のほうが発症リスクが高い。　　　　　　　　　　　　　　　　（　）
9. 高齢者で発症頻度が高い。　　　　　　　　　　　　　　　　　　　（　）
10. 視覚機能障害を呈する。　　　　　　　　　　　　　　　　　　　　（　）
11. 運動障害を生じる。　　　　　　　　　　　　　　　　　　　　　　（　）
12. 感覚障害を生じる。　　　　　　　　　　　　　　　　　　　　　　（　）
13. 自己免疫性疾患である。　　　　　　　　　　　　　　　　　　　　（　）
14. 神経学的症状は再発と寛解を繰り返す経過をたどる。　　　　　　　（　）
15. 中枢神経系に脱髄巣が多発する。　　　　　　　　　　　　　　　　（　）
16. ステロイド治療は増悪時の症状改善に有用である。　　　　　　　　（　）
17. 髄液中のIgGは低下する。　　　　　　　　　　　　　　　　　　　（　）

解答は次ページ下に。

専門医試験ではこんなことが問われる！
①Parkinson病の症状，身体所見
②多発性硬化症の疫学と症状

（第29回 問113，第31回 問45，第32回 問48など）

知識の整理

Parkinson病について述べよ

(設問1〜7)

- ▶ 黒質・線条体線維（ドーパミン作動性ニューロン）の機能異常である。
- ▶ 50〜70歳に一側上肢の安静時振戦または歩行障害で発症する。
- ▶ 振戦，無動，固縮，姿勢保持反射障害が四大徴候である。
- ▶ 脳動脈硬化，脳炎，薬剤などによる二次性パーキンソニズム，Alzheimer病，オリーブ橋小脳萎縮症などの部分症状としてのパーキンソニズムとの鑑別が必要である。
- ▶ 日常生活では動きが少なく無表情になり（仮面様顔貌），動作は遅くなる。
- ▶ 筋固縮・前傾屈曲姿勢がみられ，立ち直り反射・バランス反応が障害され，歩行では歩幅が狭く，速度は遅く，すくみ足と突進現象がみられ転倒しやすい。
- ▶ 起立性低血圧，末梢循環障害，便秘，頻尿，排尿開始遅延などの自律神経症状を合併する。
- ▶ 抑うつ，精神活動の緩慢などの精神徴候も伴う。

多発性硬化症について述べよ

(設問8〜17)

- ▶ 中枢神経の白質に限局性の脱髄病巣が多発（空間的多発性）し寛解と再発を繰り返す（時間的多発性）。
- ▶ 好発年齢は20〜50歳で，女性が男性より2〜3倍多い。
- ▶ 原因は中枢神経髄鞘を標的とする自己免疫と考えられている。
- ▶ 通常は急性に，視力障害，脱力（対麻痺，片麻痺，四肢麻痺），感覚障害，膀胱直腸障害，小脳性運動失調，外眼筋麻痺などさまざまな部位の障害による症状を起こす。
- ▶ 多発性硬化症では髄液中の蛋白質の増加，IgGの上昇などの炎症や免疫反応亢進を反映した所見がみられる。
- ▶ neuromyelitis optica（NMO）は重度の視神経炎と脊髄の長い範囲に及ぶ脱髄病変を特徴とする多発性硬化症の亜型とされていたが，この疾患の特異的マーカーとしてアクアポリン4抗体の存在が判明しとして，多発性硬化症とは別の病態であり治療方針も異なっている。

正解	1	2	3	4	5	6	7	8	9	10	11	12	13	14	15	16	17
	○	×	○	×	○	○	×	○	×	○	×	○	○	○	○	○	×

末梢神経障害

合格へのチェック！　　　　　正しいものに○，誤ったものに×をつけよ。

Guillain-Barré症候群

1. 四肢の筋力低下に加え，呼吸筋や顔面筋も麻痺することがある。　（　　）
2. 上気道感染や消化器感染症の後に発症する。　（　　）
3. 髄液検査では，蛋白細胞解離を認める。　（　　）
4. 自律神経機能障害は合併しない。　（　　）
5. 運動機能が完全に回復しない場合もある。　（　　）
6. 主に中枢神経の軸索や髄鞘が障害される。　（　　）
7. 若年者に多い。　（　　）
8. 症状に日内変動がある。　（　　）
9. 抗ガングリオシド抗体が出現する。　（　　）
10. 副腎皮質ステロイドによる寛解が得られる。　（　　）

前脊髄動脈症候群

11. 発症は緩徐である。　（　　）
12. 温度覚や痛覚の異常がみられる。　（　　）
13. 脊髄の腹側2/3が障害される。　（　　）
14. 下肢の二点識別覚が低下する。　（　　）
15. 下肢の振動覚が低下する。　（　　）
16. MRIでGd-DTPAによる髄内造影効果像がみられる。　（　　）

筋萎縮性側索硬化症

17. 上位運動ニューロンと下位運動ニューロンがともに侵される。　（　　）
18. 四肢の腱反射が減弱することが多い。　（　　）
19. 筋の線維束攣縮が観察される。　（　　）
20. 感覚機能は正常に保たれる。　（　　）
21. 舌の肥大が認められる筋萎縮を伴う。　（　　）
22. 外眼筋麻痺が生じる。　（　　）
23. 膀胱直腸障害が生じる。　（　　）
24. 褥瘡が生じやすい。　（　　）
25. 嚥下障害を呈する。　（　　）
26. Babinski反射が陽性となる。　（　　）
27. 女性に多い。　（　　）
28. 発語によるコミュニケーションが困難になる。　（　　）

糖尿病性末梢神経障害

29. 重症糖尿病患者に多くみられる。　（　　）
30. 手袋靴下型とよばれる特徴的な感覚障害パターンがみられる。　（　　）
31. 単一の神経が障害されることはない。　（　　）
32. 自律神経障害を合併することがある。　（　　）
33. 運動神経は温存される。　（　　）
34. 顔面神経麻痺が認められることがある。　（　　）
35. 神経の虚血は，糖尿病性末梢神経障害における軸索障害の主な要因である。　（　　）
36. 感覚障害は中枢側から起こる。　（　　）
37. 深部感覚では位置覚が障害されやすい。　（　　）

38. 発症初期からアキレス腱反射が減弱あるいは消失することがある。 （　）
39. 糖尿病神経障害，糖尿病網膜症，糖尿病腎症の三大合併症のなかでは晩期に発症する。 （　）
40. 自律神経障害は無自覚性低血糖に関与する。 （　）

重症筋無力症

41. 症状が朝に強く現れる。 （　）
42. アセチルコリンに対する自己抗体が産生される。 （　）
43. 高頻度で胸腺の異常を伴う。 （　）
44. 反復動作で症状が増強し安静で軽快する。 （　）
45. 漸減現象は，重症筋無力症の診断における重要な所見である。 （　）
46. 手術治療は胸腺摘出術を行う。 （　）
47. 診断にはテンシロンテストが有用である。 （　）
48. クリーゼが発症したときは抗コリンエステラーゼ薬を投与する。 （　）
49. 女性に比べて男性に多い。 （　）
50. 一般的に予後不良である。 （　）

解答は次ページ下に。

専門医試験では こんなことが 問われる！

①Guillain-Barré症候群の疫学，発症様式，症状，予後
②前脊髄動脈症候群の発症様式，障害を受ける脊髄の解剖学的
　部位と症状の関係
③筋萎縮性側索硬化症の疫学，障害を受ける部位，症状，陰性
　徴候
④糖尿病性末梢神経障害の発症時期，障害を受ける神経
⑤重症筋無力症の疫学，症状，治療

（第29回 問44，第30回 問46，第33回 問42など）

知識の整理

Guillain-Barré症候群について述べよ

（設問1〜10）

▶ Guillain-Barré症候群は，胃腸炎や感冒などの先行感染の後1〜3週間ほどで発症する筋力低下を特徴とする障害である。

▶ 急性炎症性脱髄性多発神経障害（AIDP）と急性運動軸索性神経障害（AMAN）は病態や臨床像が異なるサブタイプであるが，いずれもGuillain-Barré症候群の範疇に含まれ，急性発症の弛緩性対麻痺を生じる。

▶ 進行は急性で，増悪期から極期を経て寛解の経過をとる単相性の経過を示す。

▶ 不整脈や血圧変動などの自律神経障害を伴うこともあり，重度の不整脈などで死亡すること

もある。

▶ 多くの場合，発症の1〜3週間前に上気道感染や胃腸炎などの先行感染がみられる。

▶ 筋力低下は左右の対称性で，下肢遠位部から始まり上行する傾向がある。感覚障害は運動障害に比べ軽い。

▶ 呼吸筋にも麻痺が及んで人工呼吸器の装着が必要になることがある。

▶ 顔面神経麻痺，複視，嚥下障害といった脳神経障害を生じることがある。

▶ 頻脈，徐脈，起立性低血圧，膀胱直腸障害といった自律神経障害を伴うこともある。

▶ Guillain-Barré症候群の治療は，主に免疫抑制剤や免疫グロブリンを使用し，免疫系による炎症を抑える。

▶ 適切な治療で，多くの患者が完全に回復するが，症状が重度の場合は，後遺症を残すこともある。

前脊髄動脈症候群について述べよ (設問11〜16)

▶ 脊髄動脈閉塞性疾患である前脊髄動脈症候群は，急性発症で脊髄の腹側2/3が障害される。温痛覚障害があり触圧覚は正常である場合には本疾患を疑う。

▶ 後索（深部覚，触覚）は比較的保たれる。

▶ MRIでは脊髄虚血巣はT2強調像において高信号としてとらえられ，急性期にはGd-DTPAによる髄内造影効果像がみられる。

筋萎縮性側索硬化症について述べよ (設問17〜28)

▶ 筋萎縮性側索硬化症（amyotrophic lateral sclerosis；ALS）は中年以降に発症し，女性に比べ男性に好発する。

▶ 筋萎縮性側索硬化症の有病率は10万人当たり約4人，年間発病率は10万人当たり約1人である。

▶ 多くは孤発性で，約10％が家族性である。

▶ 筋萎縮性側索硬化症は，上位運動ニューロンと下位運動ニューロンの変性によって筋萎縮と運動麻痺が進行していく原因不明の脊髄変性疾患である。

▶ 大脳皮質運動野，錐体路（皮質球路，皮質脊髄路），脳幹運動神経核（動眼・滑車・外転神経を除く），脊髄前角細胞が障害される。

▶ 症状は一側上肢の手内在筋や肩甲帯の筋萎縮・脱力に始まり，次第に進行し，他側の上肢，やがて下肢に及ぶ。四肢筋に線維束攣縮がみられる。

▶ 発症から数年で呼吸機能の低下により呼吸器の装着が必要になる。

▶ 呼吸筋麻痺，舌の筋萎縮や線維束攣縮，構音・嚥下障害などの球麻痺を伴う。

▶ 錐体路障害により腱反射・筋トーヌスは亢進することが多いが，下位運動ニューロンの障害が強い場合は低下する。

▶ 外眼筋麻痺，膀胱直腸障害，感覚障害，褥瘡は末期まで生じない。

正解	1	2	3	4	5	6	7	8	9	10	11	12	13	14	15	16	17	18	19	20	21	22	23	24	25	26	27	28	29	30
	○	○	○	×	○	×	×	×	○	○	○	×	○	×	○	○	×	○	×	○	○	×	×	×	○	○	×	○	○	○

31	32	33	34	35	36	37	38	39	40	41	42	43	44	45	46	47	48	49	50
×	○	×	○	○	○	×	○	×	○	×	×	○	○	○	○	○	×	×	×

▶ 診断は四肢のある部位から発症した下位運動ニューロン症状（筋萎縮，線維束攣縮）と上位運動ニューロン症状（腱反射・筋トーヌス亢進，クローヌス，病的反射）が他肢，脳幹に拡大し，ほかの疾患が否定されることで確定する。

糖尿病性末梢神経障害について述べよ

(設問29〜40)

▶ 糖尿病に合併する末梢神経障害であり，重症糖尿病患者の約80％に合併する。

▶ 遠位の感覚障害が優位である多発性神経障害タイプの頻度が多く，そのほかには感覚障害を伴わず片側性または両側性に下肢近位筋が麻痺するタイプ，起立性低血圧・発汗障害・失禁・陰萎などの自律神経障害タイプ，動眼神経麻痺・顔面神経麻痺・手根管症候群などの単神経障害を多発する多発単神経障害タイプがある。

▶ 症状は，眼筋・眼瞼挙筋麻痺，下肢の腱反射低下，振動覚障害，しびれなどが特徴である。上肢よりも下肢，近位部よりも遠位部が障害されやすい。

▶ 感覚障害は，手部や足部に左右対称に起こることが多い。

▶ 原因は神経を栄養する小血管の動脈硬化性病変による神経の虚血である。

▶ 糖尿病の三大合併症（糖尿病神経障害，糖尿病網膜症，糖尿病腎症）のなかでは最も早期に発症する。

▶ 深部感覚は振動覚が障害されやすい。

▶ 自律神経の障害があると低血糖になると先行して起こる，振戦，動悸，頻脈などの自律神経症状がないまま，意識レベルの低下，意識消失などの中枢神経症状が起こる無自覚性低血糖をきたすことがある。

▶ 糖尿病神経障害では，高血糖により末梢神経に障害が起こる。高血糖が続くと感覚神経，運動神経，自律神経に障害が起こる。

重症筋無力症について述べよ

(設問41〜50)

▶ アセチルコリン受容体を抗原とする自己抗体により神経筋伝導障害を起こすものである。

▶ 約75％に胸腺の異常を伴う。

▶ 症状は反復動作で増強し安静で軽快する。

▶ 外眼筋のみに限局する眼筋型，四肢筋・球筋の障害を伴う全身型，四肢脱力・球症状・呼吸障害が急激に発症する急性劇症型などに分類される。

▶ 末梢神経反復刺激試験では，筋活動電位の振幅が次第に小さくなる（漸減現象，waning phenomenon）。

▶ 初期症状として外眼筋の筋力低下による眼瞼下垂や複視がみられる。また全身の筋肉に筋力低下が及ぶと嚥下障害，歩行障害などもみられ，重症例では呼吸筋麻痺による呼吸困難を起こすことがある。

▶ 一般的に予後良好であるが悪性胸腺腫が合併すると予後不良である。

筋疾患（進行性筋ジストロフィー）

合格へのチェック！

正しいものに○，誤ったものに×をつけよ。

Duchenne型・Becker型筋ジストロフィー

1. 主に男児に発症する。 （　）
2. ミオシン遺伝子の異常によって引き起こされる。 （　）
3. 筋組織の病理検査では，筋線維の大きさや形にばらつきがみられる。 （　）
4. Duchenne型と比較して，Becker型は症状が軽い。 （　）
5. Duchenne型よりもBecker型のほうが多くみられる。 （　）
6. Duchenne型筋ジストロフィー患者は，起立時にGowers徴候とよばれる特徴的な動作が
   みられる。 （　）
7. Duchenne型筋ジストロフィー患者では，腓腹筋に仮性肥大を認める。 （　）
8. Duchenne型筋ジストロフィーは成人での発症が多い。 （　）
9. Duchenne型筋ジストロフィーは予後良好である。 （　）
10. Duchenne型筋ジストロフィーでは，時間経過とともに筋線維が徐々に線維化していく。 （　）
11. Duchenne型筋ジストロフィーは心電図検査で異常は認めないことが多い。 （　）
12. Duchenne型筋ジストロフィーでは呼吸不全は5歳以下から生じることが多い。 （　）

筋緊張性ジストロフィー

13. 発症は乳幼児期に多い。 （　）
14. 特徴的な症状として，前頭部の脱毛がみられる。 （　）
15. 常染色体劣性遺伝形式をとる。 （　）
16. 筋力低下は遠位筋でより顕著に認められることが多い。 （　）
17. 筋電図検査における急降下爆撃音は，筋緊張性ジストロフィーの診断に有用な所見である。 （　）

解答は次ページ下に。

専門医試験では こんなことが 問われる！ ＞ 進行性筋ジストロフィーの遺伝形式，発症年齢，障害を受ける
筋，症状

（第29回 問61，第31回 問44など）

知識の整理

Duchenne型筋ジストロフィーとBecker型筋ジストロフィーについて述べよ
(設問1～12)

▶ Duchenne型筋ジストロフィーは筋ジストロフィーのなかでも最も一般的である。

▶ Duchenne型筋ジストロフィーとBecker型筋ジストロフィーは，ジストロフィン遺伝子の変異によって引き起こされる。

▶ X連鎖劣性遺伝疾患であり，主に男児に発症するが1/3は突然変異で発症する。

▶ Becker型の発症率はDuchenne型の1/5である。

▶ 臨床的にはDuchenne型筋ジストロフィーとBecker型筋ジストロフィーの臨床像，経過，予後は異なっている（**表1, 2**）。

▶ Duchenne型筋ジストロフィーの症状は乳幼児期の運動発達の遅れ，処女歩行の遅れ，歩き方が不格好，よく転ぶ，ジャンプができないなど，1歳半～3歳ごろに異常に気づく。

▶ 特徴的な症状は下腿三頭筋の仮性肥大，登攀性起立，動揺歩行，筋力低下が骨盤帯筋，大腿近位の筋から始まり，遠位へと進行する。

▶ Duchenne型筋ジストロフィーの患児の大半は10～12歳で歩行困難となる。

▶ Duchenne型筋ジストロフィーには股関節，膝関節，足関節の拘縮，脊柱側弯，胸郭拘縮，呼吸障害，心筋梗塞などを合併する。

▶ Becker型筋ジストロフィーはDuchenne型筋ジストロフィーよりも軽い症状を有し，筋力低下が遅く，歩行障害が少なく，寿命も長い。

筋緊張性筋ジストロフィーについて述べよ
(設問13～17)

▶ 常染色体優性遺伝で，成人では最も頻度の高い筋ジストロフィーである。

▶ 筋症状［筋緊張症（myotonia），四肢の遠位優位の筋力低下］，耐糖能異常，前頭部脱毛，若年性白内障，心伝導障害，性ホルモン分泌異常，知能低下，免疫グロブリン低下，良性・悪性腫瘍の多発など多臓器の異常を伴う。

▶ 側頭筋・咬筋の萎縮が高度で前頭部脱毛とともに顔が細長くみえる（斧状顔貌）。

▶ 力いっぱい握った後に手を開こうとしてもなかなか指が開かない屈筋硬直（grip myotonia），母指球や舌などの筋を叩いた後に筋収縮が持続する叩打性筋緊張（percussion myotonia）がみられる。

▶ 針筋電図では，針刺入時や叩打時の高頻度持続性放電がみられ，スピーカーを通すと急降下爆撃音として聞こえる。

正解	1	2	3	4	5	6	7	8	9	10	11	12	13	14	15	16	17
	○	×	○	○	○	×	○	○	×	×	○	×	×	×	○	×	○	○

表 1　Duchenne 型と Becker 型筋ジストロフィーの比較

症状	Duchenne型筋ジストロフィー	Becker型筋ジストロフィー
発症年齢	5歳以下	5～15歳
罹患筋	体幹→下肢→上肢（近位から遠位）	同左
仮性肥大	あり	あり
進行速度	速い	遅い
歩行不能	10歳	15歳以上でも歩行可能
予後	20歳前後で死亡	30～40歳台まで生存

表 2　進行性筋ジストロフィーの比較

疾患名称	遺伝形式	発症年齢	性別	障害部位	特徴
Duchenne型	性・劣	5歳以下	男性	体幹・四肢近位筋	仮性肥大
Becker型	性・劣	5～25歳以下	男性	体幹・四肢近位筋	仮性肥大
肢帯型	常・劣	5～25歳以下	男女	体幹・四肢近位筋 顔面筋障害なし	30歳以下で発症 知能低下なし
福山型	常・劣	0～8カ月	男女	体幹・四肢近位筋 顔面筋障害あり	知能低下 歩行は不能
顔面肩甲上腕型	常・優	10～30歳	男女	顔面，肩甲，上腕	ミオパチー様顔貌 翼状肩甲 上肢挙上困難
筋緊張型	常・優	30歳	男女	四肢遠位筋	ミオトニー

絞扼性神経障害＜上肢＞

合格へのチェック！

正しいものに○，誤ったものに×をつけよ。

副神経麻痺

1. 翼状肩甲をきたす。 （　　）
2. 肩関節の外転運動が制限される。 （　　）
3. 原因は頸部リンパ節郭清術や頸部リンパ節生検などが多い。 （　　）
4. 腕神経叢麻痺を合併することが多い。 （　　）
5. 頸部リンパ節生検では副神経麻痺により胸鎖乳突筋の麻痺は生じやすい。 （　　）

前骨間神経麻痺

6. 前腕部の疼痛と正中神経支配領域のしびれを主訴とする。 （　　）
7. 母指IP関節と示指DIP関節の屈曲が不能となる。 （　　）
8. "涙のしずくサイン"陽性となる。 （　　）
9. 皮膚の感覚障害はない。 （　　）
10. 母指球筋の萎縮は，前骨間神経麻痺の代表的な症状である。 （　　）
11. 手関節掌側部においてTinel徴候が陽性となる。 （　　）
12. 6〜12カ月間の保存的治療で，多くの前骨間神経麻痺は回復する。 （　　）

手根管症候群

13. Kienböck病は手根管症候群の原因となる。 （　　）
14. 手舟状骨偽関節は手根管症候群の原因となる。 （　　）
15. 保存療法は無効なことが多い。 （　　）
16. 母指で小指の腹側を触れることができなくなる。 （　　）
17. 男性に多い。 （　　）
18. 日中に増悪する疼痛が特徴である。 （　　）
19. 手を振ると疼痛は軽減する。 （　　）
20. 母指と示指の屈曲運動が障害される。 （　　）
21. 正中神経反回枝は，正中神経本幹の尺側に位置する。 （　　）
22. 神経伝導検査において，正中神経の運動神経終末潜時が4.5msec以上遅延している場合は，
    手根管症候群を疑う。 （　　）

Guyon管症候群

23. 手内在筋の筋力は，Guyon管症候群では低下しない。 （　　）
24. 保存療法により改善することが多い。 （　　）
25. Guyon管は，有鉤骨鉤と豆状骨によって形成される。 （　　）
26. サイクリング時のハンドルによる持続的な圧迫は，Guyon管症候群の誘因となりうる。 （　　）
27. 運動神経伝導速度を測定する場合，小指外転筋を選択するのがよい。 （　　）
28. 手背部の感覚障害は出現しない。 （　　）
29. 鷲手をきたす。 （　　）

橈骨神経麻痺

30. 骨折に伴い橈骨神経麻痺が生じた場合，直ちに手術を行う必要がある。 （　　）
31. 上腕中央部で橈骨神経本幹が損傷されると，下垂手が出現する。 （　　）
32. 橈骨神経は回外筋を貫く。 （　　）
33. 典型的な後骨間神経麻痺では下垂指を呈する。 （　　）
34. 上腕中央部での橈骨神経損傷で，最初に回復するのは総指伸筋である。 （　　）
35. 陳旧性Montegia脱臼骨折で後骨間神経麻痺をきたすことがある。 （　　）

橈骨神経浅枝障害

36. 橈骨神経浅枝には運動神経も含まれる。 （　）
37. 橈骨神経浅枝障害では，Tinel徴候が陽性となる。 （　）
38. 母指と示指の間のしびれや痛みは，橈骨神経浅枝障害の症状として認められる。 （　）
39. 橈骨神経浅枝障害の診断には，運動神経伝導速度検査が有用である。 （　）
40. 橈骨神経浅枝障害は手関節橈側の点滴や採血が原因となることが多い。 （　）

腋窩神経麻痺

41. 腋窩神経麻痺が単独で生じた場合，直ちに手術を行う必要がある。 （　）
42. 腋窩神経の単独損傷は，肩関節脱臼に合併して起こることが多い。 （　）
43. 腋窩神経断裂の患者は，肩関節内側に感覚異常を呈する。 （　）
44. 腋窩神経は，quadrilateral spaceで損傷されることが多い。 （　）
45. 最も多い受傷機序は外傷による神経の断裂である。 （　）
46. 腋窩神経が断裂しても肩の外転は部分的には可能である。 （　）

腕神経叢損傷

47. 横隔神経は主にC5神経根より支配を受けている。 （　）
48. オートバイによる交通事故が最も多い原因である。 （　）
49. Horner徴候は，C5およびC6神経根の引き抜き損傷を示唆する所見である。 （　）
50. 引き抜き損傷では，支配領域にヒスタミンを皮下注射すると，その部位に発赤・腫脹を
    生じる。 （　）
51. 分娩麻痺は自然回復することが多い。 （　）
52. Erb-Duchenne型麻痺では，手指の麻痺が主である。 （　）
53. 体性感覚誘発電位により神経の連続性を調べる方法は信頼性が高い。 （　）
54. 引き抜き損傷の治療は，手術によって直視下に根糸を縫合することである。 （　）
55. 神経根部以遠の節後損傷では，手術による神経修復効果は期待できない。 （　）
56. 頚部の神経根引き抜き損傷において，患側上肢の交感神経機能は維持されている。 （　）
57. 頚部での神経根引き抜き損傷における感覚脱失領域では，電気刺激に対する
    感覚神経活動電位の導出は不可能である。 （　）
58. 頚部の神経根引き抜き損傷では，早期の神経縫合が予後改善に有効である。 （　）
59. 頚部の神経根引き抜き損傷とは，神経根が脊髄から断裂し，硬膜外に引き抜かれた状態を
    指す。 （　）
60. 脊髄造影検査で硬膜からの造影剤漏出や嚢腫状陰影が認められる場合，頚部の
    神経根引き抜き損傷が疑われる。 （　）
61. 棘上筋を支配する肩甲上神経は上神経幹より分枝し，主にC5神経根よりなる。 （　）
62. 前鋸筋は長胸神経により支配される。長胸神経は，C5神経根の椎間孔付近から分枝する。 （　）
63. 肘屈曲の再建には，手関節と指の屈曲回内筋群の起始部を剥離挙上して近位方向へ
    移動することにより肘の屈曲力を得る方法がある。 （　）
64. 肘屈曲の再建には，上腕三頭筋を切離して，上腕外側を廻して上腕二頭筋腱へ縫着する
    方法がある。 （　）

解答は次ページ下に。

専門医試験では
こんなことが
問われる！

① 副神経麻痺の原因や症状
② 前骨間神経麻痺の原因，症状，治療
③ 手根管症候群の疫学，原因，症状，治療
④ Guyon管症候群の原因，症状，治療
⑤ 橈骨神経麻痺の原因，病態，症状，治療
⑥ 腋窩神経麻痺の原因，症状，治療
⑦ 腕神経叢損傷の疫学，分類，症状，治療

（第28回 問103, 第30回 問59, 第31回 問106, 第32回 問101など）

知識の整理

副神経麻痺について述べよ (設問1〜5)

- 副神経は胸鎖乳突筋，僧帽筋を支配している。
- 副神経麻痺の最も頻度の高い原因は，頭頸部癌に対する頸部リンパ節郭清術や頸部リンパ節生検など医原性のことが多く，腕神経叢損傷を伴うことは少ない。
- リンパ節生検による損傷の頻度の高い部位は，頸部の後方三角（胸鎖乳突筋後縁）であり，胸鎖乳突筋の神経支配部位よりも遠位であるため，胸鎖乳突筋の麻痺は生じにくい。
- 僧帽筋の筋萎縮は損傷後2〜3カ月は明らかでないため，比較的判別しやすい僧帽筋上部の筋収縮の有無により診断する（肩をすくめる動作による）。
- 手術創があれば，Tinel様徴候によって明らかになる場合もある。
- 90°以上の肩関節の外転挙上は困難となる。
- 翼状肩甲は典型的には長胸神経障害による前鋸筋の萎縮によって起こる。

前骨間神経麻痺について述べよ (設問6〜12)

- 前骨間神経麻痺は，正中神経から分枝した運動枝であり，感覚障害は出現しない。
- 涙滴徴候（teardropサイン，図1）は陽性となる。
- 前腕近位部で浅指屈筋起始部の腱性アーチで神経が絞扼されて生じるものが多く，純粋な運動神経麻痺である（図1）。
- 主症状は，長母指屈筋，示指深指屈筋，方形回内筋の麻痺であり，屈筋腱損傷と鑑別を要する。
- 母指球筋の萎縮はなく，手根管症候群の特徴とは異なる。
- 6〜12カ月後に自然回復することが多いので，まず保存的に経過をみる。

正解	1	2	3	4	5	6	7	8	9	10	11	12	13	14	15	16	17	18	19	20	21	22	23	24	25	26	27	28	29	30	31	32
	×	○	○	×	×	×	○	○	○	×	×	○	×	○	×	×	○	×	○	×	○	×	×	○	○	○	○	○	○	×	○	○
33	34	35	36	37	38	39	40	41	42	43	44	45	46	47	48	49	50	51	52	53	54	55	56	57	58	59	60	61	62	63	64
○	×	○	○	×	○	×	○	×	○	×	○	×	×	○	○	×	○	○	×	×	○	○	×	○	×	×	○	○	×	○	○

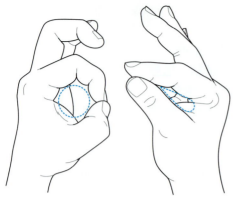

図1 teardropサイン

手根管症候群について述べよ
(設問13～22)

- 手根管症候群は，正中神経が手根管内で種々の原因により圧迫や絞扼を受けることにより発生する正中神経麻痺である（**図2**）。
- 特発性が最も多く，手をよく使用する女性にみられることが多い。
- 手根管症候群の原因としては，腱鞘滑膜炎，妊娠，透析，関節リウマチ，橈骨遠位端骨折，Kienböck病，腫瘍，破格筋などがある。
- 手舟状骨偽関節は通常，原因とはならない。

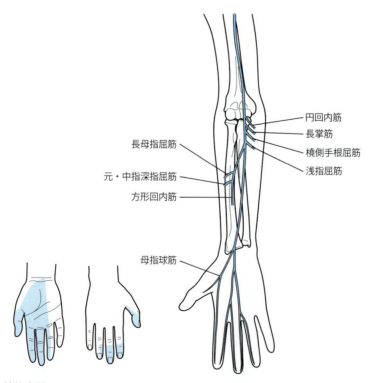

図2 正中神経の神経支配

- 母指・示指の屈曲障害は，手根管よりも高位での正中神経（前骨間神経）麻痺により生じる。
- 手根管症候群により，正中神経領域の感覚障害および母指球筋の萎縮が生じ，母指の対立運動は障害される。
- 正中神経の運動神経終末潜時は4.5msec以上が異常である。
- 軽症例では，局所安静や副腎皮質ステロイドの手根管内注入も効果がある。
- 正中神経反回枝は神経本幹の橈側から分岐することが多い。したがって，屈筋支帯（横手根靱帯）の切離は尺側で行うようにする。

Guyon管症候群について述べよ

(設問23〜29)

- Guyon管（尺骨管）は，有鉤骨鉤，豆状骨，横手根靱帯，掌側手根靱帯から構成される（**図3**）。
- 尺骨神経は中央部で感覚枝の浅枝と運動枝の深枝に分かれる。深枝は尺骨動静脈と伴走し，その後，橈側へ向かう。
- Guyon管症候群の原因は，Guyon管内あるいはその周囲に発生した腫瘤（ガングリオンが多い）による尺骨神経の圧迫が最も多い。長期間のサイクリングでのハンドルによる圧迫なども原因になる。
- 診断は尺骨神経支配の手内在筋（intrinsic muscle）の筋力低下，筋萎縮，Froment徴候陽性，尺骨神経領域の感覚障害，Guyon管部でのTinel徴候陽性のいずれかが存在すれば本疾患を疑う。
- 鉤爪指変形（＝鷲手変形）をきたす。
- 尺骨神経の低位麻痺であるGuyon管症候群では，手の掌側のみに感覚鈍麻があり，背側にはない。
- 補助診断として，神経伝導速度の測定を行うが，小指外転筋筋枝は圧迫部の近位で分岐していることがあるので，対象筋としては第1背側骨間筋を選択しなければならない。
- 治療法は，保存療法で改善する症例は少なく，手術療法を要することが多い。

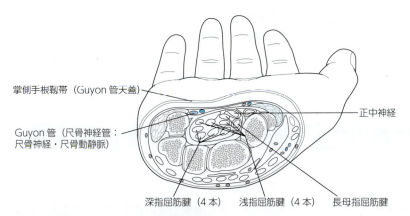

図3　手根管とGuyon管（尺骨神経管）

橈骨神経麻痺について述べよ

(設問30〜35)

- ▶ 最も高頻度に橈骨神経麻痺を合併しやすい骨折は上腕骨骨折であり，ほとんどが保存療法で回復する。
- ▶ 橈骨神経の高位麻痺は松葉杖の誤使用による腋窩の圧迫，上腕に対する長時間の圧迫（ハネムーン症候群），上腕骨顆上骨折・上腕骨骨幹部骨折などが原因となりうる。
- ▶ 橈骨神経は肘関節前方において浅枝と深枝に分かれる。浅枝は感覚枝であり，深枝は表在感覚枝を含まない。深枝は回外筋の深頭と浅頭の間を走行し，その回外筋入口部はアーチ状の形状をしたFrohseのアーケードとよばれ絞扼性神経障害の原因となる。
- ▶ 橈骨神経高位麻痺は下垂手を呈する。
- ▶ 橈骨神経低位麻痺（後骨間神経麻痺）は手指伸展障害から下垂指を呈する。
- ▶ 上腕遠位部での橈骨神経損傷で，最初に回復するのは腕橈骨筋である。

橈骨神経浅枝障害について述べよ

(設問36〜40)

- ▶ 橈骨神経浅枝は感覚枝であり，前腕遠位部において橈側皮下を走行する。
- ▶ 橈骨神経浅枝が障害されると，その支配領域である母指・示指間に，しびれ，痛み，ときに灼熱痛を生じる。運動麻痺は生じない。
- ▶ 前腕遠位部橈側の外傷や橈骨遠位端骨折に対する鋼線固定，de Quervain病に対する腱鞘切開などの手術や手関節橈側からの点滴や採血などが原因となることが多い。
- ▶ 診断には，橈骨神経浅枝に沿ったTinel徴候の存在，橈骨神経浅枝支配領域での感覚障害，感覚神経伝導速度検査が有用である。

腋窩神経麻痺について述べよ

(設問41〜46)

- ▶ 肩関節周囲の脱臼や骨折が原因となる。
- ▶ ほとんどは牽引損傷で断裂していることはまれである。
- ▶ 腋窩神経損傷は肩関節外側の感覚麻痺を引き起こす。
- ▶ 肩の筋力低下が三角筋麻痺により生じるが，棘上筋により肩の挙上は可能な例が多い。
- ▶ 保存療法が優先され，2〜3カ月待っても回復徴候がみられない場合に外科的処置を考慮するのが一般的である。

腕神経叢損傷の疫学や病態について述べよ

(設問48，51，61〜62)

- ▶ 原因の大半はオートバイによる交通事故である。
- ▶ そのほかに高所からの転落などの高エネルギー外傷が多い。
- ▶ 上肢が不自然な肢位を強制されたり，頭頚部や肩甲骨に過度の牽引力が加わったりすることで腕神経叢への損傷が生じる（**図4**）。
- ▶ 分娩の際に，腕神経叢に過度の牽引力が加わることで生じる分娩麻痺も，腕神経叢損傷の1つ。分娩麻痺は，多くの場合，徐々に自然回復を示す。

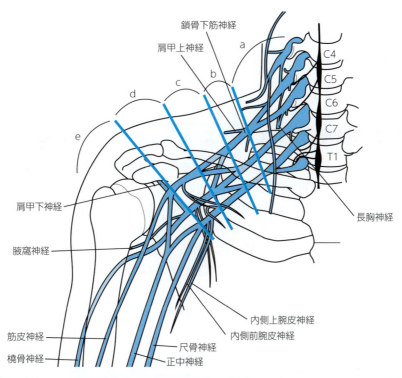

図4 腕神経叢

腕神経叢損傷の分類について述べよ (設問47, 49, 52, 59)

上位型 (Erb-Duchenne型) 麻痺
- 上神経幹の損傷が主で，C5・6またはC5・6・7の損傷により麻痺が生じる。
- 上位型では，肩関節外転・外旋，肘関節屈曲・前腕回外が障害される。
- 特に肩関節内転・内旋，肘関節伸展，手関節屈曲・尺屈のwaiter's tip positionを呈する。
- 腕神経叢損傷の中で最も頻度が多い。

下位型 (Déjerine-Klumpke型) 麻痺
- 下神経幹の損傷が主でC7・8，T1の損傷により麻痺が生じる。
- 下位型では手関節・手指の屈曲 および伸展 と手指の内転・外転が障害される。
- 交感神経の損傷に伴いHorner (縮瞳，眼瞼下垂，眼球陥凹) 徴候が生じる。

全型
- 上位型と下位型が合併したもの。
- 全型の多くは神経根が引き抜かれる (引き抜き損傷)。

節前損傷
- 節前損傷は脊髄と神経根の連続性が絶たれている損傷のことを指す (引き抜き損傷)。この場合，自然回復の見込みはない。
- 長胸神経麻痺 (前鋸筋麻痺)，横隔膜神経麻痺，肩甲背神経麻痺 (肩甲挙筋，菱形筋麻痺)，Horner徴候を認めれば，引き抜き損傷が疑われる。

節後損傷

▶ 節後損傷は後根神経節の末梢側での損傷である．神経縫合術や神経移植術が適応となる．神経根部には交感神経が存在しないため，発汗障害などの交感神経障害を認めた場合は節後損傷が疑われる．

腕神経叢損傷の検査について述べよ　　　　　　　（設問50，53，56〜57，60）

▶ 引き抜き損傷では，後根神経節にある感覚神経細胞体と末梢神経との連続性は絶たれておらず（節前損傷），支配領域にヒスタミンを皮下注射すると，その部位に発赤・腫脹を生じる．それが認められないときは引き抜き損傷でなく，より遠位の損傷（節後損傷）を示している．

▶ Horner徴候とは，交感神経障害による眼裂狭小，縮瞳，顔面半分の発汗障害である．この徴候は，T1神経根が節前損傷の場合に陽性となる．

▶ 各々の神経根を電気的に刺激して，大脳感覚野からの体性感覚誘発電位の有無により連続性を調べる方法が，現在では最も信頼性が高い．

▶ 感覚神経線維は後根神経節と連絡し，Waller変性を免れているため，感覚脱失野を電気刺激すると感覚神経活動電位は導出できる．

腕神経叢損傷の治療について述べよ　　　　　　　（設問54〜55，58，63〜64）

▶ 引き抜き損傷は，直視下に根糸を確認することはできない．神経根部以遠の節後損傷では，手術による神経修復効果が期待できるので，損傷形態により神経剥離術，神経縫合術，神経移植術が選択される．

▶ 上位型における肘屈曲の再建には，手関節と指の屈曲回内筋群の起始部を剥離挙上して近位方向へ移動することにより肘の屈曲力を得る方法（Steindler法），上腕三頭筋を切離して，上腕外側を廻して上腕二頭筋腱へ縫着する方法（Carroll法）や，広背筋を移行する方法がある．

絞扼性神経障害＜下肢＞

合格へのチェック！

正しいものに○，誤ったものに×をつけよ。

腓骨神経麻痺

1. 下垂足は，深腓骨神経の単独麻痺によって引き起こされる。 （　）
2. 受傷機転が外部からの圧迫であれば予後は不良である。 （　）
3. 浅腓骨神経の単独麻痺では，足部の内反が出現する。 （　）
4. 最も障害を受けやすい部位は，腓骨頭の部分である。 （　）
5. ガングリオンなどの腫瘤による圧迫が原因として最も多い。 （　）
6. 患側下肢の下腿外側から足背ならびに第5趾（小趾）を除いた足趾背側にかけての感覚障害を
   きたす。 （　）
7. 骨折や脱臼などの外傷や腫瘤によるものは早期に手術が必要。 （　）
8. 腓骨神経障害では下肢痛は認めないことが多い。 （　）

感覚異常性大腿痛

9. 外側大腿皮神経はL2，3神経根由来である。 （　）
10. 感覚異常性大腿痛は，鼠径靱帯による外側大腿皮神経の圧迫が原因で起こる。 （　）
11. 外側大腿皮神経は，感覚神経と運動神経の両方を含む。 （　）
12. 腹臥位での手術時，架台による圧迫が，外側大腿皮神経を刺激し，感覚異常性大腿痛を
    引き起こすことがある。 （　）
13. 感覚異常性大腿痛の手術療法として，鼠径靱帯を切断し，外側大腿皮神経を剥離する方法が
    ある。 （　）
14. 原因としてズボンなどによる体表からの締め付け，肥満などがある。 （　）
15. 妊娠も発症の危険因子となる。 （　）

解答は次ページ下に。

専門医試験ではこんなことが問われる！

①腓骨神経麻痺の原因，病態，症状，治療
②感覚異常性大腿痛の原因，病態，症状，治療

（第30回 問64・101など）

IV 疾患総論／神経・筋疾患

知識の整理

腓骨神経麻痺について述べよ (設問1～8)

- ▶ 総腓骨神経は下肢で最も障害を受けやすい神経である。
- ▶ ギプス，長時間の臥床など外部からの圧迫により生じることが多いが，腫瘍や外傷によっても生じる。
- ▶ 最も障害を受けやすい部位は，腓骨頭部である。
- ▶ しばしば膝周囲の手術により医原性に障害されるので注意を要する。
- ▶ 腰椎変性疾患では腰下肢痛の合併が多いのに対し，腓骨神経障害では下肢痛は認めないことが多い。
- ▶ 浅腓骨神経の障害では，腓骨筋麻痺により足関節の内反が出現するが下垂足はみられない。
- ▶ 深腓骨神経の単独障害では下垂足はみられるが，足部のバランスはよく，装具なしでも歩行可能なことも多い。
- ▶ これに対し総腓骨神経または深・浅両腓骨神経麻痺では，下垂足に加え後脛骨筋の一方的な牽引による足部の内反を生じ，患者は装具を用いないと歩行に支障がある。
- ▶ 圧迫，牽引などによる麻痺の場合には自然回復する可能性が高い。
- ▶ 切断例では神経縫合が適応となるが，しばしば直接縫合することはできず，神経移植が必要となる。

感覚異常性大腿痛 (meralgia paresthetica) について述べよ (設問9～15)

- ▶ 感覚異常性大腿痛は，外側大腿皮神経が上前腸骨棘と鼡径靱帯によって圧迫されて生じる（**図5**）。

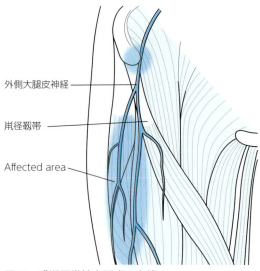

図5　感覚異常性大腿痛の病態

正解	1	2	3	4	5	6	7	8	9	10	11	12	13	14	15
	○	×	○	○	×	○	○	○	○	○	×	○	○	○	○

▶ 外側大腿皮神経はL2·3神経根由来であり，大腿外側の感覚を支配するが，運動神経を含まない。

▶ 発症の誘因となるものには，脚長差による股関節内転肢位や腹臥位手術時の架台による圧迫などがある。

▶ そのほかに原因としてズボンなどによる体表からの締め付け，肥満などがある。妊娠も発症の危険因子となる。

▶ 手術療法には，鼡径靱帯を切断して神経を剥離する方法がある。

その他の末梢神経障害

合格へのチェック！

正しいものに○，誤ったものに×をつけよ。

複合性局所疼痛症候群（CRPS）

1. CRPSの診断において，骨萎縮は必須の所見である。 （　）
2. 感覚異常は，CRPSの診断を下すうえで重要な要素となる。 （　）
3. CRPSの診断において，血管運動機能の異常は重要な要素である。 （　）
4. CRPSの診断基準には，浮腫や発汗異常も含まれる。 （　）
5. CRPSの診断基準には，運動機能障害や神経学的異常が含まれる。 （　）
6. CRPSの明確な発症機序は，いまだ解明されていない。 （　）
7. CRPSは，侵害受容性疼痛に分類される。 （　）
8. CRPSは，患部の皮膚温の変化を引き起こす。 （　）
9. 心理療法は，CRPSの治療に有用ではない。 （　）
10. CRPSは，外傷だけでなく，内科的疾患に伴い発症することもある。 （　）

解答は次ページ下に。

専門医試験では こんなことが 問われる！

複合性局所疼痛症候群（complex regional pain syndrome；CRPS）の診断基準，原因疾患，治療について

（第29回 問88など）

知識の整理

複合性局所疼痛症候群ついて述べよ
(設問1〜10)

- 心筋梗塞，脳卒中，帯状疱疹など内科疾患，神経損傷，骨折，捻挫，打撲などの外傷に続発する難治性の慢性疼痛である（**表3**）。
- 発症メカニズムは解明されていない。
- CRPSは神経因性疼痛に分類される。
- 皮膚温の変化，触覚過敏，骨萎縮，進行すると皮膚萎縮，手内在筋・関節の拘縮が生じる。
- 心理療法もときに有効である。

表3 わが国におけるCRPS判定基準

		臨床用*	研究用*
自覚症状	1. 皮膚・爪・毛のうちいずれかに萎縮性変化 2. 関節可動域制限 3. 持続性ないしは不釣り合いな痛み，しびれたような針で刺すような痛み（患者が自発的に述べる），知覚過敏 4. 発汗の亢進ないしは低下 5. 浮腫	2項目以上該当	3項目以上該当
他覚所見	1. 皮膚・爪・毛のうちいずれかに萎縮性変化 2. 関節可動域制限 3. アロディニア（allodynia）（触刺激ないしは熱刺激による）ないしは痛覚過敏（ピンプリック） 4. 発汗の亢進ないしは低下 5. 浮腫	2項目以上該当	3項目以上該当

＊臨床用の判定指標を用いることにより感度82.6％，特異度78.8％で判定でき，研究用の判定指標により感度59％，特異度91.8％で判定できる。

(文献1より引用)

参考文献
1) 眞下 節，柴田政彦．複合性局所疼痛症候群 CRPS．真興交易医書出版部：東京．2009．

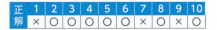

ロコモティブシンドローム

ロコモティブシンドローム（ロコモ）

合格へのチェック！　　正しいものに○，誤ったものに×をつけよ。

1. ロコモティブシンドロームの定義は，運動器の障害のため移動機能の低下をきたした状態である。　（　）
2. 要支援・要介護の原因として最も多いのはロコモティブシンドロームである。　（　）
3. 予備群を含めると国内で約500万人にロコモの危険性がある。　（　）
4. ロコモの疑いがあるかどうかを患者自身が確認できる方法としてロコチェックがある。　（　）
5. ロコモは運動器不安定症と同一の概念である。　（　）

解答は次ページ下に。

① ロコモの定義・概念
② 要介護の原因
③ 高齢者運動器疾患に関する用語

（第29回 問46・47，第30回 問48～50，第31回 問46・47，第32回 問49・50，第33回 問44など）

知識の整理

ロコモの定義および概念について述べよ (設問1〜4)

- 2007年，日本整形外科学会は運動器の障害に関する新しい言葉として「ロコモティブシンドローム（運動器症候群）」を提唱し，略称をロコモとした。
- ロコモティブシンドローム（ロコモ）の定義は，運動器の障害のため移動機能の低下をきたした状態である。進行すると介護が必要となるリスクが高くなる。
- 支援・介護が必要になった原因の割合として，運動器疾患は24.6％であり最も多い（**表1**）。
- ロコモは症候群であり，移動機能の低下をきたしているが未病の状態から，介護が必要な状態までを包括する。
- 予備群を含めると国内で約4,700万人にロコモの危険性があるとされている。
- ロコチェックは自分でロコモの疑いがあるかを簡単に確認する方法である（**表2**）。

表1 介護が必要となった主な原因（％）

	運動器疾患（関節疾患，骨折・転倒，脊髄損傷）	認知症	脳疾患	高齢による衰弱
要支援	34.9	4.6	13.1	16.2
要介護	20.0	24.8	18.4	12.1
総数	24.6	18.0	16.6	13.3

（厚生労働省：2016年国民生活基礎調査の概要より作成）

表2 ロコチェック

7つの項目は運動器が衰えているサインであり，1つでも当てはまればロコモの可能性がある。

1) 片脚立ちで靴下がはけない
2) 家の中でつまずいたり滑ったりする
3) 階段を上るのに手すりが必要である
4) 家の中のやや重い仕事（掃除機の使用，布団の上げ下ろしなど）が困難である
5) 2kg程度の買い物（1Lの牛乳パック2個程度）を持ち帰るのが困難である
6) 15分くらい続けて歩けない
7) 横断歩道を青信号で渡りきれない

（2009年10月15日改訂）

運動器不安定症，フレイル，サルコペニアについて述べよ (設問5)

- ロコモ以外の高齢者の運動器に関する新しい言葉として，運動器不安定症，フレイル，サルコペニアがある。
- 運動器不安定症は，歩行時の易転倒性，関節痛に伴う立位不安定性，脆弱性骨折などの病態を疾患としてとらえ，それに対する運動療法などの治療を行うことによって重篤な運動器障害を防ぐことを目的に命名された疾患概念である。定義は，高齢化に伴って運動機能低下をきたす運動器疾患により，バランス能力および移動歩行能力の低下が生じ，閉じこもり，転倒リスクが高まった状態である。
- フレイルの語源はfrailty（虚弱，老衰，脆弱）である。加齢とともに心身の活力（運動機能や認知機能など）が低下し，複数の慢性疾患の併存などの影響もあり，生活機能が障害され，心身の脆弱性が出現した状態であるが，一方で適切な介入・支援により，生活機能の維持向上が可能な状態である。
- サルコペニアの定義は，加齢による骨格筋量の減少および筋力低下の状態である。国際疾病分類に「サルコペニア」が登録されており，疾患として位置付けられている。

正解 1:○ 2:○ 3:× 4:○ 5:×

ロコモ度テスト

合格へのチェック！　　正しいものに○，誤ったものに×をつけよ。

1. ロコモ度テストは立ち上がりテスト，2ステップテストおよびロコモ25からなる。　　（　　）
2. 片脚起立時間はロコモ度の判定に用いられる。　　（　　）
3. Timed up and go (TUG) テストはロコモ度の判定に用いられる。　　（　　）
4. 立ち上がりテストでは，主に下腿三頭筋力の筋力を評価している。　　（　　）
5. 2ステップテストでは，最大二歩幅を身長で除したものを2ステップ値として評価する。　　（　　）
6. 2ステップ値は，歩行速度と相関する。　　（　　）
7. ロコモ25では，25項目の質問で運動器疼痛や日常生活動作の困難さの程度を問う。　　（　　）
8. ロコモ25では，25項目の合計点数が低いほどADL障害が大きい。　　（　　）

解答は次ページ下に。

専門医試験では こんなことが 問われる！

① 立ち上がりテスト
② 2ステップテスト
③ ロコモ25

（第29回 問46・47，第30回 問48〜50，第31回 問46・47，
第32回 問49・50，第33回 問44など）

知識の整理

ロコモ度テストについて述べよ　　（設問1〜8）

▶ ロコモ度テストは，「立ち上がりテスト」，「2ステップテスト」および「ロコモ25」の3つのテストからなる。

▶ 片脚起立時間，TUGテストは運動器疾患のバランス評価法として用いられるが，ロコモ度テストには含まれない。

▶ 「立ち上がりテスト」は，下肢筋力を評価することを目的として行われる（**図1**）。主に大腿四頭筋の筋力を評価している。

▶ 「2ステップテスト」は歩幅を調べる評価法である（**図2**）。下肢の筋力・バランス能力・柔軟性などを含めた歩行能力を総合的に評価できる。歩行速度と相関があるとされる。

▶ 「ロコモ25」は25項目の質問からなり，運動器疼痛や日常生活動作（activities of daily living；ADL）の困難さの程度を問う質問票である（**表3**）。各項目で0〜4点の評点がつく。25項目の合計が0点で最良の状態，100点で最悪の状態と評価される。

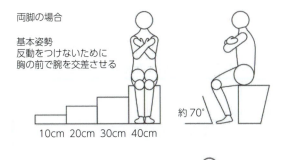

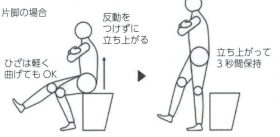

図1 立ち上がりテスト
(日本整形外科学会：ロコモティブシンドローム予防啓発公式サイト
ロコモオンラインより許可を得て転載)

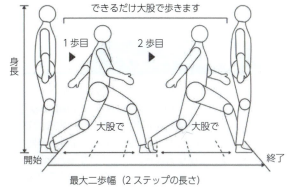

図2 2ステップテスト
最大二歩幅(cm)÷身長(cm)＝2ステップ値
(日本整形外科学会：ロコモティブシンドローム予防啓発公式サイト
ロコモオンラインより許可を得て転載)

表3 ロコモ25

この1カ月のからだの痛みなどについてお聞きします。 Q1 頚・肩・腕・手のどこかに痛み(しびれも含む)がありますか。 Q2 背中・腰・お尻のどこかに痛みがありますか。 Q3 下肢(脚のつけね，太もも，膝，ふくらはぎ，すね，足首，足)のどこかに痛み(しびれも含む)がありますか。 Q4 ふだんの生活でからだを動かすのはどの程度つらいと感じますか。 この1カ月のふだんの生活についてお聞きします。 Q5 ベッドや寝床から起きたり，横になったりするのはどの程度困難ですか。 Q6 腰掛けから立ち上がるのはどの程度困難ですか。 Q7 家の中を歩くのはどの程度困難ですか。 Q8 シャツを着たり脱いだりするのはどの程度困難ですか。 Q9 ズボンやパンツを着たり脱いだりするのはどの程度困難ですか。 Q10 トイレで用足しをするのはどの程度困難ですか。 Q11 お風呂で身体を洗うのはどの程度困難ですか。 Q12 階段の昇り降りはどの程度困難ですか。 Q13 急ぎ足で歩くのはどの程度困難ですか。	Q14 外に出かけるとき，身だしなみを整えるのはどの程度困難ですか。 Q15 休まずにどれくらい歩き続けることができますか(最も近いものを選んでください)。 Q16 隣・近所に出掛けるのはどの程度困難ですか。 Q17 2kg程度の買い物(1リットルの牛乳パック2個程度)をして持ち帰ることはどの程度困難ですか。 Q18 電車やバスを利用して外出するのはどの程度困難ですか。 Q19 家の軽い仕事(食事の準備や後始末，簡単なかたづけなど)は，どの程度困難ですか。 Q20 家のやや重い仕事(掃除機の使用，ふとんの上げ下ろしなど)は，どの程度困難ですか。 Q21 スポーツや踊り(ジョギング，水泳，ゲートボール，ダンスなど)は，どの程度困難ですか。 Q22 親しい人や友人とのおつきあいを控えていますか。 Q23 地域での活動やイベント，行事への参加を控えていますか。 Q24 家の中で転ぶのではないかと不安ですか。 Q25 先行き歩けなくなるのではないかと不安ですか。

各項目で0～4点の評価。25項目の合計が0点で最良の状態，100点で最悪の状態と評される。

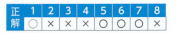

ロコモ度の臨床判断値

合格へのチェック！

正しいものに○，誤ったものに×をつけよ。

1. 2ステップテストでの2ステップ値が1.4はロコモではない。 （　　）
2. 2ステップテストでの2ステップ値が1.2はロコモ度2である。 （　　）
3. 立ち上がりテストで，どちらか一方の脚で30cmの高さから立ち上がれないが，両脚で
   20cmの台から立ち上がれるはロコモ度1である。 （　　）
4. 立ち上がりテストで，どちらか一方の脚で20cmの台から立ち上がれないが，両脚で40cmの
   台から立ち上がれる，はロコモ度1である。 （　　）
5. ロコモ25で15点はロコモ度1である。 （　　）

解答は次ページ下に。

専門医試験では こんなことが 問われる！

① 臨床判断値
② ロコモ度1・2・3の判定

（第29回 問46・47，第30回 問48〜50，第31回 問46・47，
第32回 問49・50，第33回 問44など）

知識の整理

ロコモ度1・2・3の臨床判断値について述べよ

（設問1〜5）

▶ ロコモ度テストの測定結果から得られた「臨床判断値」を用い，ロコモ度をロコモなし，ロコモ度1，ロコモ度2，ロコモ度3の4段階として評価する（**表4**）。

▶ ロコモ度1は，運動器の障害によって移動機能の低下が始まっている状態である。

▶ ロコモ度2は，運動器の障害によって移動機能の低下が進行している状態である。

▶ ロコモ度3は，運動器の障害によって移動機能の低下が進行し，社会参加に支障をきたしている状態である。

表4　ロコモ度1・2・3の臨床判断値

	立ち上がりテスト	2ステップテスト	ロコモ25
ロコモなし	どちらの脚でも片脚で40cmの台から立ち上がれる	1.3≦	＜7点
ロコモ度1	どちらか一方の脚で40cmの台から立ち上がれないが両脚で20cmの台から立ち上がれる	1.1≦　＜1.3	7点≦　＜16点
ロコモ度2	両脚で20cmの台から立ち上がれないが30cmの台から立ち上がれる	0.9≦　＜1.1	16点≦　＜24点
ロコモ度3	両脚で30cmの台から立ち上がれない	＜0.9	24点≦

*3つのロコモ度テストのうち最もロコモ度が高いものをロコモ度とする。例えば，ロコモ25が8点（ロコモ度1）で，立ち上がりテストは両脚で20cmの高さからは立ち上がることができないが両脚で30cmの高さからは立ち上がることができ（ロコモ度2）たとしても，2ステップテストが0.8（ロコモ度3）の場合には，ロコモ度3判定とする。

ロコモーショントレーニング（ロコトレ）

合格へのチェック！
正しいものに○，誤ったものに×をつけよ。

1. 開眼片脚立ちはロコトレとして推奨されている。　　　　　　　　　　　（　　）
2. Codman体操はロコトレとして推奨されている。　　　　　　　　　　　（　　）
3. ジョギングはロコトレとして推奨されている。　　　　　　　　　　　　（　　）
4. スクワットはロコトレとして推奨されている。　　　　　　　　　　　　（　　）
5. 腹筋運動はロコトレとして推奨されている。　　　　　　　　　　　　　（　　）

解答は次ページ下に。

Ⅳ 疾患総論／ロコモティブシンドローム

専門医試験ではこんなことが問われる！

①開眼片脚立ち
②スクワット

（第29回 問46・47，第30回 問48～50，第31回 問46・47，第32回 問49・50，第33回 問44など）

前ページの答え

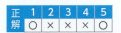

知識の整理

ロコトレについて述べよ

(設問1〜5)

- ▶ ロコモーショントレーニング（ロコトレ）としては，開眼片脚立ちとスクワットが基本である（**図3**）。筋力やバランス能力が向上する。
- ▶ ヒールレイズ（カーフレイズ，踵上げ運動）やフロントランジなどもロコトレとして推奨されている。
- ▶ ヒールレイズでは，立位で踵の上げ下げを行う。
- ▶ フロントランジでは，両手を腰にあてて両脚をそろえて立った状態から片脚を大きく踏み出し，ゆっくりと腰を落としたあと，再び腰の位置を上げ，踏み出した足をもとに戻す。
- ▶ Codman体操は凍結肩に対する運動療法である。
- ▶ ジョギングは持久力改善のための，腹筋運動は主に腰痛に対する運動療法である。

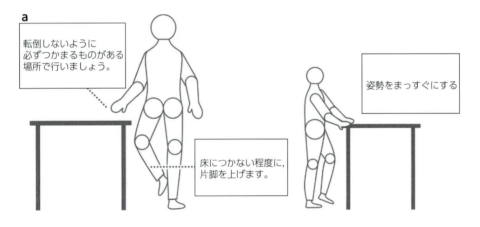

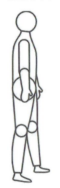
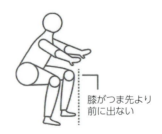
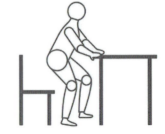

図3　ロコモーショントレーニング（ロコトレ）
a：開眼片脚立ち
b：スクワット
（日本整形外科学会：ロコモティブシンドローム予防啓発公式サイト ロコモオンラインより許可を得て転載）

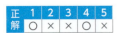

がんとロコモティブシンドローム（がんロコモ）

合格へのチェック！　　　　　　　　　　正しいものに○，誤ったものに×をつけよ。

1. 「がんロコモ」とは，がん自体あるいはがんの治療によって運動器の障害が起きて移動能力の
低下をきたした状態である。　　　　　　　　　　　　　　　　　　　　　　　　　　　　（　　）
2. 「がんロコモ」は，がん自体による運動器の問題，がんの治療による運動器の問題，
がんと併存する運動器疾患の問題の3種類に分類される。　　　　　　　　　　　　　　　（　　）
3. 転移性骨腫瘍に対する治療の際は，患者の生命予後を判断したうえで方針を決定する。　（　　）
4. がん患者のADLおよびQOL改善には整形外科医のかかわりが重要である。　　　　　　（　　）
5. がん患者の運動器に疼痛が発症した場合，鑑別として骨転移を念頭に置く必要がある。　（　　）
6. がん患者の運動器の疼痛に対する治療の第1選択はオピオイド投与である。　　　　　　（　　）

解答は次ページ下に。

専門医試験では こんなことが 問われる！

① 「がんロコモ」の定義と分類
② 生命予後
③ 運動器疾患と骨転移の鑑別

（第29回 問46・47，第30回 問48～50，第31回 問46・47，
第32回 問49・50，第33回 問44など）

IV 疾患総論／ロコモティブシンドローム

231

知識の整理

がんロコモについて述べよ　　　　　　　　　　　　　　　　　　　　　（設問1～6）

- ▶「がんロコモ」とは，がんとロコモティブシンドロームの略称であり，がん自体あるいはがんの治療によって運動器の障害が起きて移動能力の低下がきたした状態と定義される。
- ▶「がんロコモ」は，以下の3種類に分類される。すなわち①がん自体による運動器の問題，②がんの治療による運動器の問題，③がんと併存する運動器疾患の問題である。
- ▶運動器疾患のスペシャリストである整形外科医が，がん治療に積極的にかかわることが，がん患者のADL改善，ひいてはQOL改善につながる。
- ▶片桐らや徳橋らの予後予測を用いて，転移性骨腫瘍患者の生命予後を判断し，長期予後であれば，腫瘍脊椎骨全摘術（total en bloc spondylectomy；TES）や腫瘍用人工関節置換術など，腫瘍を制御する治療法を行い，短期予後であれば，姑息的な脊椎除圧固定術や骨接合術など，侵襲の少ない治療を選択する。
- ▶近年，がん治療の進歩によりがんサバイバーの数が増加し，併せて，骨転移がある状態で長期生存する患者が増加している。このため，がん患者の運動器に疼痛が発生した場合，鑑別として転移性骨腫瘍を念頭に置くことは重要である。
- ▶がん患者の運動器の疼痛は骨転移のみならず，一般の運動器疾患でも生じるため，鑑別が必要である。このため，安易にオピオイドを投与するのではなく，骨転移ならば放射線治療や手術治療，一般の運動器疾患ならば適切な整形外科的治療を行うことが肝要である。

参考文献
1) 井樋栄二, 吉川秀樹, 津村　弘, ほか編. 標準整形外科学. 第14版. 東京: 医学書院; 2020.
2) 大鳥精司, 高相晶士, 出家正隆, ほか編. TEXT整形外科. 改訂5版. 東京: 南山堂; 2019.
3) ロコモティブシンドローム診療ガイド策定委員会編. ロコモティブシンドローム診療ガイド2021. 東京: 文光堂; 2021.

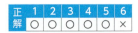

V

疾患各論

V 疾患各論

肩関節

胸郭出口症候群

合格へのチェック！

正しいものに○，誤ったものに×をつけよ。

1. 前斜角筋と中斜角筋の間を鎖骨下静脈と腕神経叢が通過する。（　）
2. 胸郭出口症候群の頻度の高い自覚症状は，上肢の痛みやだるさ，肩こりである。（　）
3. 胸郭出口症候群の代表的な診断テストにWrightテストやlift-offテストがある。（　）

解答は次ページ下に。

専門医試験ではこんなことが問われる！

① 胸郭出口部の解剖
② 胸郭出口症候群の症状と診断

（第28回 問68，第30回 問52，第31回 問6，第35回 問88など）

知識の整理

胸郭出口部の正常解剖について述べよ　　　　　　　　　　　　　　　　（設問1）

- 斜角筋三角（前斜角筋後縁－中斜角筋前縁－第1肋骨内縁で形成される間隙）を腕神経叢と鎖骨下動脈が走行する。前斜角筋・中斜角筋間や肋鎖間隙、小胸筋下層で腕神経叢と鎖骨下動脈が絞扼され症状を有する病態が、胸郭出口症候群である。

胸郭出口症候群の症状と診断テストを述べよ　　　　　　　　　　　　　（設問2～3）

- 症状として、上肢の痛みやだるさ、脱力感、しびれ（手指や腕）を生じる。また、肩こりや肩甲部のうずくような痛みの訴えも多い。
- 代表的な診断テストを図1に示す。

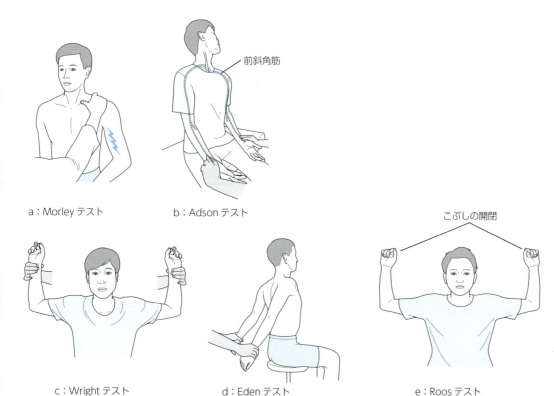

図1　胸郭出口症候群の診断テスト
a：Morleyテスト。鎖骨上窩で腕神経叢を指で圧迫すると圧痛、前胸部への放散痛を生じる。
b：Adsonテスト。前斜角筋が緊張する姿勢（頚椎伸展かつ疼痛側に頭部を回旋）で深呼吸を行わせると橈骨動脈の脈拍が減弱する。
c：Wrightテスト。座位で両肩関節を90°外転・外旋位かつ肘90°屈曲位をとらせると橈骨動脈の脈拍が減弱する。
d：Edenテスト。胸を張り両肩を後下方に引くと、橈骨動脈の脈拍が減弱する。
e：Roosテスト（3分間挙上負荷テスト）。Wrightテストの姿勢で3分間両手指の屈伸を行わせると、手指のしびれや前腕のだるさが出現する。

正解　1 × 2 ○ 3 ×

先天異常（肩甲骨高位症，Sprengel変形）

合格へのチェック！

正しいものに○，誤ったものに×をつけよ。

1. 発生原因として，胎生期の肩甲骨の下降障害が挙げられる。 （　　）
2. 肩甲骨上角と胸椎との間に異常な結合がある。 （　　）
3. 両側性に発症することが多い。 （　　）
4. 患側肩甲骨は健側より小さい。 （　　）
5. 他の先天異常をしばしば合併する。 （　　）
6. 外見上，頚部が短くみえる。 （　　）
7. 肩関節の伸展が制限される。 （　　）
8. 外転制限が強い場合のみ手術の適応である。 （　　）
9. 術後合併症として腕神経叢麻痺や胸郭出口症候群がある。 （　　）

解答は次ページ下に。

専門医試験では こんなことが 問われる！

①肩甲骨高位症の疫学
②肩甲骨高位症の症状と治療

（第28回 問51，第30回 問53など）

知識の整理

肩甲骨高位症について説明せよ
(設問1〜5)

▶ 胎生期に肩甲骨の下降が障害され，高位にとどまったため生じたものをSprengel変形という。先天性肩甲骨高位症ともいう。

▶ 肩甲骨上角と頚椎の間に，肩甲骨の下降阻害因子と考えられる異常な結合を認める。骨性の肩甲脊椎骨 (omovertebral bone) や線維性結合織 (omovertebral band) が介在している。

▶ 肩甲骨は健側より小さい。

▶ 約90％は片側罹患であるが，両側に発生することもある。

▶ 他の先天異常と合併することが多い。Klippel-Feil症候群，側弯症，肋骨形態異常（頚肋）などが多くみられる。

肩甲骨高位症の症状と治療法を述べよ
(設問6〜9)

▶ 患側の肩の高さが上がるため，外見上頚部が短くみえる（翼状頚）。

▶ 肩関節の外転運動が障害される。

▶ 翼状頚が目立つ高度な変形の症例や，機能障害（高度な外転・挙上制限）がある症例で，手術適応となる。特に，肩甲脊椎骨のある多くの例で手術となる。

▶ 手術の至適年齢は2〜5歳程度である。術式はさまざまで，肩甲骨を引き下げるGreen法やWoodward法，V-osteotomyなどが知られる。

▶ 手術合併症として，腕神経叢麻痺や胸郭出口症候群がある。

正解	1	2	3	4	5	6	7	8	9
	○	×	×	○	○	○	×	×	○

不安定症
～反復性肩関節脱臼・動揺性肩関節～

合格へのチェック！

正しいものに○，誤ったものに×をつけよ。

反復性肩関節脱臼

1. 反復性肩関節脱臼のほとんどは下方脱臼である。 （　）
2. 反復性肩関節前方脱臼に認められる特徴的な病変として，Bankart損傷・関節窩縁骨折・Hill-Sachs損傷がある。 （　）
3. 反復性肩関節前方脱臼の手術法として，鏡視下Bankart修復術やLatarjet法，Bristow法が知られる。 （　）
4. 1年前に反復性肩関節脱臼に対して鏡視下手術を受けた患者が，肩の痛みを訴えた場合，原因として上腕骨頭無腐性壊死が最も疑われる。 （　）

動揺性肩関節

5. 10～30歳台の女性に多い。 （　）
6. 多くの症例で肩関節を構成する骨や肩甲帯筋に異常を認める。 （　）
7. 症状がない例では治療の必要はない。 （　）
8. sulcus signが陽性となる。 （　）
9. 筋力強化訓練や装具療法などの保存療法は無効なことが多い。 （　）

解答は次ページ下に。

専門医試験では こんなことが 問われる！

①反復性肩関節脱臼の特徴的な病変と手術
②動揺性肩関節の病態と治療

（第27回 問51，第36回 問77など）

知識の整理

反復性肩関節脱臼の特徴な病変と手術法について述べよ （設問1〜4）

▶ 一度の外傷性肩関節脱臼を起こした後に脱臼を複数回繰り返す病態で，ほとんどが前方脱臼である。

▶ 前方脱臼が繰り返されることで，特徴的な病変を生じる。肩甲骨関節窩側にはBankart損傷（前方関節唇と下関節上腕靱帯複合体の剥離・断裂）や関節窩縁骨折を認め，上腕骨側にはHill-Sachs損傷（上腕骨頭後外側の陥没骨折）を認める。

▶ 脱臼の制動には手術を行う。鏡視下Bankart修復術や烏口突起移行術であるLatarjet法とBristow法が最も一般的である。ほかにも，肩甲下筋や関節包を短縮するPutti-Platt法などがある。

▶ 低い割合ではあるが，術後の合併症として再脱臼や変形性関節症の進行，修復固定材料（アンカー）の脱転，感染などの報告がある。術後の痛みが生じた際は，これらを鑑別に考える必要がある。

動揺性肩関節の病態と治療法について述べよ （設問5〜9）

▶ 肩関節を構成する骨や肩甲帯筋において明らかな外傷歴などによる器質的異常を認めず，肩関節の弛緩性や不安定性を伴う病態を動揺性肩関節（ルースショルダー）とよぶ。

▶ 10〜30歳台の若年女性に好発する。大多数は両側に生じ，多方向に不安定性を認めることもある。

▶ 症状を有する場合は，不安定感や上肢のだるさ，易疲労感などを訴える。症状がない場合には，治療の必要はない。

▶ 下方の不安定性が多いため，上肢を下方に牽引すると骨頭が下方へ亜脱臼し肩峰−骨頭間に陥凹を認める（sulcus sign）。

▶ 多くは保存療法が有効であり，肩甲帯の筋力訓練や装具療法を行う。

正解	1	2	3	4	5	6	7	8	9
	×	○	○	×	○	×	○	○	×

腱板断裂

合格へのチェック！

正しいものに○，誤ったものに×をつけよ。

基本

1. ４つの腱板構成筋のうち最も断裂しやすいのは棘上筋である。 （　）
2. 肩の外旋作用を有する主な筋は，棘下筋と大円筋である。 （　）
3. 年齢と有病率は関連がない。 （　）
4. 症状を呈さない無症候性断裂が半数程度を占め，比較的多い。 （　）
5. 不全断裂は，関節面断裂と滑液包面断裂の２つに分けられる。 （　）

発展

6. 棘下筋腱が断裂するとbelly-pressテストが陽性になる。 （　）
7. 大断裂が慢性的に存在すると単純X線正面像では，肩峰骨頭間距離が減少する。 （　）
8. MRI T2強調斜位冠状断像で腱板に低輝度領域がある。 （　）
9. 中高年者の変性断裂のほとんどが保存療法に抵抗し手術となる。 （　）
10. 広範囲断裂には手術適応がない。 （　）
11. 肩関節の疼痛を認めても，挙上が可能であれば手術の必要はない。 （　）
12. 反転型人工肩関節置換術は高齢者の偽性麻痺を伴う腱板断裂性肩関節症のよい適応である。 （　）

解答は次ページ下に。

専門医試験では こんなことが 問われる！

① 腱板断裂の疫学
② 腱板断裂の徒手検査と画像所見
③ 腱板断裂の治療法

（第28回 問52，第29回 問48，第30回 問52，第31回 問49，第35回 問47，
第36回 問46など）

知識の整理

腱板断裂について説明せよ

(設問1, 3〜5)

▶ 4つの腱板構成筋（棘上筋・棘下筋・小円筋・肩甲下筋）のうち，棘上筋が最も断裂しやすい。

▶ 原因は，加齢による腱変性が最多で，そのほかに肩峰との機械的衝突や外傷などがある。

▶ 年齢とともに有病率が上がる（50歳台で10人に1人，80歳台で3人に1人）。

▶ 臨床症状のない無症候性断裂が半分以上を占め，比較的多い。

▶ 若年者では，投球動作や水泳などのスポーツに伴う繰り返し動作による外力が原因となる。

▶ 断裂の程度により，完全断裂（全層断裂）と不全断裂（部分断裂）に分けられる。

▶ 不全断裂は，関節面断裂・腱内断裂・滑液包面断裂に分けられる。また，完全断裂は断裂サイズにより，小・中・大・広範囲断裂に分けられる。

腱板断裂の臨床症状と検査所見について述べよ

(設問2, 6〜8)

▶ 動作時痛や安静時痛，夜間痛を認める。特に夜間痛は肩疾患に特徴的である。

▶ 断裂により筋力低下を生じる。断裂腱により徒手検査は以下のように異なる。

棘上筋腱断裂→外転筋力低下，棘上筋テスト

棘下筋・小円筋腱断裂→外旋筋力低下，外旋筋力テスト

肩甲下筋断裂→内旋筋力低下，lift-offテスト，belly pressテスト（**図2**）

▶ 肩の外旋は，棘下筋・小円筋の2つが主動作筋である。外旋動作は，洗髪や洗顔，食事など日常動作において重要である。

▶ 動作時の，インピンジメント徴候や腱板が肩峰下を通過する動作の途中に痛みが出現する有痛弧徴候（painful arc sign）を認める。

▶ 長期的に大きな断裂が存在すると骨頭上方化が起こり，単純X線像で肩峰骨頭間距離の減少を認める。腱板断裂が進行し，二次性変形性肩関節症をきたしたものを腱板断裂性肩関節症とよぶ。

▶ 超音波断層検査では，長軸像で腱板の不連続性を認める。

▶ MRIでは，腱板断裂部に関節液が入り込むため，T2強調像で高輝度領域を認める（**図3a, b**）。また，棘上・棘下筋腱断裂では冠状断が，肩甲下筋腱断裂では水平断が有用である。

▶ MRIの進歩により頻度は減ったが，関節造影検査も有用である。完全断裂や関節包面の不全断裂などが診断可能である。

正解	1	2	3	4	5	6	7	8	9	10	11	12
	○	×	×	○	×	×	○	×	×	×	×	○

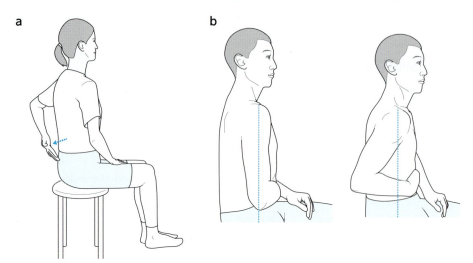

図2　肩甲下筋腱断裂の診断テスト
a：Lift-offテスト。手を背中の腰の高さに回し，背中から手を持ち上げることが不可能となる。
b：Belly pressテスト。腹部に手をあて，肘を前額面に保持し（肘が後方に逃げずに）腹部をしっかり押すことが不可能となる。

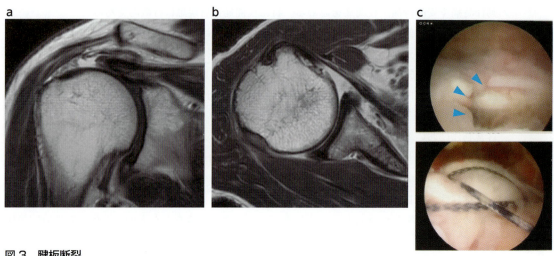

図3　腱板断裂
a：MRI（T2強調像冠状断）。棘上筋腱断裂。MRI T2強調像で断裂部に高輝度領域を認める。
b：MRI（T2強調像水平断）。肩甲下筋腱断裂。MRI T2強調像で断裂部に高輝度領域を認める。
c：鏡視下腱板修復術。肩峰下腔からの鏡視で棘上筋の断裂部が確認できる（矢頭），アンカーを用いて腱の修復を行った。

腱板断裂に対する治療法を述べよ　　　　　　　　　　　　　　　（設問9〜12）

▶ 変性を背景とする中高年の腱板断裂はまず保存療法を行い，約7割の患者で保存的に症状が軽快する。

▶ 腱板の変性断裂においては，保存療法に抵抗し，疼痛の残存や筋力低下により日常生活動作に支障をきたす症例で手術適応となる（年齢や断裂サイズのみで手術適応を判断するのではなく，残存した臨床症状やADL障害により手術を決定する）。

▶ 若年者における外傷性の断裂やスポーツによる断裂に対しては，積極的に手術介入を検討する。

▶ 修復可能な断裂に対しては，鏡視下腱板修復術が標準的な術式である（**図3c**）。

▶ 2014年にわが国に導入された反転型人工肩関節置換術は，偽性麻痺を呈する高齢者の腱板断裂性肩関節症に対し最もよい適応である（**図4**）。

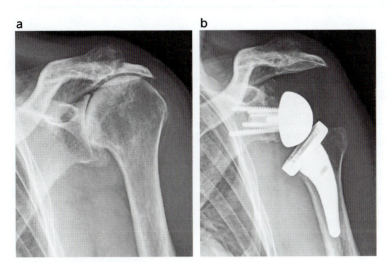

図4 腱板断裂性肩関節症
a：単純X線で，著明な骨頭の上方化と肩甲上腕関節の関節症性変化を認める。
b：偽性麻痺肩を呈し，手術（リバース型人工肩関節置換術）を施行した。

その他の変性疾患

合格へのチェック！
正しいものに○，誤ったものに×をつけよ．

肩石灰性腱炎
1. 沈着物質は炭酸アパタイトである。（　）
2. 急性期でも慢性期でも，常に激烈な疼痛を認める。（　）
3. 慢性例では石灰が肩峰と衝突することでインピンジメント徴候が陽性になることが多い。（　）
4. 多くの症例は保存療法が無効で手術適応となる。（　）

凍結肩（狭義の五十肩）
5. 肩の疼痛と可動域制限を主訴とする，腱板断裂や石灰性腱炎などの既知の疾患を含む肩疾患の総称を凍結肩（狭義の五十肩）とよぶ。（　）
6. 20〜30歳台に多い。（　）
7. 多くは保存療法で軽快する。（　）
8. 疼痛が強い初期の炎症期からリハビリテーションを積極的に進める。（　）
9. 拘縮が主体となる凍結期では運動療法が治療の中心となる。（　）
10. 難治例の手術療法として授動術や鏡視下関節包切離術がある。（　）

上腕二頭筋長頭腱断裂
11. 原因は，外傷やスポーツ，重量物挙上などで単独で断裂する特発例のみである。（　）
12. 断裂による疼痛は肩から上腕近位の前面にあり，慢性化する。（　）
13. 不全断裂では結節間溝付近の痛みが生じる。（　）
14. 肘屈曲筋力が60％程度低下する。（　）
15. 筋腹の収縮により膨隆が近位方向に移動する。（　）
16. 手術は腱固定術を行うが，手術適応となる症例は少ない。（　）

解答は次ページ下に。

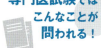
専門医試験ではこんなことが問われる！

①肩石灰性腱炎の症状と治療法
②凍結肩（狭義の五十肩）の治療法
③上腕二頭筋長頭腱断裂の症状と治療法

（第28回 問53，第29回 問49・53，第32回 問52など）

知識の整理

肩石灰性腱炎の特徴や症状，治療法について述べよ （設問1〜4）

- 腱板に石灰（炭酸アパタイト）が沈着する病態である。
- 時期により症状が異なる。石灰が吸収される急性期は，強い炎症反応により激痛が出現し肩の自他動運動が著明に制限される。一方，慢性期は石灰が肩峰と衝突することによるインピンジメント徴候が主体となる。インピンジメント徴候は，腱板が肩峰下と衝突現象（インピンジメント）が起こり疼痛が誘発される。腱板断裂や石灰性腱炎や肩峰形態の異常など，さまざまな病態で起こりうる。代表的な方法に，NeerとHawkinsの手技がある（**図5**）。
- 急性期では，副腎皮質ステロイド注射や消炎鎮痛薬などの保存的治療が有効で，除痛・可動域改善が得られる。

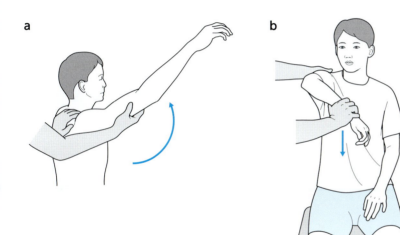

図5 インピンジメント徴候の診断テスト
a：Neerの手技。肩甲骨を押さえながら内旋位にした上肢を他動的に屈曲（前方挙上）させると痛みが誘発される。
b：Hawkinsの手技。肩を90°屈曲（前方挙上）し上肢を他動的に内旋させると痛みが誘発される。

凍結肩（狭義の五十肩）の疫学と治療法について述べよ （設問5〜10）

- 肩の疼痛と可動域制限を主訴とし，腱板断裂や石灰性腱炎などの明らかな既知の器質的疾患を除外した残りの疾患群を凍結肩（狭義の五十肩）とよぶ。好発年齢は，その名の通り40〜50歳台である。
- 1〜4年程度の長期間を要するが，多くは保存療法で軽快する。疼痛が強い初期の炎症期は安静に加えて消炎鎮痛薬やヒアルロン酸の関節内注射などの疼痛コントロールを行う。拘縮が主体となる凍結期ではリハビリテーションが治療の中心となる。
- 難治例には手術を検討する。麻酔下の徒手授動術や鏡視下関節包切離術などが行われる。

正解	1	2	3	4	5	6	7	8	9	10	11	12	13	14	15	16
	○	×	○	×	×	×	○	×	○	○	×	×	○	×	×	○

上腕二頭筋長頭腱断裂の症状と治療法について述べよ （設問11～16）

▶ 外傷やスポーツ，重量物挙上などで特発的に単独で断裂する場合と，腱板断裂に合併して断裂する場合がある。

▶ 断裂腱が結節間溝から遠位に引き抜かれるため，筋腹が弛緩し遠位に落ちることで膨隆してみえる（ポパイ徴候）。

▶ 断裂すると肩前面に疼痛が生じるが，2～3週程度で軽快する。腱板断裂に合併する際は，完全断裂の前段階として上腕二頭筋長頭腱の不全断裂の状態を呈し結節間溝付近に痛みを認めることがある。

▶ 断裂に伴い，肘屈曲力が15％，前腕回外力が10％程度低下するとされる。

▶ 手術適応となる症例は少ない。若年者の外傷性断裂や重労働を要する職種では，手術を検討することがある。術式は，腱断端を結節間溝に固定をする腱固定術が一般的である。

参考文献

1）井樋栄二,吉川秀樹,津村　弘，ほか編.標準整形外科学.第14版.東京:医学書院;2020.

2）亀ヶ谷真琴編.こどもの整形外科疾患の診かた.第2版.東京:医学書院;2019.

V 疾患各論

肘関節

肘の解剖・バイオメカニクス

合格へのチェック！　正しいものに○，誤ったものに×をつけよ。

1. 腕橈関節は球状関節であり，近位橈尺関節は車軸関節である。（　）
2. 内側側副靱帯は上腕骨内側上顆と尺骨を連結し，肘関節外反の動揺を抑制する。（　）
3. 外側側副靱帯は上腕骨外側上顆と橈骨と輪状靱帯を連結し，内反を抑制する。（　）
4. 輪状靱帯は橈骨頭を上腕骨につなぎ止め橈骨頭の過度の回転を防ぐ。（　）
5. 強い回内運動では上腕二頭筋が働き，回外運動では上腕筋が働く。（　）
6. 橈骨神経浅枝は腕橈骨筋の外側を通過する。（　）
7. 前骨間神経は円回内筋のレベルで正中神経から分枝する。（　）
8. 正中神経は上腕二頭筋の橈側を通過する。（　）
9. 後骨間神経は回外筋の浅層と深層の間を通過する。（　）
10. 尺骨神経は尺側手根屈筋の両頭間を通過する。（　）

解答は次ページ下に。

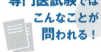
専門医試験では こんなことが 問われる！

①肘関節の解剖（筋・靱帯・神経）
②肘関節のバイオメカニクス

（第29回 問53，第30回 問55，第33回 問48など）

知識の整理

肘関節の骨性構造について述べよ　　　　　　　　　　　　　　　　　　　　　　　　　　（設問1）

- ▶ 腕尺関節は上腕骨滑車と肘頭による蝶番関節である。上腕骨軸に対し関節面が7°程度外反していることで腕の伸展に関与し、また関節面が6°程度内旋していることで屈曲・伸展に関与する。
- ▶ 腕橈関節は球状関節であり、橈骨頭は上腕骨小頭の中央を中心に回転運動するため、橈骨の長軸は上腕骨小頭の中心を通る。
- ▶ 近位橈尺関節は車軸関節であり前腕の回旋を可能にする。

肘関節の靱帯について述べよ（図1）　　　　　　　　　　　　　　　　　　　　　　　　（設問2～4）

- ▶ 肘関節の靱帯では内側側副靱帯、外側側副靱帯、外側尺側側副靱帯、輪状靱帯が重要な役割を果たす。
- ▶ 内側側副靱帯は上腕骨内側上顆に起始し、尺骨に停止する。外反ストレスに抵抗し関節内側が過度に開くのを防ぐ。
- ▶ 外側側副靱帯は、上腕骨外側上顆に起始し、輪状靱帯に停止する狭義の外側側副靱帯と、尺骨に停止する外側尺側側副靱帯から構成され、内反ストレスに対抗する。
- ▶ 輪状靱帯は尺骨に起始停止して、橈骨頭を輪状に覆い橈骨頭の脱臼を防ぐ。

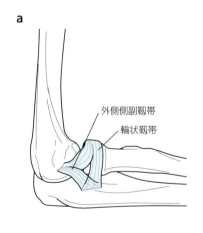 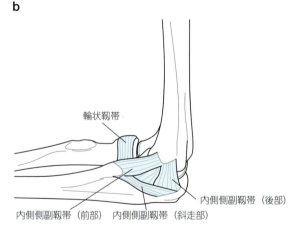

図1　肘関節の靱帯

肘関節の運動にかかわる筋について述べよ (設問5)

- ▶ 肘の屈曲は上腕筋（筋皮神経支配），上腕二頭筋（筋皮神経支配で回外作用を有する），腕橈骨筋などの収縮により生じる。
- ▶ 肘の伸展は上腕三頭筋（橈骨神経支配で，長頭，外側頭，内側頭に分かれる），肘筋（主な作用は肘関節の安定）の収縮により生じる。
- ▶ 前腕回外（回内位→回外位への運動）は回外筋と上腕二頭筋の収縮により生じる。
- ▶ 前腕回内（回外位→回内位への運動）は方形回内筋と円回内筋の収縮により生じる。

肘関節の神経について述べよ（図2） (設問6〜10)

- ▶ 正中神経は上腕二頭筋内側を上腕動脈に並行して走行し，橈骨動脈と尺骨動脈に分枝する。円回内筋レベルで前骨間神経を分枝し，前骨間神経は円回内筋浅頭と深頭の間を下行する。
- ▶ 橈骨神経は上腕筋と腕橈骨筋の間を走行し浅枝と深枝に分枝する。浅枝は手背に分布し，深枝は回外筋の浅層と深層の間を走行し前腕背側に出て後骨間神経になる。
- ▶ 尺骨神経は内側上腕筋間中隔と上腕三頭筋の間を下行する。尺側手根屈筋の上腕頭と尺骨頭にまたがるOsborneバンドの深層を走行する。
- ▶ Osborneバンド直下のトンネル構造を肘部管といい，絞扼性神経障害（肘部管症候群）の好発部位である。

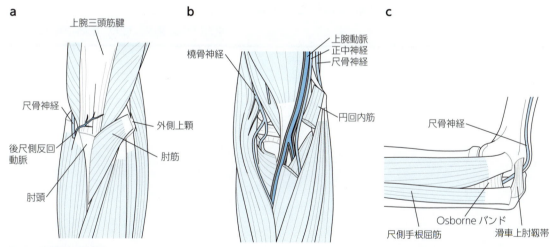

図2 肘関節の神経

小児の肘関節（内反肘，Panner病，野球肘，肘内障）

合格へのチェック！
正しいものに○，誤ったものに×をつけよ。

1. 内反肘の原因として上腕骨顆上骨折後の変形治癒や骨端線障害がある。（　）
2. 内反肘に合併した遅発性尺骨神経麻痺を発症することがある。（　）
3. 内反肘においては伸展のみを矯正する骨切り術を行う。（　）
4. 内側型野球肘では内側上顆骨端離開を引き起こす。（　）
5. 外側型野球肘では関節ねずみが生じる。（　）
6. 後方型野球肘では肘頭骨端線閉鎖遅延が生じる。（　）
7. 肘内障では肘関節内側に腫脹を認める。（　）
8. 自然整復される肘内障症例もある。（　）
9. Panner病は10歳以上の女児にみることが多い。（　）
10. Panner病は上腕骨小頭全体の無腐性骨壊死であるが，予後は良好である。（　）

解答は次ページ下に。

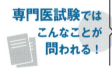
専門医試験ではこんなことが問われる！

①内反肘の病態と治療
②野球肘の病態と治療
③肘内障の病態と治療
④Panner病の病態と治療

（第29回 問52，第31回 問50，第32回 問34 など）

知識の整理

内反肘について述べよ（図3） (設問1～3)

- 生理的な肘外偏角が消失し，内反している状態である。
- 上腕骨顆上骨折後の変形治癒（内反に加え，内旋，過伸展変形の残存）が最も多く，その際自家矯正は期待できない。
- 変形が軽度な場合，機能障害は少ない。
- 20°以上の内反肘では変形が目立ち，二次的に外側尺側側副靱帯の機能不全をきたし，肘関節後外側不安定性を生じる場合もある。
- 遠位骨片の内旋変形は上腕三頭筋の内側への偏位をもたらし，尺骨神経の走行障害が生じ，麻痺が生じることがある。
- 上腕骨遠位での矯正骨切り術を行う。

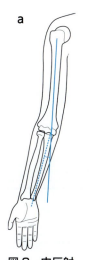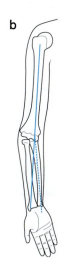

図3 内反肘
a：正常
b：内反肘

野球肘について述べよ（図4） (設問4～6)

- 10～16歳，ピッチャーやキャッチャー歴のある野球少年に多い。
- 投球動作のコッキング後期から加速期初期では肘の外反により肘関節内側に牽引力，外側に圧迫力が加わる。加速期では肘の伸展内反により腕尺関節と肘頭外側に圧迫力が加わる。フォロースルー期では肘頭に上腕三頭筋の牽引力が加わり，肘関節の過伸展により肘頭と肘頭窩が衝突する。
- 症状により内側型，外側型，後方型に分類される。
- 内側型；内側側副靱帯の牽引力によって靱帯損傷，内側上顆下端裂離骨折，前腕の屈曲回内筋群の筋力により，内側上顆骨端離開，内側上顆炎が生じる。Little leaguer's elbowともよ

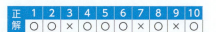

ばれる。
- 外側型：上腕骨小頭の離断性骨軟骨炎（透亮期，分離期，遊離期に分類），橈骨頭の肥大，関節内遊離体が生じる。
- 後方型：肘頭骨端線閉鎖遅延，肘頭疲労骨折，骨棘形成が生じる。
- 予防として投球数の制限，早期発見，治療中の投球禁止が重要である。
- 離断性骨軟骨炎では分離期，遊離期では手術を行うこともあり，その際，関節鏡が評価治療に有用である。
- 内側型，後方型は予後良好だが，外側型は分離期，遊離期に進行すると手術を要することが多く，進行すると変形性肘関節症に移行するため，早期発見，早期治療が重要である。

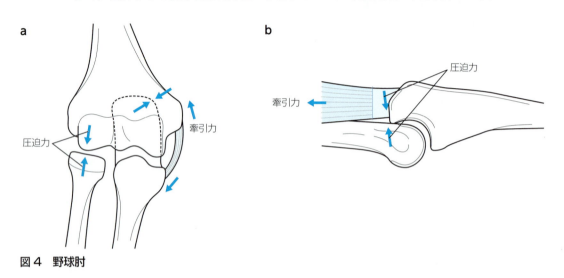

図4　野球肘

肘内障の症状と治療法を述べよ
(設問7〜8)

- 好発年齢は2〜6歳である。
- 小児の手を急に引っ張り，捻じったときに生じる。
- 橈骨頚部を覆っている輪状靱帯が近位に移動し，橈骨頭に部分的に乗りかかった状態である。
- 肘に腫脹はないが，動かそうとすると疼痛があるため，患児は麻痺したように上肢を下垂し，前腕回内位で肘を曲げようとせず患肢に触れられることを嫌がる。また肩の外転を嫌がり，肩を脱臼したと患者家族がいうこともある。
- 手を引っ張られた発症機転と腫脹なく，単純X線像が正常であれば肘内障を疑う。
- 来院時やX線撮影時自然に整復されることもある。
- 母指で橈骨頭を背側に押さえ前腕を回外しながら肘を屈曲するとコクッとした整復感を触れる（図5）。

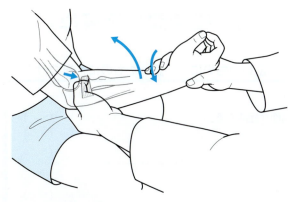

図5 肘内障の整復

Panner病の症状と治療法を述べよ
(設問9〜10)

▶ 好発年齢は4〜10歳の男児に多い，骨端症である。
▶ 小児に発症する上腕骨小頭の無腐性壊死である。
▶ 10歳以降発症の多い野球肘（離断性骨軟骨炎）とは異なる。
▶ 予後良好で，2〜3年の経過で自然修復される。
▶ 治療は特に手術は不要であるが，単純X線像で骨修復像が認められる，発症後1〜1年半はスポーツを禁止したほうがよい。

肘の神経障害（肘部管症候群，前・後骨間神経麻痺）

合格へのチェック！

正しいものに○，誤ったものに×をつけよ。

肘部管症候群

1. 母指と示指で紙をつまんで引っ張ると母指IP関節が屈曲する。 （ 　 ）
2. 指交差テスト・肘伸展テストが陰性である。 （ 　 ）
3. 肘部管でのTinel様徴候が陰性である。 （ 　 ）

上腕骨外顆偽関節・それに伴う尺骨神経麻痺

4. 外反肘変形を呈し，肘関節の可動域制限を認める。 （ 　 ）
5. 環小指の鷲手変形がみられる。 （ 　 ）
6. 中指に感覚鈍麻は認めない。 （ 　 ）
7. 麻痺は進行性ではない。 （ 　 ）

前・後骨間神経麻痺

8. 疼痛が麻痺に進行し，手指のしびれは認めない。 （ 　 ）
9. 筋電図検査は有用でない。 （ 　 ）

解答は次ページ下に。

専門医試験では こんなことが 問われる！

① 肘部管症候群の病態と治療
② 後骨間神経麻痺の病態と治療

（第28回 問68，第30回 問55，第32回 問10，第34回 問43，第36回 問10など）

知識の整理

肘部管症候群の病態・治療法を述べよ（図6） (設問1〜7)

- 肘部管では尺骨神経が圧迫，牽引，動的摩擦により絞扼性神経障害が生じる．
- 外反肘や内反肘，変形性肘関節症による骨棘形成，Osborneバンドの肥厚，スポーツによる上腕筋間中隔における神経炎も原因となるが多くは特発性である．
- 上腕骨外顆骨折偽関節を生じた場合，年齢とともに偽関節部の疼痛や可動域制限，不安定性や，肘部管で尺骨神経に牽引と摩擦が加わるため肘部管症候群を発症する．
- 尺骨神経麻痺の症状は下記の通りである．
  (1) 環指尺側1/2と小指，手背尺側の感覚障害，骨間筋の萎縮
  (2) 骨間筋麻痺による環・小指の鉤状変形，指交差テスト陽性
  (3) Froment徴候（母指と示指で紙をつままませて引っ張ると母指IP関節が屈曲する）
  (4) 肘部管でのTinel徴候が陽性となることが多い．
  (5) 誘発テストとして肘屈曲テストがある．
- 神経伝導検査，筋電図により尺骨神経の伝導ブロックを確定診断する．
- 鑑別診断として，頚椎症性神経根症，筋萎縮性側索硬化症，腕神経部の神経障害などが挙げられる．
- 治療は肘の姿勢や角度の生活指導，ビタミンB_{12}の処方を行う．
- 変形性肘関節症，外反肘，ガングリオンを伴うものは進行性のため診断が確定すれば早期に神経の除圧，内側上顆の切除，皮下前方移行法，筋層下前方移行法などを症状に応じて行う．

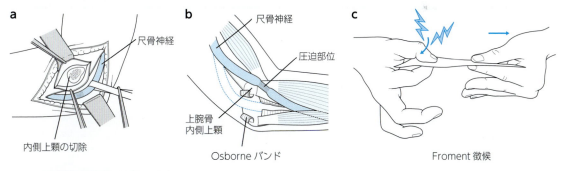

図6　肘部管症候群の病態・治療

正解	1	2	3	4	5	6	7	8	9
	○	×	×	○	○	○	×	○	×

前・後骨間神経麻痺の病態を述べよ

(設問8〜9)

▶ 前骨間神経は正中神経，後根骨神経は橈骨神経の運動枝であり，知覚神経は含まれないため，しびれは生じない。

▶ 特発性といわれてきた麻痺の一部は神経束の「砂時計様くびれ」が原因である。

▶ 最初に神経炎に伴う疼痛が出現し，疼痛の軽快とともに麻痺に気づくことが多い。

▶ 前骨間神経麻痺では長母指屈筋と示指深指屈筋の麻痺により涙滴徴候（teardrop sign：母指と示指で正円を作ろうとすると麻痺のため涙痕状となる）陽性となる。

▶ 後骨間神経麻痺では手指と母指が伸展できず下垂指を生じる。

▶ 筋電図検査で支配筋に脱神経電位が生じる。

成人の肘関節（上腕骨外側上顆炎，変形性肘関節症，肘関節リウマチ，結核性関節炎，肘関節拘縮）

合格へのチェック！

正しいものに○，誤ったものに×をつけよ。

上腕骨外側上顆炎

1. テニス肘ともいわれる上腕骨外側上顆炎は日常生活でも発症する。 （　　）
2. 上腕骨外側上顆炎は短橈側手根伸筋起始部の変性を病態としており，Thomsen テストで痛みを訴える。 （　　）
3. 上腕骨外側上顆炎の初期治療としてステロイド注射が有効である。 （　　）

変形性肘関節症

4. 変形性肘関節症の原因には肘関節の外傷や過度の負荷がある。 （　　）
5. 変形性肘関節症の初期症状は激しい痛みと伸展制限の機能障害である。 （　　）
6. 変形性肘関節症では関節遊離体を認めることがあるが，ロッキングは生じない。 （　　）

肘関節リウマチ・結核性関節炎

7. 肘関節リウマチで関節破壊が進行し，ムチランス変形・高度の動揺性を示すときは人工肘関節全置換術が適応となる。 （　　）
8. 結核性関節炎では人工肘関節全置換術が適応となる。 （　　）

肘関節拘縮

9. 肘関節は外傷・関節リウマチなどがあっても他関節に比べ拘縮しにくい。 （　　）
10. 小児の外傷後拘縮では，他動運動によって出血や周囲組織の損傷が起きる可能性がある。 （　　）

解答は次ページ下に。

専門医試験では こんなことが 問われる！

> ①上腕骨外側上顆炎の病態と治療
> ②変形性肘関節症の病態と治療
> ③肘関節リウマチ・結核性関節炎の治療
> ④肘関節拘縮の病態と治療
>
> （第29回 問51，第30回 問33，第32回 問54・55など）

知識の整理

上腕骨外側上顆炎の病態・治療法を述べよ　　　　　　　　　　　　（設問1～3）

- 日常生活で発症する場合は30～50歳台の中年女性に多い。
- テニスのバックハンドにより発症することが多いのでテニス肘とよばれるが，労働による発症が圧倒的に多い。ゴルフ肘は一般的に上腕骨内側上顆炎のことをいう。
- 病態は短橈側手根伸筋起始部の変性が原因であり腱付着部症と考えられ，慢性例では関節内病変（滑膜ひだ）も病態に関与している。
- 手関節伸筋起始部に緊張がかかる，タオル絞り，回内位で物を持ち上げる，掃き掃除などで痛みを訴える。
- 誘発テストとして，Thomsenテスト（手関節の抵抗伸展で肘外側の痛みが増強する）・chairテスト（椅子の背もたれを持ち上げると痛みが増強する）・中指伸展テストがある（図7）。
- 鑑別診断として橈骨神経管症候群，変形性肘関節症が挙げられる。
- 治療は患部の安静が原則である。
- その他，テニス肘ベルト，湿布，消炎鎮痛薬，ステロイド注射も有効である
- 保存療法で軽快しない場合，腱付着部を新鮮化し，再縫着するNirshl法や肘関節鏡視下の滑膜ひだ切除，変性部位のデブリドマンが行われる。

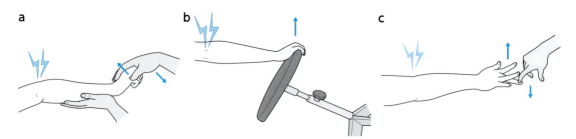

図7　外側上顆炎に対する誘発テスト
a：Thomsenテスト
b：chairテスト
c：中指伸展テスト

変形性肘関節症の病態・治療法を述べよ　　　　　　　　　　　　　（設問4～6）

- 肘関節の外傷，関節炎，離断性骨軟骨炎，肘関節への過度の負担により生じる。
- 腕橈関節（軟骨変化強い），腕尺関節（骨棘障害主体），近位橈尺関節（骨棘障害主体）の関節裂隙狭小化，骨棘形成（肘頭窩・鉤状窩・肘頭・鉤状突起・内側関節裂隙），骨硬化，橈骨頭の肥大，関節遊離体を認める。
- 症状は運動や作業後の痛みと可動域制限が主であり，肘部管症候群の原因ともなりうる。
- 伸展制限の機能障害は少ないが，屈曲障害（鉤状突起，鉤状窩の骨棘が代表的な原因）は日常生活の大きな障害となる。

正解	1	2	3	4	5	6	7	8	9	10
	○	○	×	○	×	×	○	×	×	○

▶治療は，基本的に保存療法である。

・関節内遊離体によるロッキングが生じた場合は遊離体切除。

・内側の骨棘により肘部管症候群を生じた場合，尺骨神経前方移動術。

・可動域制限が高度な場合，骨棘切除，関節授動術を直視下または鏡視下に行う。①肘関節鏡では4mm径または2.7mm径のものを使用。②仰臥位，側臥位，腹臥位で手術を行う。③前外側穿刺では，生理食塩水で関節包を膨張させ，肘を90°屈曲することで橈骨神経を前方へ移動させ，損傷の危険性を最小限にできる。

・遊離体は鈎状窩，橈骨窩，肘頭窩に迷入することが多く，滑膜などの軟部組織に埋伏している場合もあるので十分にプロービングを行う必要がある。

・人工肘関節全置換術が必要となることは少ないが高度な変形では適応となる。

肘関節リウマチ・結核性関節炎の治療法を述べよ

(設問7〜8)

▶肘関節リウマチでは非荷重関節のため，高度な関節破壊が生じるまで機能障害は少ないが，関節破壊が進行し，不安定性が高度になると日常生活動作が困難になる。

▶Stage I，IIでは滑膜切除を行う。

▶ムチランス変形，関節が破壊され，高度の動揺性を示す場合，人工肘関節全置換術の適応となる。

▶結核性関節炎では，滑膜切除，病巣郭清術，関節固定術が行われ，人工肘関節全置換術の適応とはならない。

肘関節拘縮の病態・治療法を述べよ

(設問9〜10)

▶他関節に比較し，拘縮を生じやすい。

▶原因の大半は外傷性で変形性肘関節症，関節リウマチ，感染症なども原因となる。

▶拘縮の原因が関節外（筋・腱・靱帯・関節包）であれば予後良好だが，関節内（関節面の不正・軟骨損傷）の場合予後は不良である。

▶小児の外傷後の肘関節拘縮では強力な他動運動は，周囲組織の損傷や出血，可動域制限の悪化の危険性があり，禁忌である。

▶関節拘縮の手術は関節周囲組織の成熟を待って施行することが重要である。

▶肩関節や手指関節の拘縮を伴うこともある。

▶肘関節強直では人工肘関節全置換術を行うこともある。

その他の肘関節疾患

合格へのチェック！

正しいものに○，誤ったものに×をつけよ。

骨化性筋炎

1. 骨化性筋炎の初期診断にMRI撮影が適切である。　　　　　　　　　　（　　）
2. 関節拘縮予防のために，早期から強めにリハビリテーションを行う。　（　　）
3. 関節可動域が著しく制限された場合には摘出術を行うが，骨化が成熟したのを
   見極めることが重要である。　　　　　　　　　　　　　　　　　　　（　　）

肘頭滑液包炎

4. 機械的刺激の繰り返しが原因の場合，生活指導が重要である。　　　　（　　）
5. 関節リウマチに合併する。　　　　　　　　　　　　　　　　　　　　（　　）
6. 慢性滑液包炎で摘出術を行う場合は術後の血流障害に注意する。　　　（　　）

肘のCharcot関節

7. 肘関節脱臼などの外傷が原因となる。　　　　　　　　　　　　　　　（　　）
8. 激しい疼痛を訴える場合が多い。　　　　　　　　　　　　　　　　　（　　）
9. 高度な関節破壊や動揺性に対して装具療法を行うことがある。　　　　（　　）

解答は次ページ下に。

専門医試験では こんなことが 問われる！

①骨化性筋炎の病態と治療法
②肘頭滑液包炎の病態と治療法
③肘Charcot関節の病態と治療法

（第30回 問54，第31回 問52など）

知識の整理

骨化性筋炎の特徴や症状，治療法について述べよ
(設問1〜3)

▶ 肘周辺の関節包，靱帯，腱，筋に骨の形成が起こる異所性骨化が特に筋に生じた場合，骨化性筋炎という。

▶ 肘関節脱臼骨折，小児の上腕骨顆上骨折後に多く，頭部外傷，脊髄損傷，多発外傷，熱傷合併例では発症リスクが高い。

▶ 症状は疼痛と可動域制限が多く，単純X線像で骨化を認める。

▶ 外傷後2〜3週は腫脹と疼痛が持続し異所性骨化はみられないが，2週以降淡い石灰化を認め，12〜16週後には骨化が明らかになる。

▶ 安静やNSAIDs，エチドロネートは骨化を抑制する。

▶ 暴力的なリハビリテーションは骨化を助長する。

▶ 骨化が大きく可動域制限が著明な場合，骨化部の切除を行うが，12カ月以降炎症所見が消退してから手術を行う。

肘頭滑液包炎の病態と治療法について述べよ
(設問4〜6)

▶ 肘頭滑液包の炎症で繰り返す機械的刺激，外傷，感染，痛風などによって生じる。

▶ 発症機序によりminer's elbow（鉱山労働者が狭い坑道で肘で体重を支えて生じる），student's elbow（頬杖により肘頭が机に長時間当たる）ともよばれ，わが国では畳職人に多く認められる。

▶ 痛風結節・リウマトイド結節により生じることもある。

▶ 無痛性の腫脹を肘頭部の皮下に触れる。

▶ 穿刺すると黄色漿液性で，外傷例では血性の場合もある。

▶ 感染例では自発痛，圧痛，局所炎症所見を伴い，穿刺液は混濁しているか膿様で培養により起炎菌を特定する。

▶ 生活指導が中心である。軽快しない場合，穿刺，排液，圧迫包帯で固定する。

▶ 滑液包が肥厚した慢性滑液包炎では手術的に摘出するが，皮膚が薄く摘出後に血流障害を生じやすい。

肘のCharcot関節について述べよ
(設問7〜9)

▶ 原因として，脊髄空洞症・脊髄癆・糖尿病があげられる。

▶ 肘関節の高度な動揺性と骨破壊，大量の関節水症，関節内遊離体を示すが，疼痛は軽度なことが特徴である。

▶ 疼痛は比較的軽度で関節破壊と不安定性が問題となるため，支柱付きサポーターや装具装着を行う。

参考文献
1) 井樋栄二, 吉川秀樹, 津村 弘, ほか編. 標準整形外科学. 第14版. 東京：医学書院；2020.
2) 亀ヶ谷真琴編. こどもの整形外科疾患の診かた. 第2版. 東京：医学書院；2019.

正解	1	2	3	4	5	6	7	8	9
	×	×	○	○	○	○	×	×	○

V 疾患各論

手関節・手・指

手の外傷と治療

合格へのチェック！　正しいものに○，誤ったものに×をつけよ．

基本

1. 指腱鞘の輪状部 (A) と十字部 (C) のうち，機能上重要なのは A2 と C1 である．（　）
2. MP 関節から手関節部を no man's land とよび，癒着を生じやすい．（　）
3. 指の伸筋腱は扁平であり，屈筋腱に比べて強固に縫合するのは難しい．（　）
4. 伸筋腱損傷は屈筋腱損傷よりも，外固定に要する期間が長い．（　）
5. 尺骨突き上げ症候群は，尺骨マイナス変異で生じやすい．（　）
6. 切断指を保存する際は，生食ガーゼで包んだうえビニール袋に入れ，氷水で冷やして保存する．（　）
7. 遠位橈尺関節の安定性に関与するのは，三角線維軟骨複合体 (TFCC)，尺側手根伸筋腱，月状三角骨靱帯の 3 つである．（　）
8. TFCC 損傷では，fovea sign と piano key sign が陽性になりうる．（　）

発展

9. 環指深指屈筋腱の皮下断裂は，スポーツ外傷の 1 つである．（　）
10. デグロービング損傷では，剥奪した皮膚を戻すことにより生着は良好である．（　）
11. TFCC は，加齢により厚みが減る傾向がある．（　）
12. TFCC 断裂は，尺骨マイナス変異の症例で起こりやすい傾向がある．（　）
13. 尺骨突き上げ症候群では，尺骨頭は掌側に亜脱臼することが多い．（　）
14. 舟状月状骨解離および舟状骨骨折偽関節では，近位手根列背側回転型手根不安定症 (DISI) をきたすことがある．（　）
15. 切断指再接着術後は，禁煙を強く勧める必要があるが，カフェインの摂取は問題ない．（　）
16. 母指以外の多数指切断の症例では，最低限 2 本の再接着を試みる．（　）
17. 再接着時には，切断指からのカリウム，ミオグロビン，乳酸などが再潅流することにより，心停止や腎不全に陥ることがあり，注意を要する．（　）
18. 手関節鏡視下手術は，全身麻酔や伝達麻酔などで前腕の筋弛緩を得たうえで実施する．（　）
19. 手関節鏡視下手術が可能なのは，TFCC 縫合術，橈骨遠位端骨折整復術，手関節部分固定術などである．（　）

解答は次ページ下に．

専門医試験ではこんなことが問われる！

①手の解剖（特に腱や腱鞘，TFCC など）
②腱損傷，切断指への対応
③尺骨突き上げ症候群，手根不安定症

（第27回 問34・58，第32回 問58など）

知識の整理

屈筋腱靭帯性腱鞘（図1）について説明せよ (設問1)

- 手指には，輪状部（A1〜A5）および十字部（C1〜C3）とよばれる線維鞘がある。A2とA4は，骨に直接腱を固定する構造であり，機能上重要である。

屈筋腱損傷について説明せよ (設問2, 9)

- 中手指節（metacarpophalangeal；MP）関節〜近位指節間（proximal interphalangeal；PIP）関節間では，狭い腱鞘内を浅指屈筋腱と深指屈筋腱の2本が交差して走行するため，この部位での腱縫合は高度な癒着が起こりやすく，no man's landとよばれていた（**図2**）。
- ラグビーなどで他者のウエアをつかんだ状態［遠位指節間（distal interphalangeal；DIP）関節屈曲位］で無理に指が過伸展された際，深指屈筋腱が停止部から引き抜かれ，深指屈筋腱皮下断裂が起こる。これをjersey finger，ラガージャージ損傷とよぶ。環指に起こりやすい。末節骨の裂離骨折を伴うこともある。
- 有鉤骨鉤骨折偽関節において，小指屈筋腱が断裂することがある。

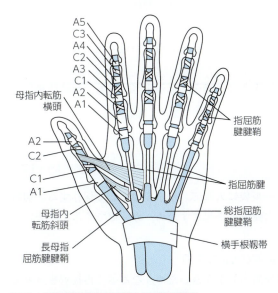

図1　屈筋腱靭帯性腱鞘と滑膜性腱鞘

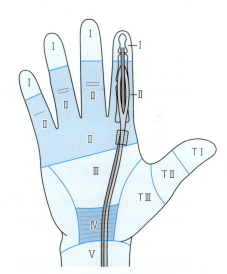

指はZone Ⅰ〜Ⅴに分類され，腱鞘内をFDSとFDP腱が走行するZoneⅡが腱の癒着を生じやすくno man's landとよばれる。母指はZone TⅠ〜TⅢに分類される。

図2　指屈筋腱損傷の部位別分類

伸筋腱損傷について説明せよ

(設問3〜4)

▶ 伸筋腱は，屈筋腱と比べて薄く扁平で強固な縫合が難しい。このため損傷時の縫合術後に十分に癒合するまでの期間が長いと考えられ，屈筋腱損傷よりも長く外固定を行う。

▶ 伸筋腱は，屈筋腱と比べて腱鞘との癒着の危険性は少ない。

▶ 腱縫合においては，縫合部を十分な強度で縫合すると同時に，腱の血行を障害しない手法が望ましい。

▶ 創部の汚染が著しい場合は，1週間程度待機してから腱縫合を行う。

▶ 橈骨遠位端骨折では，Lister結節の骨片や手術時のスクリューによる摩耗に伴い，長母指伸筋腱の断裂が起こることがある。

▶ 遠位橈尺関節変形性関節症では，尺側頭の亜脱臼や変形に伴い，尺側の伸筋腱断裂が生じる。

手指の外傷について説明せよ

(設問10)

▶ デグロービング損傷（手袋状剥皮損傷）とは，ベルトやローラーなどに手指を巻き込まれて，手袋状に皮膚が剥がされる損傷のことである。剥がれた皮膚を戻しただけでは血行状態が不良のため生着しにくいことが多い。

▶ ヒト・ネコ・イヌなどに咬まれてできる咬創は，創が小さく過小評価しがちだが，感染が悪化しやすく，注意を要する。

▶ 感電による電撃損傷では，電気抵抗の弱い構造である神経・血管が通電経路となり，神経変性や血行障害を起こす。

▶ スプレーガンなどでオイルや塗料が高圧で注入された場合，傷が小さくても，数時間後には強烈な疼痛と炎症をきたす。

切断指について説明せよ

(設問6, 15〜17)

▶ 切断指は，生食ガーゼで包んだうえでビニール袋に入れて，氷水で冷やして保存する。切断指を直接水に入れると，皮膚が軟化し血管内膜障害を起こすため，ガーゼでくるんで袋に入れたものを冷却する。

▶ 冷却された切断指は，12〜24時間程度は再接着が可能である。

▶ 上腕・前腕・手関節・手掌部の切断は，機能的損失が大きいため，なるべく再接着を試みるべきである。

▶ 母指の対立機能は非常に重要であるため，母指切断症例は，可能な限り再接着を試みる。

▶ 安定した把持・つまみ動作を可能にするためには，母指に対向する指の最低2本以上が必要である。

▶ 小児の切断指再接着においては，感覚の回復が良好で，成人に比べて高い機能回復が期待できる。

▶ 長時間の虚血状態にあった切断指を再接着する際，カリウム・ミオグロビン・乳酸などの壊死筋の代謝産物が体内に流入し，心停止や腎不全などのショック状態に陥ることがある。こ

れを再接着中毒症という。切断指の場合は筋組織を含まないため，この再接着中毒症が生じることはない。
▶ 再接着術中にヘパリン全身投与を行っても，再接着中毒症の発症予防にはならない。

三角線維軟骨複合体（TFCC）について説明せよ　　　　（設問7～8，11～12）

▶ 厚さは，橈側1～2mmで，尺側のほうが厚い。
▶ 手関節の衝撃を吸収する役割に関与している。
▶ 加齢に伴い徐々に摩耗し，厚みが減る。
▶ 断裂パターンは，縦断裂，弁状断裂，円形断裂など，多様である。
▶ 三角線維軟骨複合体（triangular fibrocartilage complex；TFCC）は，尺側手根伸筋腱・骨間膜とともに，遠位橈尺関節の安定性に寄与している。
▶ TFCC損傷は，円板部（disc）損傷と靱帯部損傷の2つに分けられる（**図3**）。靱帯部損傷は尺骨小窩（ulnar fovea）で起こることが多く，この部位の圧痛（fovea sign）がよく認められる。また，しばしばpiano key sign（前腕回内位で尺骨頭が背側に浮き上がり，不安定性を呈する）陽性となる。

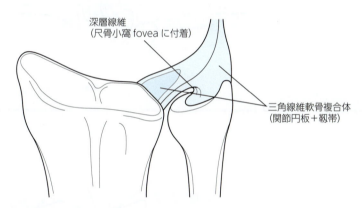

図3　三角線維軟骨複合体（TFCC）の構造

尺骨突き上げ症候群について説明せよ　　　　（設問5，13）

▶ 尺骨プラス変異（ulnar varianceが1mm以上プラス），すなわち橈骨に対して尺骨が突き上がった位置にある場合に生じやすい。
▶ 橈骨遠位端骨折に伴う変形，特に橈骨が短縮した場合にも起こることがある。
▶ 尺骨頭は背側亜脱臼になる傾向が高い。
▶ 月状三角骨靱帯の損傷が生じやすい。

近位手根列背側回転型手根不安定症（DISI）について説明せよ　　（設問14）

- 舟状骨は，近位手根列と遠位手根列を連結しているため，その骨折により，手根中央関節の不安定性が生じ，近位手根列背側回転型手根不安定症（dorsal intercalated segment instability；DISI）や近位手根列掌側回転型手根不安定症（volar intercalated segment instability；VISI），尺骨移動，背側亜脱臼などの，手根骨の配列異常が起こる（図4）。
- 前述の手根不安定症では，手関節の疼痛や可動域制限，握力低下などの症状をきたす。
- DISIは，手根不安定症のなかでは最も頻度が高く，舟状骨骨折偽関節，舟状月状骨解離，橈骨遠位端骨折変形治癒，Kienböck病に伴い生じる。
- 舟状月状骨靱帯の断裂では，舟状月状骨解離およびDISIをきたすことがあり，X線像では，舟状骨結節が輪のようにみえるcortical ring signが観察される（図5）。

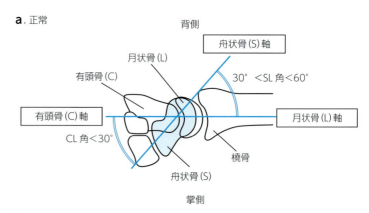

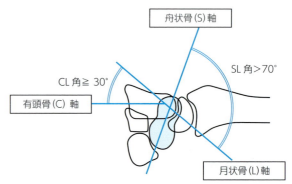

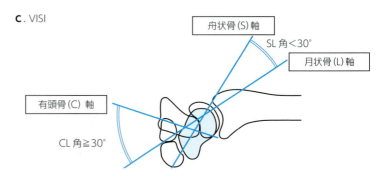

図4　手根不安定症（DISI/VISI）
手関節基準撮影側面像で，舟状月上骨（scapholunate；SL）角，有頭月状骨（capitolunate；CL）角を計測する。
a：正常（30°＜SL角＜60°，CL角＜30°）
b：DISI（SL角＞70°，CL角≧30°）
c：VISI（SL角＜30°，CL角≧30°）
（斎藤英彦．四肢の骨折と関節外傷．外傷の救急治療，渡辺好博ほか，編；東京．南山堂1988, p.351-433を参考に作成）

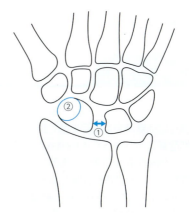

図5　舟状月状骨解離（Terry-Thomas 徴候）
①月状舟状骨間距離：3mm以上で開大しているとき舟状月状骨靭帯断裂の可能性を考える。
②Cortical ring sign：舟状骨結節部が輪のように見え，ringと舟状骨近位までが7mm未満で陽性（舟状骨が掌屈）。

手関節鏡について説明せよ　　　　　　　　　　　　（設問18〜19）

▶ 全身麻酔もしくは伝達麻酔などにより，前腕筋群を十分弛緩させて実施する。
▶ 原則として，手関節背側の伸筋腱の間からプローベ類を挿入する。
▶ 滑膜切除術やTFCC損傷のほか，橈骨遠位端骨折時の関節面の整復などに用いられる。

手の炎症性疾患

合格へのチェック！

正しいものに○，誤ったものに×をつけよ。

基本

1. 手指の化膿性屈筋腱腱鞘炎の起炎菌で最も多いのは，黄色ブドウ球菌である。 （　）
2. 化膿性屈筋腱腱鞘炎でみられるKanavelの4徴とは，屈筋腱に沿った圧痛，腫脹，患指の軽度屈曲位，他動屈曲時の激痛である。 （　）
3. 咬傷は，傷が小さければ感染が悪化することは少ない。 （　）
4. de Quervain病は，短母指外転筋と長母指伸筋が手関節第一背側コンパートメントに絞扼されて発生する狭窄性腱鞘炎である。 （　）
5. 急激に発症する手関節の発赤，腫脹，熱感から疑われる疾患は，偽痛風，結核性関節炎である。 （　）
6. ばね指では，MP関節レベルにA1プーリーの腫大を触れ，圧痛を認める。 （　）
7. ばね指では，靱帯性腱鞘に対して腱が肥大しており，指の伸展や屈曲時に引っかかりを生じる。 （　）

発展

8. 小児の結核性骨髄炎は，指や手の無痛性の腫脹で発症することがある。 （　）
9. 乾癬は手関節や手指関節の関節炎をきたすことがある。 （　）
10. 偽痛風は，別名basic calcium phosphate (BCP) 沈着症とよばれる。 （　）
11. MP関節のロッキングは，示指や母指に多くみられ，示指では過伸展位，母指では軽度屈曲位を呈する。 （　）
12. 中手骨骨頭骨棘の掌側板への引っかかりにより，MP関節のロッキングが生じる。 （　）

解答は次ページ下に。

専門医試験では こんなことが問われる！

①化膿性腱鞘炎，結核性関節炎や乾癬性関節炎
②de Quervain病，ばね指
③偽痛風，MP関節ロッキング

（第27回 問24，第28回 問21，第29回 問55，第36回 問51など）

知識の整理

化膿性屈筋腱腱鞘炎について説明せよ (設問1〜3)

- ▶ 起炎菌は，黄色ブドウ球菌が最多である。
- ▶ 手の掌側の橈側滑液鞘と尺側滑液鞘は85％で交通しているため，母指あるいは小指に化膿性屈筋腱腱鞘炎が生じた場合，他指よりも重篤になる傾向がある。
- ▶ 化膿性屈筋腱腱鞘炎を疑う場合は，Kanavelの4徴（屈筋腱に沿った圧痛，腫脹，患指の軽度屈曲位，他動伸展時の激痛）を確認する。
- ▶ 化膿性屈筋腱腱鞘炎は，刺傷などの後に起こり，治療は緊急を要する。
- ▶ まず抗菌薬の投与を行うが，感染の悪化があれば，迷わずに切開排膿と病的滑膜の切除を行うことが望ましい。
- ▶ 切開排膿術後に，閉鎖式灌流法を行うことも有用である。

de Quervain病について説明せよ (設問4)

- ▶ 手関節第一背側コンパートメントの長母指外転筋と短母指伸筋の狭窄性腱鞘炎である。
- ▶ 母指を握って手関節を尺屈すると疼痛が誘発されるテストはEichhoffテストというが，以前はFinkelsteinテストとよばれていた（図6）。
- ▶ 手術では前述のコンパートメントの切開を行うが，近くを走る橈骨神経浅枝を損傷するリスクがあり，注意を要する。

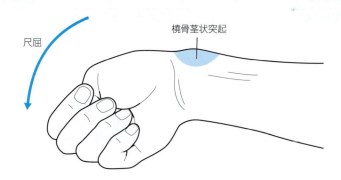

図6 Eichhoff テスト
de Quervain病の誘発テストである。母指を他の4指で握り込み，手関節を尺屈させ，橈骨茎状突起部（第一背側区画部）に痛みが出現すれば陽性である。Finkelsteinテストとよばれていたことがあったが，正しくはEichhoffテストである。

正解	1	2	3	4	5	6	7	8	9	10	11	12
	○	×	×	×	×	×	○	○	○	○	×	○

偽痛風について説明せよ

(設問5, 10)

▶ 偽痛風では，関節周囲に石灰［ピロリン酸カルシウム二水和物（calcium pyrophosphate dehydrate deposition；CPPD）］沈着をきたし，痛風に似た急性炎症を起こす。

▶ 塩基性リン酸カルシウム（basic calcium phosphate；BCP）結晶沈着症は肩回旋腱板に後発する。

▶ 単純X線で関節周囲に石灰化像が確認される。

ばね指（弾発指）について説明せよ

(設問6～7)

▶ 指の屈筋腱腱鞘炎は，ばね指（弾発指）という。

▶ MP関節レベルにA1プーリーの腫大を触れ，圧痛を認める。

▶ 靱帯性腱鞘に対して腱が肥大しており，指の伸展や屈曲時に引っかかりを生じる。

▶ 母指では指節間（interphalangeal；IP）関節，他指ではPIP関節の伸展制限を生じる。

▶ 種子骨によるばね指の報告はない。

MP関節ロッキングについて説明せよ

(設問11～12)

▶ MP関節のロッキングは，示指や母指に多くみられ，示指では軽度屈曲位，母指では過伸展位を呈する。

▶ 中手骨頭の骨棘が側副靱帯に引っかかって生じることが多い。

▶ 整復の際に牽引するのではなく，近位方向に圧迫力を加えつつ屈曲させる。

▶ PIP関節運動は障害されない点で，ばね指との鑑別が可能である。

手の拘縮と変形

合格へのチェック！
正しいものに○，誤ったものに×をつけよ．

基本
1. 典型的なVolkmann拘縮では，前腕回内，手関節屈曲，母指内転，他指MP関節過伸展，IP関節屈曲拘縮を呈する． （　）
2. 手指の外傷や術後の固定肢位を誤ると，拘縮を生じ本来の外傷よりも重大な機能障害をきたすことがある． （　）
3. MP関節の伸展位固定を長期間行うと，側副靱帯を引き伸ばせるため，拘縮を作りにくい． （　）
4. 母指CM関節の診察では，母指を軸圧方向に押しながら回すgrindテストが有用である． （　）
5. Heberden結節はDIP関節の変形性関節症であり，粘液嚢腫を生じることがある． （　）
6. Dupuytren拘縮は手掌腱膜の筋線維芽細胞の増殖が原因であり，黄色人種＞白人＞黒人の順で頻度が高い． （　）

発展
7. PIP関節掌側板断裂では，スワンネック変形をきたしうる． （　）
8. 浅指屈筋腱断裂では，ボタンホール変形をきたしうる． （　）
9. 母指CM関節症が進行すると，母指は外転位となる． （　）
10. Dupuytren拘縮の治療では，部分腱膜切除術，屈筋腱剥離術などがある． （　）

解答は次ページ下に．

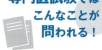
専門医試験ではこんなことが問われる！

①Volkmann拘縮，外固定肢位
②母指CM関節症，Heberden結節
③ボタン穴変形とスワンネック変形
④Dupuytren拘縮

（第28回 問57，第30回 問58，第32回 問57など）

知識の整理

Volkmann拘縮について説明せよ (設問1)

- 前腕屈筋群の区画内圧増加による筋や神経の阻血状態（急性コンパートメント症候群）の結果生じる拘縮である。
- 前腕回内，手関節屈曲，母指内転，他指MP関節過伸展，IP関節屈曲拘縮を呈する（**図7**）。
- 初期対応としては，筋膜切開などの除圧が必要である。
- 疼痛は著明であることが多い。

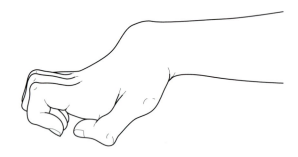

図7　Volkmann拘縮

外固定肢位について説明せよ (設問2〜3)

- 機能肢位は，安全肢位と異なり，MP・PIP・DIP関節は軽度屈曲位である。
- 手指側副靱帯損傷後の外固定では，関節拘縮を予防するため，本来の靱帯長が維持されるような肢位で行う。
- PIP関節側副靱帯損傷の外固定肢位は，伸展位または軽度屈曲位である。
- MP関節側副靱帯損傷の外固定肢位は，屈曲位である。
- 内在筋（骨間筋や虫様筋など）に限局して拘縮が起こると，MP関節屈曲・PIP/DIP関節伸展位（内在筋プラス位）となる。
- 内在筋麻痺では，MP関節伸展・PIP/DIP関節屈曲位（内在筋マイナス位）となる。

正解	1	2	3	4	5	6	7	8	9	10
	○	○	×	○	○	×	○	×	×	×

母指CM関節症について説明せよ (設問4, 9)

- つまみや広口瓶のふたを開ける際に，母指の基部の痛みを生じる。
- 母指手根中手 (carpometacarpal；CM) 関節の診察では，母指を軸圧方向に押しながら回す grind テストが有用である (図8)。
- X線像では母指CM関節の亜脱臼や遊離体，関節症性変化を認め，病期が進行すると内転，屈曲変形をきたす。
- 軽症例では消炎鎮痛薬投与，テーピング，装具療法を行い，重症例では靱帯再建術，関節固定術，関節形成術などを行う。

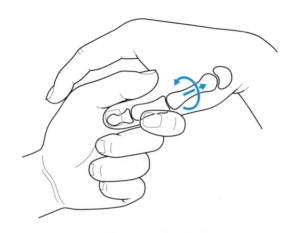

図8　Grind テスト
CM関節に軸圧を加えながら回旋させて疼痛を自覚すれば陽性。同じく，母指の付け根の痛みをきたすde Quarvein病との鑑別にも有用。

ボタン穴変形について説明せよ (図9, 10) (設問8)

- PIP関節が屈曲，DIP関節が過伸展する肢位である。
- 中央索の断裂や弛緩，側索の掌側転位などで生じる。
- 中央索の断裂や関節リウマチ (rheumatoid arthritis；RA) によるPIP関節滑膜炎が原因となる。

スワンネック (白鳥の首) 変形について説明せよ (図11) (設問7)

- PIP関節が過伸展，DIP関節が屈曲する肢位である。
- PIP掌側板や浅指屈筋腱断裂により，相対的にPIP関節への伸展力が増えた場合に生じる。
- 槌指 (終止腱断裂) では側索が弛緩し，中央索への牽引が相対的に増えた場合にも生じる。

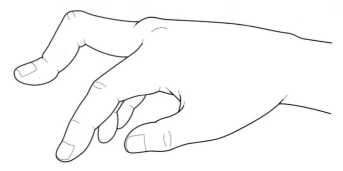

図9 ボタン穴変形①

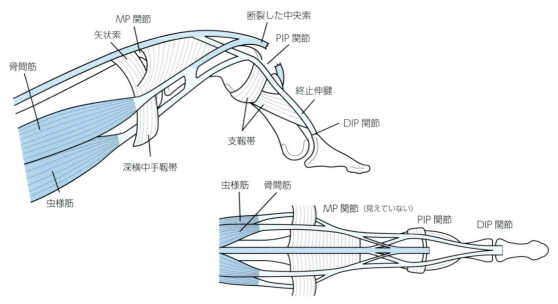

図10 ボタン穴変形②

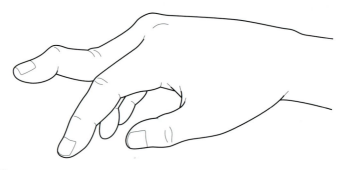

図11 白鳥の首変形

Heberden・Bouchard結節について説明せよ

(設問5)

▶ DIP関節の変形性関節症をHeberden結節，PIP関節の変形性関節症をBouchard結節とよぶ。

▶ Heberden結節では，DIP関節に粘液嚢腫を生じることがあり，関節包・骨棘切除を行う。

▶ DIP関節炎は，RAでみられることはないが，Reiter症候群や乾癬性関節炎では認めることがあるため，鑑別が必要である。

Dupuytren拘縮について説明せよ

(設問6，10)

▶ Dupuytren拘縮は手掌腱膜の筋線維芽細胞の増殖により，進行するとMP関節，PIP関節に屈曲拘縮をきたす。

▶ 尺側指の頻度が高い。

▶ 白人＞黄色人種＞黒人の順で頻度が高い。

▶ 治療としては部分腱膜切除術や経皮的腱膜切離術がある。

手の軟部腫瘍・先天異常

合格へのチェック！

正しいものに○，誤ったものに×をつけよ。

基本
1. 手のガングリオンはゼリー状の透明な粘液を含む嚢腫で，自然消失することがある。（ ）
2. 橈側列形成障害では，母指と尺骨に形成障害が出現する。（ ）
3. 日本人において最も頻度が高い手の先天異常は，母指多指症である。（ ）
4. 先天性握り母指症は，多くの場合母指の他動伸展は困難であり，ばね指との鑑別が難しい。（ ）
5. 先天性絞扼輪症候群では，裂手・絞扼輪・リンパ浮腫・先端合指症を認める。（ ）

発展
6. ガングリオンは骨や腱鞘内に発生することもある。（ ）
7. 橈側列形成障害では，5歳前後に橈屈偏位を矯正する尺骨中心化術を行う。（ ）

解答は次ページ下に。

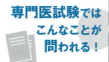

①軟部腫瘍（ガングリオンなど）
②先天異常

（第28回 問59など）

知識の整理

ガングリオンについて説明せよ　　　　　　　　　　　　　　　　　（設問1, 6）

- ゼリー状の透明な粘液を含む嚢腫で，自然消失することがある。
- 骨や腱鞘内に発生することもある。
- Heberden結節に合併し，DIP関節背側に生じるものは，粘液嚢胞とよぶ。

橈側列形成障害（図12）について説明せよ　　　　　　　　　　　　（設問2，7）

- ▶ 橈側列形成障害では，母指と橈骨に形成障害が出現する。
- ▶ 心疾患，血液疾患，腎疾患を合併することがある。
- ▶ 母指完全欠損例では，示指を母指に移動する母指化術を行う。
- ▶ 1歳前後で，橈屈変異を矯正する尺骨中心化術を行う。

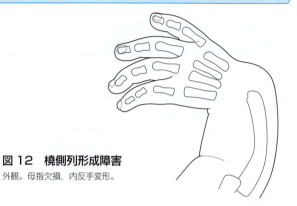

図12　橈側列形成障害
外観。母指欠損，内反手変形。

多指症（図13）について説明せよ　　　　　　　　　　　　　　　　（設問3）

- ▶ 日本人において最も頻度が高い先天異常は，母指多指症である。
- ▶ 頻度は，母指＞小指＞中指＞環指＞示指
- ▶ 母指多指症では橈側側の母指が低形成を示すことが多く，手術は1歳ぐらいまで待って，低形成側あるいは三指節側を切除する。

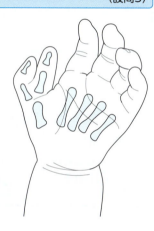

図13　左母指多指症（Wassel Ⅳ型）
Wasselは分岐部で分類し，末節で分岐をⅠ型，IP関節をⅡ型，基節をⅢ型，MP関節をⅣ型，中手骨をⅤ型，CM関節をⅥ型，一方が3指節母指をⅦ型とし，Ⅳ型が最も多い。

先天性握り母指症について説明せよ　　　　　　　　　　　　　　　（設問4）

- ▶ 生後3～4カ月後にも母指MP関節が屈曲しているもの。
- ▶ 先天性握り母指症は，多くの場合母指の他動伸展は可能であり，ばね指との鑑別は可能である。
- ▶ 家族に他動伸展運動を指導する。
- ▶ 保存療法で改善しない場合は，植皮術や腱移行術を行う。

先天性絞扼輪症候群について説明せよ　　　　　　　　　　　　　　（設問5）

- ▶ 先天性絞扼輪症候群では，切断・絞扼輪・リンパ浮腫・先端合指症を認める。
- ▶ 絞扼輪の遠位ではリンパ還流が不良であるため，リンパ浮腫を認める。
- ▶ 治療では，ZまたはW形成により絞扼輪を解除する。

正解	1	2	3	4	5	6	7
	○	×	○	×	×	○	×

手の神経麻痺

合格へのチェック！

正しいものに○，誤ったものに×をつけよ。

基本

1. 後骨間神経麻痺では，下垂手を呈する。 （　　）
2. 低位正中神経麻痺では，猿手を呈する。 （　　）
3. 前骨間神経麻痺では，teardropサインが陽性となる。 （　　）
4. 手根管症候群では，Froment徴候が陽性となる。 （　　）
5. Allenテストは末梢神経障害の評価法の一つである。 （　　）

発展

6. 前骨間神経麻痺および後骨間神経麻痺では，確定診断がつけば神経剥離術を行うが，
   その際に神経の砂時計様くびれが観察される。 （　　）
7. 手根管症候群では，短母指外転筋の筋力低下を認めることがある。 （　　）

解答は次ページ下に。

専門医試験では こんなことが **問われる！**

①手根管症候群・肘部管症候群
②前骨間神経麻痺・後骨間神経麻痺
③徒手検査

（第30回 問32・59，第33回 問49，第34回 問50，第35回 問86，第36回 問88など）

知識の整理

手根管症候群について説明せよ (設問2, 7)

- 手根管部分で内圧が上昇し正中神経が圧迫される（低位正中神経障害）ことにより，母指から環指橈側のしびれや感覚低下が生じる。
- 症状は夜間や早朝に特に強く自覚される。
- 中年女性に多い。
- 進行すると短母指外転筋を含む母指球筋が萎縮（ape hand；猿手），つまみ動作ができなくなり，母指と示指で正円（perfect O）を作れなくなる。
- Phalenテスト（手関節1〜2分間屈曲で正中神経領域にしびれが誘発される）が陽性となる（**図14**）。

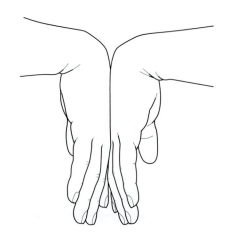

図14 Phalenテスト
手関節を1〜2分間最大屈曲位とすることで手根管内圧を上昇させる。正中神経領域にしびれが出現または増強するとき陽性とする。手関節最大伸展位により誘発される場合もあり逆Phalenテストまたは手関節伸展テストとよばれる。

肘部管症候群について説明せよ (設問4)

- 肘部管で尺骨神経が圧迫・牽引されることにより，環指尺側と小指，手の尺側の感覚障害をきたす。
- 進行すると骨間筋萎縮により鉤爪変形（claw deformity）をきたす。
- 母指内転筋低下により，Froment徴候（母指と示指で紙をつまんでもらいその紙を引っ張ると，内転障害により，母指IP関節屈曲で代償しようとする）陽性となる（**図15**）。

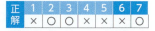

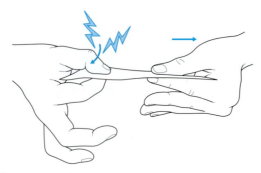

図15 Froment徴候

Allenテストについて説明せよ　　　　　　　　　　　　　　　　　　　　　　（設問5）

▶ 橈骨動脈と尺骨動脈の閉塞の有無を確認する検査（図16）。

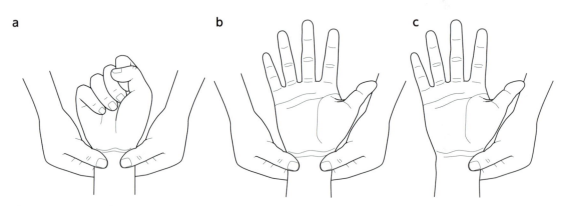

図16 Allenテスト
a：橈骨動脈と尺骨動脈をしばらく圧迫し，5回程グーパーさせ，手への血流を止める。
b：正しく橈骨動脈と尺骨動脈を閉塞できていると，手がだんだん蒼白となる。
c：橈骨動脈または尺骨動脈の圧迫を解除する。5秒以内に手指が赤くなれば橈骨動脈と尺骨動脈の動脈弓が開存している。

前骨間神経麻痺について説明せよ　　　　　　　　　　　　　　　　　　　（設問3, 6）

▶ 前骨間神経は，正中神経から分岐した運動枝である。

▶ 母指と示指で正円を作ろうとすると，長母指屈筋と示指深指屈筋の麻痺により正円でなく涙痕状となる（teardropサイン陽性）（図17）。

▶ 前骨間神経麻痺および後骨間神経麻痺では，最初に疼痛が出現した後に麻痺に気づかれることが多い。

▶ 前骨間神経麻痺および後骨間神経麻痺は自然軽快することもあるので，まずは保存療法を行い，3～4カ月後症状が改善しない場合に神経剥離術を検討する。神経剥離術の際には，神経の砂時計様くびれが観察される。

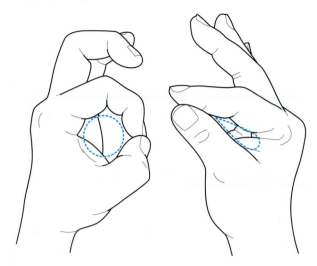

図 17　teardrop サイン

後骨間神経麻痺について説明せよ (設問1)

▶ 後骨間神経は，橈骨神経から分岐した運動枝である。
▶ 低位橈骨神経麻痺である後骨間神経麻痺では手指伸筋のみが麻痺するため，母指と手指の伸展ができず，drop finger（下垂指）を生じる。なお高位橈骨神経麻痺では短・長橈側手根伸筋も麻痺するため，下垂手を生じる。

V 疾患各論

頚部・頚椎

頚椎の機能解剖

合格へのチェック！

正しいものに○，誤ったものに×をつけよ。

1. 椎体横径は内軟骨骨化により成長する。（ ）
2. 頚部脊柱管前後径は5～6歳ごろに急速に増加する。（ ）
3. 頚長筋は環椎前弓前結節に付着する。（ ）
4. 正中環軸関節は前環軸関節と靱帯歯突起間関節で構成される。（ ）
5. 後縦靱帯は歯突起後面で蓋膜から移行し，椎体後面を縦走する。（ ）
6. 環椎横靱帯は歯突起を背側から覆う靱帯である。（ ）
7. 環軸椎間の安定性に最も重要な靱帯は環椎横靱帯である。（ ）
8. 環椎と軸椎の間には黄色靱帯は存在しない。（ ）
9. 脊髄円錐部は成人ではL1椎体高位が最も多く，S3以下の髄節を含んでいる。（ ）
10. 脊髄円錐上部は脊髄の仙髄膨大部にほぼ一致している。（ ）
11. 環椎後頭関節では，前後屈運動が最も大きい。（ ）
12. 頭部の回旋運動の50％以上が頚部C1～C2間で行われている。（ ）
13. 中・下位頚椎では，回旋運動が最も大きい。（ ）
14. 環椎歯突起間距離は小児では5mm以下が正常である。（ ）
15. 頚椎前面の後咽頭腔幅は，頚椎前方の血腫で減少する。（ ）

解答は次ページ下に。

専門医試験ではこんなことが問われる！

① 頚椎の発生
② 頚椎の構造
③ 脊椎と脊髄の位置関係
④ 頚椎可動域
⑤ 頚椎のX線学的診断

（第28回 問60，第32回 問7，第33回 問12など）

知識の整理

頸椎の発生について述べよ (設問1〜2)

- 生下時はまだ環椎後弓は正中が癒合していなく，間隙が存在する．4歳ごろまでに完全に癒合する．
- 軸椎歯突起と軸椎椎体との間には軟骨板がみられる．この軟骨板は5〜11歳で閉鎖する．
- 椎体の横径の成長は，主に膜性骨化により行われる．
- 頸部脊柱管前後径は5〜6歳ごろまでで急速に増大する．

頸椎の構造について述べよ (設問3〜8)

- 環椎には椎体がないという特徴があり，前弓と後弓で環状の形状を成している．前弓の前結節に頸長筋が起始している．左右の外側塊で後頭骨および軸椎と関節を形成する．外側塊のさらに外側には横突孔と横突起が存在する（図1）．
- 軸椎は歯突起を有し，環椎前弓と正中環軸関節を形成する．正中環軸関節は歯突起より腹側の前環軸関節と背側の靱帯歯突起間関節で構成される．軸椎外側部では環椎とC3との関節を形成する．
- 大孔と環椎前弓や後弓間を連結する前および後環椎後頭膜は薄い膜様靱帯組織となっている．大孔前縁よりC2, C3椎体の後面に蓋膜が付着し，後縦靱帯に移行する．左右の環椎外側塊に環椎横靱帯が付着し，歯突起後面と滑膜関節を構成し，環軸関節の安定性に最も重要な靱帯となっている．

a
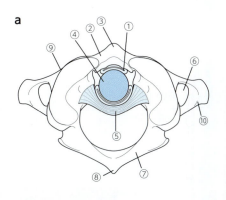

b
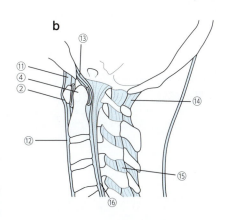

図1　上位頸椎の構造
a：横断面（C1と歯突起）
b：矢状断面
①正中環軸関節　⑤環椎横靱帯　⑨外側塊　⑬蓋膜
②環椎前弓　⑥環椎横突孔　⑩横突起　⑭後環椎後頭膜
③前結節　⑦環椎後弓　⑪前環椎後頭膜　⑮黄色靱帯
④軸椎歯突起　⑧後結節　⑫前縦靱帯　⑯後縦靱帯

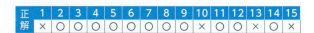

- 上位頚椎は中下位頚椎と異なる構造のため黄色靱帯や椎間孔は存在しない。
- 中下位頚椎の支持機構として，前方では椎間板，後方では椎間関節が重要である。また頭側椎体下面と，椎体後側方にある鉤状突起が，鉤椎関節(Luschka関節)を形成する。椎間孔は，椎間関節前方，鉤椎関節後方，頭尾側の椎弓根によりにより形成され，神経根が脊髄から分岐して椎間孔を通って脊柱管外に出る(**図2**)。

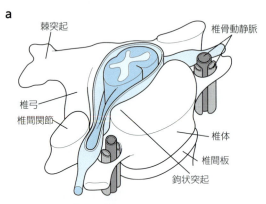 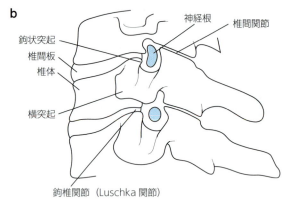

図2 中下位頚椎の構造
a：横断面
b：矢状断面

脊椎と脊髄の位置関係について述べよ

(設問9〜10)

- S3以下の髄節が存在し，会陰部の感覚，膀胱直腸機能を支配し，脊髄の最尾側である脊髄円錐は通常L1/2高位に位置する(**図3**)。
- 脊髄円錐部の頭側は円錐上部とよばれL4-S2髄節が存在し腰髄膨大部の中心を占めており，下肢の感覚，運動を支配している。

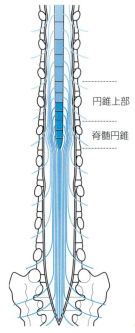

図3 胸・腰痛移行部における脊椎と脊髄の位置関係

頚椎可動域について述べよ (設問11〜13)

- 環椎後頭関節の可動域は，前後屈が約25°，側屈が一方向に約5°ずつ，回旋が一方向に約5°ずつである．前後屈運動が最大で，側屈運動と回旋運動はとても小さい．
- 環軸関節の可動域は，前後屈が約20°，側屈が一方向に約5°ずつ，回旋が一方向に約40°ずつであり，回旋運動が最大で，側屈運動が最も小さい．環軸関節で全頚椎回旋可動域の50%以上を占める．
- 中下位頚椎のC5/C6椎間の可動域は，前後屈が約20°，側屈が一方向で約8°ずつ，回旋が一方向約7°ずつであり，側屈運動・回旋運動に比較して，前後屈運動が大きい．

頚椎のX線学的診断について述べよ (設問14〜15)

- McGregor法では側面像で硬口蓋後縁と後頭骨下縁を結ぶ線(McGregor line)より歯突起先端が5mm以上頭側に位置するときに，頭蓋底陥入症を疑う．ほかに，McRae法，Chamberlain法，Ranawat法，Redlund-Johnell法などの指標が提唱されている(**図4**)．

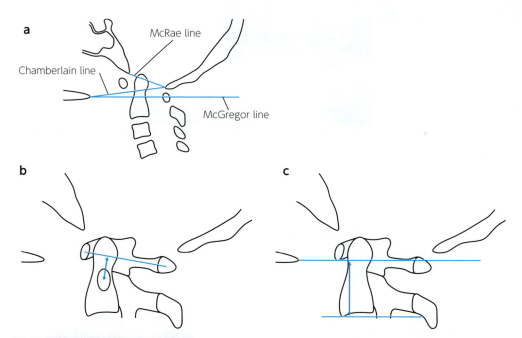

図4 頭蓋頚椎移行部でのX線指標
a：McGregor line（硬口蓋後縁と後頭骨下縁を結ぶ直線），McRae line（大後頭孔後縁と斜台先端下縁を結ぶ線），Chamberlain line（硬口蓋後縁と大後頭孔後縁を結ぶ線）
b：Ranawat法（環椎前弓の中心と後弓の中心を結ぶ線と軸椎椎体の椎弓根影の中心との距離）
c：Redlund-Johnell法（McGregor lineと軸椎椎体下縁の中点との距離）

▶側面像では，環椎前弓後縁と歯突起前縁との距離である環椎歯突起間距離（atlantodental distance；AAD）を計測することで，環軸椎の前後方向の不安定性を評価する．正常範囲は成人で3mm，小児で5mm以下とされており，中間位や前屈位で正常範囲を超えた場合，不安定性があると考える（**図5a**）．

▶C4〜C6椎体高位における脊柱管前後径の日本人健常者の平均値は男性17mm，女性16mmである．12〜13mm以下では脊柱管狭窄による脊髄症状が発生しやすいとされている（**図5b**）．

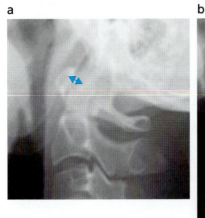
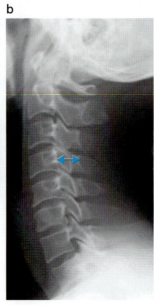

図5　頚椎単純X線側面像での指標
a：環椎歯突起間距離
b：脊柱管前後径

先天性疾患

合格へのチェック！

正しいものに○，誤ったものに×をつけよ。

1. 先天性筋性斜頸では頭部は患側へ側屈し，顔面は健側へ回旋する。 （　）
2. 頭蓋底陥入症は上位頚椎の奇形により生じる。 （　）
3. 環椎頭蓋癒合症は軟骨無形成症と関連しない。 （　）
4. Down症候群では環軸関節亜脱臼，歯突起骨がしばしば合併する。 （　）
5. 歯突起骨は無症状でも手術治療が必要である。 （　）
6. Klippel-Feil症候群では，頚椎の癒合が少なくとも2つ生じている。 （　）
7. Klippel-Feil症候群の3主徴とは短頚，項部頭髪の生え際の低位，頚椎運動制限である。 （　）
8. Chiari奇形では脊髄空洞症がみられない。 （　）

解答は次ページ下に。

専門医試験ではこんなことが問われる！

①先天性筋性斜頸
②頚椎先天異常

（第28回 問37，第2回 問57，第31回 問34など）

Ⅴ

疾患各論／頚部・頚椎

知識の整理

先天性筋性斜頚について述べよ (設問1〜2)

- 片側の胸鎖乳突筋の拘縮によって生じる。右側の先天性筋性斜頚では頭頚部が右側に側屈し，顔面が患側とは逆に左側に回旋する。
- 1歳6カ月くらいまでに多くが自然治癒するため，経過観察で問題ないことが多い。
- 3歳を過ぎても斜頚が改善しない場合には胸鎖乳突筋の拘縮遺残が問題であり，胸鎖乳突筋の筋切り術によって顔面や頭部の非対称を防止する。

頚椎先天異常について述べよ (設問3〜8)

- 頭蓋底陥入症は後頭骨の先天奇形により頚椎が大後頭孔内に陥入する。
- 環椎頭蓋癒合症では環椎と後頭骨下縁が癒合している。Klippel-Feil症候群など他の先天奇形を合併している場合もある。
- 歯突起骨は，歯突起自体は正常な発育だが軸椎椎体部と骨性癒合しておらず，環軸椎不安定性をきたす形態学的異常である。Down症候群やMorquio症候群などに合併することが多い。先天性説と，幼少期の歯突起外傷後の癒合不全であるとする後天性説がある。軸椎の基部で不安定となるため，環椎歯突起間距離は変化せず，軸椎椎体後面と環椎後弓前面との距離（space available for the spinal cord；SAC）が減少する（図6）。
- Klippel-Feil症候群は少なくとも2つの頚椎が癒合しており，短頚，毛髪線低位，頚椎可動域制限の3徴が特徴である。ただし実際には3徴をすべて満たす症例は少なく50%未満である。小児期には一側手指の運動が対側にも同様にみられる手の鏡像運動が特徴である。
- Chiari奇形は後脳（小脳扁桃や虫部，ときに延髄）が大後頭孔を通って頚部脊柱管内に下垂する奇形である。大後頭孔部での髄液灌流障害が小脳の嵌頓により生じて脊髄空洞症を呈することがある。

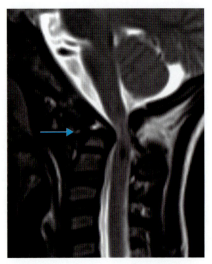

図6 歯突起骨例
MRI T2強調矢状断像で歯突起の分離と脊髄の圧迫を認める（矢印）。

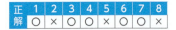

頚椎椎間板ヘルニア

合格へのチェック！

正しいものに○，誤ったものに×をつけよ。

基本

1. C4/C5間のヘルニアによる頚髄症では，上腕三頭筋腱反射が亢進する。　　　　　（　　）
2. C4/C5間のヘルニアによる頚髄症では，手関節背屈筋力が低下する。　　　　　　（　　）
3. C4/C5間のヘルニアによる頚髄症では，指離れ徴候 (finger escape sign) が出現する。　　（　　）
4. C4/C5間の椎間孔ヘルニアによる神経根障害では上腕三頭筋筋力が低下する。　　（　　）
5. C4/C5間の椎間孔ヘルニアによる神経根障害では上腕外側の感覚障害が生じる。　（　　）
6. C5/C6間のヘルニアによる神経根障害では腕橈骨筋反射が低下する。　　　　　　（　　）
7. C5/C6間のヘルニアによる神経根障害では上腕三頭筋筋力が低下する。　　　　　（　　）

発展

8. 胸郭出口症候群では環指と小指のしびれをきたすことが多い。　　　　　　　　　（　　）
9. 手根管症候群では環指と小指のしびれをきたす。　　　　　　　　　　　　　　　（　　）

解答は次ページ下に。

専門医試験では こんなことが 問われる！

①ヘルニア高位と症状，特に脊髄症と神経根症の違いについて
②上肢痛を生じる疾患との鑑別

（第28回 問61など）

V

疾患各論／頚部・頚椎

知識の整理

頸椎椎間板ヘルニアの症状について述べよ　　　　　　　　　　　　　　（設問1〜7）

- 椎間板内の髄核が変性した線維輪を穿破して脊柱管または椎間孔に突出して，脊髄，神経根を圧迫する病態（図7）。
- 好発年齢は30〜50歳台で，女性より男性に多い。発生高位はC5/6，C6/7，C4/5の順に多い。
- C4/5間の頸髄症ではC6髄節が障害される。髄節症状として腕橈骨筋腱反射が低下して肘屈曲筋力や手関節背屈筋力が低下する。錐体路症状として障害高位以下の深部反射は亢進し，手指の痙性麻痺のため手指の伸展障害，巧緻運動障害や，指を伸展位で閉じることができない指離れ徴候（finger escape sign）が出現する。
- C4/5間の神経根症ではC5神経根が障害される。上腕二頭筋腱反射が低下し，三角筋筋力が低下する。上腕外側の感覚障害がみられる（図8）。
- C5/6間の神経根症ではC6神経根が障害される。腕橈骨筋腱反射が低下し，肘屈曲筋力，手関節背屈筋力が低下する。一側の前腕外側から母指・示指にかけて感覚障害がみられる。

上肢痛を生じる疾患との鑑別について述べよ　　　　　　　　　　　　　（設問8〜9）

- 胸郭出口症候群では，腕神経叢が圧迫されて，前腕尺側と指の尺側（環指と小指）のしびれを伴うことが多い。手指の運動麻痺を伴うこともある。Wrightテスト，Adsonテスト，Morleyテスト，Roosテストなどが陽性となる。
- 手根管症候群では正中神経が障害されて，母指から環指橈側1/2までのしびれをきたすことが多い。肘部管症候群では尺骨神経が障害されて，小指と環指尺側のしびれをきたすことが多い。これらの上肢末梢神経疾患では，神経障害部のTinel徴候が陽性となることが多い。

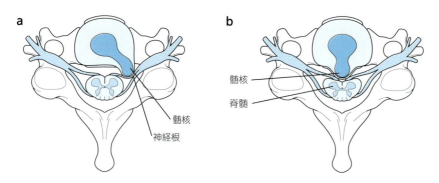

図7　頸椎椎間板ヘルニアによる神経根圧迫（a）と脊髄圧迫（b）
a：神経根圧迫
b：脊髄圧迫

正解	1	2	3	4	5	6	7	8	9
	○	○	○	×	○	○	×	○	×

頸椎椎間板ヘルニアの治療について述べよ

- ▶ 神経根症では保存療法が原則となるが，3カ月経過しても症状の改善がなく日常生活や仕事への支障が大きい場合や麻痺の改善がない場合に手術適応である。
- ▶ 脊髄症では上肢しびれなど軽症例では保存療法も可能だが，運動障害を伴う進行性の脊髄障害では速やかに手術を行う（**図9**）。

ヘルニア高位	C4/5	C5/6	C6/7	C7/T1
神経根障害	C5	C6	C7	C8
筋力低下	肩の外転	肘屈曲　手関節背屈	肘伸展　手関節掌屈	手指開閉
深部腱反射の低下	上腕二頭筋腱反射	腕橈骨筋腱反射	上腕三頭筋腱反射	なし
感覚障害	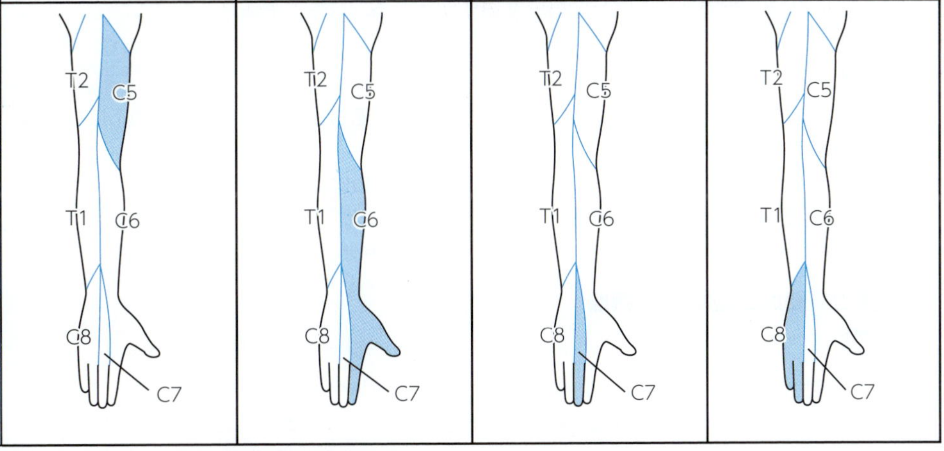			

図8　頸椎椎間板ヘルニア罹患高位と神経根障害の指標

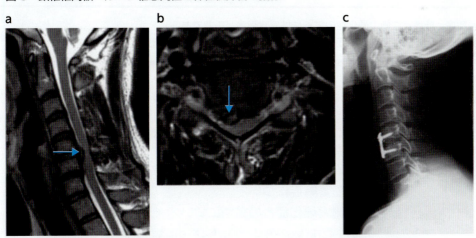

図9　頸椎椎間板ヘルニア（C5/6）例
a：T2強調矢状面断像
b：T2強調横断像。C5/6椎間で椎間板ヘルニアが脊髄を圧迫している（矢印）。
c：頸椎前方除圧固定術が行われた。

頚椎症

合格へのチェック！
正しいものに〇，誤ったものに×をつけよ。

基礎
1. 一般的にはC4/C5椎間板レベルの脊髄髄節はC6髄節である。（　）
2. C4/C5椎間高位の神経根症では一側の肩周囲の筋萎縮をきたしやすい。（　）
3. C5/C6間の頚髄症では上腕三頭筋筋力が低下する。（　）
4. C7/T1間の神経根症では環指と小指の感覚障害が生じる。（　）
5. Brown-Séquard症候群では脊髄障害側の同側の運動麻痺が生じる。（　）
6. Brown-Séquard症候群では脊髄障害側の反対側の位置覚低下が生じる。（　）

発展
7. 軽症例でも保存療法で効果がなく脊髄圧迫が強くても青壮年者では手術適応にならない。（　）
8. 高齢者の頚椎症性脊髄症では手術は禁忌である。（　）
9. 頚椎症性脊髄症が進行性であれば手術治療が望ましい。（　）
10. 術後C5麻痺は前方法（前方除圧固定術）と後方法（椎弓形成術）では，前方法で多い。（　）
11. 術後C5麻痺の前駆症状として頚部から肩の痛みを訴えることが多い。（　）

頚椎症性脊髄症と鑑別すべき病態
基本
12. 頚椎症性脊髄症の解離性運動障害（Keegan型）では発病は比較的急性である。（　）
13. 平山病（若年性一側上肢筋萎縮症）では前腕尺側と手の筋萎縮をきたしやすい。（　）

発展
14. 圧迫性脊髄症と筋萎縮性側索硬化症の鑑別には感覚障害が重要である。（　）
15. 圧迫性脊髄症と筋萎縮性側索硬化症の鑑別には膀胱直腸障害が重要である。（　）

解答は次ページ下に。

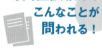

専門医試験ではこんなことが問われる！

①頚髄症の高位と症状
②頚髄症の治療，特に術後合併症（C5麻痺）について
③頚椎症性筋萎縮症について
④筋萎縮性側索硬化症との鑑別について

（第27回 問62・64，第30回 問47・61，第32回 問47，第35回 問53など）

知識の整理

頚椎症の症状と高位診断について述べよ (設問1〜6)

- 加齢によって生じる椎間板変性，椎間関節変形，骨棘形成，黄色靱帯肥厚により起きる頚部痛，可動域制限などを頚椎症と総称する。
- 頚椎症性変化により脊髄の圧迫から脊髄症状が発生すると頚椎症性脊髄症，神経根の圧迫から神経根症状が発生すると頚椎症性神経根症とよぶ。
- C4/5椎間レベルの脊髄髄節は一般的にはC6髄節である（**図10a**）。
- C4/5間の神経根症ではC5神経根が障害される。上腕二頭筋腱反射が低下し，三角筋筋力が低下する。上腕外側の感覚障害がみられる。
- C5/6間の頚髄症ではC7髄節が障害される。髄節症状として上腕三頭筋腱反射が低下して肘伸展筋力や手指伸展筋力が低下する。C7髄節以下の感覚障害がみられ手指前腕尺側の感覚低下が生じることが多い（**図10b**）。
- C7/T1間の神経根症ではC8神経根が障害される。手指開閉筋力が低下する。環指・小指の感覚障害がみられる。
- 脊髄の半側が障害され，典型的には障害側の運動麻痺と触覚，振動覚の低下，および反対側の温痛覚障害が出現を呈するのをBrown-Séquard型脊髄症という。

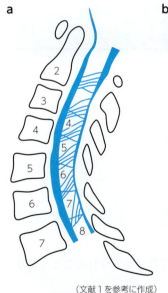

責任高位	C3/4	C4/5	C5/6
深部腱反射	上腕二頭筋腱反射亢進	腕橈骨筋腱反射低下	上腕三頭筋腱反射低下
筋力低下	肩外転（三角筋など）	肘屈曲（上腕二頭筋など）	肘伸展（上腕三頭筋など）
感覚障害			

（文献2を参考に作成）

（文献1を参考に作成）

図10　頚椎症の高位と症状
a：脊椎と脊髄の位置関係
b：頚椎症性脊髄症の責任高位と神経学的所見の指標

正解	1	2	3	4	5	6	7	8	9	10	11	12	13	14	15
	○	○	○	○	○	○	×	×	×	○	×	○	○	○	○

頚髄症の治療，特に術後合併症（C5麻痺）について述べよ （設問7〜11）

- 上肢のしびれ程度の軽症の頚髄症では，保存治療可能である。
- 青壮年では機能障害が軽くても保存療法の効果が乏しければ手術を選択することもある。高齢者だからといって手術が禁忌とはならない。
- 進行性で手指の巧緻運動障害や歩行障害などの四肢の運動障害がある場合には，改善が見込めないので手術適応である（図11）。
- 後方法術後に，頸部や肩周辺の疼痛が増強するのが軸性疼痛である。術後装具着用期間の短縮や早期頸部可動域訓練により軸性疼痛が軽減する可能性があるという報告がある。
- 頸椎手術特有の合併症として術後C5麻痺がある。C5麻痺発生率は頸椎手術の5.3％とされている。
- 前方法が5.2％，後方法が5.8％と後方法が若干多いと報告されている。
- C5麻痺発生前に頸部から肩の痛みを訴える症例が多い。
- 術後C5麻痺は一般的には予後はよく，改善することが多い。

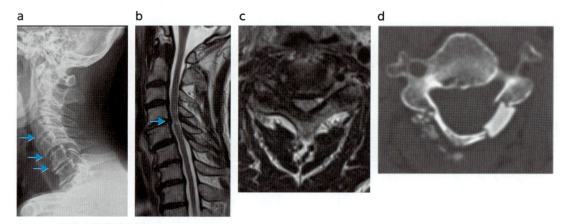

図11　頸椎症性脊髄症例
a：単純X線像。中下位頸椎で椎間板腔狭小化，骨棘形成がみられる。
b：MRI T2強調矢状断像。椎間板膨隆と黄色靱帯肥厚により脊柱管狭窄がみられ，C4/5椎間で髄内高信号変化を認める。
c：MRI T2強調C4/5椎間横断像。脊髄の圧迫を認める。
d：術後CT横断像。椎体形成術が行われ，脊柱管が拡大している。

頸椎症性脊髄症と鑑別すべき病態について述べよ （設問12〜15）

頸椎症性筋萎縮症

- 頸椎症を基盤に脊髄神経の前根または脊髄灰白質前角部が選択的に障害されることにより上肢の支配筋に限局的に筋力低下・筋萎縮が生じる。
- 感覚障害や下肢症状や下肢の深部腱反射異常はほとんどみられない。
- 片側の障害，急性発症，近位型が多く，三角筋，上腕二頭筋，前腕回外筋の筋力低下が生じる（図12）。
- 若年性一側上肢筋萎縮症（平山病）は，10〜20歳台前半の若年で，男性に多く，一側上肢遠位筋の筋萎縮，筋力低下を生じる病態である。感覚障害を伴わない。頸椎前屈による脊髄の前方への変位や脊髄の扁平化が特徴である。

筋萎縮性側索硬化症

▶ 運動ニューロン疾患のなかでも通常発症後数年で死亡する筋萎縮性側索硬化症（amyotrophic lateral sclerosis；ALS）との鑑別が非常に重要である。

▶ 頸椎症性脊髄症もALSもともに下位ニューロン徴候として筋力低下や，上位ニューロン徴候として深部腱反射亢進や病的反射を生じえる。ALSでは全身の運動ニューロンが障害されるため，傍脊柱筋や頸部屈筋群を含めた筋萎縮や，舌萎縮，嚥下障害などの球麻痺が生じる。

▶ 眼球運動障害，膀胱直腸障害，感覚障害，褥瘡はALSの陰性徴候とされている。

▶ ALSの筋萎縮の特徴としては，びまん性に分布し，特に第一背側骨間筋や短母指外転筋が障害されやすい。

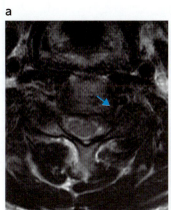 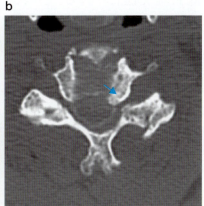

図12　頸椎症性筋萎縮症例
急性発症の左肩挙上困難で来院。左三角筋と上腕二頭筋の筋力低下を認めた。感覚障害はなかった。鉤椎関節や椎間関節の骨棘により左C4/5の椎間孔部が狭窄し神経根陰影が欠損している。
a：MRI T2強調C4/5椎間横断像
b：術後CT横断像

後縦靱帯骨化症

合格へのチェック！

正しいものに○，誤ったものに×をつけよ。

基本

1. 脊柱靱帯骨化症は厚生労働省の難治性疾患に認定されている。 （　　）
2. 日本人の発生頻度は約0.3％である。 （　　）
3. 男性に多い。 （　　）
4. 肥満が関連する。 （　　）
5. 胸椎黄色靱帯骨化症をしばしば合併する。 （　　）
6. 単純X線側面像にて2型に分類される。 （　　）
7. 骨化が途絶した部分での動的因子が症状発生に関与することが多い。 （　　）

発展

8. 無症状例や軽度の脊髄症のみで進行しない例がある。 （　　）
9. 外傷により頚髄症が発生あるいは悪化する場合がある。 （　　）
10. 頚椎後縦靱帯骨化症は骨化の大きさと頚髄症の重症度は比例しない。 （　　）
11. 頚椎後縦靱帯骨化症は骨化があれば無症状でも手術の適応となる。 （　　）

解答は次ページ下に。

専門医試験では こんなことが 問われる！

①後縦靱帯骨化症の病態，特に関連する因子について
②後縦靱帯骨化症の治療

（第29回 問58，第30回 問60，第36回 問53など）

知識の整理

後縦靱帯骨化症の病態について述べよ (設問1〜7)

- 椎体後面の線維性組織である後縦靱帯が異所性に骨化し脊髄症や神経根症を呈したものをよぶ。厚生労働省の難治性疾患に指定されている。
- 白人人種に比べてアジアでの罹患率が比較的高く、日本人の罹患率は約3%とされている。男性に多く女性の2倍発生し、発症年齢は50歳前後に多い。
- 発生原因の詳細はいまだによくわかっていないが、家族集積性が高く、また、多くの遺伝子多型が同定されており、遺伝的素因の関連があると考えられている。
- 肥満、糖尿病などの内科的な因子との関連が指摘されている。
- 全身の骨化傾向を有するびまん性特発性骨増殖症(diffuse idiopathic skeletal hyperostosis; DISH)を合併することがある。黄色靱帯や前縦靱帯、棘上・棘間靱帯といった脊柱全体の骨化を合併することも多い。
- 後縦靱帯の骨化形態の分類では、分節型(segmental type)、連続型(continuous type)、混合型(mixed type)、その他、の4型がある(**図13**)。
- 脊柱管前後径に対する骨化巣の前後径である脊柱管占拠率が50%を超えると脊髄症状が発生しやすいとされている。また、骨化の大きさだけではなく、骨化が途切れていて椎間の可動性があれば動的な因子も脊髄症発生に影響する(**図14**)。

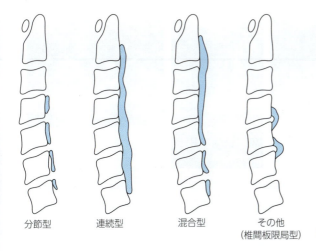

分節型　連続型　混合型　その他(椎間板限局型)

図13　頸椎後縦靱帯骨化症の形態分類

後縦靱帯骨化症の病態の症状と診断、治療について述べよ (設問8〜11)

- 後縦靱帯骨化があっても脊髄圧迫が軽度であれば無症候性なことが多い。転倒・転落や軽微な外傷によって脊髄症が発生あるいは増悪することがある。
- 単純X線では側面像で骨化の形態や骨化範囲、脊柱管占拠率、椎間可動性を評価する。
- CTは矢状断像では詳細な骨化の形態、脊柱管占拠率や、骨化巣の途切れの有無や、椎体と

正解	1	2	3	4	5	6	7	8	9	10	11
	○	×	○	○	○	○	×	○	○	○	×

骨化巣の癒合の有無，後縦靱帯以外の脊柱靱帯の骨化の有無を評価する．また，脊柱全体の骨化巣の状態も把握するとよい．
▶ MRIで脊髄の圧迫の範囲や程度，髄内高輝度変化を評価する．
▶ 症状が無症状もしくは局所症状のみであれば保存治療で対処する．
▶ 脊髄症状が進行性であったり，脊髄症による機能障害が重度の場合には，保存治療は無効であり手術治療が必要である（**図15**）．

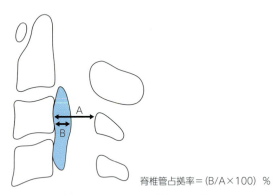

図14　後縦靱帯骨化の脊柱管占拠率の評価

脊椎管占拠率＝（B/A×100）%

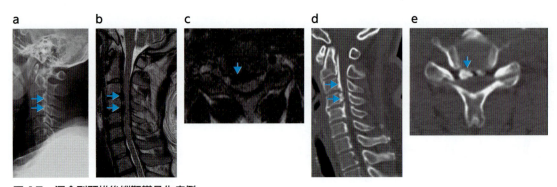

図15　混合型頚椎後縦靱帯骨化症例
C2からC6にかけて後縦靱帯骨化（矢印）があり，脊髄が圧迫されている．
a：単純X線側面像
b：MRI T2強調矢状面断像
c：MRI T2強調横断像
d：CT矢状面像
e：CT横断像

頚髄損傷

合格へのチェック！
正しいものに○，誤ったものに×をつけよ。

基本
1. 脊髄損傷では受傷後24時間以内に神経症状が正常に回復するものを，脊髄ショックという。（　）
2. 脊髄ショックにおいては，損傷高位以下のすべての脊髄反射は消失する。（　）
3. 脊髄損傷では頚髄横断面において仙髄領域は最も損傷を受けにくい。（　）
4. 下位頚髄損傷では横隔膜神経は損傷を免れるため奇異性呼吸を呈する。（　）
5. T4高位より頭側の重度脊髄損傷では，頻脈と血圧上昇がみられる。（　）
6. 頚髄完全横断損傷急性期では気道の分泌亢進が生じる。（　）

発展
7. C5完全損傷（C5まで機能残存）の症例における到達可能の移動機能予後は平地での車椅子駆動まで移動機能予後が見込める。（　）

解答は次ページ下に。

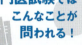

頚髄損傷の病態と症状
（第28回 問91，第32回 問87，第35回 問76など）

知識の整理

頚髄損傷病態と症状について述べよ (設問1〜6)

- 重度の脊髄損傷によって損傷高位以下のすべての脊髄反射が消失したのが脊髄ショックであり，弛緩性麻痺となる．脊髄ショック中は完全麻痺や不全麻痺の評価が困難である．受傷後72時間以内に脊髄ショックを離脱するのが一般的である．
- 球海綿体反射もしくは肛門反射，深部腱反射の出現により脊髄ショックの離脱を判断する．脊髄ショックを離脱しても仙髄領域の肛門周囲の感覚回復や肛門括約筋の収縮の所見が認められない場合は，完全麻痺の状態である．一方で，四肢の運動・感覚機能が完全麻痺でも，仙髄領域の機能が温存されている状態はsacral sparingとよばれ，不全麻痺の状態であり，麻痺改善の可能性がある．
- 脊髄ショックを離脱すると弛緩性麻痺から痙性麻痺へ移行する．
- C4髄節以上の完全損傷では横隔膜の機能が障害され重度の呼吸障害をきたし，人工呼吸管理が必要となる．C5髄節以下の損傷であっても横隔膜は保たれるが，呼吸運動筋である肋間筋や腹筋が障害されるため，奇異性呼吸を呈し換気効率が悪い．
- T4髄節より頭側の脊髄損傷では，交感神経が遮断されると副交感神経が優位となり，徐脈，血圧低下，気道内分泌亢進による無気肺・肺炎，麻痺性イレウスが起こりやすい．
- 頚髄完全損傷では，尿閉など排尿障害のために膀胱カテーテル留置や間欠導尿，膀胱瘻などにより管理が必要となる．また，感覚障害のため褥瘡の管理も要する．

環軸関節亜脱臼，垂直亜脱臼，軸椎下亜脱臼について述べよ (設問7)

- C5完全損傷では上腕二頭筋駆動での車椅子駆動が機能予後として見込める．

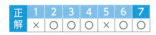

リウマチ性脊椎炎

合格へのチェック！

正しいものに○，誤ったものに×をつけよ。

基本

1. 関節リウマチでは歯突起骨が関連する。 （　）
2. 発生頻度はムチランス型では多い。 （　）
3. 環軸関節亜脱臼は生物学的製剤の使用により発生頻度は減少している。 （　）
4. 環軸関節亜脱臼は環椎横靱帯の弛緩とは関連しない。 （　）
5. 単純X線側面前後屈撮影での評価が有用である。 （　）
6. 環軸関節亜脱臼はspontaneous fusionにより症状が進行する。 （　）
7. 環軸関節亜脱臼は軸椎歯突起周囲に生じたパンヌスにより関節の破壊が停止する。 （　）
8. 環軸関節垂直亜脱臼は外側環軸関節の破壊と関連する。 （　）
9. 環軸関節垂直亜脱臼では頭蓋底陥入が生じることがある。 （　）
10. 中下位頚椎では軸椎下亜脱臼による階段状変形が特徴である。 （　）
11. 環軸関節亜脱臼は下位頚椎亜脱臼に先行して起こることが多い。 （　）

発展

12. 環軸関節亜脱臼に対する手術治療では，原則，環軸関節後方固定術を行う。 （　）

解答は次ページ下に。

専門医試験では こんなことが 問われる！

①環軸関節亜脱臼，垂直亜脱臼，軸椎下亜脱臼
②リウマチ性脊椎炎の症状，診断
③リウマチ性脊椎炎の治療

（第28回 問23，第30回 問62，第32回 問61など）

V 疾患各論／頚部・頚椎

301

知識の整理

リウマチ性脊椎炎の病態について述べよ （設問1〜3）

▶ リウマチの脊椎病変では上位頚椎に生じることが多く，滑膜の関節の破壊をきたす。
▶ 関節リウマチが重症なムチランス型では，頚椎病変の頻度も高い。
▶ 最近の生物学的製剤の使用により，発生は減少している。

環軸関節亜脱臼，垂直亜脱臼，軸椎下亜脱臼について述べよ （設問4〜11）

▶ リウマチ頚椎病変のうち最も頻度が高いのが環軸関節亜脱臼である。環軸関節や歯状突起の破壊，横靱帯弛緩により環椎が前方に偏位するため，単純X線側面像で環椎歯突起間距離（atlantodental interval；ADI）が増加する。頚椎前屈時にさらに増加し，後屈で減少するため，前後屈撮影が有用である（図16）。
▶ 亜脱臼位のまま線維性あるいは骨性に癒合するspontaneous fusionにより症状が改善することがある。
▶ 軸椎周囲にはパンヌス（retrodental pannus）が増生し，関節破壊進行や脊髄圧迫の因子となる。

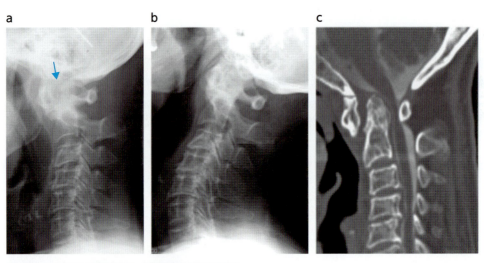

図16 リウマチ性脊椎炎（環軸関節亜脱臼例）
前屈で環椎が前方に偏位して（a矢印），後屈で整復されている。
a：単純X線側面像（前屈位）。
b：単純X線側面像（後屈位）。
c：脊髄造影後CT矢状断像。前方に偏位した環椎により脊髄が圧迫されている。

正解	1	2	3	4	5	6	7	8	9	10	11	12
	×	○	○	×	○	×	×	○	○	○	○	○

- 環軸関節や環椎後頭関節の破壊が進行すると，軸椎歯突起が頭蓋内に陥入する垂直亜脱臼を生じる（**図17**）。
- 軸椎下亜脱臼では，中下位頚椎の椎間関節や椎間板後縁などにリウマチ性病変が生じ，頚椎の不安定性が発生する。特に，前方への椎体すべりが複数椎間で生じる階段状変形が特徴である。
- 軽症例では，環軸関節亜脱臼のみがみられることが多く，関節リウマチが重症化するにつれ経時的に垂直下亜脱臼に移行したり，軸椎下亜脱臼を併発したりする。

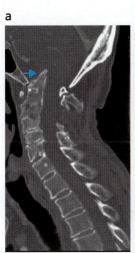
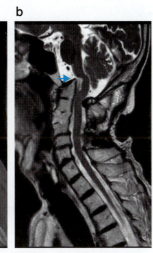

図17 リウマチ性脊椎炎（環軸関節垂直亜脱臼例）
軸椎歯突起が頭蓋内に陥入している（矢印）。
a：CT矢状断像
b：MRI T2強調矢状断像

リウマチ性脊椎炎の診断，治療について述べよ （設問12）

- 局所症状としては，頚部痛や後頭部痛，頚椎可動域制限が生じる。脊髄が圧迫されると脊髄症状を，特に上位頚椎では呼吸障害を伴ってくる。垂直性の亜脱臼によって歯突起が脳幹部を圧迫することで嚥下や呼吸の障害，下位脳神経症状を生じることがある。
- CTでは頭蓋頚椎移行部の骨破壊や亜脱臼の状態を詳細に把握できる。また，後方固定術を計画する際には，術前に血管造影CTを行い椎骨動脈の走行を評価することが必要である。
- 頚部痛や可動域制限など局所の症状のみの場合や，軽度の脊髄症状であれば，保存療法が適応となる。関節リウマチのコントロールが優先である。また，痛みに対しては，薬物療法や筋力強化，装具療法が用いられる。
- 脊髄・延髄症状を伴う症例では，手術治療と比較して，保存治療では生命予後が短いことが知られている。全身状態が許せば積極的に手術を検討する。
- 術式は，後方環軸関節固定術が環軸関節亜脱臼に対して行われることが多い。垂直性亜脱臼があれば後頭骨頚椎後方固定術が適応となる。

そのほかの頚椎疾患

合格へのチェック！

正しいものに○，誤ったものに×をつけよ。

破壊性脊椎関節症

1. 血液透析と関連する。 （　　）
2. 破壊性脊椎関節症は発生頻度が増加している。 （　　）
3. 椎間板や靱帯にアミロイド沈着をきたす。 （　　）
4. 頚椎と胸椎に好発する。 （　　）
5. 椎体終板の不整を認めることが多い。 （　　）
6. 靱帯付着部の反応性骨形成が特徴である。 （　　）
7. 長期透析により rugger jersey appearance がみられることがある。 （　　）

環軸関節回旋位固定

8. 上気道感染や軽微な外傷が誘因となることが多い。 （　　）
9. 持続性の斜頚位を呈する。 （　　）
10. 手術療法が選択されることが多い。 （　　）

脊髄空洞症

11. 脊髄損傷後に脊髄空洞症を生じることがある。 （　　）
12. 癒着性くも膜炎が脊髄空洞症の原因となる。 （　　）

解答は次ページ下に。

専門医試験では こんなことが 問われる！

① 破壊性脊椎関節症
② 環軸関節回旋位固定
③ 脊髄空洞症

（第32回 問60，第33回 問52など）

知識の整理

破壊性脊椎関節症について述べよ (設問1〜7)

▶ 血液透析患者に発生する脊椎炎で，5〜25%の透析患者が罹患するとされ，透析が長期な症例に多い。近年の透析技術の進歩により，発生頻度は減少してきている。

▶ β_2-ミクログロブリンに由来する変性した蛋白であるアミロイドが，脊椎の椎間板，椎間関節，靱帯に沈着することが原因と考えられている。

▶ 後発部位は中下位頚椎と腰椎であり，椎体終板不整，椎体破壊，骨棘を伴わない椎間板腔狭小化，すべり，後側弯変形を認める。

▶ アミロイド沈着により靱帯肥厚がみられる。

▶ 上位頚椎病変として歯突起の骨破壊や後方偽腫瘍を生じることがある。

▶ 長期透析患者では二次性副甲状腺機能亢進症によりrugger jersey appearanceを認めることがある。

▶ 脊髄症状を伴った場合に手術を要する。

環軸関節回旋位固定について述べよ (設問8〜10)

▶ 頚部の軽度外傷や上気道感染，耳鼻科の手術後などに小児でみられる。環軸関節周囲の炎症に起因すると考えられている回旋性の亜脱臼である。

▶ 持続性の斜頚位を呈するが，神経症状を呈することはまれで，頚部痛や頚部の運動制限が生じる。

▶ 発症早期で頚椎カラーや安静で改善を得られるが，難治例では牽引治療や手術加療を行う。

脊髄空洞症について述べよ (設問11〜12)

▶ 脊髄内に液体が貯留した空洞 (syrinx) が形成される。

▶ Chiari奇形や脊髄損傷後，脊髄髄内腫瘍，癒着性くも膜炎，脊柱管癒合不全などさまざまな疾患に合併する。

▶ 診断にはMRIが有効である検査。

参考文献

1) 井樋栄二, 吉川秀樹, 津村 弘, ほか編. 標準整形外科学. 第14版. 東京：医学書院；2020.
2) 大鳥精司, 高相晶士, 出家正隆, ほか編. TEXT整形外科学. 改訂5版. 東京：南山堂；2019.
3) 日本整形外科学会／日本脊椎脊髄病学会監. 頚椎症性脊髄症診療ガイドライン2020. 改訂第3版. 東京：南江堂；2020.

正解	1	2	3	4	5	6	7	8	9	10	11	12
	○	×	○	×	○	×	○	○	○	×	○	○

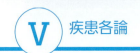

V 疾患各論

胸椎・胸郭

合格へのチェック！　正しいものに○，誤ったものに×をつけよ。

側弯症

1. 思春期特発性側弯症は国民の1,000人に1人認める。（　）
2. 特発性側弯症は成人になると進行しない。（　）
3. 特発性側弯症では腰椎カーブより胸椎カーブが成人となっても進行することが多い。（　）
4. 特発性側弯症は乳幼児で発症することはない。（　）
5. 脊髄空洞症と側弯症は関連性がある。（　）
6. 神経筋性側弯症は成人後には脊柱変形の進行は停止する。（　）
7. 先天性側弯症は乳幼期の脊椎椎体の形成異常による。（　）
8. 先天性側弯症には心臓・血管系，泌尿器系，生殖器系の奇形を伴うことがある。（　）
9. 乳幼児側弯症は1〜5歳に発症するものである。（　）
10. 乳幼児側弯症は男児に多い。（　）
11. 乳幼児側弯症は左凸の側弯変形が多い。（　）
12. 思春期側弯症は右凸胸椎側弯が多い。（　）
13. 機能性側弯症は主に脚長差，疼痛，姿勢などにより生じる側弯変形である。（　）
14. 機能性側弯症は椎体回旋を伴うことが多い。（　）
15. 先天性側弯症の変形椎体の把握はCTがX線に優る。（　）
16. 特発性側弯症で1日の装具装着時間と有効性には関連がないとされる。（　）
17. 神経線維腫症に脊柱側弯症を伴うことはまれである。（　）
18. 椎体回旋度はNash & Moe法により評価する。（　）
19. Risser signは4段階である。（　）
20. Lenkeは側弯カーブパターンを5タイプに分類した。（　）
21. Mehtaは頂椎椎体と肋骨のなす角度を左右で計測し，その差をrib-vertebra angle difference (RVAD) とした。（　）
22. Mehtaのrib-vertebra angle difference (RVAD) が20°以下では80%が自然治癒が期待できる。（　）
23. Scheuermann病の特徴は後弯変形である。（　）

胸椎椎間板ヘルニア

24. 胸椎椎間板ヘルニアは上位胸椎に多い。（　）
25. 胸椎椎間板ヘルニアは腰椎椎間板ヘルニアに次いで多い。（　）
26. 胸椎椎間板ヘルニアを認めた場合は症状にかかわらず手術適応となる。（　）
27. 胸椎椎間板ヘルニアは若年のスポーツ選手に多い。（　）
28. 胸椎椎間板ヘルニアにおける手術は前方法もよい適応である。（　）

解答は次ページ下に。

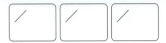

専門医試験では こんなことが 問われる！	①側弯症について ②胸椎椎間板ヘルニアについて

（第29回 問62，第31回 問59，第32回 問62・63，第33回 問54，第34回 問54，第35回 問54など）

知識の整理

特発性側弯症の特徴，診断・治療について述べよ　　　　　　　　　　　（設問1〜23）

- 乳幼児期（infantile）特発性側弯症（3歳未満）の発生はまれであり，全特発性側弯症の1％以下ともされる。男児に多く左凸胸椎側弯が多い。
- Mehtaはrib-vertebra（RV）angleの左右差が20°以下であれば自然寛解することが多く，20°以上であれば変形が進行しやすいとした（図1）。

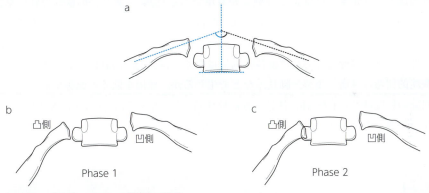

図1　Rib-vertebra（RV）angleの計測の仕方

a：単純X線正面像で頂椎椎体頭側もしくは尾側の中点を通過する垂線と肋骨頭と肋骨頚部のそれぞれの中点を結ぶ線とがなす角である。
b：単純X線正面像で，頂椎についている凸側の肋骨頭部は頂椎椎体の上角から離れている（phase 1）。
c：側弯が進行すると凸側の肋骨陰影は頂椎椎体上角と重なる（phase 2）。

（文献1を参考に作成）

正解	1	2	3	4	5	6	7	8	9	10	11	12	13	14	15	16	17	18	19	20	21	22	23	24	25	26	27	28
	×	×	×	×	○	×	×	○	×	×	○	○	○	○	×	○	×	×	○	×	×	○	○	○	×	×	×	○

- 幼児学童期（juvenile）特発性側弯症（3～10歳まで）は12～21％と報告されており，年齢が低いうちは男児もそれなりに存在するが，やがて女児が多くなり，思春期（adolescent）特発性側弯症（11歳以降）の傾向が著明になってくる。
- 幼児学童期特発性側弯症は6歳以下の低年齢であったり，30°を超えるような場合は変形が進行しやすいとされる。
- 思春期特発性側弯症は思春期の女性に多く発症する。男子：女子は1：7～10程度であり，女子に多い。右凸胸椎側弯が多い。また全国民の100人に1人に発症し，女子は50人に1人，男子は1,000人に1人程度とされている。
- 全脊柱側弯症患者の70～80％が特発性であるとされている。
- 特発性側弯症の原因は完全には明らかにされていないが，発症の関連遺伝子として*LBX1*遺伝子，*GPR126*，*BNC2*などの遺伝子が挙げられている。
- 思春期特発性側弯症に対して検診が行われている。検診のポイントは①両肩の高さの左右差，②肩甲骨の側弯凸側の突出，③ウエストラインの非対称，④側弯凸側背部の隆起（胸椎では肋骨隆起，腰椎では腰椎隆起），⑤立位で前屈したときの側弯凸側の背部の隆起（Adams forward bending test）である（**図2**）。
- 側弯の程度はCobb角により評価するのが通常である。単純X線撮影は必ず立位，もしくは立位が取れない場合は座位で撮影する。Cobb角は終椎と終椎を用いて計測する（**図3，4**）。
- 骨の成熟を判定するにはRisser徴候が有用である（**図4**）。腸骨稜の軟骨の骨化を判定する。0～Vが存在し，0もしくはⅠは成長期，ⅣおよびⅤは成長終了と判定し，側弯の進行の停止を意味する。また，女子では初潮から2年経過すると成長は停止し，側弯進行も停止する。
- 側弯カーブは機能的であれば椎体の回旋はなく，構築的であれば回旋を伴う。
- 機能的側弯は疼痛，姿勢，脚長差などで生じるが，原因を除くと改善する。
- 回旋の程度はNash & Moe法により評価する。Nash & Moe法は正面X線像上で椎弓根の位置で評価する。程度は0（正常）～4度に分類される。

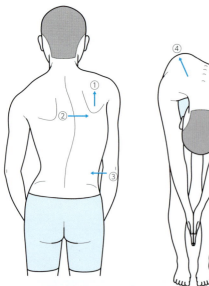

非対称性チェック
①肩の高さ
②肩甲骨の突出
③脇線の形態
　（ウエストラインの形態）
④前屈テスト：肋骨隆起，腰部隆起（hump）計測

図2　側弯症発見のためのチェックポイント

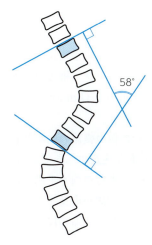

図3 Cobb角
終椎（end vertebra，最も傾斜の強い椎体）間のなす角度を測定する。カーブの頂点が頂椎（apical vertebra）である。仙骨の中央を通る垂線（正中仙骨線）によってほぼ2等分される椎体がstable vertebraである。
（文献2を参考に作成）

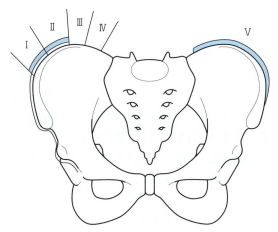

図4 腸骨稜骨端核（Risser徴候）
腸骨稜を4等分し，骨端核の出現（Ⅰ，10～12歳）から進行，閉鎖（Ⅴ，17～19歳）を判定する。

- Cobb角25°を超えると装具治療の開始の目安となる。
- 装具はアンダーアームブレースが多くの場合で用いられる。以前は23時間装具装着が基本であったが，最近では最低18時間以上の装着が薦められている。
- 装着時間と効果は関連性がある。45～50°を超えると，手術を考慮すべきである。カーブが大きくなれば，手術的治療を行わなければ，成人後も変形は進行することもある。
- カーブパターンはLenkeらにより，冠状面，矢状面，横断面を考慮した分類が提唱され，固定範囲の決定に利用される。カーブタイプは6つに分類され，さらに細分類される（**表1**）。胸腰椎カーブや腰椎カーブは胸椎カーブと比べ成人後も進行しやすく，高度の変形に至ることもあり，疼痛も伴うことがあることがわかってきた。

表1 Lenke分類

type	カーブタイプ	上位胸椎カーブ	主胸椎カーブ	胸腰椎・腰椎カーブ
1	主胸椎カーブ（MT）	非構築性	構築性（主カーブ）	非構築性
2	二重胸椎カーブ（DT）	構築性	構築性（主カーブ）	非構築性
3	二重カーブ（DM）	非構築性	構築性（主カーブ）	構築性
4	三重カーブ（TM）	構築性	構築性（主カーブ）	構築性（主カーブ）
5	胸腰椎・腰椎カーブ（TL/L）	非構築性	非構築性	構築性（主カーブ）
6	胸腰椎・腰椎-胸椎二重カーブ（TL/T-MT）	非構築性	構築性	構築性（主カーブ）

構築性：左右屈X線≧25°あるいは後弯≧20°
主カーブ：最も大きいカーブ

- 胸郭変形により，肺活量の低下や呼吸能力の低下を認めることがあるが（拘束性），通常，自覚症状などはない。しかし，50°以上のカーブは成人後も進行性であることもあり，80°以上の胸椎側弯は呼吸能力の低下を示し，呼吸困難を訴えることがある。このため手術適応に合致する患者には若年のうちに手術を行うことが推奨される。手術は主にフック，椎弓根スクリュー，ロッドなどを用いた後方手術が主流となっている。矯正方法はdistraction, compression, rotation, bendingなどである。
- 先天性側弯症は胎生期の脊椎の形成異常によるものである（**図5**）。その他の臓器の問題として，泌尿器，心臓・血管，生殖器の奇形や障害などを認めることがあり注意すべきである。奇形椎のパターンはさまざまであり進行しないと予測されるものから，進行を強く予測しなければならないものまで存在する。なかでも片側が癒合し成長せず，反対側が成長する形態のもの（unilateral barなど）が進行しやすい。CTによりその奇形形態を把握するのに有効である。
- 症候性側弯症はなんらかの疾患を原因に生じる側弯症である。それらの代表疾患はChiari奇形，脊髄空洞症，神経線維腫症1型，神経筋性疾患（筋ジストロフィー，ミオパチー，脊髄性筋萎縮症，脳性麻痺など），間葉性疾患（Marfan症候群，Ehlers-Danlos症候群など）である。
- これらの疾患は特発性側弯症に比べて，急速に進行しやすく，また変形が高度になる傾向がある。また成人後も進行しやすいともいわれている。
- 特発性側弯症と考えられていた症例にはChiari奇形，脊髄空洞症を伴っている場合があり，注意が必要である。この場合カーブパターンが通常とは逆であるなどの異常が認められることがある。
- 若年者の後弯の原因としてScheuermann病がある。椎体の二次骨核の障害とされ，Schmorl結節の多発をみることがある。

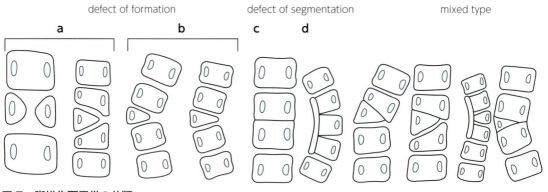

図5　脊椎先天異常の分類
a：butterfly vertebra
b：hemivertebra
c：block vertebra
d：unilateral unsegmented bar

胸椎椎間板ヘルニアの特徴について述べよ

(設問24〜28)

▶ 胸椎椎間板ヘルニアはほかの部位の椎間板ヘルニアと同様に，椎間板の変性により線維輪が破綻し，椎間板内部の髄核が脱出し硬膜管を圧迫し脊髄圧迫症状を呈する。

▶ 髄核は中央に脱出することが多いため脊髄症となるのが一般的である。胸椎椎間板ヘルニアは腰椎や頚椎に比べると頻度は低い。胸椎は肋骨に囲まれ支持されているため，椎間板の変性が起こりにくいためである。

▶ 発生頻度は100万人に1人程度と低く，全脊椎椎間板ヘルニアに占める割合は0.25〜0.75％とまれである。男女性差はなく40歳以降に多く，第8〜12胸椎の下位胸椎発生が75％程度を占め，特に第11胸椎と第12胸椎の椎間に発生する頻度が最も高い。

▶ 脱出部位は正中・傍正中・外側のうち，正中と傍正中が最も多く70％を占める。

▶ 症状は脊髄圧迫症状が主であるが，多くの患者は下肢のしびれやもつれ，脱力感で気づくことが多く，背部痛がないことも多い。下肢痛を自覚することは少ない。

▶ 他覚的所見として，神経支配以下の体幹から下肢にかけての知覚鈍麻や筋力低下が主な所見であり，胸椎椎間板ヘルニアでは脊髄への圧迫により下肢腱反射の亢進を認め，痙性麻痺を認める。単にMRI画像などで椎間板の突出を認めても，脊髄症がなければ手術的適応とはならない。

▶ 症状が進行すれば下肢の筋力低下や膀胱・直腸障害を認めることがある。しかしヘルニアが脊髄円錐のみへの圧迫であれば，痙性麻痺でなく弛緩性麻痺や膀胱直腸障害を認めることがある。

▶ 外傷などのきっかけはない場合がほとんどである。

▶ 腰椎や頚椎の椎間板ヘルニアに比較すると非常にまれな疾患であるが，歩行障害などが出現した場合には手術的治療が推奨される。手術は前方法，後方法いずれにも適応があるが，脊髄をよける操作を伴う後方法はリスクが高い。

文献

1) Mehta MH. The rib-vertebra angle in the early diagnosis between resolving and progressive infantile scoliosis. J Bone Joint Surg Br 1972；54：230-43.

2) Goldstein LA, et al. Classification and terminology of scoliosis. Clin Orthop Relat Res 1973；93：10-22.

V 疾患各論

腰椎・仙椎

腰椎椎間板ヘルニア

合格へのチェック！ 正しいものに○，誤ったものに×をつけよ。

基本
1. 好発年齢は10歳台後半である。家族集積性は認められない。（　）
2. 発生が最も多いのはL5/S1椎間板である。（　）
3. 脱出型では大きなヘルニアでも自然軽快することが多い。（　）
4. 抑うつなどの精神的要素が誘因となることがある。（　）

発展
5. L3/L4間ヘルニアでは下肢伸展挙上テストが陽性になる。（　）
6. Trendelenburg歩行はL5神経根障害により生じる。（　）
7. Bragardテストは陽性とならない。（　）
8. 手術療法では，MED (micro-endoscopic discectomy) が一般的である。（　）
9. 保存療法と手術療法の比較では，手術法の短期的な優位性は示されているが，長期的な優位性は示されていない。（　）
10. 固定術の併用が有効である。（　）

解答は次ページ下に。

専門医試験ではこんなことが問われる！
①腰椎椎間板ヘルニアの疫学
②ヘルニア高位と症状，特に外側ヘルニアについて

（第28回 問66, 第29回 問63, 第30回 問64, 第31回 問64, 第35回 問57, 第36回 57問など）

知識の整理

腰椎椎間板ヘルニアについて説明せよ　　　（設問1～4）

- 好発年齢は20～40歳台である。男性に多い。
- 発生高位は，L4/L5，L5/S1，L3/L4椎間板の順である。
- 自然軽快することが多く，MRIによる追跡でヘルニア塊が自然吸収され，縮小あるいは消失する可能性があることがわかっている。特に遊離型（sequestrusion type）あるいは脱出型（extrusion type）では大きなヘルニアでも吸収されやすい。
- 同一家系内に椎間板ヘルニアが多発する家族集積性が認められており，遺伝的要因の関与が指摘されている。
- 発症には不安，抑うつなどの精神的社会的側面も指摘されている。
- 環境因子は椎間板ヘルニア発生の要因であり，喫煙は危険因子である。スポーツに関連する因子は明らかでない。

腰椎椎間板ヘルニアの症状と診断について記せ　　　（設問5～10）

- 下垂足をきたしやすい腰椎椎間板ヘルニアは，L3/4間の一般的なヘルニアによるL4神経根障害，L4/5間の外側ヘルニア（椎間孔内・外）によるL4神経根障害，L4/5間の一般的なヘルニアによるL5神経根障害，L5/S1間の外側ヘルニア（椎間孔内・外）によるL5神経根障害である（**図1，2**）。
- Trendelenburg歩行は中殿筋麻痺により生じ，中殿筋の支配神経はL5神経根である。

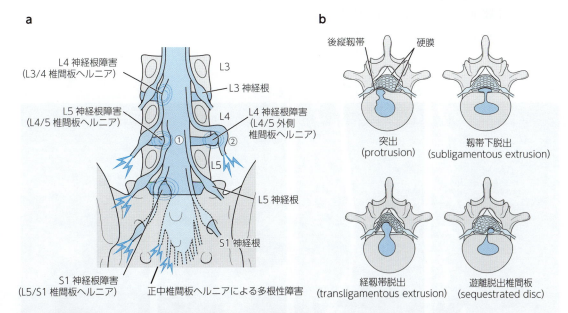

図1　腰椎椎間板ヘルニア高位と障害を受ける神経根の位置関係（a）およびヘルニア形態（b）

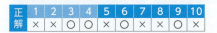

支配神経根	L4	L5	S1
主な責任椎間高位	L3/4	L4/5	L5/S1
深部反射	膝蓋腱反射	—	アキレス腱反射
感覚領域		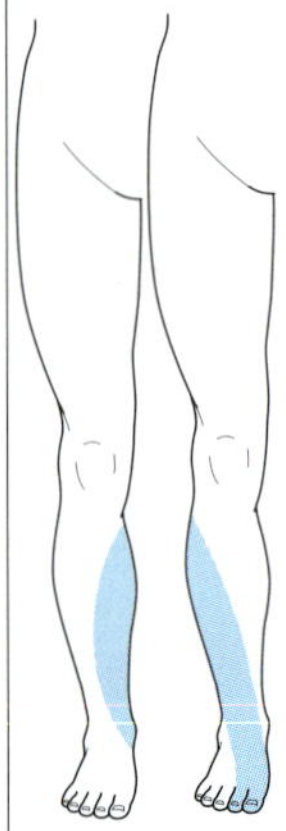	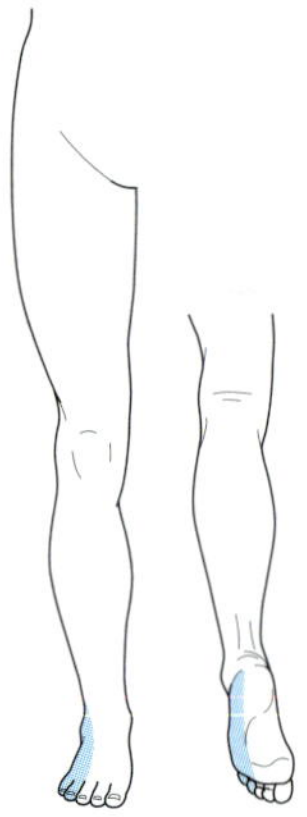
支配筋	大腿四頭筋 前脛骨筋	前脛骨筋 長母趾伸筋 中臀筋	下腿三頭筋 長母趾屈筋
神経根緊張徴候	大腿神経伸展テスト陽性	下肢伸展挙上テスト陽性	下肢伸展挙上テスト陽性

図2　脊髄神経の支配領域

- ▶ Bragardテストは，下肢伸展挙上テストが陽性の際，挙上した下肢を少し下げた位置で足関節を背屈する。
- ▶ 咳・くしゃみ・怒責による下肢痛の悪化は，椎間板ヘルニアを示唆する重要な病歴であるとも報告されている。
- ▶ 下肢伸展挙上テストの程度は予後には無関係である。
- ▶ MRI T1強調像はヘルニアの形態，T2強調像は椎間板変性を評価するのに適している（**図3，4**）。

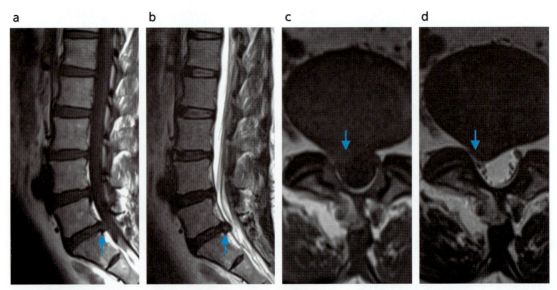

図3　腰椎椎間板ヘルニア（L5/S1 傍正中）のMRI（自験例）
a：T1強調矢状断像，b：T2強調矢状断像，c：T1強調横断像，d：T2強調横断像

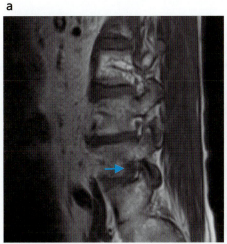
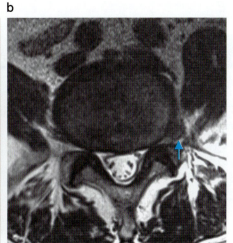

図4 外側ヘルニア（L5/S1）のMRI（自験例）
a：T1強調矢状断像，b：T2強調横断像

腰椎椎間板ヘルニアの治療について記せ　　　　　　　　　　　　　　　　　（設問8〜10）

- ▶ 肉眼または顕微鏡視下でのLove法（後方椎間板切除術）が最も多く施行されている。
- ▶ 急性馬尾症候群（両下肢の疼痛，感覚障害，運動障害，膀胱直腸障害，会陰部の感覚障害）では，早期に除圧を行わない場合に不可逆性の症状を残す。
- ▶ 保存療法と手術療法を比較した報告では，術後1年の患者満足度における良好例の比率は手術療法では65％，保存療法では36％であり，手術療法が有意に優れていた。しかし，10年後ではほぼ同等であり，長期的には手術療法と保存療法に差がなかったと報告されている。
- ▶ 若年者腰椎椎間板ヘルニア治療では，成人例と同様に保存療法が原則である。しかし，保存療法が奏効しない場合は手術すべきであり，その長期成績も良好である。
- ▶ 固定術の併用に関しては，一定の見解が得られていない。

脊椎分離症

合格へのチェック！   正しいものに○，誤ったものに×をつけよ。

基本

1. 脊椎分離症は，疲労骨折などにより椎骨が椎弓の関節突起間で分離したものである。　（　　）
2. 小学校低学年男子の発生が多い。　（　　）
3. 好発部位はL5である。　（　　）
4. 脊椎分離症のうち約50％が分離すべり症へ移行する。　（　　）
5. 前屈時に腰痛を訴える。　（　　）
6. 馬尾症状を呈することはまれである。　（　　）

発展

7. 早期例の診断では単純X線撮影が役立つ。　（　　）
8. 分離部位直上の椎間関節に関節症性変化を認める。　（　　）
9. 装具療法による分離部の骨癒合は早期であるほど可能性が大きい。　（　　）

解答は次ページ下に。

専門医試験では こんなことが 問われる！

①脊椎分離症の疫学
②早期での画像診断

（第31回 問63，第32回 問67，第33回 問58，第35回 問56など）

知識の整理

脊椎分離症について述べよ　　　　　　　　　　　　　　　　　　　　　　　　　　　　（設問1〜6）

- 上・下関節突起の間の連続性が断たれた状態をいう。
- 好発はスポーツ活動の多い10歳台の成長期男性で，腰椎伸展の繰り返しによる疲労骨折が原因と考えられている。
- L5に好発し両側例が多い。
- 日本人の分離症の頻度は4〜7%である。分離症の10〜20%が分離すべり症へ移行する[1]。分離症での椎間板ヘルニアの合併する頻度は，分離すべり症に比べて低い。
- 腰椎伸展時に腰痛を訴える。馬尾症状はまれである。
- L5分離すべり症では触診上L4/L5棘突起間に段差を認める。

脊椎分離症の診断について述べよ　　　　　　　　　　　　　　　　　　　　　　　　　（設問7〜8）

- 単純X線像では早期例の診断は困難である。
- 早期でX線像やCTにて診断困難な場合には，MRIが有用である。MRI T1強調像で分離部の低信号，STIR像で骨髄内浮腫を確認する（**図5**）。
- 慢性期には，X線45°斜位像でテリアネックサインがみられる（**図6**）。
- 分離部には線維性あるいは軟骨性組織がみられる。分離部位直上の椎間関節に関節症性変化を認めることが多い。

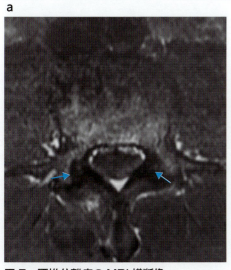 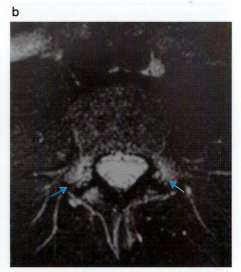

図5　腰椎分離症のMRI横断像
両側椎弓根にT1強調像で低信号（a），STIR像で高信号（b）の骨髄内浮腫を認める（矢印）。

正解	1	2	3	4	5	6	7	8	9
	○	×	○	×	×	○	×	○	○

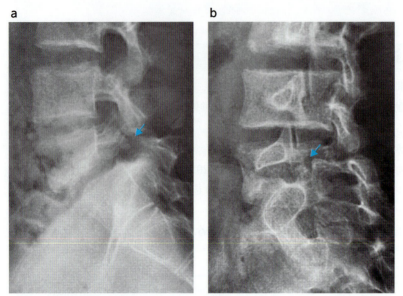

図6 慢性期の腰椎分離症（L5）のX線像
テリアネックサインがみられる（矢印）。
a：側面像，b：斜位像。

脊椎分離症の治療について述べよ (設問9)

▶ 早期例で装具療法による分離部の癒合は可能である。

▶ 手術加療する場合，椎間板変性のない青年期では分離部修復術が推奨される。

腰部脊柱管狭窄症

合格へのチェック！
正しいものに○，誤ったものに×をつけよ。

基本
1. 加齢に伴う退行性変性による中高年者の発症が多い。（ ）
2. 脊柱管の狭窄により圧迫される神経組織は馬尾と神経根である。（ ）
3. ABI0.9以上は，診断サポートツールのスコアがプラスとなる。（ ）
4. 馬尾障害では下肢痛を訴えるが，自然寛解する。（ ）

発展
5. 間欠跛行には神経性跛行と血管性跛行があるが鑑別は困難である。（ ）
6. 間欠跛行は腰部脊柱管狭窄症の特徴的な所見であるが，前屈によって症状は軽減する。（ ）
7. 神経根障害による症状でも自然軽快は見込めない。（ ）
8. 保存療法で奏功しない場合除圧術を行うと，下肢の痺れもとれやすい。（ ）

解答は次ページ下に。

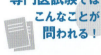

専門医試験ではこんなことが問われる！

①特徴的な症状と理学所見
②末梢動脈疾患との鑑別
診断サポートツールのチェックで特徴的な症状と鑑別のポイントを押さえよう

（第30回 問66，第32回 問64，第33回 問56，第34回 問57，第36回 問56など）

V 疾患各論／腰椎・仙椎

知識の整理

腰部脊柱管狭窄症について述べよ (設問1～4)

- 腰椎部の脊柱管あるいは椎間孔の狭小化により，神経組織の障害あるいは血流の障害を生じ，症状を呈すると考えられている[2]。
- 馬尾が圧迫されている場合は両下肢や殿部，会陰部の異常感覚（脱力感・しびれなど）を呈する。膀胱直腸障害や安静時にアキレス腱反射が低下することがある。自然寛解はほとんど期待できない。
- 神経根が圧迫されている場合は片側性の下肢疼痛が主な症状であるが，両側性疼痛の場合もある。
- 馬尾障害のみの場合には下肢痛は訴えない。
- いずれにおいても神経性間欠性跛行が特徴的な所見である。
- 診察所見では，Kempテストは特にL5/S椎間孔狭窄で79.6%と陽性率が高い[3]。一方で下肢伸展挙上テストやLasègue徴候が陽性となることは少ない。
- 末梢性神経障害のため，下肢腱反射は低下する。
- 診断サポートツールでスコアがプラスになる項目は，腰部脊柱管狭窄症と関連が深い（**表1**）。
- 軟骨無形成症では，脊柱管狭窄症は必発である。

表1　腰部脊柱管狭窄診断サポートツール

評価項目		判定（スコア）	
病歴	年齢	60歳未満（0）	
		60～70歳（1）	
		71歳以上（2）	
	糖尿病の既往	あり（0）	なし（1）
問診	間欠跛行	あり（3）	なし（0）
	立位で下肢症状が悪化	あり（2）	なし（0）
	前屈で下肢症状が軽快	あり（3）	なし（0）
身体所見	前屈による症状出現	あり（−1）	なし（0）
	後屈による症状出現	あり（1）	なし（0）
	ABI 0.9	以上（3）	未満（0）
	ATR 低下・消失	あり（1）	正常（0）
	SLR テスト	陽性（−2）	陰性（0）

該当するものをチェックし，割り当てられたスコアを合計する（マイナス数値は減算）。
合計点数が7点以上の場合は，腰部脊柱管狭窄症である可能性が高い。
ABI：ankle brachial index　足関節上腕血圧比
ATR：achilles tendon reflex　アキレス腱反射
SLRテスト：straight leg raising test　下肢伸展挙上テスト

（「日本整形外科学会診療ガイドライン 腰部脊柱管狭窄症診療ガイドライン策定委員会編：腰部脊柱管狭窄症診療ガイドライン2021 改訂第2版, p.12, 2021年，南江堂」より許諾を得て転載）

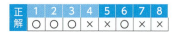

腰部脊柱管狭窄症の間欠性跛行について述べよ

(設問5〜6)

▶ 間欠跛行には神経性間欠跛行と血管性間欠跛行があり（**表2**），神経性間欠跛行は腰部脊柱管狭窄症に特徴的な所見である。

▶ 末梢動脈疾患（peripheral arterial disease；PAD）などの血管性間欠性跛行との鑑別が重要である。PADは姿勢と関係せず，立ち止まるだけで下肢痛が軽減するが，腰部脊柱管狭窄症では前屈姿勢での休憩により軽減し自転車漕ぎで症状が悪化しない。ABI（ankle brachial index）を測定することも鑑別となる[2]。

▶ 神経性間欠性跛行には，馬尾型，神経根型，混合型がある[2,4]（**表3**）。

表2　間欠跛行の分類

	神経性間欠性跛行	血管性間欠性跛行
原因	神経の障害 ・腰部脊柱管狭窄症	末梢動脈疾患（PAD） ・閉塞性動脈硬化症（ASO） ・閉塞性血栓血管炎（TAO）
跛行の症状	姿勢の変化（前屈）で回復 自転車漕ぎで悪化しない	歩行の中止で回復
足背動脈触診	触知良好	触知不良
ABI	正常	0.9以下

末梢動脈疾患（peripheral arterial disease；PAD），閉塞性血栓性血管炎
（Thromboangiitis Obliterans；TAO），ABI（ankle brachial index）

表3　神経性間欠跛行の分類

	馬尾型	神経根型	混合型
自覚症状	下肢・殿部・会陰部の異常感覚（脱力感，しびれ，灼熱感，ほてりなど） 膀胱直腸障害（尿意切迫感，残尿感）	下肢・殿部のデルマトームに一致した疼痛 膀胱直腸障害なし	馬尾型＋神経根型
他覚所見	多根性障害	単根性障害	多根性障害

腰部脊柱管狭窄症の治療について述べよ

(設問7〜8)

▶ 基本は保存療法であるが，装具療法，物理療法の有用性に関してエビデンスは乏しい。

▶ 術前に安静時の下肢しびれを有するものは術後の下肢しびれ，歩行障害が残存しやすい[2]。

▶ 術前後のうつ状態評価と治療を行うことが，予後の改善に重要である[2]。

▶ 不安定性や変性を伴わない脊柱管狭窄症に対する除圧術の術後2年成績は保存療法に比べ優れている[2]。

腰痛

合格へのチェック！

正しいものに○，誤ったものに×をつけよ。

基本

1. 非特異的腰痛とは，画像診断でも原因が同定できない腰痛である。 （　　）
2. 慢性腰痛は，発症から３カ月以上継続する腰痛である。 （　　）
3. 腰痛発症のリスク因子の１つに喫煙がある。 （　　）
4. 急性腰痛にNSAIDsは有用である。 （　　）
5. コルセットは腰痛予防に有効である。 （　　）
6. 慢性腰痛に対する運動療法は無効である。 （　　）
7. 坐骨神経痛を伴う腰痛では，安静ではなく活動性維持を指導する。 （　　）
8. 腰痛予防に認知行動療法は有用である。 （　　）

発展

9. 腰痛に発熱を伴う場合はred flagsである。 （　　）
10. 腰痛に胸部痛を伴う場合はred flagsである。 （　　）
11. 中学生の腰痛はred flagsである。 （　　）
12. 急激な体重増加はred flagsである。 （　　）

解答は次ページ下に。

専門医試験ではこんなことが問われる！

①非特異的腰痛
②腰痛治療のエビデンス：腰痛診療ガイドラインから頻出
③腰痛のred flags

（第31回 問62，第33回 問57，第34回 問58，第35回 問16など）

知識の整理

腰痛について述べよ

（設問1～3）

- ▶ 腰痛には腰椎から脳に至るあらゆる部位でさまざまな病態が関与している[2]。
- ▶ 非特異的腰痛は，一般的に画像診断でも原因が同定できない腰痛であるとされるが，腰痛診療ガイドラインでは「未確立の疾患群を詰め込んだ症候群であり，いまだ検討の余地が残る」と記載されている[2]。
- ▶ 有症期間により，急性腰痛（発症からの期間が４週間未満），亜急性腰痛（４週間以上，３カ月未満），慢性腰痛（３カ月以上）の３つに大別される[2]。
- ▶ 喫煙と飲酒は，腰痛発症のリスク因子である[2]。

腰痛の治療について述べよ

(設問4〜8)

▶ 急性腰痛では，安静よりも活動維持の方が有用である。しかし，坐骨神経痛を伴う腰痛では，安静と活動維持にあきらかな差はない[2]。

▶ 薬物療法（**表4**）は腰痛の軽減や機能改善に有用である。急性腰痛にNSAIDsは有用である。

▶ 慢性腰痛に対する運動療法は有用である。急性腰痛および亜急性腰痛に対してはエビデンスが不明である[2]。

▶ 腰痛予防に関して，運動療法，認知行動療法は有用である。職業性腰痛の予防には，運動と職場環境の改善（持ち上げ器具使用や作業台の高さの調整）が有用である。コルセットには，腰痛に対する予防効果はない[2]。

表4　腰痛に薬物療法は有用か

推薦文	推奨			
	推奨薬選択に対する合意率[註1]	推奨度	推奨度に対する合意率[註2]	エビデンスの強さ
・薬物療法は疼痛軽減や機能改善に有用である。		1		B
・急性腰痛に対する推奨薬には以下の薬剤がある。				
非ステロイド性抗炎症薬	100%	1	100%	A
筋弛緩薬	100%	2	75%	C
アセトアミノフェン	90.9%	2	100%	D
弱オピオイド	72.7%	2	100%	D
ワクシニアウイルス接種家兎炎症皮膚抽出液	72.7%	2	71.4%	C
・慢性腰痛に対する推奨薬には以下の薬剤がある。				
セロトニン・ノルアドレナリン再取り込み阻害薬	100%	2	85.7%	A
弱オピオイド	100%	2	75%	A
ワクシニアウイルス接種家兎炎症皮膚抽出液	100%	2	100%	C
非ステロイド性抗炎症薬	90.9%	2	75%	B
アセトアミノフェン	81.8%	2	75%	D
強オピオイド（過量使用や依存性の問題があり，その使用には厳重な注意を要する）	81.8%	3	75%	D
三環系抗うつ薬	72.7%	なし	なし	C
・坐骨神経痛に対する推奨薬には以下の薬剤がある。				
非ステロイド性抗炎症薬	100%	1	75%	B
Caチャネル$\alpha_2\delta$リガンド	90.9%	2	85.7%	D
セロトニン・ノルアドレナリン再取り込み阻害薬	81.8%	2	85.7%	C

推奨薬の決定は，
1）下記の解説文に示す「益と害」に関する文献的エビデンスと本邦の臨床での実情を総合的に判断して，出席委員の投票により70%以上の同意が得られた薬剤を推奨薬として採択した（註1）。
2）各薬剤の推奨度は，出席した委員が投票し，70%以上の同意が得られた推奨度を各薬剤の推奨度とした（註2）。推奨薬の表記順序は，推奨度，推奨薬採択時の合意率（註1），エビデンスの強さの高い順に表記した。

エビデンスの強さ
☐ A（強）：効果の推定値に強く確信がある
☐ B（中）：効果の推定値に中程度の確信がある
☐ C（弱）：効果の推定値に対する確信は限定的である
☐ D（とても弱い）：効果の推定値がほとんど確信できない

推奨の強さ
☐ 1. 行うことを強く推奨する
☐ 2. 行うことを弱く推奨する（提案する）
☐ 3. 行わないことを弱く推奨する（提案する）
☐ 4. 行わないことを強く推奨する

（「日本整形外科学会診療ガイドライン 腰痛診療ガイドライン策定委員会編：腰痛診療ガイドライン2019 改訂第2版，p.34，2019年，南江堂」
より許諾を得て転載）

正解	1	2	3	4	5	6	7	8	9	10	11	12
	○	○	○	○	×	×	×	×	○	○	○	×

腰痛のred flags（表5）

(設問9〜12)

▶ 腰痛の症状と**表5**のような症状が伴って発症している場合は，腫瘍，感染，骨折などの重篤な脊椎疾患の合併を疑う[2]。

表5　重篤な脊椎疾患（腫瘍，感染，骨折など）の合併を疑うべき red flags（危険信号）

- 発症年齢＜20歳または＞55歳
- 時間や活動性に関係ない腰痛
- 胸部痛
- 癌，ステロイド治療，HIV感染の既往
- 栄養不良
- 体重減少
- 広範囲に及ぶ神経症状
- 構築性脊柱変形
- 発熱

HIV：human immunodeficiency virus

（「日本整形外科学会診療ガイドライン 腰痛診療ガイドライン策定委員会編：腰痛診療ガイドライン2019 改訂第2版，p.23，2019年，南江堂」より許諾を得て転載）

参考文献

1) 亀ヶ谷真琴 編．こどもの整形外科疾患の診かた．第2版．東京：医学書院；2019.

2) 日本整形外科学会診療ガイドライン委員会／腰部脊柱管狭窄症診療ガイドライン策定委員会 編．腰部脊柱管狭窄症診療ガイドライン2021．改訂第2版．東京：南江堂；2021.

3) Adachi S, Nakano A, Kin A, et al. The tibial nerve compression test for the diagnosis of lumbar spinal canal stenosis-A simple and reliable physical examination for use by primary care physicians. Acta Orthop Traumatol Turc. 2018; 52 : 12-16.

4) 井樋栄二，吉川秀樹，津村　弘，ほか編．標準整形外科学．第14版．東京：医学書院；2020.

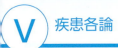

脊椎・脊髄腫瘍

脊椎腫瘍

合格へのチェック！

正しいものに○，誤ったものに×をつけよ．

基本

1. 単純X線正面像における椎弓根リング状陰影の消失は転移性脊椎腫瘍に特徴的である． （ ）
2. 類骨骨腫は椎体などの脊椎前方成分に好発する孤発性腫瘍である． （ ）
3. 類骨骨腫は40〜60歳台に多く，夜間痛を訴える． （ ）
4. 類骨骨腫はCTにてnidusを確認することができる． （ ）
5. 類骨骨腫，骨芽細胞腫の治療は経皮的ラジオ波焼灼術を行う． （ ）
6. 血管腫のCTではpolka dot signとよばれる水玉模様の特有の椎体骨梁がみられる． （ ）
7. 巨細胞腫の単純X線像では境界が比較的明瞭な透明巣の中に残存した骨梁が石鹸の泡状にみえる (soap bubble appearance)． （ ）
8. 動脈瘤様骨嚢腫の単純X線像では，皮質が風船状に膨れ (ballooned out)，その内部は石鹸泡状を示す． （ ）
9. 好酸球性肉芽腫は高齢者に多い． （ ）
10. 好酸球性肉芽腫では椎体は圧潰し扁平椎となる (Calvé扁平椎)． （ ）
11. 好酸球性肉芽腫は発症年齢が高いほど急速に進行する． （ ）
12. 好酸球性肉芽腫では自然回復は期待できず，基本的に手術を要する． （ ）

発展

13. 原発性悪性腫瘍の代表的なものに骨肉腫，Ewing肉腫，脊索腫，軟骨肉腫などがある． （ ）
14. Ewing肉腫や骨髄腫は放射線療法に対する感受性が低く，治療適応は限定される． （ ）
15. 脊索腫の好発部位は胸腰椎である． （ ）
16. 軟骨肉腫は化学療法や放射線療法の効果は低い． （ ）
17. 骨髄腫では罹患椎体の高度の造骨性変化がみられる． （ ）

解答は次ページ下に．

専門医試験ではこんなことが問われる！

① 転移性脊椎腫瘍の画像所見
② 原発性良性脊椎腫瘍の疫学，画像所見，病態，治療（特に類骨骨腫と好酸球性肉芽腫）
③ 原発性悪性脊椎腫瘍の疫学，治療

（第28回 問44，第30回 問43・69，第32回 問68など）

知識の整理

転移性脊椎腫瘍の病態や診断について説明せよ　　　　　　　　　　　　　　　（設問1）

- 脊椎腫瘍の約97%はがんが脊椎に転移する転移性脊椎腫瘍であり、その他の脊椎腫瘍は比較的まれである。肺がん、乳がん、前立腺がん、腎がんは脊椎に転移しやすいといわれており、転移性脊椎腫瘍の原発巣として約60%を占める。
- 乳がんや前立腺がんでは傍脊柱静脈叢（Batson静脈叢）を介するなど、多くは血行性に転移するが、肺がんでは直接脊椎に浸潤することもある。
- 症状は局所痛と脊髄障害（神経根症、脊髄症）である。
- 鑑別疾患として骨髄腫やリンパ腫が挙げられる。それぞれの腫瘍マーカーであるBence Jonesや可溶性IL-2レセプターを用いて診断する。
- 椎弓根骨皮質の骨溶解が進むと椎弓根のリング状陰影が消失する（pedicle sign, 図1）。また片側性の場合、左右の椎弓根像が非対称となりフクロウが片眼を閉じているような像となる（winking owl sign）。
- 転移性脊椎腫瘍には骨溶解を起こす溶骨型（osteolytic）と異常な骨形成を伴う造骨型（osteoblastic）があり、骨折リスクの観点から治療方針に影響がある場合がある。一般的には前者だが、前立腺がん、乳がん、消化器がん、卵巣がん、肺がんを原発巣にする場合後者を認めることもある。両者の特徴をもつ混合型であることもある。

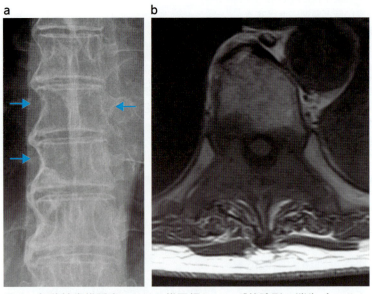

図1　転移性脊椎腫瘍における椎弓根のリング状陰影の消失（pedicle sign, 自験例）
単純X線正面像において椎弓根リング状陰影の消失（pedicle sign）が確認できる（a）。椎弓根の骨皮質への病変の浸潤を示唆する所見である（b）。
a：単純X線正面像
b：MRI T1強調水平断像

正解	1	2	3	4	5	6	7	8	9	10	11	12	13	14	15	16	17
	○	×	×	○	○	○	○	○	×	○	×	×	○	×	×	○	×

▶ 骨梁間型転移をきたしやすい原発腫瘍として肺小細胞がん，悪性リンパ腫などがある。骨梁間に腫瘍細胞が浸潤して転移するが，初期像では単純X線写真で画像所見に乏しく，骨シンチグラムで偽陰性となるため注意が必要である。

転移性脊椎腫瘍の治療について記せ

▶ 疼痛コントロールとしてオピオイドの使用を検討する。便秘，悪心，嘔吐などの副作用対策を講じる必要がある。
▶ 骨融解の進行を遅らせる目的で骨修飾薬とよばれるビスフォスフォネート（ゾレドロン酸）や抗RANKL抗体（デノスマブ）を投与する。
▶ 病変の縮小と症状軽減を目的として放射線療法，陽子線療法，重粒子線療法などが施行される。
▶ 保存療法抵抗性の疼痛の軽減，脊髄麻痺の改善，不安定な脊柱の再建を目的に手術療法が施行される。

原発性良性脊椎腫瘍について説明せよ

(設問2〜12)

▶ 良性脊椎腫瘍では血管腫が多い。ほかに骨軟骨腫，類骨骨腫，動脈瘤様骨嚢腫，骨芽細胞腫，骨巨細胞腫，好酸球性肉芽腫などがある。
▶ 血管腫：椎体に発生することが多く，ほとんどが無症候性である。CTでpolka dot signとよばれる特有の水玉模様の椎体骨梁を認める。痛みを訴える場合には放射線治療を行う。
▶ 骨軟骨腫：10〜20歳台の若年者に多い。多くの場合無症候性であるが，腫瘍が大きくなり脊髄や神経根を圧迫することがある。症状があれば切除する。
▶ 類骨骨腫・骨芽細胞腫：直径が20mm未満であれば類骨骨腫，20mm以上であれば骨芽細胞腫という。いずれも椎弓・横突起・関節突起・棘突起などの後方に好発する孤発性腫瘍である。10〜20歳台に多く，局所痛，特に強い夜間痛が特徴であるがアスピリンが有効であり，疼痛性側弯を訴える場合でも治療で痛みが治まると消失する。類骨骨腫ではその小ささのために単純X線では発見されないこともあるが，CTでは周囲が骨硬化した病巣（nidus）を確認できる（図2）。治療は経皮的ラジオ波焼灼術またはnidusを摘出する。
▶ 動脈瘤様骨嚢腫：若年者に多く，椎体・椎弓どちらにも発生する。単純X線像で皮質が風船状に膨れ（ballooned out），その内部は石鹸泡状（soap bubble appearance）を示す。局所性・神経根性疼痛や脊髄麻痺症状を訴えることもある。放射線治療が有効であるが，脊椎破壊が進行している場合に外科的切除を行う。
▶ 骨巨細胞腫：20〜30歳台に多く，椎体に好発する。動脈瘤様骨嚢腫と異なり，椎弓や横突起などの椎骨後方に発生することはまれである。単純X線では　境界が明瞭な透明巣の中に残存した骨梁がsoap bubble appearanceとして認められる（図3）。
▶ 好酸球性肉芽腫：Langerhans細胞組織球症の一形態で，椎体に発生することが多い。10歳未満の小児に好発し，発症年齢が低いほど急速に進行する。単純X線像では椎体は圧潰し扁平椎をきたす（Calvé扁平椎）。自然に病巣が修復され，椎体高が回復することがあるため，外固定のみで経過観察することも多い（図4）。

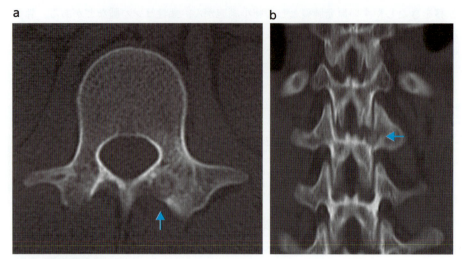

図2 類骨骨腫のnidus
a：単純CT水平断像
b：単純CT冠状断再構築像
（獨協医科大学　種市　洋先生のご厚意による）

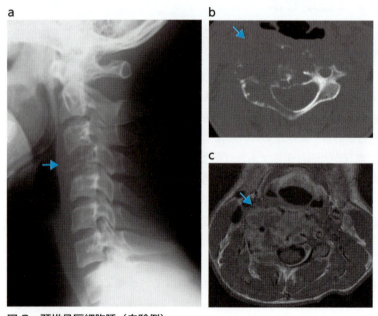

図3 頚椎骨巨細胞腫（自験例）
Soap bubble appearanceが確認できる。
a：単純X線側面像
b：CT水平断像
c：Gd造影後MRI T1強調水平断像

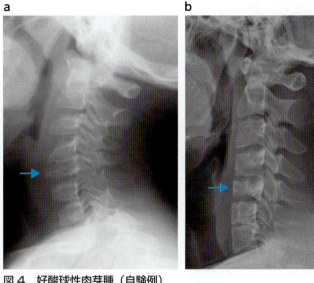

図4 好酸球性肉芽腫（自験例）
椎体高の自然回復を認める。
a：単純X線側面像（発症早期）
b：単純X線側面像（発症16年後）

原発性悪性脊椎腫瘍について説明せよ （設問13〜17）

- ▶ 原発性悪性腫瘍では脊索腫が最も多く，ほかに骨髄腫，軟骨肉腫，Ewing肉腫などが比較的多い。
- ▶ 骨肉腫の多くが椎体に発生し，Ewing肉腫は主に仙骨に発生する。
- ▶ Ewing肉腫や骨髄腫は放射線療法に対する感受性が高く，化学療法と併用される。
- ▶ 軟骨肉腫は化学療法や放射線療法の効果は低い。
- ▶ 脊索腫は仙骨・尾骨発生が50％，頭頸移行部発生が35％である。
- ▶ 脊索腫は40〜50歳台に多い。以前は手術が多く施行されていたが，最近では重粒子線による治療が主流となりつつある。
- ▶ 骨髄腫では罹患椎体の高度の骨粗鬆症性変化がみられる（**図5**）。

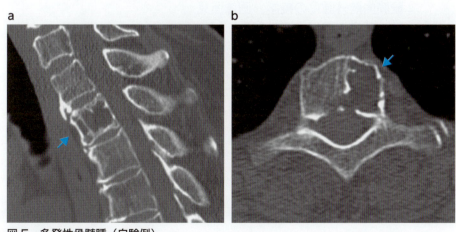

図5 多発性骨髄腫（自験例）
罹患椎体の高度の骨粗鬆症性変化を認める。
a：単純CT矢状断再構築像
b：単純CT水平断像

脊髄腫瘍，そのほかの脊髄疾患

合格へのチェック！

正しいものに○，誤ったものに×をつけよ。

基本

1. 砂時計腫ではしばしば椎間孔が拡大する。 （　）
2. 砂時計腫は髄膜腫が多い （　）
3. 硬膜外腫瘍のほとんどは髄膜腫である。 （　）
4. 硬膜内髄外腫瘍，馬尾腫瘍のほとんどは神経鞘腫と髄膜腫が占める。 （　）
5. 椎弓根間距離の拡大や椎体後縁の陥凹像（Scalloping）は馬尾腫瘍で多くみられる。 （　）
6. 神経鞘腫は前根発生が多い。 （　）
7. 神経線維腫症2型では側弯症を認めることが多い。 （　）
8. 髄膜腫は女性に多い。 （　）
9. 髄膜腫はしばしば脊柱管内石灰化，砂粒体あるいは骨化陰影を呈する。 （　）
10. 髄内腫瘍で頻度の高いものは血管芽腫である。 （　）
11. 星細胞腫は空洞を伴うことが多い。 （　）
12. 高悪性度の星細胞腫は進行も早く，生命予後もきわめて不良である。 （　）

発展

13. 多発性硬化症のMRIでは脊髄の腫大がみられる。急性期の脳脊髄液検査が有用である。 （　）
14. サルコイドーシスで神経系が侵される患者は全患者の50%ほどである。 （　）
15. サルコイドーシスの脊髄病変におけるMRIではGd造影効果を認める。 （　）
16. 放射線脊髄症は悪性腫瘍に対する放射線照射直後に出現する脊髄症である。 （　）
17. Chiari奇形の手術として大後頭孔減圧術，空洞・くも膜下腔シャント術が行われる。 （　）

解答は次ページ下に。

専門医試験では こんなことが 問われる！

①脊髄腫瘍全般の疫学
②硬膜内髄外腫瘍の疫学，画像所見
③髄内腫瘍の疫学，画像所見
④脊髄腫瘍と鑑別すべき疾患，その他の脊髄疾患（Chiari奇形，脊髄空洞症）

（第27回 問71，第30回 問70，第31回 問66，第32回 問69など）

知識の整理

脊髄腫瘍・馬尾腫瘍について説明せよ (設問1〜3)

- 脊髄腫瘍は発生する場所により硬膜外腫瘍，硬膜内髄外腫瘍，髄内腫瘍に分類される（**図14**）。発生頻度としては硬膜内髄外腫瘍が最も多い。
- 腫瘍が椎間孔を介して脊柱管内・外に発育したものは砂時計腫またはダンベル腫瘍とよばれ，画像上はしばしば椎間孔が拡大する（**図6**）。砂時計腫の70％ほどが神経鞘腫である。
- 硬膜外腫瘍のほとんどは転移性腫瘍である（**図7**）。

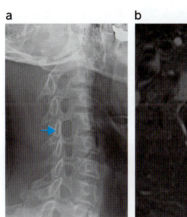 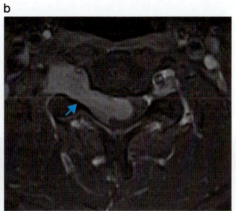

図6　砂時計腫の椎間孔の拡大（自験例）
単純X線斜位像にて腫瘍による椎間孔の拡大所見を認める。
a：単純X線斜位像
b：Gd造影後MRI T1強調水平断像

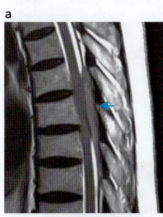 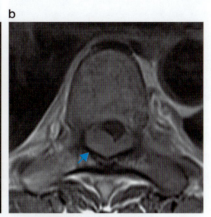

図7　硬膜外腫瘍（濾胞性リンパ腫）（自験例）
硬膜外腫瘍のほとんどは転移性腫瘍である。
a：MRI T2強調矢状断像
b：Gd造影後MRI T1強調水平断像

正解	1	2	3	4	5	6	7	8	9	10	11	12	13	14	15	16	17
	○	×	×	○	○	×	×	○	○	×	×	○	○	○	×	○	×	○

硬膜内髄外腫瘍について説明せよ

(設問4〜9)

- 硬膜内髄外腫瘍，馬尾腫瘍は組織学的に髄膜腫，神経鞘腫が多くを占める．
- 椎弓根間距離の拡大や椎体後縁の陥凹像 (scalloping) は馬尾腫瘍で多くみられる所見である (図8)．
- 神経鞘腫はSchwann細胞由来の良性腫瘍である．男女差はない．神経根より発生する腫瘍であり，多くは後根由来である．
- 神経鞘腫は充実性ならびに囊胞性構造を示す腫瘍であり，MRI T2強調像では同心円状にみえるtarget signが認められる．Gd造影MRIでは不均一に描出されることが多い．
- 神経鞘腫に類似した末梢神経から発生する良性腫瘍に神経線維腫がある．神経線維腫症1型では側弯症や先天性脛骨偽関節などの骨格異常の合併を認めることがある．また，ときに悪性化 (malignant peripheral nerve sheath tumor；MPNST) を認めることがある．神経線維腫症2型では脊柱変形は少ない．
- 髄膜腫は硬膜内層から発生する腫瘍で，胸椎高位，40〜60歳台の女性に好発する．Gd造影MRIでは均一に描出され，dural tail signとよばれる腫瘍付着部の辺縁の硬膜に尾がついたように造影される．CTにて腫瘍内に石灰化や砂粒体を認めることがある (図9)．

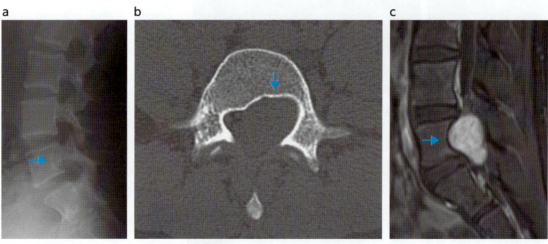

図8 馬尾腫瘍に椎体後縁の陥凹像（自験例）
椎体後縁の陥凹像（Scalloping）は馬尾腫瘍で多くみられる所見である．
a：単純X線側面像
b：単純CT水平断像
c：Gd造影後MRI T1強調矢状断像

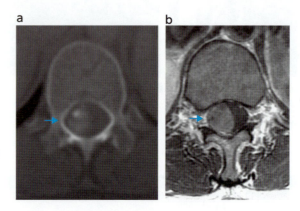

図9 髄膜腫の腫瘍内石灰化所見（自験例）
髄膜腫では腫瘍内に石灰化や砂粒体を認めることがある．
a：単純CT水平断像
b：Gd造影後MRI T1強調水平断像

髄内腫瘍について説明せよ

(設問10〜12)

- 成人の髄内腫瘍で最も頻度の高いものは上衣腫で，星細胞腫が次に多い。若年に限ると星細胞腫のほうが上衣腫よりも頻度が高い。そのほか血管芽腫やまれなものに奇形腫や脂肪腫がある。
- 上衣腫は脊髄中心管を覆う上衣細胞に由来し，脊髄中心部に発生する腫瘍である。腫瘍周辺に浮腫や空洞を伴うことが多い（**図10**）。
- 星細胞腫は髄内の左右に偏在し，浸潤性に発育することが多く，正常脊髄との境界も不明瞭である（**図11**）。低悪性度のものであっても全摘は困難なことも多い。高悪性度の星細胞腫の全摘は不可能であり，進行も早く生命予後もきわめて不良である。
- 血管芽腫は血管内皮細胞由来の良性腫瘍である。孤発例と von Hippel-Lindau 病に併存して発生することがある。Gd造影後MRIでは強く造影される。周囲に比較的大きな空洞を伴うことも特徴的な所見である（**図12**）。

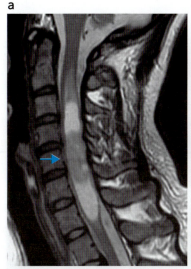 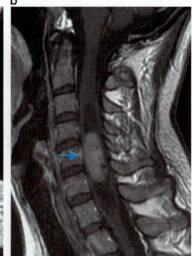

図10　上衣腫（自験例）
上衣腫は周辺に浮腫や空洞を伴うことが多い。
a：MRI T2強調矢状断像
b：Gd造影後MRI T1強調矢状断像

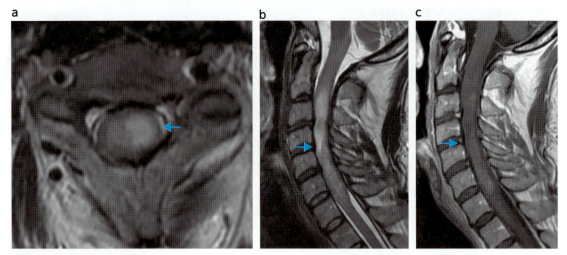

図 11　星細胞腫（自験例）
星細胞腫は髄内の左右に偏在し，正常脊髄との境界が不明瞭である。
a：MRI T2強調水平断像
b：MRI T2強調矢状断像
c：Gd造影後MRI T1強調矢状断像

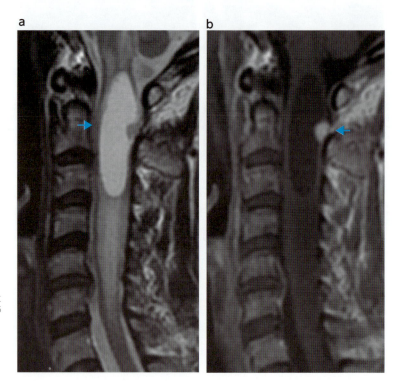

図 12　血管芽腫（自験例）
Gd造影後MRIでは強く造影される。周囲に比較的大きな空洞を伴うことも特徴的である。
a：MRI T2強調矢状断像
b：Gd造影後MRI T1強調矢状断像

脊髄腫瘍と鑑別すべき疾患について記せ (設問13～17)

- 脊髄腫瘍の鑑別疾患には，多発性硬化症などの脱髄疾患や神経脊髄炎などの炎症性疾患，サルコイドーシスなどの肉芽腫性疾患，放射線脊髄症がある。また，Chiari奇形も鑑別が必要な疾患の一つである。
- 多発性硬化症は中枢神経系の慢性炎症性脱髄疾患であり，空間的(中枢神経に多発性の病巣)・時間的(寛解と再発を繰り返す)に病変や症状が多発するのが特徴である。
- 多発性硬化症のMRIでは脊髄の腫大がみられる。急性期の脳脊髄液検査が有用である。
- サルコイドーシスは全身性の非乾酪性類上皮細胞肉芽腫を形成する炎症性疾患である。中枢神経系に影響が及ぶのは全患者の5%程度だが，脊髄にも病変が現れる。
- サルコイドーシスのMRI T2強調像の巣状またはびまん性高信号やGd造影効果が鑑別のポイントになる。また，血液検査でアンジオテンシン変換酵素(ACE)の上昇がみられる。
- 放射線脊髄症は，食道や肺，縦隔などの悪性腫瘍に対する放射線療法に合併して脊髄障害が起こり，数カ月～数年をかけて壊死や脱髄が進行し症状が出現する。
- Chiari奇形は小脳扁桃や虫部，ときに延髄が大後頭から上位頚椎脊柱管内に下垂した状態である。小脳の嵌頓による大後頭孔部での髄液潅流障害により脊髄空洞症を併発する(図13)。
- Chiari奇形は無症状あるいは軽症例では経過観察のみでよい。神経症状がある場合には大後頭孔減圧術に加え，硬膜外層切離，硬膜形成術，空洞・くも膜下腔シャント術が行われる。

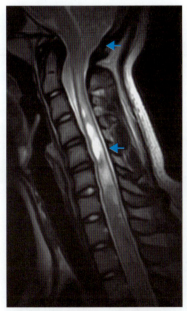

図13 Chiari奇形（自験例）
MRI T2強調矢状断像。小脳扁桃の下垂および併発する脊髄空洞症を認める。

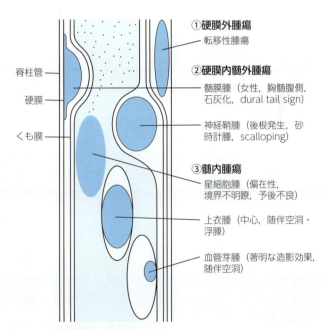

図14 脊髄腫瘍の局在のシェーマ

文献
1) 井樋栄二，吉川秀樹，津村 弘，ほか編．標準整形外科学．第14版．東京：医学書院；2020. p. 521-2, 577-89.
2) 日本脊椎脊髄病学会編．脊椎脊髄病用語事典．改訂第6版．東京：南江堂；2020．

Ⅴ 疾患各論／骨盤・股関節

小児股関節

発育性股関節形成不全

合格へのチェック！

正しいものに○，誤ったものに×をつけよ。

基本
1. わが国の発生率は1.0％を超える。 (　)
2. 左股関節に発症しやすい。 (　)
3. 冬季に出産した児に多い。 (　)
4. 家族歴は関連しない。 (　)
5. 新生児期の持続的下肢伸展は予防に有用である。 (　)
6. 骨頭は外上方化する。 (　)
7. Sharp角は正常より大きくなる。 (　)
8. CE角は正常より小さい。 (　)
9. AHIは正常より大きくなる。 (　)

発展
10. 子宮内での胎位は発症に影響しない。 (　)
11. 大腿骨頚部の前捻が増加する。 (　)
12. 関節唇は肥厚・内反する。 (　)
13. 両側脱臼例では腰椎前弯の増強を認めることがある。 (　)
14. リーメンビューゲル装具は生後3カ月までに装着する。 (　)
15. リーメンビューゲル装具は最低3カ月は使用する。 (　)
16. リーメンビューゲル装具の胸バンドは腋窩の高さに位置するように装着する。 (　)
17. リーメンビューゲル装具で骨頭壊死や骨頭のPerthes様変形は生じない。 (　)
18. リーメンビューゲル装具で開排が得られた場合は整復を意味する。 (　)

解答は次ページ下に。

専門医試験ではこんなことが問われる！
① 発育性股関節形成不全症の疫学について
② リーメンビューゲル装具，骨切り術による治療について
（第27回 問38，第30回 問77，第31回 問67，第32回 問71，第34回 問61など）

知識の整理

発育性股関節形成不全症の発症要因, 疫学について述べよ　(設問1～5, 10)

- 発育性股関節形成不全症 (developmental dysplasia of the hip；DDH) とは広義には先天的, 後天的な要素を併せて, 寛骨臼形成不全や股関節亜脱臼, 完全脱臼を含めたすべての病態を指す。
- 遺伝的要因や子宮内での胎児の異常位, 出産後の股・膝関節伸展位保持が発症に関与している。
- 発生頻度は0.1～0.3％であり女性に5～8倍と多く, 第一子や左股関節, 冬季出生に多い特徴がある。

発育性股関節形成不全症の診断について述べよ　(設問6～9, 11～13)

- 開排制限, 大腿皮膚溝の非対称, クリック徴候, Allis徴候などの身体所見が特徴的である。
- 開排制限：仰臥位にして膝・股関節を90°屈曲させたうえで両股関節を無理なく外転させる。開排角度が70°以内の場合に開排制限と診断する (図1)。
- 大腿皮膚溝の非対称：患側で皮膚溝の数が多く, 深く, 長い (図2)。
- クリック徴候：股関節を開排して脱臼が整復される感触を触知するOrtolani法と開排を減ずる際に脱臼する感触を触知するBarlow法がある。
- Allis徴候：仰臥位で両膝を屈曲させると脱臼側で膝の位置が低くなる (図3)。

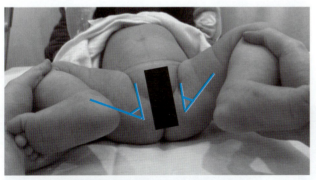

図1　左股関節の外転が制限されている

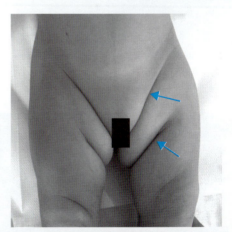

図2　左側に深い皮膚溝を認め下肢が短縮してみえる

- 幼児期になっても脱臼が整復されずに残存すると処女歩行の遅延，Trendelenburg現象，脚長不同，骨頭の外上方移動，大転子高位などが認められる。
- 単純X線正面像で種々の基本線（図4，5）を把握することが重要である。
- Wollenberg線（Hilgenreiner線）：両側の腸骨下端を結ぶ線。この線を基準とすると，脱臼側は非脱臼側と比較して大腿骨頭が高位にあることが確認できる。
- Ombrédanne線（Perkins線）：寛骨臼外側縁からWollenberg線に対して垂直に引いた線。この線より骨頭が外側に位置していれば完全脱臼と診断する。
- Shenton線：閉鎖孔と大腿骨頸部の内側縁を結ぶ曲線で，正常では連続する。
- Calvé線：腸骨外側縁と大腿骨頸部の外側縁を結ぶ曲線で，正常では連続する。
- 寛骨臼角（α角）：Wollenberg線と腸骨下端から寛骨臼外側縁を結んだ線がなす角度。

超音波検査
- 側臥位で行うGraf法，仰臥位で股関節を開排位にして行う前方法がある。軟部組織の描出に

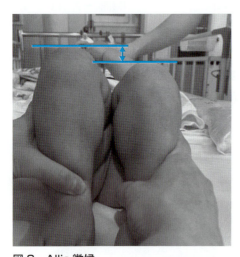

図3　Allis徴候
脱臼側では膝の高さが健側よりも低くみえる

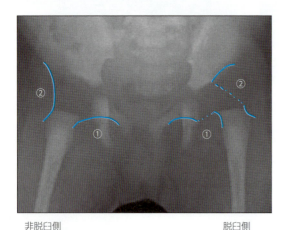

非脱臼側　　　　　　　　　脱臼側

図4　片側脱臼の単純X線像（1）
①Shenton線
②Calvé線

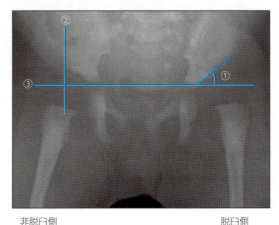

非脱臼側　　　　　　　　　脱臼側

図5　片側脱臼の単純X線像（2）
①寛骨臼角（α角）
②Ombrédanne線（Perkins線）
③Wollenberg線（Hilgenreiner線）

優れて動的な状態も把握できること，放射線被曝がないことなどの利点があり，スクリーニング方法として有用な方法である。

MRI

▶ 放射線被曝がなく非侵襲的な検査で，骨軟部組織の状態を左右同時に評価可能である。整復阻害因子の状態が確認できる。しかし，検査時間が長いため新生児，乳児では鎮静薬などの投与が必要となる。

関節造影法

▶ 通常は全身麻酔下に造影剤を関節内に注入してX線撮影を行う。単純X線像ではわからない脱臼の整復を妨げる関節内介在物（関節唇の内反，大腿骨頭靱帯の肥厚・延長，関節包の狭窄など）や骨頭の軟骨を含めた輪郭を確認できる。

発育性股関節形成不全症の治療について述べよ　　　　（設問14〜18）

新生児期

▶ 開排位を取りやすく，下肢の運動を妨げない衣服を着用させる。股関節が開排した状態での抱き方を心がける。

乳児期

▶ リーメンビューゲル装具を用いたPavlik法（Riemenbügel法）を行い，整復されない場合は頭上方向牽引を行う。さらに整復されない場合は全身麻酔下，関節造影下で徒手整復を行う。以上の保存療法でも脱臼の整復および骨頭の安定性が得られない場合には観血的整復を行う。

幼児期

▶ 保存療法（牽引・徒手整復など）を試みる。高度の寛骨臼形成不全，大腿骨頚部変形（前捻過大，外反股）が存在する場合，寛骨臼形成不全にはSalter寛骨骨切り術，Pemberton手術，三重寛骨骨切り術，Chiari骨盤骨切り術などが行われ，大腿骨に対しては減捻内反骨切り術などが行われる。

リーメンビューゲル装具について述べよ　　　　（設問14〜18）

▶ 適応年齢は生後3〜6カ月程度である。

▶ 通常は装着後1週間以内で整復が得られる。2週以内に整復されない場合には装具を除去する。1カ月間の待期後に再装着を検討する。

▶ 股関節が屈曲90°以上になるように装着する。胸ベルトは乳頭，腋窩の高さに位置するように装着する。過開排位にならないように注意する。

▶ 合併症として大腿骨頭壊死症，Perthes様変形の発生が挙げられる。

▶ 超音波検査（前方法）で状態確認を行う。

参考文献

1) 井樋栄二, 吉川秀樹, 津村　弘編. 標準整形外科学. 第13版. 東京：医学書院；2017.
2) 久保俊一, 内尾祐司編. イラストでわかる整形外科診療. 東京：文光

堂；2008.
3) 日本小児整形外科学会 教育研修委員会編. 小児整形外科テキスト. 改訂第2版. 東京：メジカルビュー社；2016.

Perthes（ペルテス）病

合格へのチェック！　正しいものに○，誤ったものに×をつけよ．

基本
1. 高齢発症ほど予後がよい。（　）
2. 両側例が多い。（　）
3. 男女比は5:1である。（　）
4. 膝関節前面の痛みを訴えることはほとんどない。（　）
5. 10〜12歳に好発する。（　）
6. 壊死範囲は予後に影響する。（　）
7. 初期症状にDrehmann徴候が出現する。（　）
8. 発症初期の単純X線像で骨頭核の扁平化を認めることがある。（　）
9. 発症初期のMRIで骨端部はT1・T2ともに高信号を示す。（　）
10. 装具治療ではpogo-stick装具やSPOC装具を用いる。（　）

発展
11. 発症1年以内に骨頭の分節化，骨頭外側の石灰化が出現する。（　）
12. 発症初期の骨シンチグラフィーで骨端部の集積は低下する。（　）
13. Head at risk signには骨幹端部囊腫が含まれる。（　）
14. Head at risk signには骨端の分節化が含まれる。（　）
15. 臨床像におけるhead at risk signには発症年齢，肥満時，可動域制限，内転拘縮が挙げられる。（　）

解答は次ページ下に。

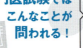

専門医試験ではこんなことが問われる！

①Perthes病の疫学
②Perthes病の画像所見

（第30回 問36，第32回 問35，第33回 問32，第34回 問32，第35回 問61など）

知識の整理

Perthes病の疫学，症状について述べよ　　　　　　　　　　　　　　　（設問1〜7）

- 骨成熟期に大腿骨近位骨端部に起こる原因不明の阻血性疾患である。壊死部は自然修復がみられるが，その過程において大腿骨頭の陥没変形および扁平巨大化，軟骨板の成長障害による頚部の短縮などが生じる。
- 3〜12歳の男児に多く，ピークは6〜7歳である。片側性が多いが，両側性も15〜20％にみられる。高齢での発症は予後不良因子とされている。
- 初発症状は股関節痛が多いが，大腿から膝関節の疼痛のみを訴えることがある。
- 関節可動域では開排（屈曲・外転），内旋が著しく障害される。屈曲拘縮も認められる。Trendelenburg徴候は陽性で鼡径部に圧痛がある。

Perthes病の病型分類，画像初見について述べよ　　　　　　　　（設問8〜9，11〜15）

- 病型分類にはCatterall分類（図6），Walter&Thompson分類がある。また単純正面X線像で骨端核を3等分し最も外側の柱の高さで判定，分類するlateral pillar分類（図7）が提唱されている。
- 股関節造影後の動態撮影は，関節の適合性の評価およびhinge abductionの有無の評価に用いられる。
- 予後関連因子としてhead at risk signがある。Gage sign（骨端外側のV字型骨透亮像），骨端外側の石灰化，大腿骨頭の外側亜脱臼，成長軟骨板の水平化，骨幹端部嚢腫状変化などが挙げられる。
- 病期分類は滑膜炎期，壊死期，分節期，修復期，治癒期（図8）に分けられる。

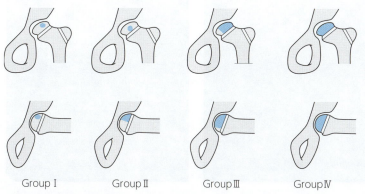

図6　Catterall分類
単純X線正・側面像で判断する。骨端部の障害範囲から以下の4群に分けられる。
Group Ⅰ：中央部前方のみの障害で，壊死部の陥没は認めない。
Group Ⅱ：中央大部分の障害で壊死部の陥没が生じ軟骨下骨折線を認めることがある。側面像で壊死部と健常部の境界がV字形を示すことがある（V sign）。
Group Ⅲ：外側部3/4の障害である。側面像で壊死部と健常部の境界が不明瞭である。
Group Ⅳ：骨頭全体の障害で骨幹端部反応はびまん性である。

正解	1	2	3	4	5	6	7	8	9	10	11	12	13	14	15
	×	×	○	×	×	○	×	○	×	○	×	○	○	×	○

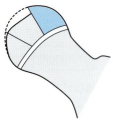 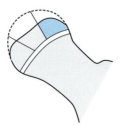 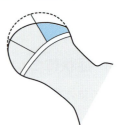

Group A　　　　　　　　Group B　　　　　　　　Group C

図7　Lateral piller classification
Group A：外側柱が陥没せずに元の高さが保たれている。
Group B：外側柱に陥没を認めるが元の高さの50％以上である。
Group C：外側柱が陥没していて元の高さの50％以下である。

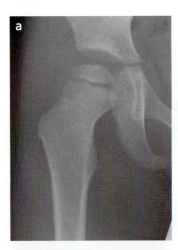 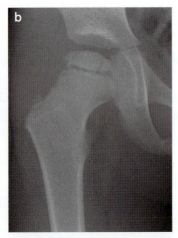

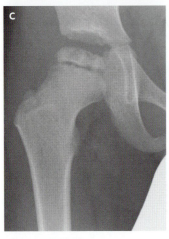 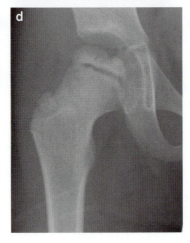 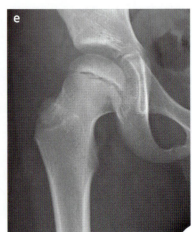

図8　病期診断
滑膜炎期：疼痛を訴える。関節裂隙の開大がみられることが多く，骨変化は認めない。
壊死期：骨端に骨硬化像を呈する。骨端が扁平化する場合もあるが分節化はみられない。
分節期：骨硬化した骨端に壊死骨吸収が始まり分節状にみえる。
修復期：骨端部外側に新生骨がみられる。
治癒期：正常骨で修復が完了する。治癒後に骨端のリモデリングが始まる。
a：滑膜炎期〜壊死期
b：分節期
c, d：修復期
e：治癒期

▶ Perthes病では壊死した部位が最終的に正常の新生骨で置換され治癒するが，その過程に生じた骨頭変形が最終的な股関節症の発生につながる。骨壊死の修復が完了するまでの間に圧壊が生じないように治療を行うことが理想とされている。

Perthes病の治療について述べよ

（設問10）

▶ 治療には保存加療と手術加療がある。保存加療では免荷療法と各種装具を用いて股関節を外転・内旋し骨頭を寛骨臼内で求心位に保ち，壊死が生じた大腿骨頭を球形を保って修復させる。装具にはTachdjian装具，トロント改良型装具，pogo-stick装具，Shiga Pediatric Orthopedics Center（SPOC）装具などがある。

▶ 手術加療は年長発症の場合，診断・治療が遅延した場合，保存加療に非協力的な場合，に用いられる。大腿骨内反骨切り術やSalter骨盤骨切り術が主に用いられる。

参考文献

1）井樋栄二, 吉川秀樹, 津村　弘編. 標準整形外科学. 第13版. 東京：医学書院；2017.
2）久保俊一, 内尾祐司編. イラストでわかる整形外科診療. 東京：文光

堂；2008.
3）日本小児整形外科学会 教育研修委員会編. 小児整形外科テキスト. 改訂第2版. 東京：メジカルビュー社；2016.

大腿骨頭すべり症

合格へのチェック！

正しいものに○，誤ったものに×をつけよ。

基本

1. 肥満の女児に好発する。 （　）
2. 思春期の成長が盛んな時期に大腿骨近位部骨端線（成長軟骨肥大細胞層）で骨端が頚部に対して後下方にすべる疾患である。 （　）
3. 欧米と比較してわが国で多く発生している。 （　）
4. 病型には急性型と慢性型が存在し，慢性型が70〜80％を占める。 （　）
5. 股関節痛を主訴とするが慢性型では異常歩行を主訴とし，疼痛は強くない場合もある。 （　）
6. 仰臥位で患肢を屈曲していくと患肢が開排（外転，外旋）していく，これをDrehmann徴候という。 （　）
7. 単純X線側面像ではすべりが進行するとTrethowan徴候を認める。 （　）
8. 急性型においてすべりが新鮮であればあるほど徒手整復は容易となる。 （　）
9. 片側性すべり症においては反対側の予防的ピン固定は考慮しなくてよい。 （　）

発展

10. 発生頻度は年々減少している。 （　）
11. 骨頭骨幹角はすべり症で減少する。 （　）
12. 後方傾斜角は20°以上が正常である。 （　）
13. 後方傾斜角60°以上は現位置ピン固定（in situ pinning）のよい適応である。 （　）
14. 大腿骨頭壊死症，軟骨融解，変形性股関節症などが合併症として挙げられる。 （　）

解答は次ページ下に。

専門医試験ではこんなことが問われる！

①大腿骨頭すべり症の疫学，特徴的な徴候
②病型別，後方傾斜角に準じた治療方針

（第30回 問72，第31回 問68，第32回 問70，第33回 問61，第34回 問35など）

知識の整理

大腿骨頭すべり症の疫学，診断について述べよ　　(設問1〜7，10〜12)

- 思春期の男児に多く発症する。
- 力学的強度の弱い大腿骨近位部骨端線（成長軟骨肥大細胞層）において骨端が頚部に対して後下方にすべる疾患である。
- 外傷を契機として発症する急性型，明らかな契機は指摘できず徐々に発生・進行する慢性型がある。慢性型が70〜80%を占める。
- 慢性型の経過中に急に，症状およびすべりが増強することがあり，acute on chronic typeと称される。
- 急性型の多くは強い股関節痛を訴え，歩行困難である。慢性型では異常歩行を主訴とするが歩行は可能である。また疼痛は強くないことがある。
- 仰臥位で患肢の股関節を屈曲すると下肢が外旋および外転していくDrehmann徴候（図9）は特徴的な理学所見である。
- 単純X線正面像で骨端線が不鮮明にみえる。すべりが進行すると骨端が内側に位置するTrethowan徴候を認める。側面像では骨端核後方部分が寛骨臼の外にはみ出すCapener徴候を認める（図10）。
- 骨頭骨幹角（head shaft angle）は単純X線正面像で骨端核の内外縁を結んだ線に下ろした垂線と大腿骨軸のなす角度である。大腿骨頭すべり症では減少する（正常：130〜135°）。
- 後方傾斜角（posterior tilt angle；PTA）は単純X線側面像で頚部骨端核の前後縁を結んだ線に対する垂線と大腿骨軸のなす角である。大腿骨頭すべり症では増加する（正常：0〜10°）（図11）。

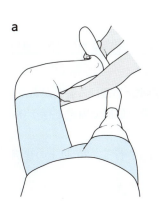 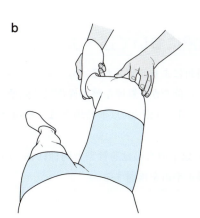

図9　Drehmann徴候
罹患側の股関節を屈曲していくと外旋を生じる。
a：罹患側
b：健側

正解	1	2	3	4	5	6	7	8	9	10	11	12	13	14
	×	○	×	○	○	○	○	×	○	○	×	○	×	○

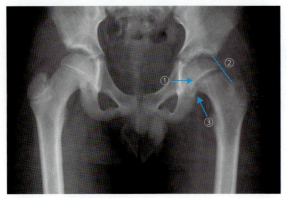

図10　Capener徴候
①成長軟骨板の不整
②Klein線。Trethowan徴候陽性（Klein線より骨端が外側に越えない）
③Capener徴候陽性

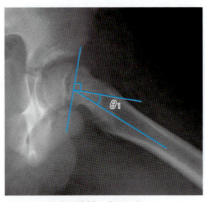 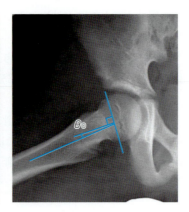

図11　後方傾斜角（PTA）
単純X線側面像から計算したPTA
a：患側 θ_1 =38°
b：健側 θ_0 =7°

大腿骨頭すべり症の治療について述べよ　　　（設問8〜9，13〜14）

- ▶ 治療は病型と後方傾斜角により決定される。
- ▶ 整復は新鮮例であれば可能だが，無理な整復操作は骨頭壊死をきたすため避ける必要がある。陳旧例では禁忌である。PTAが30°以下の場合は，整復はせずにその位置で固定を行う（*in situ* pinning）。
- ▶ 慢性型ではPTAが30°以下のものは急性型と同様に *in situ* pinningを行う。30°以上の症例には骨切り術などの矯正手術を検討する。

参考文献

1) 井樋栄二，吉川秀樹，津村　弘編．標準整形外科学．第13版．東京：医学書院；2017．
2) 久保俊一，内尾祐司編．イラストでわかる整形外科診療．東京：文光堂；2008．
3) 野口康男，酒巻豊教．日本における大腿骨頭すべり症の疫学．日小整会誌 2004；13 MCS 報告：235-243．
4) 日本小児整形外科学会 教育研修委員会編．小児整形外科テキスト．改訂第2版．東京：メジカルビュー社；2016．

単純性股関節炎

合格へのチェック！

正しいものに○，誤ったものに×をつけよ。

基本

1. 小児の股関節痛の最も多い原因疾患である。 （　）
2. 通常1〜2週間程度の経過で症状が消退する。 （　）
3. 股関節は屈曲・内旋位をとりやすい。 （　）
4. 大腿や膝の疼痛を訴える場合がある。 （　）
5. 2〜3割が化膿性股関節炎に移行する。 （　）
6. 単純X線像で骨の異常はない。 （　）
7. 超音波検査，MRIでは明らかな所見を認めない。 （　）

発展

8. 見かけ上で患肢が短く見えることがある。 （　）
9. 関節液の貯留により大腿骨頭の側方化が起こり，内側関節裂隙の拡大が起こる。 （　）
10. 治療には消炎鎮痛薬が必須である。 （　）

解答は次ページ下に。

専門医試験ではこんなことが問われる！

①単純性股関節炎の疫学，症状，治療法
②Perthes病，化膿性股関節炎との鑑別

（第25回 問76，第29回 問71など）

Ⅴ 疾患各論／骨盤・股関節／小児股関節

知識の整理

単純性股関節炎の疫学，症状について述べよ （設問1，3〜5，8）

- 小児の股関節に生じる原因不明の一過性関節炎である。
- 好発年齢は3〜10歳で男児に多い。
- 通常単関節に発症し，両側や多関節に同時に発症することはほとんどない。
- 股関節痛以外にも大腿・膝痛を訴えることがある。
- 通常，患肢は屈曲・外転・外旋位をとり，特に股関節屈曲位での内旋が制限される。
- 発熱があれば化膿性股関節炎との鑑別が必要である。

単純性股関節炎の診断，治療について述べよ （設問2，6〜7，9〜10）

- 単純X線像で罹患側股関節は外転位をとるため正面像で骨盤は罹患側に傾斜する（**図12**）。超音波検査やMRI検査で関節液の増加，貯留がみられる（**図13, 14**）。
- Perthes病の初期と鑑別がつかないことが多い。疼痛が急性・高度である点，外転より内転において疼痛性の制限があること，通常1〜2週間，長くても4〜6週間の安静・経過観察で症状が改善することが鑑別点となる。
- 化膿性股関節炎とは炎症症状の有無，血液学的検査の異常の有無が鑑別として挙げられる。不明な場合には積極的に関節穿刺を行う。
- 安静により2〜4週間で著明に改善する。松葉杖による免荷歩行や消炎鎮痛薬の投与，さらに症状が強い場合には入院加療も検討する。

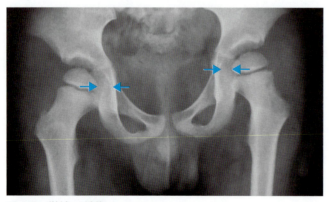

図12　単純X線像
右患側。やや股関節外転位をとり，骨盤は右側に傾斜している。右側でtear drop distanceの拡大が認められる。
（日下部 浩．単純性股関節炎．日本小児整形外科学会 教育研修委員会編．小児整形外科テキスト．改訂第2版．東京：メジカルビュー社；2016, p340-3より転載）

正解	1	2	3	4	5	6	7	8	9	10
	○	○	×	○	○	○	×	×	○	×

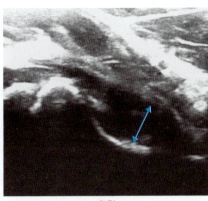 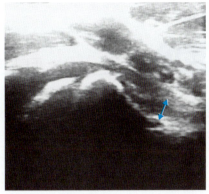

患側　　　　　　　　　　　　健側

図13　超音波検査
患側で関節液の貯留が明らかである。
　　（日下部 浩．単純性股関節炎．日本小児整形外科学会 教育研修委員会編．小児整形外科テキスト．改訂第2版．東京：メジカルビュー社；2016，
　　p340-3より転載）

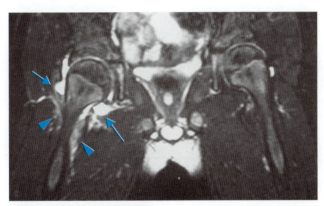

図14　MRI T2 脂肪抑制像
患側（右側）。関節水腫（矢印）と周囲組織の高信号（矢頭）。
　　（日下部 浩．単純性股関節炎．日本小児整形外科学会 教育研修委員会編．小児整形外科テキスト．改訂第2版．東京：メジカルビュー社；2016，
　　p340-3より転載）

参考文献

1) 井樋栄二, 吉川秀樹, 津村　弘編．標準整形外科学．第13版．東京：医学書院；2017．
2) 久保俊一, 内尾祐司編．イラストでわかる整形外科診療．東京：文光堂；2008．
3) 日本小児整形外科学会 教育研修委員会編．小児整形外科テキスト．改訂第2版．東京：メジカルビュー社；2016．

化膿性股関節炎

合格へのチェック！

正しいものに○，誤ったものに×をつけよ。

基本

1. 関節内注射が原因の一つである。 （　）
2. 起因菌は大腸菌が多い。 （　）
3. 両側発生が多い。 （　）
4. 男児に多い。 （　）
5. 関節液が透明で漿液性となることはない。 （　）
6. 初期には単純X線検査で骨性変化を認めないことがある。 （　）
7. 乳児では抗菌薬による保存加療が第一選択である。 （　）

発展

8. 2歳以降に好発する。 （　）
9. 赤沈は亢進しない。 （　）
10. 股関節は屈曲・内転・内旋位をとる。 （　）
11. 局所の発赤，熱感，腫脹がはっきりしないことがある。 （　）
12. 肺炎，中耳炎，臍帯炎など遠隔部からの血行感染がほとんどである。 （　）
13. 関節鏡下に切開，排膿を行うことがある。 （　）

解答は次ページ下に。

専門医試験では こんなことが 問われる！

化膿性股関節炎の疫学，症状，治療法

（第27回 問23，第30回 問20など）

知識の整理

化膿性股関節炎の疫学，症状について述べよ　　　　（設問1〜6，8〜12）

- ▶ 起因菌は黄色ブドウ球菌が最も多い。
- ▶ 90％は片側性であり，両側性はまれである。
- ▶ 肺炎，中耳炎，臍帯炎などからの血行感染がほとんどである。大腿静脈穿刺による医原性発症もある。
- ▶ いずれの年齢でも発症するが，生後1カ月以内の新生児や乳児における発症が多い。
- ▶ 発熱を認める症例がほとんどだが，ない症例もある。血液検査で白血球増多，CRP陽性，赤沈亢進が認められる。
- ▶ 患肢は屈曲・外転・外旋位をきたす。乳児の場合は下肢を動かさず，他動的に動かすと激しく泣く，などの家族からの聴取も重要である。
- ▶ 単純X線像においては，急性期では大腿骨骨幹端部および骨端核の側方化や股関節周囲軟部組織の腫脹が認められる。慢性例では大腿骨骨幹端部に骨萎縮像・骨破壊像が出現する。さらに進行すると，骨端核は消失し寛骨臼の破壊が認められる。
- ▶ 新生児（特に低出生体重児）で診断に難渋する場合がある。本症が疑わしい場合は積極的に関節穿刺を行い，関節液検査を行うことで診断を確定する。

化膿性股関節炎の治療法について述べよ　　　　　　　　　（設問7，13）

- ▶ 可及的早期に排膿を行い，十分に洗浄しドレーン留置を行う。近年，関節鏡視下でも行われる。
- ▶ 排膿を十分に行ったうえで，血液検査値が正常化するまでは抗菌薬の全身投与を行う。
- ▶ 局所の安静目的に荷重および歩行の許可は慎重に行う。

参考文献

1）井樋栄二，吉川秀樹，津村　弘編．標準整形外科学．第13版．東京：医学書院；2017.

2）久保俊一，内尾祐司編．イラストでわかる整形外科診療．東京：文光

堂；2008.

3）日本小児整形外科学会 教育研修委員会編．小児整形外科テキスト．改訂第2版．東京：メジカルビュー社；2016.

正解	1	2	3	4	5	6	7	8	9	10	11	12	13
	○	×	×	○	×	○	×	×	×	×	○	○	○

V 疾患各論／骨盤・股関節

大腿骨頭壊死症

合格へのチェック！

正しいものに○，誤ったものに×をつけよ．

基本

1. 一過性大腿骨頭骨萎縮症は症候性大腿骨頭壊死症の原因疾患である． ( )
2. 副腎皮質ステロイド薬の投与歴があるものは特発性に含まれる． ( )
3. 全身性エリテマトーデス (SLE) はステロイド性の原因疾患で最多である． ( )
4. ステロイド性は短期間で大量投与例に好発する． ( )
5. アルコール性は1日2合以上を10年間飲酒した例で好発する． ( )
6. 特発性大腿骨頭壊死症において女性では30歳台がピークである． ( )
7. 特発性大腿骨頭壊死症では50〜60％が両側性である． ( )
8. 大腿骨頭に次いで多い壊死発生部位は上腕骨頭である． ( )

発展

9. 大腿骨頭の壊死域は拡大しない． ( )
10. 片側例の場合，その後に対側に壊死が発生することはまれである． ( )
11. 骨シンチグラムは多発性骨壊死の検索に有用である． ( )
12. 単純X線像におけるcrescent signは骨頭軟骨下骨折線を示す． ( )
13. 病期分類Stage 2では骨頭の圧潰が発生している． ( )
14. 病型分類Type C-1では骨頭壊死範囲が寛骨臼外側縁を越える． ( )
15. 単純X線像での骨頭圧潰は特発性大腿骨頭壊死症の診断基準に含まれる． ( )
16. 骨シンチグラムでの骨頭hot像は特発性大腿骨頭壊死症の診断基準に含まれる． ( )

解答は次ページ下に．

専門医試験では こんなことが 問われる！

① 症候性および特発性大腿骨頭壊死症の疫学
② 大腿骨頭壊死症の病期および病型分類
③ 特発性大腿骨頭壊死症の診断基準

（第31回 問69・70，第32回 問72・73，第33回 問62・63，第34回 問62・63，
第35回 問62・63，第36回 問62・63など）

知識の整理

大腿骨頭壊死症の疫学について述べよ　　　　　　　　　　　　（設問1〜8, 10）

- 塞栓性，外傷性，医原性などの原因が明らかな症候性と原因が不明確な特発性に分類される（**表1**）。
- 減圧病，潜函病，Gaucher病，鎌状赤血球症は大腿骨頭栄養血管の塞栓を引き起こす。
- 放射線照射後大腿骨頭壊死症は子宮癌や骨盤内悪性腫瘍などに対する下腹部放射線照射後に起こりやすい。
- 特発性大腿骨頭壊死症は男性に多い。
- 特発性大腿骨頭壊死症では遺伝的要因があると考えられている。
- 特発性大腿骨頭壊死症では50〜60％が両側性であるが，片側例の場合，その後に対側に壊死が発生することはまれである。
- ステロイド性およびアルコール性は特発性に含まれる。
- ステロイド性の基礎疾患は全身性エリテマトーデス（systemic lupus erythematosus；SLE）が約30％で最多で，ステロイドパルス療法などで短期間に多量投与された例に好発する。
- 関節リウマチなどの1日少量（5〜10mg）を慢性的に投与される例での発症は少ない。
- 特発性大腿骨頭壊死症における多発性骨壊死の発症部位は膝関節→肩関節→足関節の順に多い。

表1　症候性および特発性大腿骨頭壊死症の分類と原因

症候性大腿骨頭壊死症		
1. 塞栓性	減圧病 Gaucher病 鎌状赤血球症	
2. 外傷性	大腿骨頸部骨折 外傷性股関節脱臼	
3. 放射線照射後	下腹部放射線照射	
4. 手術後（医原性）	（大腿骨頭すべり症，大腿骨頭腫瘍などに対する）大腿骨近位部手術	
特発性大腿骨頭壊死症		
5. 特発性（広義）	ステロイド性 アルコール性 特発性（狭義）	

大腿骨頭壊死症の病期および病型分類について述べよ　　　　　（設問13〜14）

- 2001年に改訂された厚生労働省特発性大腿骨頭壊死症調査研究班の病期（**表2**）および病型分類（**図1**）は予後予測と治療方針の決定に用いられる。
- 病期分類は単純X線で判定する（正面像では骨頭圧潰が明らかでなくても側面像で圧潰が明らかであれば側面像所見を採用して病期を判定する）。側面像は股関節屈曲90°・外転45°・内外旋中間位で正面から撮影する杉岡法を用いる。

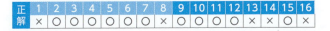

- 病期分類Stage 3から骨頭の圧潰が生じる。Stage 3は骨頭圧潰の程度で分類され，圧潰が3mm未満のものを3A，3mm以上のものを3Bとする。
- 病期分類Stage 4は関節症変化が生じた症例である。
- 病型分類は単純X線股関節正面像とMRIの両方またはいずれかで判定する。
- 寛骨臼荷重面を内側から3等分し，壊死領域に応じてType A（内側1/3未満または非荷重部のみ），B（内側1/3以上2/3未満），C（内側2/3以上）に分類する。
- 病型分類Type CはC-1（壊死域の外側端が寛骨臼内のもの）とC-2（壊死域の外側端が寛骨臼縁を越えるもの）にさらに分類する。
- 病型分類Type Cは骨頭圧潰リスクが高く，病期が進行しやすい。
- MRIは壊死の早期診断に有効である。ステロイド性では，投与開始から早いもので1カ月，

表2 特発性大腿骨頭壊死症における病期（Stage）分類（JIC分類）

Stage 1	X線像の特徴的異常所見はないが，MRI，骨シンチグラム，または病理組織像で特徴的異常所見がある時期
Stage 2	X線像で帯状硬化像があるが，骨頭の圧潰（collapse）がない時期
Stage 3	骨頭の圧潰があるが，関節裂隙は保たれている時期（骨頭および寛骨臼の軽度な骨棘形成はあってもよい） Stage 3A：圧潰が3mm未満の時期 Stage 3B：圧潰が3mm以上の時期
Stage 4	明らかな関節症性変化が出現する時期

注1．骨頭の正面と側面の2方向X線像で評価する（正面像では骨頭圧潰が明らかでなくても側面像で圧潰が明らかであれば側面像所見を採用して病期を判定すること）
注2．側面像は股関節屈曲90°・外転45°・内外旋中間位で正面から撮影する（杉岡法）

（文献3より引用）

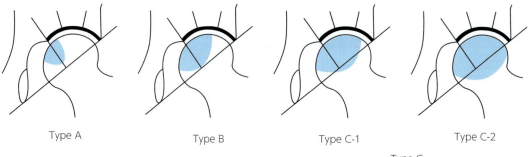

図1 大腿骨頭壊死症における病型分類
Type A：壊死域が臼蓋荷重面の内側1/3未満にとどまるものまたは壊死域が非荷重部のみに存在するもの
Type B：壊死域が臼蓋荷重面の内側1/3以上2/3未満の範囲に存在するもの
Type C：壊死域が臼蓋荷重面の内側2/3以上に及ぶもの
Type C-1：壊死域の外側端が臼蓋縁内にあるもの
Type C-2：壊死域の外側端が臼蓋縁を越えるもの
注1．X線/MRIの両方またはいずれかで判定する。
注2．X線は股関節正面像で判定する。
注3．MRIはT1強調像の冠状断骨頭中央撮像面で判定する。
注4．臼蓋荷重面の算定方法。臼蓋縁と涙痕下縁を結ぶ線の垂直2等分線が臼蓋と交差した点から外側を臼蓋荷重面とする。

（文献3より引用）

おおよそ3カ月前後で帯状硬化像が出現しているものが多い。

▶ 壊死修復が進行するにつれ帯状部の幅は近位内方に拡大し，やがて壊死部全体が低信号域となる。

大腿骨頭壊死症の診断・治療について述べよ　　（設問11〜12，15〜16）

▶ 診断基準では単純X線，骨シンチグラム，MRI，病理所見のうち5項目中2項目以上を満たし，除外基準に当てはまらないものを特発性大腿骨頭壊死症と診断する（**表3**）。

▶ 単純X線は股関節正面像および側面像より判断する。骨頭圧潰，crescent sign（骨頭軟骨下骨折線），骨頭帯状硬化像の評価を行う。Stage 4を除いて関節裂隙の狭小化や寛骨臼に異常所見がないことを要する。

▶ MRIはT1強調画像を用いる。骨頭内帯状低信号像の有無を評価する。帯状硬化像では，壊死部は高信号，壊死境界部は低信号，周囲正常部は高信号となる。

▶ 骨シンチグラムでは大腿骨頭のcold in hot像の有無を評価する。これは骨頭壊死領域では取り込みがなくcoldに撮影され，壊死周辺部からの修復反応がhotに撮影されることによる。

▶ 骨シンチグラムの利点は，ペースメーカや脳内クリップなどのMRI施行不可能例にも検査可能であることや多発性骨壊死を検索できることが挙げられる。

▶ CT検査は診断基準に含まれない。CT検査は壊死境界部の骨硬化像をとらえることができるため，壊死範囲の判定に有用である。

▶ 治療法の選択には，患者背景，病型分類，病期分類を考慮する。病型分類Type A，Bの壊死範囲が比較的狭い例では保存療法を考慮する。日常生活活動作の活動性を制限し除痛を図る。壊死の広さや領域により手術療法を考慮する。各種骨切り術（大腿骨内反骨切り術，回転骨切り術など），人工股関節置換術，人工骨頭置換術などが行われる（**図2**）。

表3　厚生労働省特発性大腿骨頭壊死症調査研究班診断基準（JIC診断基準）

〈診断基準〉
X線所見（股関節単純X線像の正面像および側面像で判断）
　1. 骨頭圧潰あるいはcrescent sign（骨頭軟骨下骨折線像）
　2. 骨頭内の帯状硬化像の形成
　　1，2についてはstage 4を除いて（1）関節裂隙が狭小化していないこと，（2）寛骨臼には異常所見がないこと，を要する。
検査所見
　3. 骨シンチグラム：骨頭のcold in hot像
　4. MRI：骨頭内帯状低信号域（T1強調画像でのいずれかの断面で骨髄組織の正常信号域を分界する像）
　5. 骨生検標本での骨壊死像（連続した切片標本内に骨および骨髄組織の壊死が存在し，正常域との界面に線維性組織や添加骨形成などの修復反応を認める像）
判定：上記項目のうち，2つ以上を満たせば確定診断とする。
除外診断：腫瘍および腫瘍類似疾患，骨端異形成症は診断基準を満たすことがあるが，除外を要する。なお，外傷（大腿骨頸部骨折，外傷性股関節脱臼），大腿骨頭すべり症，骨盤部放射線照射，減圧症などに合併する大腿骨頭壊死，および小児に発生するPerthes病は除外する。

（文献3より引用）

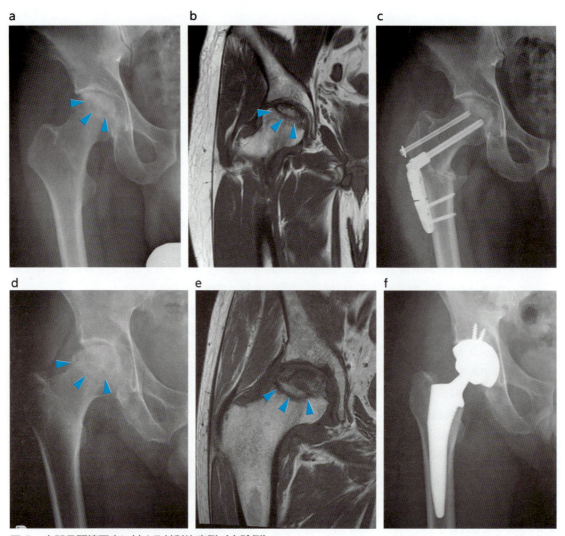

図2 大腿骨頭壊死症に対する外科治療例(自験例)

a〜c:34歳,男性.特発性大腿骨頭壊死症(アルコール性).単純X線(a)およびMRI(b)で帯状硬化像を認めるが,骨頭の圧潰は認めない(病期分類Stage 2).壊死域は臼蓋荷重面の内側1/3以上2/3未満にとどまる(病型分類Type B).患者の疼痛状態や活動度,病期病型分類を考慮し,関節温存術である西尾式大腿骨弯曲内反骨切り術を行った(c).

d〜f:59歳,男性.特発性大腿骨頭壊死症(特発性).単純X線(d)およびMRI(e)で帯状硬化像,3mm以上の骨頭圧潰を認めるが,関節症変化は認めない(病期分類Stage 3B).壊死域は外側端が臼蓋縁を越えている(病型分類Type C-2).患者の疼痛状態や活動度,病期病型分類を考慮し,人工股関節置換術を行った(f).

参考文献

1) 日本整形外科学会/厚生労働省指定難病 特発性大腿骨頭壊死症研究班監修. 特発性大腿骨頭壊死症診療ガイドライン2019. 東京:南山堂;2019.
2) Fukushima W, Fujioka M, Kubo T, et al. Nationwide epidemiologic survey of idiopathic osteonecrosis of the femoral head. Clin Orthop Relat Res 2010;468:2715-24.
3) Sugano N, Atsumi T, Ohzono K, et al. The 2001 revised criteria for diagnosis, classification, and staging of idiopathic osteonecrosis of the femoral head. J Orthop Sci 2002;7:601-5.

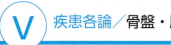

変形性股関節症・その他

変形性股関節症

合格へのチェック！

正しいものに○，誤ったものに×をつけよ。

基本
1. 日本では二次性変形性股関節症と診断される症例が多い。　　　　　　　　　　（　）
2. 発症早期では安静時痛は生じない。　　　　　　　　　　　　　　　　　　　（　）
3. Patrickテストは股関節の拘縮を検出するテストである。　　　　　　　　　　（　）
4. 変形性股関節症の単純X線像で大腿骨頭の圧潰像がみられる。　　　　　　　（　）
5. 青・壮年期の前股関節症，初期変形性股関節症ではまず関節温存術を選択する。（　）
6. 股関節骨切り術において転子間陵内側の骨切りは禁忌となる。　　　　　　　（　）
7. 股関節内転時の関節求心性改善は内反骨切り術の適応条件である。　　　　　（　）

発展
8. チタン合金はコバルトクロム合金よりも弾性率が低い。　　　　　　　　　　（　）
9. 骨セメントは圧縮強度よりも引っぱり強度のほうが高い。　　　　　　　　　（　）
10. 摺動面の耐摩耗性を向上させる目的としてポリエチレンにγ線を照射する。　（　）
11. ポリエチレンライナーの厚さが薄いと摺動面の摩耗が進行しやすい。　　　　（　）
12. セメントステム設置において骨髄腔の近位部内側の海綿骨はできるだけ残す。（　）
13. ステムの形状から生じる応力遮蔽は大腿骨近位部に骨萎縮をきたす。　　　　（　）
14. セメント使用型では術中に血圧上昇をきたすことがある。　　　　　　　　　（　）

解答は次ページ下に。

専門医試験ではこんなことが問われる！

①変形性股関節症の疫学，診断，治療について
（第30回 問76，第31回 問73，第36回 問65など）

②人工関節に関するに知識ついて
（第31回 問15・71，第33回 問64，第34回 問17・64，第35回 問17など）

③人工関節の合併症，感染について
（第31回 問17，第33回 問14・19，第34回 問20など）

知識の整理

変形性股関節症の疫学や診断，治療法について述べよ　　　（設問1〜7）

- 40〜50歳台に好発し，有病率は男性よりも女性で高い。
- わが国の有病率は1.0〜2.4％であり，欧米よりも低く，中国，韓国と同程度である。
- わが国においては一次性変形性股関節症よりも二次性変形性股関節症が多い。
- 二次性変形性股関節症の原因として，寛骨臼形成不全が80％以上を占める。
- 発症には遺伝的要因が関与している。
- 危険因子として重量物作業や寛骨臼形成不全，発育性股関節形成不全などが挙げられる。
- 股関節痛が症状の主体となり初期は初動時痛や股関節のだるさなどを訴えるが，進行してくると安静時痛や夜間痛も出現する。
- 殿部痛や大腿部痛，膝痛も認めることがあり，椎間板ヘルニアなどの腰椎由来の疼痛との鑑別が必要となる場合がある。
- 病期が進行すると可動域制限を認めるようになるが，強直に至ることはまれである。
- 股関節の疼痛を誘発する手技としてPatrickテストがある。
- 股関節の屈曲拘縮を検出する手技としてThomasテストがある。
- Trendelenburg歩行や疼痛回避歩行などさまざまなタイプの跛行を認める。
- 脚長差は上前腸骨棘から足関節内果までの距離である棘果長（spina malleolar distance；SMD）を用いて計測する。
- 病期の進行により罹患側の脚短縮が認められる。
- 診断は主に両股関節正面単純X線像で骨頭と寛骨臼の位置関係や寛骨臼形成不全の有無，関節裂隙の状態や骨硬化，骨棘，骨囊胞の有無などを確認して行う。また，必要に応じてCTやMRIを用いることで総合的に診断する。補助診断として超音波検査も有用である。
- 病期はX線所見により前股関節症，初期股関節症，進行期股関節症，末期股関節症に大別される（**図1**）。

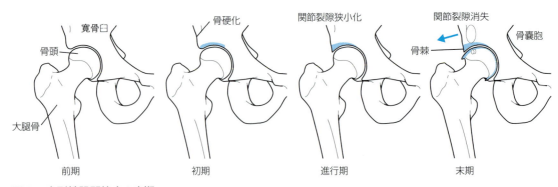

図1　変形性股関節症の病期

正解	1	2	3	4	5	6	7	8	9	10	11	12	13	14
	○	○	×	×	○	○	×	○	○	×	○	○	×	×

- 疼痛が強くない患者や全身状態，患者の種々の理由から手術が行えない場合は，患者教育（疾患の理解，生活環境の改善，日常生活動作（activities of daily living；ADL）の指導，杖や装具の使用など），筋力増強訓練，非ステロイド性消炎鎮痛薬やアセトアミノフェン，弱オピオイド投与などの保存療法が行われる。
- 青・壮年期の前股関節症，初期変形性股関節症は寛骨臼形成不全に起因することが多く，寛骨臼回転骨切り術や寛骨臼移動術，Chiari骨盤骨切り術，臼蓋形成術（タナ形成術）など骨頭被覆を改善し，関節適合性を向上させる関節温存術を用いる場合が多い（**図2**）。
- 青・壮年期の進行期，末期変形性股関節症では，関節適合性を考慮して寛骨臼回転骨切り術や寛骨臼移動術，Chiari骨盤骨切り術，大腿骨外反骨切り術を選択すれば良好な症状緩和が期待できるため，まず手術療法を考慮する。一方で病期が進行するほど前述した術式の術後成績が悪化することが知られており，患者背景を考慮し人工股関節全置換術（total hip arthroplasty；THA）を用いる場合もある（**図3**）。
- 中年以降の進行，末期変形性股関節症では，前述した温存術が有効な例が存在するが，青・壮年期と比較し術後成績が劣る。患者の希望により温存術を行う場合があるが，THAの適応も視野に入れた治療を行う。

a
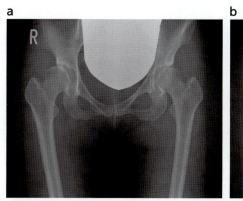
b
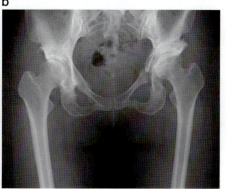

図2　寛骨臼回転骨切り術

a
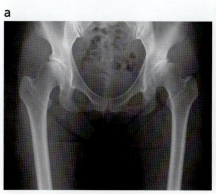
b
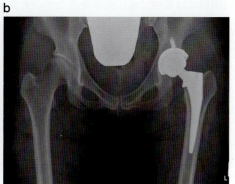

図3　人工股関節全置換術

人工股関節全置換術（THA）について述べよ
(設問8〜14)

▶ THAは歩行機能，スポーツ活動，心肺機能，満足度などのQOL（quality of life）向上に有用であり，除痛効果はきわめて高い。

▶ 術後は一般的に衝撃性が少なく，経験したことのあるスポーツは許可されている。術後に行ってもよいスポーツの一例としてホールダンスやゴルフ，水泳，テニス（ダブルス），ウォーキングなどが挙げられるが，野球やサッカー，バスケットボール，バレーボール，ジョギングなど人工関節に負担がかかる競技は推奨されない。

▶ 材質としてはソケット，ステムは金属製［チタン合金（Ti），コバルトクロム合金（CoCr）］，摺動面に関しては，ソケット側は高度架橋超高分子ポリエチレン（highly cross-linked polyethylene：HXLPE），骨頭側はセラミック［アルミナ（Al），ジルコニア（Zr）］やCoCrを用いたTHAが主流である。CoCr合金は耐摩耗性が高いが，チタン合金に比べ金属アレルギーを起こしやすい。

▶ セラミック骨頭は金属骨頭より耐蝕性，耐摩耗性が高く，靱性が低い特徴がある。また，腐食などによる金属イオン放出はほとんど生じない。

▶ 高度架橋超高分子ポリエチレンは超高分子ポリエチレンにγ線を照射することで分子間に架橋が形成され作製される。空気中でのγ線照射はポリエチレンを酸化させ劣化させるが，滅菌時などの不活性ガス下でのγ線照射は影響が少ないといわれている。また，酸化防止目的，耐摩耗性向上目的にビタミンEを添加している超高分子ポリエチレンも存在する。

▶ 摺動面の種類としては前述のceramic-on-polyethylene（CoP）やmetal（CoCr）-on-polyethylene（MOP）のほか，ceramic-on-ceramic（CoC），metal-on-metal（MoM）がある。

▶ ソケット，ステムの固定法にはセメントTHA，セメントレスTHAの2種類が主流であるが一定の決まりはなく，患者の年齢や全身状態などから総合的に判断する。

▶ セメントによるステム固定の際に勧められることとして，リーマー，ラスプ，鋭匙で骨髄腔の海綿骨を十分除去し，ステム先端から1〜2cm遠位のところに骨栓やポリエチレン製の栓を設置する，ステムは中間位で固定し，骨セメントは手袋に付着しない程度まで硬化した後に，セメントインジェクターで充填することなどが挙げられる。

▶ セメント使用例では術中に血圧低下をきたすことがある。

人工股関節の合併症

合格へのチェック！

正しいものに○，誤ったものに×をつけよ。

基本

1. 初回THAの脱臼率は1〜5％である。 （　　）
2. 金属対金属人工関節の合併症として易脱臼性がある。 （　　）
3. 超高分子ポリエチレンや金属インプラントの摩耗粉は弛みの原因となる。 （　　）
4. 静脈血栓リスク評価において人工関節手術は高リスクにあたる。 （　　）
5. 深部静脈血栓症の危険因子として経口避妊薬やホルモン剤が挙げられる。 （　　）

発展

6. 人工関節置換術後の致死性肺血栓塞栓症は術後1週以内に発症する頻度が最も高い。 （　　）
7. 一般的に人工関節全置換術後の感染は膝関節より股関節のほうが多い。 （　　）
8. 初回THAにおける人工関節周囲感染の発生頻度は1〜10％である。 （　　）
9. 人工関節周囲感染は抗菌薬投与のみでは沈静化は難しい。 （　　）
10. 人工関節周囲感染は初回手術より再置換術のほうが発生率が高い。 （　　）

解答は次ページ下に。

V 疾患各論／骨盤・股関節／変形性股関節症・その他

専門医試験では
こんなことが
問われる！

① 人工関節脱臼，弛みについて （第31回 問71，第33回 問64など）
② 深部静脈血栓症について （第32回 問21，第33回 問20・30，第34回 問20など）
③ 人工関節周囲感染について （第33回 問14・22，第34回 問24など）

知識の整理

THAの合併症について述べよ

(設問1〜10)

深部静脈血栓症

▶ 術中・術直後の合併症として血管損傷や神経損傷（大腿神経，坐骨神経），脱臼，感染，深部静脈血栓症などが挙げられる。

▶ 深部静脈血栓症の頻度は20〜30％程度，症候性肺血栓塞栓症は0.5〜1％程度，致死性肺血栓塞栓症は0.5％未満といわれている。

▶ 深部静脈血栓症の非薬物予防法として積極的下肢運動や早期離床・歩行，弾性ストッキング，間欠的空気圧迫法が推奨されている。閉塞性動脈硬化症やうっ血性心不全患者では弾性ス

361

トッキング，間欠的空気圧迫法は注意を要する。また，間欠的空気圧迫法の開始時に深部静脈血栓症の存在が否定できないときは原則的に使用しない。
▶ 深部静脈血栓症の薬物予防法として抗凝固療法（ワルファリン，未分化ヘパリン，フォンダパリヌクス，エノキサパリン）が推奨されている。

インプラントの弛み，脱臼，その他

▶ THA術後の脱臼頻度は初回で1〜5％，再置換術で5〜15％程度である。アプローチにより術後脱臼頻度に差があることが報告されており，前方アプローチは後方アプローチよりも低いとされている。
▶ 骨頭径は関節の安定性に関与しており，骨頭径が大きくなればなるほど脱臼するまでのjumping distanceが大きくなるため脱臼しにくくなる。ただし，金属骨頭では骨頭径の増大に伴い摺動面やネック部分にかかるトルクが大きくなり，摺動面の摩耗やインプラント破損につながる。また，近年ではポリエチレンライナーと骨頭間のほか，ソケットとポリエチレンライナー間にも摺動面をもつdual mobility systemが開発されており脱臼率を下げていることが報告されている（**図4，5**）。

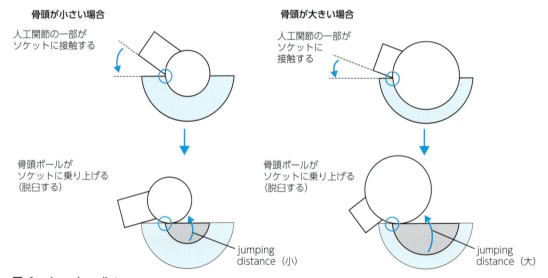

図4 Jumping distance

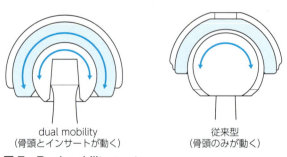

図5 Dual mobility system

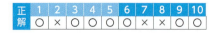

▶インプラントの弛みの原因として手術手技（インプラント設置，セメント手技など）や感染，外傷，インプラント摩耗粉などが挙げられる。

▶ポリエチレン摩耗粉はマクロファージに貪食され各種サイトカインを放出する。このサイトカインにより破骨細胞が刺激され骨吸収，骨溶解が生じる。結果としてインプラントが不安定になり，その不安定性によりさらなる摩耗粉が生じ悪循環となる。

▶Metal-on-metal（MoM）においては特定の機種や設置状態において金属摩耗粉や金属イオンが生じ，周囲に種々の有害反応（adverse reaction to metal debris；ARMD）を引き起こす可能性がある。金属摩耗粉に対する反応としては偽腫瘍の形成や無菌性リンパ球優位性血管炎関連病変（aseptic lymphocyte-dominated vasculitis associated lesion；ALVAL），関節液の貯留が生じる危険性がある。

▶Ceramic-on-ceramic（CoC）においてはセラミックの破損やsqueaking（摺動面からのキーキーとした異音）が生じる危険性がある。

THA術後感染／人工関節周囲感染

▶手術部位感染（surgical site infection；SSI）は切開部の皮膚，皮下組織までの表層SSIと深部軟部組織や骨，関節まで至る深部SSIに分けられる。

▶人工材料には血行がないため深部SSIが発生するときわめて難治となる。

▶THA術後の深部SSI発生率は初回手術で0.2〜3.8%，再置換術で0.5〜17.3%程度といわれている。また，THAよりも人工膝関節全置換術（total knee arthroplasty；TKA）のほうが一般に感染率が高い。原疾患が変形性関節症よりも関節リウマチ（rheumatoid arthritis；RA），糖尿病の合併で頻度が高い。高齢，低栄養も危険因子となる。

▶起炎菌は黄色ブドウ球菌と表皮ブドウ球菌が多く，メチシリン耐性黄色ブドウ球菌（Methicillin-Resistant *Staphylococcus aureus*；MRSA）も増加傾向にある。感染経路は術中，術後の細菌の創部への侵入や術後経過中のほかの感染巣からの血行感染が考えられる。

▶遅発性感染は術後3カ月以上経過してから発症するもので，褥瘡や開放創，化膿性歯髄炎，尿路感染症などが原因となることが多い。

▶症状としては発熱，局所の発赤や熱感，腫脹，疼痛が認められる。瘻孔を形成することもある。感染の早期ではX線像において変化は認められないが，晩期感染では骨溶解や骨萎縮を認めることがある。

▶人工関節周囲感染症（prosthetic joint infection；PJI）は原因菌がインプラントおよび周囲の骨，軟部組織に広範なバイオフィルムを形成することが多く，抗菌薬投与のみでは沈静化することが困難な場合が多い。さらに，持続洗浄療法の効果も減弱する。そのため，インプラントの抜去や感染巣のデブリドマンと骨欠損部の再建を伴う人工関節再置換術が必要となることが多い。

▶再置換術には抜去と同時に再置換術を行う一期的再置換術のほか，抗菌薬を含有したセメントビーズやハイドロキシアパタイト，人工関節を模したセメントスペーサーを留置し感染が沈静してから再置換術を行う二期的再置換術がある。

▶近年は初回手術後のSSIによるPJIや急性血行性PJIは感染早期であれば洗浄，デブリドマンとインプラント温存（debridment, antibiotic, and inplant retention；DAIR）を行える場合がある。

FAI，股関節唇損傷

合格へのチェック！
正しいものに○，誤ったものに×をつけよ．

基本
1. FAIは一次性変形性股関節症の原因とはならない． （　）
2. 形態異常が大腿骨側にあるものをpincer typeとよぶ． （　）
3. FAIでは寛骨臼縁の軟骨損傷や関節唇損傷を伴う． （　）
4. FAIでは他動的な股関節の屈曲，内旋で疼痛が誘発される． （　）
5. FAIで疼痛が強い症例では人工関節置換術が第一選択となる． （　）

発展
6. 単純X線像のα角が減少する． （　）
7. Pincer type FAIはcross over signを認める． （　）
8. Cam type FAIはpistol grip変形やherniation pitを認める． （　）

解答は次ページ下に．

専門医試験ではこんなことが問われる！

FAIの症状，診察所見，画像所見について
（第32回 問105，第34回 問65，第35回 問64，第36回 問90など）

知識の整理

大腿骨寛骨臼インピンジメント（FAI）について述べよ （設問1〜8）

- 大腿骨寛骨臼インピンジメント（femoroacetabular impingement；FAI）は，寛骨臼側，大腿骨側での軽度な骨性変形を背景として，股関節運動時に繰り返されるインピンジメントによって生じる病態である．
- 寛骨臼縁の関節唇および軟骨に損傷が生じ，股関節痛，ひいては変形性股関節症の危険因子となることが報告されている．
- FAIの特徴的な骨形態異常として，大腿骨側のCam変形，寛骨臼側のPincer変形が挙げられる（**図6**）．
- 症状としては，しゃがみ込みや長時間の座位後，足を組んだ際の鼠径部痛や大腿外側の疼痛を訴えることがある．
- 診察所見としては股関節屈曲・内旋位にすると鼠径部痛が誘発される前方インピンジメントテストやFABER（flexion abduction external rotation）テストでの陽性，股関節屈曲内旋角度の低下が認められる．

- Cam type FAIの診断にはα角の増大やhead-neck offset ratioの低下が用いられ，補助的な指標としてpistol grip変形やherniation pitの有無などが用いられる（**図7**）。
- Pincer type FAIの診断にはCE角の増大やacetabular roof obliquity（ARO）の低下，cross over signなどが用いられる。
- 前述の画像所見は症状のない集団においても認められるため，診察所見，症状により総合的に診断する。
- 保存療法としては薬物療法や理学療法を中心に行うが，経過観察で改善しない場合は手術療法を行う。
- 手術療法としては直視下あるいは関節鏡視下に行う寛骨臼縁切除術や関節唇形成術，デブリドマン，骨軟骨形成術を行う。

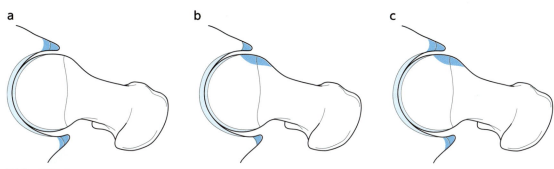

図6 FAIのtype
a：Pincer type impingement
b：Cam type impingement
c：Mixed type impingement

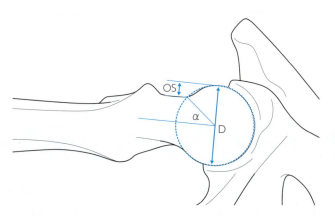

図7 α角，head-neck offset ratio
頚部側面像において，骨頭中心と頚部最峡部の中点を結ぶ線と頚部前方骨頭移行部の曲率変化点と骨頭中心を結ぶ線となす角度をα角という。
頚部軸に平行で骨頭前縁を通る接線と頚部最峡部前縁を通る接線との距離（OS）の骨頭径（D）に対する割合をhead-neck offset ratioという。

正解	1	2	3	4	5	6	7	8
	×	×	○	○	×	×	○	○

股関節唇損傷について述べよ

(設問3〜4)

▶ 股関節唇は寛骨臼縁に付着している線維軟骨組織であり，股関節の安定化を担っている。

▶ 寛骨臼形成不全やFAIの発症は関節唇損傷に伴うことが多い。

▶ 股関節の屈曲内旋時（前方インピンジメントテスト），伸展外旋時に疼痛が誘発されることが多い。

▶ 症状としては股関節のひっかかり感やロッキング，関節の不安定感などが挙げられる。

▶ 治療法としては筋力訓練や鎮痛薬の内服，疼痛を誘発する肢位を避けるように指導するなどの保存療法が中心となるが，疼痛が軽減しない場合は関節鏡視下関節唇形成術やデブリドマンを行う。

股関節疾患その他

合格へのチェック！

正しいものに○，誤ったものに×をつけよ。

1. 急速破壊性股関節症は高齢女性に多い。	（　）
2. 急速破壊性股関節症は片側例であることが多い。	（　）
3. 急速破壊性股関節症は強い股関節痛に伴い高度な関節拘縮が認められる。	（　）
4. 急速破壊性股関節症では骨頭の破壊は高度だが寛骨臼側は正常であることが多い。	（　）
5. 大腿骨軟骨下脆弱性骨折は骨粗鬆症を背景とした脆弱性骨折であり高齢女性に多い。	（　）
6. 大腿骨軟骨下脆弱性骨折は早期より骨頭の圧潰をきたす。	（　）
7. 一過性大腿骨頭萎縮症は中年の男性に多い。	（　）
8. 一過性大腿骨頭萎縮症は両側例より片側例が多い。	（　）
9. 一過性大腿骨頭萎縮症では病初期より関節裂隙の狭小化がみられる。	（　）
10. 色素性絨毛結節性滑膜炎は軟骨に石灰化を伴う。	（　）
11. 色素性絨毛結節性滑膜炎は寛解増悪を繰り返すことが多い。	（　）
12. 色素性絨毛結節性滑膜炎の症状は急速に進行する。	（　）
13. 色素性絨毛結節性滑膜炎は滑膜が骨内に侵入し骨嚢胞様の所見を認めることがある。	（　）
14. 滑膜性骨軟骨種症における軟骨片は滑膜より生じ，次第に遊離する。	（　）
15. 滑膜性骨軟骨種症は関節内に遊離した軟骨片は成長しない。	（　）
16. 滑膜性骨軟骨種症は進行すると骨破壊や関節症性変化が出現する。	（　）
17. 二次性臼蓋底突出症は関節リウマチ（RA）で伴いやすい。	（　）
18. 臼蓋底突出症が進行した場合には人工関節置換術を行う。	（　）

解答は次ページ下に。

V 疾患各論／骨盤・股関節／変形性股関節症・その他

専門医試験では こんなことが **問われる！**

①急速破壊性股関節症について　　　　　　　　（第32回 問75など）
②色素性絨毛結節性滑膜炎/びまん性腱滑膜巨細胞腫について
　　　　　　　　　　　　　　　　　　　　　　（第33回 問40など）
③滑膜性骨軟骨腫症について　　　　（第33回 問65，第34回 問29など）

367

知識の整理

急速破壊型股関節症について述べよ　　　　　　　　　　　　　　　　（設問1〜4）

▶ 短期間に急速に関節裂隙の狭小化，関節破壊が進行する股関節症で高齢者に多く発症する。近年，大腿骨頭軟骨下脆弱性骨折との関連性が指摘されている。大腿骨頭の破壊が著しく，骨棘形成や骨嚢胞が存在しないことが特徴である。

▶ 診断においては，関節リウマチや感染症，神経病性関節症などを否定されるべきである。

▶ 比較的高齢者に発症し，女性に多い傾向がある。明らかな基礎疾患は認めない正常股関節に発生することがほとんどである。多くは片側例であり，強い疼痛を訴えるが，可動域は通常の変形性股関節症と比較して保たれる。

▶ 寛骨臼側，大腿骨側ともに破壊が生じているため，治療法としては人工関節置換術が挙げられる。

大腿骨頭軟骨下脆弱性骨折について述べよ　　　　　　　　　　　　　（設問5〜6）

▶ 骨粗鬆症などの骨脆弱性を背景として大腿骨頭の軟骨下に発生する骨折であり，高齢女性に多く発生する傾向がある。

▶ 軽微な外傷を契機として発症することも多いが，明らかな誘因が指摘できないこともある。股関節痛が生じ，歩行に支障をきたす。

▶ 単純X線像では発症直後は明らかな異常を認めないことが多く，疑う場合にはMRIが有用となる。大腿骨頭から頚部にかけてT1強調像で低信号，T2強調像で高信号となる骨髄浮腫（bone marrow edema）が認められる。

▶ 治療法としては基本的には安静や荷重制限，鎮痛薬の内服などの保存療法を行うが，発症後急速に骨頭の圧潰をきたす例がある。骨頭の圧潰が進行した場合は人工関節置換術を行う。

一過性大腿骨頭萎縮症について述べよ　　　　　　　　　　　　　　　（設問7〜9）

▶ 明らかな誘因なく股関節痛と異常歩行が出現し，単純X線像で大腿骨頭萎縮像がみられる。

▶ 妊娠後期の女性や中年男性に多く，大腿骨頭壊死症との鑑別が重要となる。

▶ MRI T1強調像で骨頭から頚部にかけてびまん性の低信号域を認める。

▶ 経過観察のみで症状が改善し，単純X線像も正常に戻る原因不明の疾患である。

色素性絨毛結節性滑膜炎／びまん性腱滑膜巨細胞腫について述べよ　　　　　　　　　　　　　　　　　　　　　　　（設問10〜13）

▶ 良性の腫瘍性病変であり関節発生が多く，進行すると関節面および骨内に腫瘍が浸潤し骨破

正解	1	2	3	4	5	6	7	8	9	10	11	12	13	14	15	16	17	18
	○	○	×	×	○	×	○	○	×	×	○	×	○	○	×	○	○	○

壊をきたす。
- 治療は滑膜切除術が行われるが，十分な腫瘍切除を行うことは困難なことが多く再発しやすい。変形性関節症が進行した場合は関節固定術や人工関節置換術の適応となる。

股関節滑膜性骨軟骨腫症について述べよ　　　　　　　　　　　　　（設問14～16）

- 関節包内に多数の軟骨片や骨軟骨片が認められ，進行すると骨破壊および関節症性変化が出現する。遊離した軟骨片は成長することがある。
- 軟骨片は単純X線像に写りにくく，MRI，CTでより明確に描出されるため診断時に有用である。
- 治療は遊離体の摘出および滑膜切除術が行われる（**図8**）。
- まれではあるが軟骨肉腫への悪性化が報告されている。

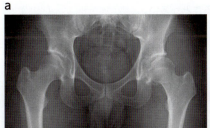 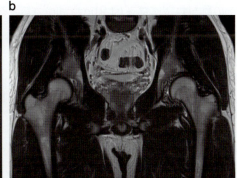

図8　股関節滑膜性骨軟骨腫症
a：単純X線像。関節内に腫瘤像を認める。
b：MRI

寛骨臼底突出症，Otto骨盤について述べよ　　　　　　　　　　　　（設問17～18）

- 寛骨臼底が骨盤腔内に突出した状態の総称であり，一次性と二次性があるが一次性はきわめてまれである。二次性はRAや股関節中心性脱臼骨折に続発する。
- 突出が進行した症例では治療として人工関節置換術が行われる。

参考文献
1) 井樋栄二，吉川秀樹，津村　弘編．標準整形外科学．第13版．東京：医学書院；2017．
2) 日本整形外科学会診療ガイドライン委員会，変形性股関節症診療ガイドライン策定委員会編．変形性股関節症診療ガイドライン2016．改訂第2版．東京：南江堂；2016．
3) 日本整形外科学会診療ガイドライン委員会，骨・関節術後感染予防ガイドライン策定委員会編．骨・関節術後感染予防ガイドライン2015．改訂第2版．東京：南江堂；2015．

V 疾患各論／膝関節

変形性膝関節症（保存療法, HTO, TKA）

変形性膝関節症の疫学・症状・診断

合格へのチェック！

正しいものに○，誤ったものに×をつけよ。

1. 変形性膝関節症はロコモティブシンドロームの原因となる代表的な疾患である。（ ）
2. 日本では変形性膝関節症の多くは二次性である。（ ）
3. 変形性膝関節症において肥満は危険因子である。（ ）
4. 日本の有症状者は約800万人と見込まれている。（ ）
5. 日本では大部分が外反変形を呈する。（ ）
6. 初期には膝関節の動きはじめの痛み (starting pain) を訴えることが多い。（ ）
7. 内側型変形性膝関節症では歩行時に外側への横ぶれ (lateral thrust) が観察される。（ ）
8. 進行すると大腿骨に対し脛骨は内旋する。（ ）
9. 正常立位大腿脛骨角は176〜178°である。（ ）
10. 正常な下肢機能軸は膝関節のほぼ中央を通過する。（ ）
11. 膝関節立位正面像より臥位正面像のほうが軟骨状態を正しく把握できる。（ ）
12. 初期病変の描出にRosenberg撮影は有用である。（ ）
13. 黄色透明で粘稠度の低い関節液が貯留する。（ ）
14. 外側型変形性膝関節症では大腿骨外側顆低形成がみられることが多い。（ ）
15. 外側型変形性膝関節症は股関節疾患に付随することが多い。（ ）
16. 膝蓋大腿関節症は大腿骨顆部の低形成を背景とし，発症する。（ ）
17. 膝蓋大腿関節症の症状は階段昇降時やしゃがみ込み動作の膝蓋骨周囲の痛みである。（ ）
18. 膝蓋大腿関節症では膝蓋骨軸射像で外側の関節裂隙狭小化がみられることが多い。（ ）

解答は次ページ下に。

専門医試験ではこんなことが問われる！
① 変形性膝関節症の疫学
② 変形性膝関節症の症状
③ 変形性膝関節症の診断

（第30回 問78，第31回 問74，第32回 問77，第33回 問66など）

知識の整理

変形性膝関節症の疫学について説明せよ (設問1〜5)

- 腰背部痛と変形性膝関節症〔膝OA(osteoarthritis)〕は高齢者の愁訴で最も多い骨・関節疾患であり、ロコモティブシンドロームの原因となる代表的な疾患である。
- 変形性膝関節症の病因は一次性と二次性に分けられ、わが国では明らかな原因が認められない一次性が大部分を占める。高齢で肥満の女性に多いため、老化・肥満・性ホルモンとの関連が考えられている。二次性は代謝性疾患・外傷・先天異常など明確な原因があるものをいう。
- 大規模な疫学研究では、わが国の変形性膝関節症の罹患患者数は約2,500万人、そのなかで痛みを有しているのは約800万人程度と推定されている。日本では大部分が内反変形を呈する内側型変形性膝関節症となる。
- 外側型変形性膝関節症では内側型に比べて肥満者は少なく、外側円板状半月や骨系統疾患に続発することが多い。

変形性膝関節症の症状について説明せよ (設問6〜8)

- 初期には、膝関節のこわばる感じや座位を続けた後の立ち上がり時の痛み・歩きはじめの痛みであるstarting painを訴えることが多い。
- 症状は多岐にわたり、膝蓋骨周囲の痛みや膝窩部の緊張感を訴えたり、関節液貯留を認め膝蓋跳動を呈することもある。
- 内側型変形性膝関節症では踵接地時に膝関節が外側に横ぶれ(lateral thrust)が生じ、外側型変形性膝関節症では内側に横ぶれ(medial thrust)が生じる(図1)。

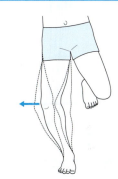

図1 Lateral thrust

変形性膝関節症の診断について説明せよ (設問9〜18)

- 正常な下肢機能軸は膝関節のほぼ中央を通過する。大腿脛骨角(femorotibial angle; FTA)は正常で176〜178°である。内側型変形性膝関節症では下肢機能軸は膝関節の中央より内側を通過し、FTAは180°より大きくなる(図2)。
- 膝関節は荷重関節であるため、撮影肢位に影響を受ける。臥位よりも立位のほうが軟骨摩耗を正確に評価できる。
- Rosenberg撮影は膝関節軟骨変性による関節裂隙変化をより鋭敏に評価できる(図3)。
- 貯留する関節液は黄色透明で粘稠である。正常の関節液と比較し、ヒアルロン酸の濃度と分

子量の低下が認められる。
- 外側型変形性膝関節症は股関節疾患に付随することが多く，可動域制限は生じることが少ない。外側円板状半月板や骨系統疾患に続発することが多く，大腿骨外側顆低形成がみられることが多い。
- 膝蓋大腿関節症は外反膝・大腿骨顆部の低形成・膝蓋骨高位・大腿四頭筋の筋力低下を背景に発症することが多い。階段昇降やしゃがみ込み時に膝蓋骨周囲の痛みが生じる。単純X線の膝蓋骨軸写像では外側の関節裂隙狭小化がみられることが多い（**図4**）。

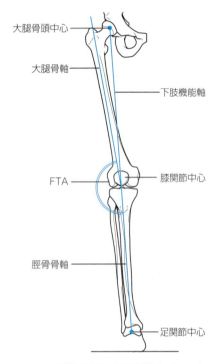

図2　下肢機能軸と大腿脛骨角（FTA）

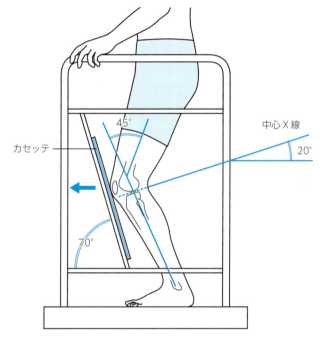

図3　Rosenberg撮影
Rosenberg撮影により，立位膝関節正面像（伸展位）と比較し，軟骨変性による関節裂隙変化を鋭敏に評価することができる。

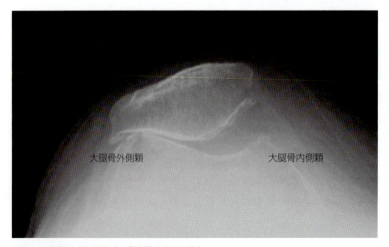

図4　膝蓋大腿関節症（膝蓋骨軸写像）
外側の関節裂隙狭小化がみられる（自験例）。

変形性膝関節症の治療

合格へのチェック！　　正しいものに○，誤ったものに×をつけよ．

1. 変形性膝関節症の多くの症例は保存療法を行う．（　）
2. 変形性膝関節症の運動療法では股関節および膝関節周囲筋の訓練が重要である．（　）
3. 変形性膝関節症の運動療法において，筋力訓練では等尺性訓練が安全である．（　）
4. 変形性膝関節症の薬物療法において，経口副腎皮質ステロイド薬は第一選択である．（　）
5. 変形性膝関節症の進行期ではヒアルロン酸関節内注射の有用性が高い．（　）
6. 変形性膝関節症に対する鏡視下デブリドマンは長期的に関節症の進行を抑制する．（　）
7. 人工膝単顆関節置換術では前十字靱帯が残存していることが重要である．（　）
8. 人工膝関節全置換術では，セメント非使用は使用に比べて再置換率が高い．（　）
9. 人工膝関節全置換術において，コンポーネントの回旋アライメントは術後膝蓋骨トラッキングに影響する．（　）
10. 人工膝関節全置換術後の深部感染症は原則として一期的再置換術を行う．（　）
11. 膝蓋大腿関節症に対する手術療法に脛骨粗面前内側移行術がある．（　）

解答は次ページ下に．

専門医試験ではこんなことが問われる！

①変形性膝関節症の保存療法
②変形性膝関節症の手術療法
（第29回 問77・78，第31回 問75・76，第34回 問67，第35回 問66など）

知識の整理

変形性膝関節症の保存療法について説明せよ　　　　　　　　　　　　（設問1〜5）

- 変形性膝関節症患者に対しては，手術療法よりも保存療法を行う頻度が高い。日常生活での指導・運動療法・装具療法・薬物療法が推奨されている。

- 日常生活指導では正座を避け，疼痛が強いときは杖の使用を推奨する。また，肥満のある症例では適切な減量を指示する。

- 運動療法では有酸素運動やプール歩行などが推奨されている。また，大腿四頭筋と股関節外転筋の筋力強化は症状を改善させることが報告されている。疼痛が強い場合や高齢者では，下肢伸展挙上訓練（straight leg raising test；SLR）など等尺性訓練が安全かつ効果的である。ハムストリングスのストレッチは膝関節屈曲拘縮予防に有用である。

- 装具療法では内側型変形性膝関節症に対して外側が高い足底板がよく用いられる。外反を強制するような硬性サポーターの有効性が報告されているが，高価であることと着用コンプライアンスが悪い。

- 薬物療法では抗炎症薬の内服が推奨される。痛みの強い症例に対しては非ステロイド性抗炎症薬（nonsteroidal anti-inflammatory drugs；NSAIDs）が使用される。COX-2選択性の高いNSAIDsは胃腸障害の発生頻度が低いことが報告されている。ヒアルロン酸関節内注射は効果発現は遅いが，効果の持続は長いとされている。また，病期が進行した症例には有効性が低い。副腎皮質ステロイド関節内注射は強力な消炎鎮痛効果があるが，頻回の使用で感染やステロイド関節症発症のリスクがあり，使用に注意する必要がある。

変形性膝関節症の手術療法について説明せよ　　　　　　　　　　　　（設問6〜11）

- 保存療法で症状の改善が得られない患者，関節破壊が進行した患者では手術療法を考慮する。手術療法には主に鏡視下デブリドマン，膝周囲骨切り術，人工膝関節置換術が挙げられる。

- 鏡視下デブリドマンは比較的初期の関節症，半月板の変性断裂や遊離体などによる機械的な障害が症状に関連している例がよい適応である。根本的な治療ではなく，関節症の進行を抑制する手術ではない。高度の関節症では症状の再発が起こりやすい。

- 膝周囲骨切り術は変性が関節全体に及んでいない場合がよい適応である。変形を矯正するとともに，変性が及んでいない関節面に荷重を移動させる。一般に内側型変形性膝関節症には脛骨近位部での外反骨切り術を，外側変形性膝関節症には大腿骨顆上部での内反骨切り術を行う。

- 人工膝関節置換術には人工膝関節単顆置換術（unicompartmental knee arthroplasty；UKA）と人工膝関節全置換術（total knee arthroplasty；TKA）がある。UKAは内側もしくは外側コンパートメントのみの変性に対して行われる。前十字靱帯が残存していることが重要である。内側UKAでは術後の冠状面アライメントはニュートラルから軽度内反にすることで良好な術後成績が得られるとされる。TKAと比較すると侵襲が少なく，可動域が保た

正解	1	2	3	4	5	6	7	8	9	10	11
	○	○	○	×	×	×	○	×	○	×	○

れるが，再置換率は高いと報告される。
- ▶ TKAは高度の変形性膝関節症や著明な不安定性，拘縮を伴う症例に対して行われる。一般的に，冠状面アライメントは大腿骨・脛骨とも機能軸に垂直に骨切りを行う（**図5**）。回旋アライメントは骨ランドマークを指標に決定される。大腿骨・脛骨ともコンポーネントが内旋設置されると膝蓋骨のトラッキング不良の原因となる。TKAの大腿骨コンポーネントの回旋アライメントの指標としてWhitesideライン（AP軸）や上顆ラインが使用されることがある。
- ▶ 総腓骨神経麻痺はTKAにおいて注意すべき術中合併症の一つである。
- ▶ TKAの重大な合併症に深部感染，深部静脈血栓症・肺塞栓症が挙げられる。深部感染は抗菌薬のみで沈静化するのは20%程度である。起炎菌は黄色ブドウ球菌が最も多く，MRSAの頻度も高い。一般に，インプラントを抜去後セメントスペーサーを留置し，4～6週間隔をあけて再置換を行う二期的再置換術が多く行われる。深部静脈血栓症は小さなものを含めると50%前後にみられるとの報告もある。予防のため，間欠的空気加圧装置を足部に装着し，両下肢の自動運動を奨励し早期離床を促す。

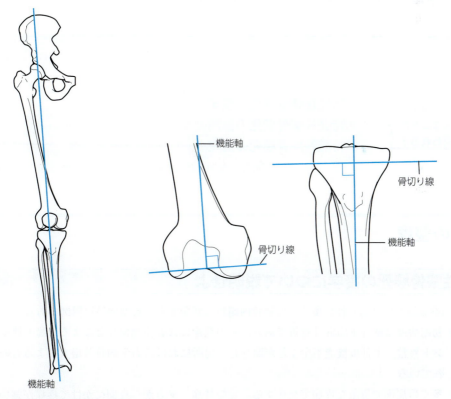

図5　TKAにおける冠状面アライメント

参考文献
1) 井樋栄二, 吉川秀樹, 津村　弘, ほか編. 標準整形外科学. 第14版. 東京：医学書院；2020.
2) 大鳥精司, 高相晶士, 出家正隆, ほか編. TEXT整形外科学. 改訂5版. 東京：南山堂；2019.
3) 山崎正志. 運動器の細胞／知っておきたい 骨膜の細胞. 臨整外 2004；39：798-800.

疾患各論／膝関節

骨壊死など

合格へのチェック！

正しいものに○，誤ったものに×をつけよ。

1. 特発性膝骨壊死の好発部位は大腿骨内側顆である。（　）
2. 特発性膝骨壊死は男性に多い。（　）
3. 特発性膝骨壊死は急激な疼痛や夜間痛が特徴的である。（　）
4. 特発性膝骨壊死は両側例が多い。（　）
5. 特発性膝骨壊死の初期病態は軟骨下脆弱性骨折と考えられている。（　）
6. 特発性膝骨壊死の初期はX線像で所見を認めないことがある。（　）
7. 特発性膝骨壊死はMRIによる早期診断が重要である。（　）
8. 特発性膝骨壊死は病変が小さければ保存療法を考慮する。（　）
9. 特発性膝骨壊死は保存療法として免荷や足底板などがある。（　）
10. 特発性膝骨壊死が進行していると手術療法が必要となることが多い。（　）

解答は次ページ下に。

専門医試験ではこんなことが問われる！

① 特発性膝骨壊死の疫学
② 特発性膝骨壊死の診断
③ 特発性膝骨壊死の治療

（第30回 問81・82，第31回 問77，第33回 問68，第34回 問68など）

知識の整理

特発性膝骨壊死の疫学について説明せよ　　（設問1〜5）

- ▶ 60歳以上の高齢女性に多く，大腿骨内側顆に好発する。典型例は片側例である。
- ▶ 初期病態は軟骨下脆弱性骨折であり，その発症には骨粗鬆症などによる骨脆弱性やアライメント異常，半月板機能不全などが関与し，局所における力学的負荷増大によるものと考えられている。
- ▶ 多くの症例で急激な疼痛で発症する。安静時痛，夕方から夜間にかけて疼痛が強いことも特徴である。

特発性膝骨壊死の診断について説明せよ　　（設問6〜7）

- ▶ 単純X線像では早い病期の症例では異常を認めないことが多いことに留意する必要がある。

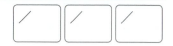

病期が進行した症例では顆部の平坦化や透亮像を呈し，最終的には関節裂隙の狭小化や骨棘形成など変形性膝関節症類似の変化を生じる（**図1**）。
▶ MRIでは単純X線像では指摘できない早期病変も検出できるため有用である（**図2**）。

特発性膝骨壊死の治療について説明せよ (設問8〜10)

▶ 病変が小さく，圧潰を認めていない場合は保存療法を行う。局所に加わるストレスを軽減させることで自然治癒することが多い。急性期には免荷や足底板・膝装具が使用される。
▶ 保存療法を行っても，疼痛の改善が得られない場合や，病巣が大きく，圧潰がみられる場合は手術療法を行う。病巣の大きさや，下肢全体のアライメントを考慮して，高位脛骨骨切り術や人工膝関節単顆置換術（unicompartmental knee arthroplasty；UKA），人工膝関節全置換術（total knee arthroplasty；TKA）が選択される。

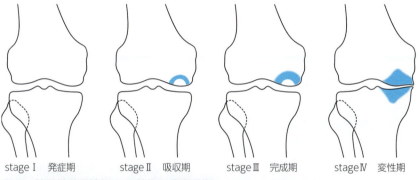

図1　特発性膝骨壊死のX線像の病期分類

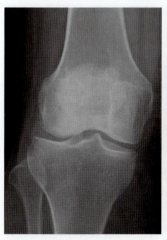
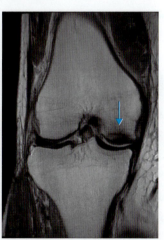

図2　特発性膝骨壊死のMRIによる早期発見（自験例）
単純X線像で変化がなくとも，MRIを撮像すると早期に特発性膝骨壊死を検出することができる（矢印）。

参考文献
1) 井樋栄二, 吉川秀樹, 津村　弘, ほか編. 標準整形外科学. 第14版. 東京：医学書院；2020.
2) 大鳥精司, 髙相晶士, 出家正隆, ほか編. TEXT整形外科学. 改訂5版. 東京：南山堂；2019.
3) 山崎正志. 運動器の細胞／知っておきたい 骨膜の細胞. 臨整外 2004；39：798-800.

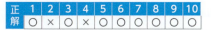

V 疾患各論／膝関節

そのほかの膝関節障害

合格へのチェック！　　　正しいものに○，誤ったものに×をつけよ．

1. 分裂膝蓋骨の多くはSaupe分類I型である．　　　　　　　　　　　　　　　（　）
2. 先天性膝関節脱臼は脛骨が大腿骨よりも後方に脱臼することが多い．　　　　　（　）
3. 乳幼児の膝は生理的に内反しており，成長とともに内反は減少してくる．　　　（　）
4. 膝窩嚢胞は50歳以上の女性に好発する．　　　　　　　　　　　　　　　　（　）
5. 鵞足滑液包炎は変形性膝関節症患者に発症することがある．　　　　　　　　（　）
6. 膝蓋前滑液包炎はhousemaid's kneeともよばれる．　　　　　　　　　　　（　）
7. 滑膜ひだ障害の多くは膝蓋下滑膜ひだの肥厚による症状である．　　　　　　（　）
8. 神経病性膝関節症では，強い疼痛が主な症例の一つである．　　　　　　　　（　）

解答は次ページ下に．

専門医試験ではこんなことが問われる！
①発育期の膝関節障害
②膝関節周囲の関節包・滑液包の異常，滑膜ひだ障害
（第7回 問31，第30回 問80など）

知識の整理

発育期の膝関節障害について説明せよ　　　　　　　　　　　　　（設問1〜3）

▶ 分裂膝蓋骨は膝蓋骨の一部が膝蓋骨本体より分離したものである．約半数が両側発生である．多くは症状なく経過するが，スポーツ活動などにより疼痛をきたすことがある．疼痛を訴えるものを有痛性分裂膝蓋骨とよぶ．診断はX線正面像で可能である．Saupe分類はI型（骨片が下端に位置），II型（骨片が外側に位置），III型（骨片が上外側に位置）とされ，III型が最も多い．大半がスポーツ活動の休止などの保存療法で改善するが，病状によって分裂部の摘出・接合術・外側広筋切離術が選択される．

▶ 先天性膝関節脱臼はまれな疾患で骨盤位分娩で多くみられる．ほとんどが脛骨が大腿骨に対して前方に脱臼する．その場合，反張膝となり，膝屈曲は自動的に不能である．生後できるだけ早期に整復をし，シーネまたはギプスで固定をするが，整復不能なものを手術的に整復をする．

▶ 乳幼児の膝は生理的に内反しており，歩行開始後に減少し，2〜6歳ごろはやや外反となり，7歳以降はその程度は減少してくる．成長とともに内反変形の改善がない場合はBlount病など鑑別が必要となる．脛骨骨幹部の長軸と骨幹端内外側を結ぶ軸のなす角をmetaphyseal-diaphyseal angleといい，11°を超えるとBlount病が発生する確率が高い．低身長を合併す

る場合はくる病などの代謝性疾患，骨系統疾患を疑い，内反変形が片側の場合は腫瘍，外傷，麻痺性疾患を疑う必要がある（**図1**）。

膝関節周囲の関節包・滑液包の異常，滑膜ひだ障害について説明せよ

(設問4～7)

- 膝関節周囲には重要な滑液包が存在し，外傷・関節リウマチ（RA）・変形性膝関節症（膝OA）・感染などで腫脹する（**図2**）。
- 膝窩囊胞はBaker囊胞ともよばれ，半膜様筋腱と腓腹筋内側頭の間の滑液包が腫脹したものである。50歳台以降の女性に好発し，変形性膝関節症や関節リウマチに合併することが多い。約50％の頻度で関節腔と交通している。膝後面の不快感や正座時の緊張感が主な症状である。膝窩囊胞には粘稠な黄色透明な液体を認める。穿刺排液後に副腎皮質ステロイドを注入すると治癒する場合があるが，難治例で囊胞摘出が必要な場合がある。小児の膝窩囊胞ではしばしば自然治癒がみられる。
- 鵞足滑液包炎はスポーツ選手や変形性膝関節症に合併していることが少なくない。立ち上がる際や階段昇降時の疼痛を訴える。ハムストリングスの緊張に由来することが多く，ストレッチが有用である。
- 膝蓋前滑液包炎は膝蓋骨とそれを覆う皮膚との摩擦で非炎症性の炎症が原因と考えられている。跪く動作，膝立ちの状態により発生しやすくhousemaid's kneeともよばれる。
- 膝関節には隔壁の遺残である滑膜ひだが存在する膝蓋上囊滑膜ひだ，膝蓋下滑膜ひだ，膝蓋内側滑膜ひだなどがある。臨床的に問題となるのは膝蓋内側滑膜ひだ（タナとよばれることもある）で，肥厚により運動時の膝関節内側の疼痛や引っかかり感を訴える。運動の制限や消炎鎮痛薬で軽快しない場合は関節鏡下に切除する。しかし，健常でもみられる組織であるため，手術療法には慎重になる必要がある。

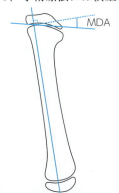

図1 Metaphyseal-diaphyseal angle（MDA）
脛骨近位部の骨幹端を結んだ線と脛骨軸に立てた垂線がなす角度。

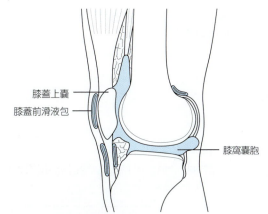

図2 膝関節周囲の滑液包

参考文献
1) 井樋栄二, 吉川秀樹, 津村 弘, ほか編. 標準整形外科学. 第14版. 東京：医学書院；2020.
2) 大島精司, 髙相晶士, 出家正隆, ほか編. TEXT整形外科学. 改訂5版. 東京：南山堂；2019.
3) 山崎正志. 運動器の細胞/知っておきたい 骨膜の細胞. 臨整外 2004；39：798-800.

正解	1	2	3	4	5	6	7	8
	×	×	○	○	○	○	×	×

V 疾患各論

足関節・足・趾

足関節・足の解剖と機能

合格へのチェック！ 正しいものに○，誤ったものに×をつけよ。

1. Chopart関節は，舟状骨と距骨，踵骨と立方骨からなる。（　）
2. Lisfranc関節は，第1～2中足骨と第1～2楔状骨，第3, 4, 5中足骨と立方骨からなる。（　）
3. 母趾の種子骨は，通常MTP関節に2個とIP関節に1個ある。（　）
4. 母趾MTP関節の底側板 (plantar plate) 内には種子骨が存在する。（　）
5. 項靱帯は距骨と舟状骨をつなぐ靱帯である。（　）
6. 三角靱帯には脛骨と腓骨をつなぐ線維はない。（　）
7. ばね靱帯は舟状骨と距骨をつなぐ靱帯である。（　）
8. 二分靱帯は踵骨と舟状骨・立方骨をつなぐ靱帯である。（　）
9. Lisfranc靱帯は第1 (内側) 楔状骨と第2中足骨基部をつなぐ靱帯である。（　）
10. 距骨下関節では，主に内がえし／外がえしの動きを行う。（　）
11. 中足趾節関節は，屈曲より伸展方向の可動域が大きい。（　）
12. 足アーチの巻き上げ機構 (windlass mechanism) には足底腱膜が関与する。（　）

解答は次ページ下に。

専門医試験ではこんなことが問われる！
① 足部・足関節の解剖（骨・靱帯）
② 関節運動

（第35回 問83など）

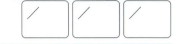

知識の整理

骨学について述べよ（図1） (設問1〜4)

▶ 足は横足根関節（Chopart関節），足根中足関節（Lisfranc関節）により，後足部，中足部，前足部に分けられる。
▶ Chopart関節は距舟関節と踵立方関節から構成される。
▶ Lisfranc関節は第1〜5中足骨と第1〜3楔状骨および立方骨で構成される。第1〜3中足骨は第1〜3楔状骨と，第4, 5中足骨は立方骨と関節をなしている。
▶ 母趾では通常，中足趾節（metatarsophalangeal；MTP）関節に2個と指節間（interphalangeal；IP）関節に1個，種子骨がある。内側，外側種子骨とも底側板（plantar plate）内に存在する。
＊〔plantar plateの和語は，蹠側板（しょそくばん）が正しい（『足の外科学用語集』に記載。『整形外科学用語集』には収載なし）〕。

靱帯について述べよ（図2） (設問5〜9)

▶ 頸靱帯は足根洞部で距骨と踵骨をつなぐ靱帯である。
（足部には項靱帯という靱帯はない。項靱帯は頸椎後方に存在する。足部には頸靱帯がある）
足の外科用語集では「距踵頸靱帯 cervical ligament」と記載されている。
▶ 三角靱帯は前脛距部，脛舟部，脛踵部，および後脛距部からなる。
▶ ばね靱帯は底側踵舟靱帯のことであり，舟状骨と踵骨をつなぐ。距舟関節を下から支え，内側縦アーチの形成に大きく関与している。
▶ 二分靱帯は，踵骨前方突起と舟状骨外側端をつなぐ踵舟部と，踵骨前方突起と立方骨背側面をつなぐ踵立方部からなる。
▶ Lisfranc靱帯は第1（内側）楔状骨と第2中足骨基部をつなぐ。

関節運動について述べよ (設問10〜12)

▶ 距骨下関節では，主に内がえし／外がえしの動きを行う。
▶ 中足趾節関節は蝶番関節であるが，屈曲よりも伸展方向の可動域が大きい。
▶ 足底腱膜は踵骨隆起から基節骨基部に停止する。足趾が背屈することにより足底腱膜が牽引され，足の縦アーチが上昇する（巻き上げ機構，windlass mechanism）。

正解	1	2	3	4	5	6	7	8	9	10	11	12
	○	×	○	○	×	○	×	○	×	○	○	○

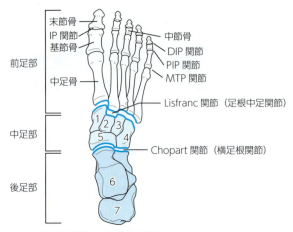

図 1 足の骨解剖（骨格と関節）
1. 第 1（内側）楔状骨，2. 第 2（中間）楔状骨，3. 第 3（外側）楔状骨，
4. 立方骨，5. 舟状骨，6. 距骨，7. 踵骨

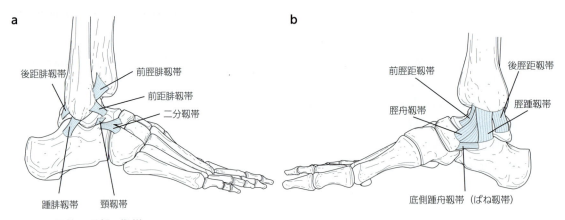

図 2 足関節・足部の靭帯
a：足部外側の靭帯。足関節外側靭帯は，前距腓靭帯，踵腓靭帯，後距腓靭帯の 3 つからなる。
b：足部内側の靭帯。三角靭帯は前距腓靭帯，脛舟靭帯，脛踵靭帯，後脛距靭帯からなる。

参考文献
1) 井樋栄二，吉川秀樹，津村　弘，ほか編. 標準整形外科学. 第 14 版.
東京：医学書院；2020. p.688-90.

足関節・足部の神経支配

合格へのチェック！

正しいものに○，誤ったものに×をつけよ。

1. 腓腹筋は深腓骨神経支配の筋である。 （　）
2. 前脛骨筋は脛骨神経支配の筋である。 （　）
3. 長腓骨筋は浅腓骨神経支配の筋である。 （　）
4. 長趾伸筋は深腓骨神経支配の筋である。 （　）
5. 長母趾屈筋は深腓骨神経支配の筋である。 （　）
6. 足関節拘縮では自動運動も他動運動も可動域が制限される。 （　）
7. 脛骨神経麻痺では，足関節の自動背屈は可能だが，自動底屈は不能となる。 （　）
8. 総腓骨神経麻痺では，自動背屈運動と他動背屈運動の可動域ともに制限される。 （　）
9. 前足根管症候群では，他動背屈は可能だが，自動背屈はできない。 （　）
10. 新鮮アキレス腱断裂では足関節の自動底屈はできない。 （　）

解答は次ページ下に。

専門医試験では こんなことが 問われる！

①下腿筋と支配神経の関係
②関節拘縮と麻痺の鑑別

（第29回 問84，第30回 問83・101など）

Ⅴ 疾患各論／足関節・足・趾

知識の整理

下腿の筋と神経支配について述べよ　　　　　　　　　　　　　　　　　　　　（設問1～5）

- 脛骨神経は，下腿では腓腹筋，ヒラメ筋に，下腿から足関節・足に付着する筋群のうち後脛骨筋，長母趾屈筋，長趾屈筋に分枝を出している。
- 腓骨神経は，腓骨頭で外側方を回り，浅・深腓骨神経に分かれる。
- 深腓骨神経は前脛骨筋，長母趾および長趾伸筋に，浅腓骨神経は長・短腓骨筋に分枝する。

関節拘縮と麻痺について述べよ（図3）　　　　　　　　　　　　　　　　　　（設問6～10）

- 足関節の関節可動域は，背屈20°，底屈45°である。
- 足関節拘縮は軟部組織が原因で関節運動が制限された状態を指す。関節拘縮があると自動運動も他動運動も関節可動域が制限される。
- 脛骨神経は下腿三頭筋，後脛骨筋，長趾屈筋，長母趾屈筋に分枝する。脛骨神経麻痺では足関節の底屈が不能になる。
- 総腓骨神経は腓骨頭部分で外側から側方に回り込み浅腓骨神経と深腓骨神経に分枝する。前者は長・短腓骨筋，後者は前脛骨筋，長母趾伸筋，長趾伸筋に分枝する。総腓骨神経麻痺では足関節の背屈が不能になる（下垂足）。
- 前足根管症候群は，足背部の下伸筋支帯の下で深腓骨神経が圧迫されることにより生じる疾患である。第1・2趾間へ放散する痛みや感覚障害が認められる。ガングリオンなどによる場合が多い。
- アキレス腱断裂では，下腿三頭筋以外の底屈筋の作用により足関節の自動底屈は可能であるが，つま先立ちはできない。

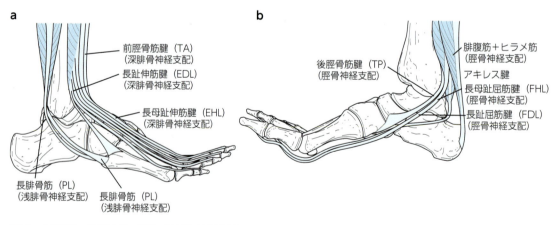

図3　足関節・足部の筋（腱）解剖と神経支配
a：足部前外側の筋腱，b：足部内側の筋腱

参考文献
1) 井樋栄二，吉川秀樹，津村　弘，ほか編．標準整形外科学．第14版．東京：医学書院；2020. p.118-9, 691, 694, 709-12, 762-3, 941.

正解	1	2	3	4	5	6	7	8	9	10
	×	×	○	○	○	×	○	○	×	×

足関節鏡の手技

合格へのチェック！ 正しいものに○，誤ったものに×をつけよ。

1. 前外側穿刺と前内側穿刺が広く用いられる。 （ ）
2. 前外側穿刺では脛骨神経損傷の危険がある。 （ ）
3. 前中央穿刺は後脛骨動脈損傷の危険がある。 （ ）
4. 距骨骨軟骨損傷は足関節鏡視下手術の適応となる。 （ ）
5. 4.0mmもしくは2.7mm径の斜視鏡が多く用いられる。 （ ）

解答は次ページ下に。

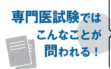

足関節鏡の基本手技 （第27回 問20など）

知識の整理

足関節鏡の基本手技について述べよ（図4） (設問1〜5)

- 標準的な穿刺部位は前内側と前外側である。
- 日本人では2.7mm径の斜視鏡を使うことが多いが、大柄な患者では4.0mmを使うことがある。
- 血管神経損傷を防ぐため、メスでの切開は皮膚のみとし、皮下組織は鈍的に剝離する。
- 前外側穿刺は浅腓骨神経損傷の危険が、足関節前中央穿刺は前脛骨動脈の損傷の危険がある。
- 後内側穿刺は血管神経束損傷の危険があり一般的ではない。
- 足関節鏡視下手術の適応疾患は滑膜炎や距骨滑車骨軟骨損傷、関節内遊離体、インピンジメント症候群などから靱帯修復、再建術と適応が広がっている。

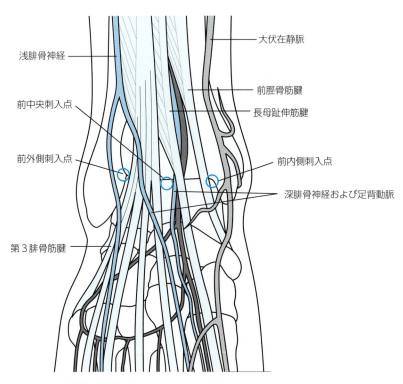

図4 足関節鏡前方刺入点

文献
1) Coughlin et al. Surgery of the Foot and Ankle 8th edition. Mosby. 2006. p.1642-91.

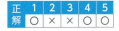

先天性内反足とそのほかの先天性足部変形

合格へのチェック！

正しいものに○，誤ったものに×をつけよ。

先天性内反足

1. 先天性内反足は，2：1の割合で女児に多い。 （　）
2. 先天性内反足は，片側例と両側例の比率は同程度である。 （　）
3. 先天性内反足では，必ず尖足変形を伴う。 （　）
4. 先天性内反足では，距骨頚部の短縮・内反がみられる。 （　）
5. 先天性内反足では，距骨体部の過形成がみられる。 （　）
6. 先天性内反足では，距骨の下に踵骨前方が入り込む（踵骨のroll in）。 （　）
7. 先天性内反足では，踵骨の低形成がみられる。 （　）
8. 先天性内反足では，舟状骨の内側偏位がみられる。 （　）
9. 先天性内反足では，出生後できるだけ早期から矯正ギプスを行う。 （　）
10. 先天性内反足の標準的な治療法としてPonseti法がある。 （　）
11. 先天性内反足の矯正ギプスでは，はじめに尖足を矯正する。 （　）
12. 先天性内反足の矯正ギプスの初期では，前足部を回外させて矯正する。 （　）
13. 先天性内反足は，アキレス腱延長を行う時期は生後5カ月である。 （　）
14. 先天性内反足治療の合併症として舟底変形がある。 （　）

その他の先天性足部変形

15. 多趾症は，母趾列に多い。 （　）
16. 多趾症は，軸前性より軸後性の割合が多い。 （　）
17. 合趾症は，第4，5趾間に生じることが多い。 （　）
18. 巨趾症は，第2趾に好発する。 （　）
19. 先天性垂直距骨では，後足部は尖足変形となる。 （　）
20. 先天性垂直距骨では，距骨が内側下方に突出している。 （　）
21. 先天性垂直距骨では，舟底足変形を呈する。 （　）
22. 先天性内転足では，保存療法が有効である。 （　）
23. 先天性外反踵足では，ギプス矯正が必要である。 （　）
24. 小児期扁平足では，非荷重時にはアーチを認める。 （　）
25. 小児期扁平足では，手術を必要とすることが多い。 （　）

解答は次ページ下に。

専門医試験では こんなことが 問われる！

① 先天性足部疾患では，先天性内反足
② 先天性内反足の疫学，病態，骨形態/配列異常，Ponseti法の治療手順
③ その他の先天性足部変形：頻度は低いが，病態

（第28回 問83，第30回 問35，第32回 問38，第34回 問34，第35回 問34など）

V 疾患各論／足関節・足・趾

知識の整理

先天性内反足について説明せよ（図5） (設問1〜14)

- 先天性内反足は，2：1の比率で男児に多く，約1,500人に1人の頻度で出生する。
- 片側例と両側例の比率は同程度であり，一般に両側例のほうが重症である。
- 先天性内反足は，尖足変形は必須の診断項目である。尖足を簡単に徒手矯正できるならば，胎内肢位による見かけ上の変形や内転足を疑うべきである。
- 先天性内反足の変形は骨形態の異常，骨配列の異常，これらに対応した軟部組織の異常からなる。
- 踵骨の輪郭は正常であるが，大きさは小さいことが多い。距骨の下へ入り込む，いわゆるroll inの状態になっている。舟状骨は距骨頭／頚部の内下方へ偏位する。
- 骨形態の異常として，距骨頚部の短縮・内反と距骨体部の低形成などが報告されている。
- Ponseti法は世界でスタンダードな治療法になりつつある。はじめに前足部の内転と回内をギプスにより矯正する。1週間ごとに計5〜6回の矯正ギプスを巻く。ギプスによる矯正治療は，生後できるだけ早く開始する。残った尖足変形に対して，生後6〜8週頃にアキレス腱の皮下切腱を行う。
- 無理に尖足を矯正しようとして，医原性の舟底変形を生じることがある。

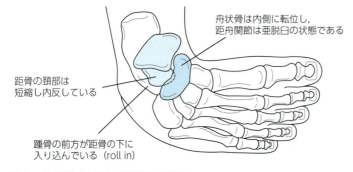

図5　先天性内反足の足根骨の配置

正解	1	2	3	4	5	6	7	8	9	10	11	12	13	14	15	16	17	18	19	20	21	22	23	24	25
	×	○	○	○	×	○	○	○	○	○	×	○	×	○	×	○	×	○	×	○	○	○	○	×	×

その他の先天性足部変形について述べよ

(設問15〜25)

▶ 多趾症は第5趾列に多く，母指列に多い上肢とは異なる。内側（母趾側）を軸前性とよび，外側（小趾側）を軸後性とよぶ。すなわち多趾症は軸後性に多く発症する。

▶ 合趾症の発生部位は，第2趾間（第2趾と3趾の間）に最も多い。一方，多合趾症は第5趾間（第5趾と第6趾の間）に多い。

▶ 巨趾症は，足趾に過成長が生じるまれな先天性足趾形成異常である。第2趾に最も多い。

▶ 先天性垂直距骨では，後足部の尖足（距骨が内下方を向く）で拘縮し，Chopart関節の足背脱臼を認め，全体では舟底足変形を呈する。

▶ 先天性内転足は保存療法に反応するものが多い。

▶ 先天性外反踵足は胎内肢位によるもので，通常は成長とともに自然消失する。

▶ 小児扁平足（非静力学的扁平足）は，荷重によりアーチが消失する。

参考文献

1）井樋栄二，吉川秀樹，津村　弘，ほか編．標準整形外科学．第14版．東京：医学書院；2020. p.109, 697-700.

2）名倉温雄，ほか．巨趾症．明日の足診療シリーズII 足の腫瘍性病変・小児疾患の診かた．日本足の外科学会 監，2021. p.305-16.

後天性疾患，前足部疾患①
外反母趾，母趾種子骨障害

合格へのチェック！

正しいものに○，誤ったものに×をつけよ。

外反母趾

1. 外反母趾では，基節骨は外反する特徴がある （　）
2. 外反母趾では，母趾が回外する特徴がある。 （　）
3. 外反母趾では，母趾は外反に伴い回外する。 （　）
4. 外反母趾では，第1中足骨が内反する特徴がある。 （　）
5. 外反母趾では，種子骨は外側に偏位する特徴がある。 （　）
6. 外反母趾の解剖学的特徴として，第2趾に対して母趾が長い特徴がある。 （　）
7. 外反母趾は，3：1の割合で女性に好発する。 （　）
8. 疼痛の程度は変形の重症度と相関しない。 （　）
9. 母趾背内側趾神経の圧迫により激痛を生じることがある。 （　）
10. 第1中足骨遠位骨切り術は，変形が軽度の外反母趾に対してよい適応がある。 （　）
11. 母趾MTP関節固定術は，外反母趾の手術法として第1選択肢となる。 （　）

母趾種子骨障害

12. 母趾の種子骨は，通常MTP関節に2個とIP関節に1個ある。 （　）
13. 母趾MTP関節の底側板 (plantar plate) 内に種子骨は存在する。 （　）
14. 母趾種子骨障害は，外側種子骨に多い。 （　）
15. 母趾種子骨障害は，母趾の背屈強制により痛みが生じる。 （　）
16. 母趾種子骨障害の治療で，第1選択は手術療法である。 （　）

解答は次ページ下に。

専門医試験では こんなことが 問われる！

① 後天性疾患としての外反母趾
② 外反母趾の疫学，病態，骨形態/配列異常
③ さまざまな術式のある外反母趾では，手術療法が問われることは少ないが，近年術式について出題された。
④ 種子骨障害の解剖，疫学，病態

（第28回 問82，第29回 問82・83，第30回 問85，第32回 問81，第35回 問69など）

知識の整理

外反母趾について説明せよ (設問1〜11)

- 約10:1の比率で圧倒的に女性に好発する。
- 外反母趾では母趾は外反と同時に回内する。
- 第1中足骨頭は母趾種子骨に対して内側に偏位する。
- 外反母趾に関連する解剖学的特徴として，母趾が第2趾と比較して長い，基節骨外反，第1中足骨内反などが挙げられる。
- 母趾が第2趾と比較して長いことは発症の要因となる。
- 『外反母趾診療ガイドライン』では，荷重位足部正面X線像での外反母趾角（HV角）で重症度を判断している。外反母趾角や第1・2中足骨間角は重症度に伴い増大する傾向があるが，疼痛の程度と変形の重症度は必ずしも相関しない。
- 外反母趾の外科治療として，第1中足骨の骨切り術が多く行われている。遠位骨切り術は，骨幹部骨切りや近位骨切り術に比べ，軽度な外反母趾に対して適応となることが多い。第1中足楔状関節固定術（Lapidus法）はより重度な外反母趾に対して行われることが多い。母趾MTP関節固定術は，関節リウマチの母趾変形に対して適応となることが多い。

母趾種子骨障害について説明せよ (設問12〜16)

- 母趾では通常MTP関節に2個とIP関節に1個種子骨がある。
- 母趾MTP関節の内側，外側種子骨とも底側板*（plantar plate）内に存在する。
- 障害は内側種子骨に多い。
- 母趾の伸展強制で痛みが生じる。
- まず足底挿板などの保存療法を行い，症状が改善しない場合は種子骨摘出などの手術を考慮する。

*『足の外科学用語集』では，planter plateの和語は蹠側板（しょそくばん）となっている。

参考文献
1) 井樋栄二，吉川秀樹，津村　弘，ほか編. 標準整形外科学. 第14版. 東京：医学書院；2020. p.110, 740-8.

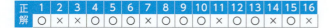

後天性疾患，前足部疾患② 強剛母趾，ハンマー趾など

合格へのチェック！

正しいものに○，誤ったものに×をつけよ．

強剛母趾
1. 母趾MTP（中足趾節）関節の変形性関節症である． （　）
2. 外傷が原因とはならない． （　）
3. 母趾の底屈制限を生じる． （　）
4. 第1中足骨頭背側の骨棘が特徴である． （　）
5. 初期の手術治療として関節縁切除術を行う． （　）

ハンマー趾
6. ハンマー趾は，足趾中足趾節（MTP）関節の変形性関節症である． （　）
7. ハンマー趾は，近位趾節間（PIP）関節が屈曲する． （　）
8. ハンマー趾は，外反母趾に合併しない． （　）
9. ハンマー趾は，二分脊椎が原因となりうる． （　）
10. ハンマー趾は，靴による圧迫で，突出部の有痛性胼胝を生じる． （　）

その他
11. 内反小趾は女性に多い． （　）
12. 鉤爪趾変形ではMTP関節が伸展する． （　）

解答は次ページ下に．

専門医試験ではこんなことが問われる！

①強剛母趾の疫学，病態，骨形態
②足趾変形では，ハンマー趾・マレット趾・鉤爪趾の違い
③内反小趾の疫学，病態

（第30回 問85，第32回 問82，第36回 問69など）

知識の整理

強剛母趾について説明せよ (設問1〜5)

- 強剛母趾は母趾MTP（中足趾節）関節の変形性関節症であり、関節可動域が減少することからこの名前が付けられている。
- 特発性が多いが、外傷や痛風が原因となることもある。
- 第1中足骨頭背側の骨棘が特徴である。
- 末期では関節固定術などを行う。

ハンマー趾について説明せよ（図6） (設問6〜10)

- 近位趾節間（PIP）関節が屈曲変形をきたしたものがハンマー趾（hammer toe）である。
- 足の外科用語集ではhammer toeの和語はハンマー趾と記載、『整形外科学用語集』では、ハンマー足ゆび（趾）、ハンマートウ両者が記載されている。
- 二分脊椎やCharcot-Marie-Tooth病などの麻痺足に伴う内在筋麻痺が原因となるが、外反母趾に伴うことも多い。
- ハイヒールやtoe boxが小さい靴、関節リウマチや外傷が原因となることもある。靴によりPIP関節背側、趾尖部などの突出部が圧迫され有痛性胼胝を生じる。

その他の足趾変形について述べよ（図6） (設問11〜12)

- 内反小趾は女性に多く、靴を履いたときに疼痛を生じる。
- 遠位趾節間（DIP）関節が屈曲している変形を槌趾（mallet toe）、近位趾節間（PIP）関節の屈曲に加えてMTP関節が過伸展したものを鉤爪趾（claw toe）とよぶ。二分脊椎やCharcot-Marie-Tooth病などの麻痺足に生じる。
- 槌趾mallet toe変形では、DIP関節が屈曲する。

a
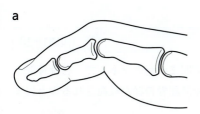

b
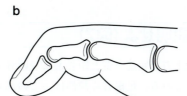

c
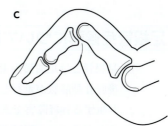

図6　足趾の変形
a：ハンマー趾　b：槌趾　c：鉤爪趾

参考文献

1) 井樋栄二, 吉川秀樹, 津村　弘, ほか編. 標準整形外科学. 第14版. 東京：医学書院；2020. p110, 704-8.

正解	1	2	3	4	5	6	7	8	9	10	11	12
	○	×	×	○	○	×	○	×	○	○	○	○

絞扼性神経疾患
足根管症候群，Morton病

合格へのチェック！

正しいものに○，誤ったものに×をつけよ。

足根管症候群
1. 足根管症候群は，足根管内で後脛骨動脈が絞扼されて起こる血行障害である。 （　　）
2. 足根管症候群は，原因を特定できるものがほとんどである。 （　　）
3. 足根管症候群は，足底の感覚障害は，内側足底神経領域が侵されることが多い。 （　　）
4. 足根管症候群は，足関節外果の後下方にTinel様徴候を認める。 （　　）
5. 足根管症候群は，明らかな圧迫病変がなくても手術を行う。 （　　）

Morton病
6. Morton病は，基節骨頭間で発生する絞扼性神経障害である。 （　　）
7. Morton病は，高齢の男性に好発する。 （　　）
8. Morton病は，第2～3趾間に最も多い。 （　　）
9. Morton病は，足趾の運動障害を生じる。 （　　）
10. Morton病は，保存療法は効果が少ない。 （　　）

解答は次ページ下に。

専門医試験では こんなことが 問われる！

①足根管症候群では，足根管内を通る構造物（解剖）と病態
②Morton病では，疫学，病態，治療法

（第27回 問83，第30回 問85など）

知識の整理

足根管症候群について説明せよ（図7）
（設問1～5）

▶ 足根管とは足関節内果下方で屈筋支帯と距骨および踵骨で囲まれたトンネルで，脛骨神経と後脛骨動静脈が走行している。足根管症候群は，この部分で脛骨神経が絞扼されることにより生ずる神経障害である。

▶ ガングリオン，距踵間癒合症による骨性隆起が原因となることが多いが，原因を特定できない特発性も存在する。

▶ 症状は，足関節内側から足底に放散する痛みとしびれである。感覚障害は内側足底神経に生じることが多い。

▶ 足関節内果の後下方に叩打痛と足底への放散痛を呈するTinel様徴候を認める。

▶ 治療は足根管内への副腎皮質ステロイド注入が有効であるが，明らかな圧迫病変がある場合は手術を行う。

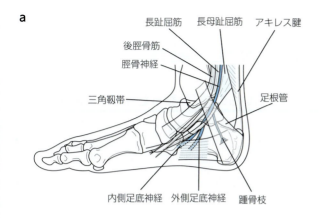 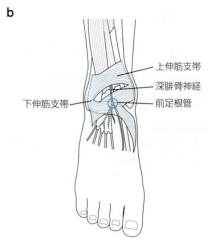

図7 足根管症候群（a）と前足根管症候群（b）

Morton病について説明せよ（図8）

(設問6〜10)

- ▶ Morton病は，中足骨頭間で底側趾神経が圧迫されて起こる絞扼性神経障害である。
- ▶ 中年以降の女性に好発する。
- ▶ 発症部位は第3〜4趾間に最も多く，次いで第2〜3趾間にみられる。
- ▶ 症状は中足部の痛みや足趾のしびれであり，足趾の痛覚鈍麻などの感覚障害を生じることがある。
- ▶ 不適切な靴を履かないなどの生活指導や，副腎皮質ステロイドの局所注射などの保存療法が有効である。保存療法に抵抗する場合には神経切除を行う。

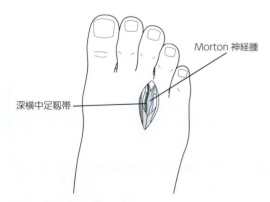

図8 Morton病

参考文献
1) 井樋栄二，吉川秀樹，津村　弘，ほか編．標準整形外科学．第14版．東京：医学書院；2020. p.109-10, 685, 708-9.

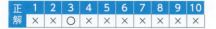

中・後足部疾患①
無腐性壊死，足根骨癒合症，骨端症・副骨

合格へのチェック！　　　　　　正しいものに○，誤ったものに×をつけよ。

無腐性壊死
1. 足部の無腐性壊死で，Köhler病は距骨に生じる。（　　）
2. 足部の無腐性壊死で，Köhler病は男児に多い。（　　）
3. 足部の無腐性壊死で，Köhler病の好発年齢は10〜17歳である。（　　）
4. 第1Köhler病の予後は悪い。（　　）
5. 足部の無腐性壊死で，Freiberg病は女児に多い。（　　）
6. 足部の無腐性壊死で，Freiberg病は第2中足骨に多い。（　　）
7. Freiberg病では，手術を要することがない。（　　）

足根骨癒合症
8. 足根骨癒合症の癒合部の疼痛は，10歳前後から出現する。（　　）
9. 足根骨癒合症は，骨性癒合では疼痛が生じにくい。（　　）
10. 足根骨癒合症は，わが国では踵・舟状骨癒合症が多い。（　　）
11. 距・踵骨癒合は後距踵関節の内側に多い。（　　）
12. 距・踵骨癒合のX線診断には，足関節内旋斜位像が有用である。（　　）
13. 踵・舟状骨癒合は踵骨前方突起と舟状骨間で癒合する。（　　）
14. 踵・舟状骨癒合のX線診断には，足部外旋斜位像が有用である。（　　）
15. 足根骨癒合症が原因で，腓骨筋痙性扁平足を生じることがある。（　　）
16. 足根骨癒合症に伴う腓骨筋痙性扁平足では，外がえしが制限される。（　　）
17. 舟状・楔状骨癒合症では，足根管症候群を生じやすい。（　　）
18. 踵舟関節癒合症では，足根管症候群を生じやすい。（　　）
19. 踵舟関節癒合症に対する保存療法は，足底挿板を用いる。（　　）
20. 足根骨癒合症では，手術を要することがない。（　　）
21. 踵舟関節癒合症に対する手術は，骨髄刺激療法を行う。（　　）

骨端症・副骨
22. Sever病は，踵の骨端症である。（　　）
23. Sever病は，若年者ほど予後が悪い。（　　）
24. Sever病では，手術を要することがない。（　　）
25. 外脛骨障害では手術を要することがない。（　　）
26. 三角骨障害では手術を要することがない。（　　）

解答は次ページ下に。

専門医試験ではこんなことが問われる！

①無腐性壊死：Köhler病，Freiberg病の疫学，部位，治療法
②足根骨癒合症：癒合する関節の部位，頻度，症状，治療法
③骨端症，副骨：病名，病態，治療法

（第28回 問34，第29回 問30，第31回 問32・78など）

知識の整理

無腐性壊死について述べよ　　　　　　　　　　　　　　　　　　　　　　（設問1〜7）

▶ Köhler病は舟状骨の一過性の無腐性壊死で，5〜6歳の男児に好発する。2年ほどの自然経過で自然治癒する。

▶ Freiberg病（第2 Köhler病）は中足骨骨頭の骨軟骨損傷で，第2中足骨に多いため第2 Köhler病ともいわれるが，，第3，4中足骨にも発生する。10〜17歳の女児に多い。

足根骨癒合症について説明せよ　　　　　　　　　　　　　　　　　　　（設問8〜21）

▶ 足根骨癒合症（tarsal coalition）は10歳前後に発症することが多い。

▶ 距・踵骨癒合と踵・舟状骨癒合が大部分である。

▶ 距・踵骨癒合は後距踵関節の内側に多く，X線診断には足関節外旋斜位像が有用である。

▶ 踵・舟状骨癒合は踵骨前方突起と舟状骨の間に起こり，X線診断には足部内旋斜位像が有用である。

▶ 不完全癒合型である軟骨性，線維性癒合が疼痛をきたしやすい。

▶ ときに腓骨筋痙性扁平足（peroneal spastic flatfoot）を呈し，内がえしが制限される。

▶ 足根管症候群は距踵骨癒合症に好発する。

▶ 足底挿板などの保存療法が行われるが，治療が奏効しない場合は手術（癒合部の切除）が行われる。

骨端症・副骨について説明せよ　　　　　　　　　　　　　　　　　　（設問22〜26）

▶ Sever病は，踵後方の骨端核に生じる骨端症である。10歳前後の男児に後発する。アキレス腱と足底腱膜による繰り返しの牽引により疼痛を生じる。X線像で骨化核の分節化・扁平化・骨硬化を認める。安静や運動制限など保存療法で軽快する.

▶ 外脛骨は，舟状骨の後脛骨筋腱付着部に生じる。線維性癒合の場合に疼痛を生じることが多く，保存療法が無効の場合は外脛骨の切除や骨接合術が行われる。

▶ 三角骨障害は，距骨後突起が大きい場合，足関節底屈により脛骨と踵骨に挟まれることで疼痛を生じる。「三角骨」は後突起の骨化核が癒合しなかった場合の名称で，癒合している場合は「Stieda process」とよばれる。症状が軽快しない場合，三角骨切除を行う。

参考文献

1) 井樋栄二，吉川秀樹，津村　弘，ほか編. 標準整形外科学. 第14版. 東京：医学書院；2020. p.110, 702-3, 101.

2) 熊井　司. 足根骨癒合症. 図説 足の臨床 第3版. 東京：メジカルビュー社；1991. p.100-5.

3) 鈴木朱美. 足部の骨端症（踵骨骨端症（Sever病），第1Köhler病，

Freiberg病，Iselin病）.明日の足診療シリーズⅡ 足の腫瘍性病変・小児疾患の診かた. 日本足の外科学会 監. 2021. p. 266.

4) 中佐智幸，ほか. 過剰骨障害. 明日の足診療シリーズⅡ 足の腫瘍性病変・小児疾患の診かた. 日本足の外科学会 監. 2021. p. 334-9.

正解	1	2	3	4	5	6	7	8	9	10	11	12	13	14	15	16	17	18	19	20	21	22	23	24	25	26
	×	○	×	×	○	○	○	×	○	○	×	○	×	○	×	○	×	○	×	×	○	×	○	×	○	×

中・後足部疾患②
変形性足関節症，足底腱膜炎，成人期扁平足，
距骨骨軟骨損傷

合格へのチェック！

正しいものに○，誤ったものに×をつけよ。

変形性足関節症
1. 変形性足関節症は，中年以降の女性に多い。
2. 変形性足関節症は，わが国では内反型より外反型が多い。
3. 変形性足関節症の原因として，関節不安定性の関与がある。
4. 変形性足関節の保存療法として，内側楔状足底挿板が有効である。
5. 変形性足関節の保存療法として，副腎皮質ステロイドの関節内注射が有効である。
6. 早期の変形性足関節症では，高位脛骨骨切り術が行われる。
7. 早期の変形性足関節症では，関節固定術が行われる。
8. 末期の変形性足関節症では，人工足関節全置換術が行われる。

足底腱膜炎
9. 中年以降の発症が多い。
10. 起床時に比べ歩行により疼痛が増強する特徴がある。
11. 踵骨の足底腱膜付着部内側に強い圧痛がある。
12. 踵骨棘の有無と症状は関連している。
13. 保存療法では，足底腱膜のストレッチングは効果が少ない。

成人期扁平足
14. 成人期扁平足では，踵部は外反する。
15. 成人期扁平足では，内果周辺の疼痛を認める。
16. 成人期扁平足では，外果周辺の疼痛は認めない。
17. 重度の成人期扁平足では，too many toes sign陽性となる。
18. 重度の成人期扁平足では，single heel rising testが陰性となる。

距骨骨軟骨損傷
19. 距骨骨軟骨損傷は，足関節捻挫後に生じることがある。
20. 距骨骨軟骨損傷では，病変部と母床の血流は維持されている。
21. 距骨骨軟骨損傷では，MRIでの病変の安定性評価は有用である。
22. 距骨骨軟骨損傷に対する保存療法では，装具療法は効果がない。
23. 距骨骨軟骨損傷に対する手術療法では，骨髄刺激法が有効である。

解答は次ページ下に。

専門医試験では こんなことが 問われる！

①変形性足関節症：疫学，病態，病期による治療法の選択
②足底腱膜炎：疫学，病態，治療
③成人期扁平足：発症の機序，変形と症状，治療
④距骨骨軟骨損傷：病態，診断法，治療
⑤その他：足部・足関節周囲の超音波画像

（第28回 問84・111，第30回 問84，第32回 問80，第36回 問34・70など）

知識の整理

変形性足関節症について説明せよ（図9） (設問1〜8)

- 中年以降の女性に好発する。
- わが国では外反型よりも内反型の頻度が高い。
- 発症には関節の不安定性が関与しており，捻挫後に関節症になることもある。
- 保存療法は温熱療法や運動療法，装具療法，症状が強い場合には副腎皮質ステロイドの関節内注入療法などが行われる。
- 内反型には外側楔のついた足底挿板が有効である。
- 内反型変形性足関節症では，荷重位単純X線正面像を用いた高倉・田中分類で，重症度と治療法を決定することが多い。
- 非荷重位単純X線像では関節裂隙の狭小化がみられないことがあり，診断には荷重位単純X線像が必須である。
- 末期の手術療法で関節裂隙全体が消失している場合，脛骨骨切り術の適応はなく，関節固定術ないしは人工足関節全置換術の適応である。

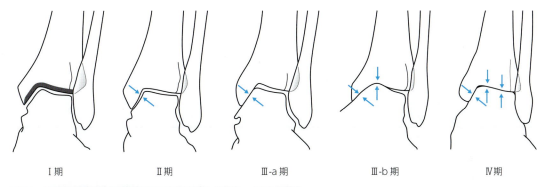

図9　内反型変形性足関節症の病期分類（高倉・田中分類）
Ⅰ期：骨棘はあるが関節裂隙の狭小化を認めない。
Ⅱ期：関節裂隙が一部狭小化している。
Ⅲ期：関節裂隙が一部消失している（Ⅲ-a期：関節裂隙の消失が内果関節面に止まっている　Ⅲ-b期：距骨滑車上面にまで及んでいる）。
Ⅳ期：全体に関節裂隙が消失している。

足底腱膜炎について説明せよ (設問9〜13)

- 足底腱膜付着部内側に強い圧痛と，起床時第1歩の疼痛は特徴的な症状である。
- 踵骨棘と症状は関連がない。

成人期扁平足について説明せよ (設問14〜18)

- 断裂などで後脛骨筋の効かなくなる（後脛骨筋機能不全）と，足部縦アーチを支持できなくな

り，後天的な扁平足を生じる。

▶ 多くの成人期扁平足は，中年以降の女性に好発する。

▶ 内果下方の腫脹と疼痛を生じる。成人期扁平足が進行すると，踵部は外反し，外果との間で軟部組織が挟み込まれ，外果周辺にも疼痛を生じる。

▶ 立位で両足を揃え後方から見た場合，患側で健側より足趾が多く見えることをtoo many toes sign陽性という。

▶ 片脚爪先立ちができない（single heel rising test陽性）。

参考文献
1) 井樋栄二，吉川秀樹，津村　弘，ほか編．標準整形外科学．第14版．
東京：医学書院；2020. p.109, 703-4, 715, 892.

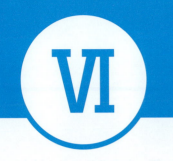

外傷

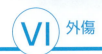

VI 外傷

軟部組織損傷

重症軟部組織感染症

合格へのチェック！

正しいものに○，誤ったものに×をつけよ。

基本

1. 壊死性筋膜炎は下肢に多い。　　　　　　　　　　　　　　　　　　　　　　（　）
2. 壊死性筋膜炎は筋膜と皮下脂肪組織の感染症である。　　　　　　　　　　　　（　）
3. 壊死性筋膜炎では皮膚に水疱は認められない。　　　　　　　　　　　　　　　（　）
4. 壊死性筋膜炎では速やかに抗菌薬の全身投与が必要である。　　　　　　　　　（　）
5. 壊死性筋膜炎では早期の患肢切断が必要になることはない。　　　　　　　　　（　）
6. 壊死性筋膜炎の致死率は30〜40％である。　　　　　　　　　　　　　　　　（　）

発展

7. 毒素性ショック症候群（TSS）は黄色ブドウ球菌感染により生じる。　　　　　（　）
8. 劇症型溶血性連鎖球菌感染症は2類感染症に指定されている。　　　　　　　　（　）
9. 劇症型溶血性連鎖球菌感染症は診断後7日以内に保健所へ届け出ることが義務付けられている。　　　　　　　　　　　　　　　　　　　　　　　　　　　　　　　　（　）
10. クロストリジウム属菌によるガス壊疽の死亡率は20〜40％である。　　　　（　）
11. 壊死性筋膜炎では軟部組織の握雪感が特徴的な所見である。　　　　　　　　（　）
12. 壊死性筋膜炎では単純X線やCT像で筋肉内ガス像を認める。　　　　　　　（　）
13. 破傷風菌は世界中の土壌や哺乳類の糞便内に存在するグラム陽性桿菌である。（　）
14. 破傷風は5類感染症に指定されている。　　　　　　　　　　　　　　　　　（　）
15. 破傷風は診断後7日以内に保健所へ届け出ることが義務付けられている。　　（　）
16. 破傷風の初期症状として開口障害や筋痙攣が特徴的である。　　　　　　　　（　）
17. 破傷風を発症した場合，破傷風トキソイドを投与する。　　　　　　　　　　（　）
18. 腸腰筋膿瘍の起炎菌は黄色ブドウ球菌が最多である。　　　　　　　　　　　（　）

解答は次ページ下に。

専門医試験ではこんなことが問われる！

① 壊死性筋膜炎の病態・症状・好発部位・起炎菌・治療
② 起炎菌による致死率の違い
③ 保健所への届け出義務
④ ガス壊疽など，ほかの軟部組織感染症との違い

（第30回 問21，問86，第31回 問20，第35回 問71など）

402

知識の整理

壊死性筋膜炎について説明せよ　　　　　　　　　　　　　　　　（設問1～6，8～9，11～12）

- 壊死性筋膜炎は筋膜と皮下脂肪組織に感染の主座がある。
- 症状は、局所の発赤・水疱・著明な圧痛を認める。
- 四肢、特に下肢に多く（図1）、筋膜に沿って急速に拡大し、広範囲な壊死と毒素性ショックによる重篤な全身症状を引き起こす疾患である。
- 起炎菌としてA群溶血性連鎖球菌、嫌気性溶血性連鎖球菌、黄色ブドウ球菌などがある。
- 致死率は30～40％（ビブリオ壊死性筋膜炎では50～70％）といわれ、予後不良である。
- 劇症型溶血性連鎖球菌感染症は5類感染症に指定されており、診断後7日以内に保健所へ届け出ることが義務付けられている。
- 治療は、感染・壊死した組織の徹底的なデブリドマンと感受性のある抗菌薬の全身投与を速やかに行う。救命のためには患肢切断を躊躇してはならない。

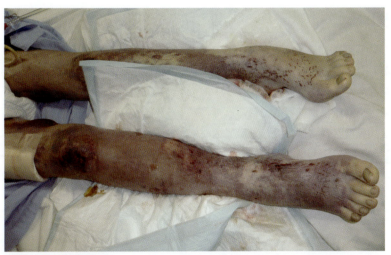

図1　壊死性筋膜炎

ガス壊疽（図2）について説明せよ　　　　　　　　　　　　　　　　　　　　　　　　（設問10）

- 一般的にはクロストリジウム属菌による軟部組織感染症であるが、クロストリジウム属以外でも生じうる。
- 壊死性筋膜炎と違い、病変の主座は筋膜と皮下脂肪組織のみに限局しない。
- 症状は局所の腫脹・激痛で、腐敗臭を伴った滲出液を認める。
- 単純X線やCT像で羽毛状に広がったガス像を認め、皮下に握雪感を認める。
- 致死率は20～40％と予後不良の疾患である。
- 治療は感染・壊死した組織の徹底的なデブリドマンとペニシリンGを大量投与およびクリンダマイシンも併用する。可能であれば高圧酸素療法も行う。

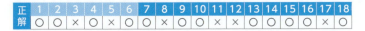

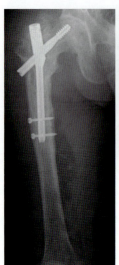
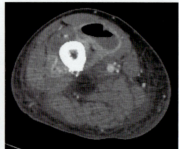
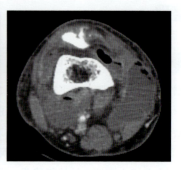

図2 ガス壊疽

破傷風について説明せよ
(設問13〜17)

- 世界中の土壌や哺乳類の糞便中に芽胞として存在する破傷風菌（*Clostridium tetani*）によって産生された神経毒が引き起こす致命的な疾患である。
- 土壌で汚染された創を認めた場合は，破傷風トキソイドを予防的に投与する。
- 初期症状として開口障害や筋痙攣が特徴的である。
- 破傷風を疑った場合は，免疫グロブリン投与と徹底的なデブリドマンが重要である。
- 破傷風は5類感染症に指定されており，診断後7日以内に保健所へ届け出ることが義務付けられている。

参考文献
1) 井樋栄二，吉川秀樹，津村 弘，ほか編．標準整形外科学．第14版．東京：医学書院；2020．
2) 日本救急医学会 監修．救急診療指針．第5版．東京：へるす出版；2018．

区画（コンパートメント）症候群

合格へのチェック！

正しいものに〇，誤ったものに×をつけよ。

基本

1. 何らかの原因で区画内圧が上昇して循環障害が生じた結果起こる筋壊死や神経障害のことをコンパートメント症候群という。　（　）
2. コンパートメント症候群には急性型と慢性型が存在する。　（　）
3. 急性型コンパートメント症候群の原因の一つに「長時間の圧迫」がある。　（　）
4. 発症早期から激烈な疼痛を訴える。　（　）
5. 区画内の筋肉を他動的に伸展すると疼痛が減弱する。　（　）
6. 四肢阻血徴候である疼痛「pain」，蒼白「pale」，運動麻痺「paralysis」，知覚異常「paresthesia」，脈拍消失「pulselessness」の5Pのすべてが揃って，初めて診断が可能となる。　（　）
7. 区画内圧測定は筋膜切開の適応を決定するのに有用である。　（　）
8. 筋膜切開を行うと疼痛は速やかに消失する。　（　）

発展

9. 急性型コンパートメント症候群の好発部位は下腿と前腕である。　（　）
10. 急性型コンパートメント症候群に対しては，患肢の挙上を行う。　（　）
11. 動脈が触知可能であれば急性型コンパートメント症候群は否定できる。　（　）
12. 知覚が正常であれば急性型コンパートメント症候群は否定できる。　（　）
13. 下腿コンパートメント症候群では前方区画の発生頻度が最多である。　（　）
14. 下腿前方コンパートメントには脛骨神経が含まれる。　（　）
15. 意識レベルの低下がある患者では，コンパートメント症候群を診断することは不可能である。　（　）
16. 慢性型コンパートメント症候群はスポーツが誘因となる。　（　）
17. 慢性型コンパートメント症候群の症状として夜間痛や突っ張り感がある。　（　）
18. 慢性型コンパートメント症候群は30歳未満の若年者に好発する。　（　）
19. 慢性型コンパートメント症候群は50～70％が両側性に発症する。　（　）
20. 慢性型コンパートメント症候群は休息しても疼痛は軽快しない。　（　）
21. 慢性型コンパートメント症候群には筋膜切開の適応はない。　（　）

解答は次ページ下に。

VI 外傷／軟部組織損傷

専門医試験ではこんなことが問われる！

① 急性型コンパートメント症候群の症状・診断・治療
② 慢性型コンパートメント症候群の特徴
③ 下腿コンパートメント症候群について
④ 下腿前方コンパートメントに含まれる神経および動脈

（第25回 問84，第27回 問87，第27回 問89，第28回 問102，第29回 問85，第30回 問110，第31回 問30，第32回 問83，第33回 問83，第36回 問30など）

知識の整理

コンパートメント症候群について説明せよ (設問1〜2)

▶ 何らかの原因で筋区画内圧が上昇して循環障害が生じた結果起こる，筋壊死や神経障害のことをコンパートメント症候群という。

▶ 急性型と慢性型がある。

急性型コンパートメント症候群について説明せよ (設問3〜15)

▶ 急性型コンパートメント症候群は，骨折後早期のギプス固定，重量物による長時間の圧迫，骨折に伴う腫脹やターニケット使用などによる長時間の虚血とその後に生じる再灌流障害がその原因である。

▶ 急性型コンパートメント症候群の好発部位は下腿と前腕である。下腿は前方，外側，浅後方，深後方の4つのコンパートメントに，前腕は橈側，掌側，背側の3つのコンパートメントに分かれる。コンパートメント症候群が生じる頻度としては，下腿では前方区画が，前腕では掌側区画が最多である。下腿の前方区画には，前脛骨動静脈，前脛骨筋，長母趾伸筋，深腓骨神経がある。前腕の掌側には，尺骨動静脈，正中神経，橈骨動脈，橈骨神経浅枝，手関節屈筋群および手指の屈筋群がある。

▶ 急性型コンパートメント症候群の症状は発症早期から激烈な疼痛が特徴である。阻血から6時間経過すると，筋壊死を生じ始めるため，四肢阻血徴候である疼痛「pain」，蒼白「pale」，運動麻痺「paralysis」，知覚異常「paresthesia」，脈拍消失「pulselessness」の5Pが揃わなくとも早期診断・早期治療を行うことが必要不可欠となる。言い換えれば，急性型コンパートメント症候群初期では，脈拍消失や知覚鈍麻などの症状が伴わないことがある。

▶ 急性型コンパートメント症候群では，区画内の筋を他動的に伸展させ疼痛を誘発する「passive stretch test」も重要な補助診断たりえる。

▶ 急性型コンパートメント症候群では，患肢阻血を助長するため患肢の挙上やアイシング，圧迫などは禁忌である。

▶ 意識障害があり，疼痛の訴えが困難な症例で，下肢の著明な腫脹などにより急性型コンパートメント症候群が疑われた場合は，区画内圧測定を行い筋膜切開の適応を決定する。一般的には，筋区画内圧が35〜40mmHg以上もしくは拡張期血圧と筋区画内圧の差が20〜30mmHg以内の場合が適応とされる。筋膜切開を行うと疼痛は速やかに消失する。

▶ 急性型コンパートメント症候群に対する筋膜切開では，処置後軟部組織の腫脹が高度で閉創不可能な場合がある。その場合は，オープンドレッシングで処置を行ったり，シューレース法に陰圧閉鎖療法（negative pressure wound therapy；NPWT）を併用したりして，軟部組織の腫脹が軽減するのを待ってから創閉鎖を行う。

正解	1	2	3	4	5	6	7	8	9	10	11	12	13	14	15	16	17	18	19	20	21
	○	○	○	○	×	×	○	○	○	×	×	×	○	×	×	○	○	○	○	×	×

慢性型コンパートメント症候群について説明せよ

(設問16〜21)

▶ 慢性型コンパートメント症候群はスポーツによる反復動作が誘因となる。

▶ 慢性型コンパートメント症候群の症状としては，夜間痛，突っ張り感，腫脹，圧痛，運動障害や感覚障害などがあり，疲労骨折や末梢神経障害と鑑別を要することがある。

▶ 慢性型コンパートメント症候群は30歳未満の若年者に好発し，50〜70％が両側性に発症する。

▶ 慢性型コンパートメント症候群は休息すると疼痛は軽快するため，症状に乏しい場合は運動後に診察を行う。

▶ 慢性型コンパートメント症候群は軽度であれば保存療法を行うが，症状が強い場合や筋区画内圧35〜40mmHg以上もしくは拡張期血圧と筋区画内圧の差が20〜30mmHg以内の場合は筋膜切開の適応となるのは急性型コンパートメント症候群と同様である。筋膜切開を行うと疼痛は速やかに消失する。

参考文献

1) 井樋栄二, 吉川秀樹, 津村　弘, ほか編. 標準整形外科学. 第14版. 東京：医学書院；2020.
2) 日本救急医学会 監修. 救急診療指針. 第5版. 東京：へるす出版；2018.
3) 日本外傷学会・日本救急医学会 監修. 外傷初期診療ガイドライン第

6版. 東京：へるす出版；2021.
4) 新藤正輝. 下腿コンパートメント症候群に対する筋膜切開術. OS NEXUS No.1膝・下腿の骨折・外傷の手術. 東京：メジカルビュー社；2015. p. 74-8.

挫滅（圧挫）症候群

合格へのチェック！

正しいものに〇，誤ったものに×をつけよ。

基本

1. 挫滅症候群は，体が重量物の圧迫を長時間受け，その後圧迫解除されたことにより生じる再灌流障害である。（　　）

2. 挫滅症候群の原因としては，建物の倒壊や交通事故による圧迫などがある。（　　）

3. 医原的な挫滅症候群の原因としては，四肢血行再建術後，心臓カテーテル術後，臓器移植術後などの再灌流障害が挙げられる。（　　）

発展

4. 挫滅症候群では，横紋筋融解症により大量のミオグロビンやカリウム，クレアチンキナーゼ（CK）などが血中に流出する。（　　）

5. 挫滅症候群では早期から患部の腫脹が出現する。（　　）

6. 挫滅症候群の病態は急激な代謝性アルカローシス，急性腎不全，高カリウム血症などがある。（　　）

7. 急性腎不全の原因は大量のミオグロビンが尿中に排泄されることによる。（　　）

8. 挫滅症候群では急性コンパートメント症候群を合併することがある。（　　）

9. 挫滅症候群の治療は，カリウムを含まない大量輸液と電解質補正である。（　　）

解答は次ページ下に。

専門医試験では こんなことが 問われる！

挫滅症候群の病態・治療

（第33回 問71など）

知識の整理

挫滅（圧挫）症候群について説明せよ　　　　　　　　　　　　　　　　　（設問1〜9）

- 挫滅症候群は，殿部や四肢などの筋量が多い部分が重量物の圧迫を長時間受け，その後圧迫解除されたことにより生じる再灌流障害である
- 挫滅症候群の原因としては，建物の倒壊や交通事故による圧迫のほかに，精神疾患のある患者の過量服薬後の意識障害による身体での四肢圧迫などがあり，医原的な挫滅症候群の原因としては，四肢血行再建術後，心臓カテーテル術後，臓器移植術後などの再灌流障害が挙げられる。
- 挫滅症候群では，壊死した筋から大量のミオグロビンやカリウム，クレアチンキナーゼ（CK）などが血中に流出し，急激な代謝性アシドーシス，急性腎不全，高カリウム血症などが生じる。
- 挫滅症候群による急性腎不全は，大量のミオグロビンが尿中に排泄されることによって生じる腎尿細管壊死が原因で，これは致死的な合併症となりうる。
- 挫滅症候群では急性コンパートメント症候群を合併することがあるので患部の腫脹に気を付けなければならないが，一方で，早期から患部の腫脹が出現しないことがあるので注意が必要である。
- 挫滅症候群はすでに高カリウム血症が生じているため，その治療は全血輸血を避け，カリウムを含まない大量輸液を行う。また，電解質補正のため血液浄化療法を行うこともある。

参考文献
1) 井樋栄二, 吉川秀樹, 津村 弘, ほか編. 標準整形外科学. 第14版. 東京：医学書院；2020.
2) 日本救急医学会 監修. 救急診療指針. 第5版. 東京：へるす出版；2018.

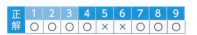

下肢の腱・靱帯・軟部組織損傷

合格へのチェック！

正しいものに〇，誤ったものに×をつけよ。

膝前十字靱帯（ACL）損傷，半月板損傷

基本

1. ACL損傷の非接触型損傷では，膝着地時に膝関節外反位での受傷が多い。 （　）
2. ACL損傷では，半月板損傷の合併頻度は40〜60%である。 （　）
3. ACL損傷では，内側半月板損傷の合併頻度が高い。 （　）
4. ACL損傷は単純X線検査で診断が可能である。 （　）
5. ACL損傷の徒手的検査にはLachmanテストやpivot-shiftテストなどがある。 （　）
6. 半月板の機能として，screw-home movement（ねじ込み運動）がある。 （　）
7. 正常な半月板のMRI画像は，T1強調画像，T2強調画像で，ともに高信号で描出される。 （　）
8. 半月板が損傷すると，MRIのT2強調画像で高信号領域として描出される。 （　）
9. 半月板外縁30%程度には血流が認められる。 （　）
10. 円板状半月は内側半月板に多い。 （　）
11. 円板状半月は半月板全切除の適応である。 （　）
12. 若年者の半月板損傷は横断裂が多い。 （　）
13. 半月板損傷を確認する誘発テストとしてMcMurrayテストがある。 （　）

発展

14. ACL損傷では脛骨外前方の裂離骨折を認めることがある。 （　）
15. ACL損傷では膝関節の後外側回旋不安定性を生じる可能性が高い。 （　）
16. ACL損傷では大腿骨外側顆部の軟骨損傷を伴うことがある。 （　）
17. ACL損傷はスポーツ外傷における膝関節血症の約80%を占める。 （　）
18. ACL損傷の半月板合併損傷例では，将来的な変形性膝関節症へ発展する可能性が高い。 （　）
19. 若年者のACL損傷は手術療法を選択することが多い。 （　）
20. 未治療のACL損傷は時間経過とともに半月板損傷の有病率が増加する。 （　）
21. ACL再建手術では自家腱，同種腱，人工靱帯などが用いられる。 （　）
22. 外側半月板の前角は脛骨粗面に付着する。 （　）
23. 外側円板状半月は前角部分にHumphry靱帯（前半月靱帯）やWrisberg靱帯（後半月靱帯）を伴うことがある。 （　）
24. 外側円板状半月は離断性骨軟骨炎の原因の一つと考えられている。 （　）
25. 半月板損傷に伴うロッキングは縦断裂に多い。 （　）

アキレス腱断裂

基本

26. アキレス腱断裂の好発年齢は20歳台である。 （　）
27. スポーツによる受傷が多い。 （　）
28. アキレス腱断裂後も歩行が可能なことがある。 （　）
29. アキレス腱断裂後もつま先立ちは可能である。 （　）
30. アキレス腱断裂では断裂部に陥凹を触知できる。 （　）
31. アキレス腱の肥厚はアキレス腱断裂の危険因子である。 （　）
32. アキレス腱断裂の徒手検査であるSimmondsテストは仰臥位で行う。 （　）
33. アキレス腱断裂の診断には超音波検査が有用である。 （　）

発展

34. アキレス腱断裂の治療には保存加療と手術加療がある。 （　　）

35. アキレス腱断裂の手術療法の合併症として腓腹神経損傷があり，経皮的縫合術に比べて
直視下縫合術で発生しやすい。 （　　）

36. アキレス腱断裂の保存療法は手術侵襲がないことが利点だが，再断裂の可能性は手術療法と
比較して高い。 （　　）

37. 陳旧性アキレス腱断裂は，体表上からの陥凹がより明瞭となり，MRIでの診断も容易となる。 （　　）

捻挫

基本

38. 捻挫の受傷直後では患部の腫脹が軽度なことがある。 （　　）

39. 捻挫の診断は単純X線で行うことが可能である。 （　　）

40. 捻挫には靱帯の完全断裂も含まれる。 （　　）

41. 足関節捻挫で損傷を受けやすい靱帯は，前距腓靱帯と三角靱帯である。 （　　）

42. 三角靱帯損傷は足関節果部骨折を伴うことが多い。 （　　）

発展

43. 捻挫の重症度分類には，O'Donoghue分類が用いられる。 （　　）

肉ばなれ

基本

44. 肉ばなれは筋線維もしくは筋膜の断裂である。 （　　）

45. 肉ばなれは介達外力によって生じる。 （　　）

46. 肉ばなれは二関節筋に多発する。 （　　）

47. 最も肉ばなれが生じる部位は下腿三頭筋である。 （　　）

48. テニスレッグは大腿四頭筋の肉ばなれである。 （　　）

49. 肉ばなれは重症度に応じて3段階に分けられ，予後予測に有用である。 （　　）

50. 肉ばなれは求心性収縮によって発生することが多い。 （　　）

51. 肉ばなれは陸上競技では短距離選手に多い。 （　　）

52. 重度の肉ばなれでは，しばしば損傷部に陥凹を認める。 （　　）

53. 肉ばなれでは手術加療が行われることはない。 （　　）

54. 肉ばなれは羽状筋の筋腱移行部で生じやすい。 （　　）

55. 肉ばなれは再発しにくい。 （　　）

56. 肉ばなれの診断には超音波検査やMRIが用いられる。 （　　）

解答は次ページ下に。

Ⅵ 外傷／軟部組織損傷

専門医試験では こんなことが 問われる！ →

①ACL損傷の発生機序・合併損傷
②ACL損傷の検査・治療・画像診断
③ACL損傷の手術
④PCL損傷の発生機序・画像診断
⑤半月板損傷の頻度

（第25回 問78，第27回 問81，第28回 問107，第29回 問108，第30回 問107，
第31回 問106，第33回 問90，第36回 問12など）

⑥半月板損傷の治療　　　　　　　　　　　　　　　　　　　（第25回 問79など）
⑦アキレス腱断裂の疫学・検査・手術
⑧陳旧性アキレス腱断裂

（第25回 問106，第31回 問108，第32回 問109など）

⑨肉ばなれの好発部位・作用機序
⑩肉ばなれの治療
⑪肉ばなれと筋挫傷

（第29回 問106，第32回 問104，第33回 問88，第34回 問88など）

知識の整理

ACL損傷を含む膝靱帯損傷について説明せよ　　　　　　　　（設問1〜5，14〜21）

▶ 膝前十字靱帯（anterior cruciate ligament；ACL）は大腿骨に対して脛骨の前方への滑り出しを抑制する機能がある。

▶ 膝関節を屈曲位から徐々に伸展していくと，最終伸展時に下腿は急激に15°程度外旋する。この自動外旋運動をscrew-home movement（ねじ込み運動）といい，これにより膝は伸展位でロックされて安定化する。ACLはこのねじ込み運動に関与している。

▶ ACL損傷は接触型損傷と非接触型損傷があり，非接触型損傷では膝着地時に膝関節外反位での受傷が多い。一方，後十字靱帯（PCL）損傷は，交通事故やコンタクトスポーツなどの接触での受傷が多い。膝の靱帯損傷のなかで最も頻度が高いのは内側側副靱帯損傷である。

▶ ACL損傷は外反位での受傷が多いため，外側半月板損傷の合併頻度が高く，大腿骨外側顆部の軟骨損傷を伴うことがあり，同部位の陥凹をnotch signとよぶ。

▶ 単純X線検査でACL損傷の診断は困難であり，MRI撮影が必要となる。ACL損傷のMRI診断率は感度87％，特異度91％と高診断率であったが，受傷から時間が経過するにつれて診断精度が低下する傾向にある。そういった信号強度の変化のみでのACL損傷の診断が困難な

正解	1	2	3	4	5	6	7	8	9	10	11	12	13	14	15	16	17	18	19	20	21	22	23	24	25
	○	○	×	×	○	×	×	○	○	×	×	×	×	○	○	×	○	○	○	○	○	×	×	○	○

26	27	28	29	30	31	32	33	34	35	36	37	38	39	40	41	42	43	44	45	46	47	48	49	50	51	52	53	54	55	56
×	○	○	○	○	○	○	×	○	○	○	○	×	○	○	○	○	○	○	○	○	○	×	○	○	×	○	○	×	○	○

場合は，脛骨外側プラトー後方の骨挫傷やPCLの角度変化，外側半月板後角の変位の程度などの二次的な所見もACL損傷診断の一助となる。また，スポーツ外傷における膝関節血症の約80％をACL損傷が占める。MRIで膝関節内にT1強調画像で高信号域が認められた場合には，亜急性期の出血が疑われるため，診察所見に加えて，そういった画像所見もACL損傷の画像診断の一助とすべきである。

▶ ACL損傷の徒手的検査には，仰臥位の膝関節軽度屈曲位で大腿骨遠位を把持し，もう一方の手で脛骨近位端を前方に引き出すLachmanテストや膝関節屈曲位から伸展させながら膝を外反・下腿内旋するpivot-shiftテスト（脛骨が突然，ガクッと亜脱臼するような所見があれば陽性とする）などがある。

▶ ACL損傷には膝の前外側靱帯（ALL）の付着部の裂離骨折を合併することがあり，これをSegond（スゴン）骨折という。

▶ 膝関節の後外側回旋不安定性は複合靱帯損傷の場合に生じることが多く，ACL単独損傷では認めることはない。

▶ 未治療のACL損傷では時間経過とともに半月板損傷の有病率が増加し，受傷後2年の半月板損傷の合併率は80％にも及ぶ。

▶ ACL損傷の半月板合併損傷例では，将来的な変形性膝関節症へ発展する可能性が高いため，手術では半月板は可及的に縫合する。

▶ ACL損傷は，活動的でない中高年者では保存加療を試みることもあるが，活動度の高い若年者では手術療法を選択することが多い。膝の可動域制限が残存している状態で手術を行うと，著明な膝の可動域制限が残存する可能性が高いため，手術は膝の屈曲と伸展が問題なく可能となった時期に行う。ACL再建手術では自家腱，同種腱，人工靱帯などが用いられるが，第一選択は自家腱となる。靱帯再建の設置位置は以前はisometric pointで行われていたが，最近ではよりACLの解剖学的な位置で行われることが増えてきた。術後のスポーツへの復帰はおおよそ1年程度である。

半月板について説明せよ

(設問6〜13，22〜25)

▶ 半月板の重要な機能として，荷重の分散・吸収，関節運動の潤滑，関節接触面の安定化がある。

▶ 正常な半月板は，MRIではT1強調画像，T2強調画像で，ともに低信号で描出される。

▶ 半月板の損傷部位はT2強調画像で高信号領域として描出される。

▶ ただし，骨端線閉鎖前の小児の半月板は血流が豊富であり，MRIでも高信号で描出されることがあるので，半月板損傷の診断の際には注意が必要である。

▶ 半月板の外縁30％程度には血流が認められるので，同部位での損傷では自己治癒能力が期待でき，半月板縫合術の適応となるが，それより内側の半月板実質部には血流が存在しないため，自己治癒能力は期待できず，縫合術の適応外（半月板損傷の断裂形態は縫合術の適応は決まらない）となる。血流が存在しない半月板実質部は関節液により栄養を受ける。

▶ 外側半月板の後方部分は膝窩筋腱溝で関節包と隔てられ遊離しているため，内側半月板より可動域が大きい。また，同部位で縦断裂を生じた場合，それが膝窩筋腱溝なのか断裂なのかMRIでも診断に難渋する場合が多い。

▶ 半月板の前節から後節にかけての辺縁の下面は冠靱帯（coronary ligament）を介して脛骨に付着する。外側半月板の前角と後角および内側半月板の後角はほとんどが脛骨関節面に付着するが，内側半月板前角のみ脛骨粗面に付着する。

▶ 外側半月板には後角部分から大腿骨顆部に向かう線維束がみられることがあり，PCLの前方に存在するものをHumphry靱帯（前半月靱帯），PCLの後方に存在するものをWrisberg靱帯（後半月靱帯）とよぶ。

▶ 円板状半月（discoid meniscus）は，日本人に多くみられる半月板の形態異常であり，外側半月板に多い。円板状半月は小児の半月板損傷の原因としては最多である。半月板損傷をきたすとロッキングの原因にもなりうる。また離断性骨軟骨炎の原因ともなるため，日本での離断性骨軟骨炎は大腿骨外顆に多く生じる。半月板の全切除を行うと，将来的な変形性関節症への移行が必発であるので，円板状半月であってもなるべく形成的な切除を行う必要がある。

▶ 半月板損傷は，膝に回旋力が加わった際に大腿骨と脛骨に挟まれて生じる。部位は内側半月板，外側半月板ともに中節から後節にかけての断裂が多く，その断裂形態によって，縦断裂，横断裂，水平断裂，変性断裂，それらを複合した弁状断裂などに分けられる。小児期は円板状半月による水平断裂，若年者は縦断裂，中高年では横断裂もしくは水平断裂が多い。ただし，ACL損傷に伴う断裂が新鮮例では外側半月板に横断裂が，陳旧例では内側半月板の辺縁部剥離損傷や中後節での縦断裂が多い。

▶ ロッキングとは，断裂した半月板が顆間窩に嵌頓して，膝が屈曲したまま伸展不能となることである。半月板辺縁の縦断裂で生じることが多い。

▶ McMurrayテストとは，半月板損傷の誘発テストで，膝を最大屈曲位とした状態で内外側の関節裂隙に手指を当てて，下腿を内外旋させながら膝を伸展させる。外側半月板損傷では下腿を内旋時に，内側半月板損傷では下腿を外旋時に，それぞれ関節裂隙から疼痛，クリック音を感知する。

▶ わが国での半月板に対する手術における半月板縫合術の割合は2011年にはわずか9％であったが，2016年には25％まで上昇したとの報告がある。半月板縫合術は半月板切除より変形性膝関節症への移行を遅らせるメリットがあるため，半月板縫合術の適応がある部位では積極的に半月板縫合術を行うべきである。また欧米では，半月板損傷に対し，同種半月板移植術が施行されているが，わが国では認可されていない。

アキレス腱断裂について説明せよ   (設問26〜37)

▶ アキレス腱断裂の好発年齢は30〜40歳台であるが，50歳台でもやや上昇する，いわゆる二峰性のピークを取る。

▶ アキレス腱断裂はスポーツ，特に球技やラケット競技，剣道などによる受傷が多く，発生数は年々上昇傾向にある。

▶ アキレス腱断裂の発生頻度は右に比べてやや左に多く，女性に比べてやや男性に多いという報告がある。

- アキレス腱断裂後も歩行が可能なことがあるが，つま先立ちは不可能である。
- アキレス腱断裂では断裂部に圧痛とともに陥凹（dele）を触知する。
- アキレス腱断裂の基盤には腱の変性が関与していると考えられており，アキレス腱の肥厚は腱の退行性変化を示し，アキレス腱断裂の危険因子となる。
- アキレス腱断裂の徒手検査であるSimmondsテストは腹臥位で行うが，Thompsonテストは仰臥位でも腹臥位でもよい。
- Simmondsテストとは，腹臥位の状態で下腿三頭筋筋腹をSqueeze（搾る）して，足関節の底屈がみられなければ陽性とし，アキレス腱断裂が示唆される。
- Thompsonテストとは，腹臥位の状態で膝立てをした状態でSimmondsテストを行うか，ベッドから足を出して下腿三頭筋筋腹を把持し，反射的に足関節の底屈がみられなければ陽性とし，アキレス腱断裂が示唆される。
- アキレス腱断裂の画像診断には超音波検査が有用である。
- アキレス腱断裂の治療には保存加療と手術加療があり，それぞれのメリットとデメリットを考慮して治療方針を決定する。
- アキレス腱断裂の手術療法の合併症として腓腹神経損傷があり，直視下縫合術に比べて視野が悪い分，経皮的縫合術に発生しやすい。
- アキレス腱断裂の保存療法は手術侵襲がないことが利点だが，再断裂の可能性は手術療法と比較して高い[3]。
- 陳旧性アキレス腱断裂では歩行障害などの症状は強くない。
- 陳旧性アキレス腱断裂では体表上からの陥凹がより明瞭となり，MRIでの診断も容易となる。

捻挫について説明せよ

（設問38〜43）

- 捻挫とは，関節に外力（主に回旋力）が働き，その関節可動域を越える動きが生じた結果，関節周囲の挫滅を招いたものである。脱臼や骨折に至らないもので，それゆえ単純X線で診断を付けることができない。また靱帯損傷の程度にはよらないので，捻挫のなかには靱帯の完全断裂も含まれる。
- 捻挫では受傷直後には患部の腫脹が軽度なこともあるが，徐々に患部が腫脹してきた場合には関節内血腫を疑い，関節穿刺を行う。
- 捻挫の重症度分類には，O'Donoghue分類が用いられる。
  - 第1度：靱帯線維の損傷で関節包は温存される。
  - 第2度：部分断裂で関節包も損傷を受ける。
  - 第3度：靱帯の完全断裂で関節包も断裂する。

  第3度の捻挫になると，関節の不安定性，異常可動性が顕著となる。
- 治療のための外固定期間は靱帯損傷の程度により決定される。
- 足関節捻挫は足関節底屈および足部の内がえし強制によって生じやすく，足関節外側の靱帯，すなわち前距腓靱帯と踵腓靱帯が最も損傷を受けやすい。まず最初に前距腓靱帯が断裂し，さらに強い外力が加わると踵腓靱帯が断裂する。踵腓靱帯のみが単独で損傷することはまれである。小児では靱帯損傷が生じることは少なく，靱帯付着部での裂離骨折が生じやすい。

そのほかに足部の内がえし強制により損傷を受けやすい靱帯として二分靱帯や前脛腓靱帯がある。足部の外がえし強制により損傷を受けやすい靱帯としては三角靱帯があり，足関節果部骨折と合併して生じることが多い。

▶ Lisfranc靱帯は第2中足骨基部と内側楔状骨を結ぶ靱帯で，同部位が損傷を受けると，第1，2中足骨基部間に粉砕したフレーク状の骨片を伴うことが多い。同靱帯の損傷は前足部にかかる過大な底屈力によって生じることが多い。同靱帯が損傷を受けても，第1，2中足骨間や楔状骨間の離開に留まることが多く，Lisfranc関節の全脱臼に至ることは少ない。

肉ばなれについて説明せよ

(設問44〜56)

▶ 肉ばなれとは急激な筋収縮により生じる筋腱移行部での筋線維もしくは筋膜の断裂であり，スポーツによって生じることが多い。

▶ 肉ばなれは羽状筋の筋腱移行部に生じやすい。

▶ 肉ばなれは遠心性収縮（伸張性収縮）による介達外力で生じることが多い。一方で，直達外力による筋損傷のことを筋挫傷という。

▶ 肉ばなれは，力学的に負荷が大きくなる二関節筋に多発し，最も多いのはハムストリングス，次いで下腿三頭筋，大腿四頭筋である。

▶ 中高年に多い腓腹筋内側頭の肉ばなれは，テニスのサーブの際に発生することが多く，テニスレッグとよばれている。

▶ 肉ばなれの診断には超音波検査やMRIが用いられる。重症度に応じて3段階に分けられ，これは予後予測に有用である。

▶ 肉ばなれを生じている部位は，MRIのT2強調画像で筋層内に高信号領域を認める。

▶ 肉ばなれは，陸上短距離やサッカーなど瞬発系のスポーツで起こりやすい。

▶ 重度の肉ばなれではしばしば損傷部に陥凹（dele）を認めるが，神経損傷を合併することは少ない。

▶ 肉ばなれは再発しやすいため，スポーツの再開には十分な注意を要する。

▶ 保存療法が第一選択であるが，重度の肉ばなれでは，手術療法が選択されることもある。

▶ 肉ばなれを受傷した直後の対処として，RICE〔Rest（安静），Icing（冷却），Compression（圧迫），Elevation（挙上）〕療法が有効である

▶ 筋挫傷でも受傷後のRICE療法が有効であるが，大腿四頭筋の筋挫傷の処置の際には，膝関節の屈曲制限が生じないように，膝関節を軽度屈曲位に保つことが重要である。

▶ 筋挫傷後に生じる合併症に，コンパートメント症候群や骨化性筋炎がある。

参考文献

1) 井樋栄二, 吉川秀樹, 津村 弘, ほか編. 標準整形外科学. 第14版. 東京：医学書院；2020.
2) 日本整形外科学会診療ガイドライン委員会, 前十字靱帯（ACL）損傷診療ガイドライン策定委員会編. 前十字靱帯（ACL）損傷診療ガイドライン2019. 改訂第3版. 東京：南江堂；2019.
3) 日本整形外科学会診療ガイドライン委員会, アキレス腱断裂診療ガ

イドライン策定委員会編. アキレス腱断裂診療ガイドライン2019. 改訂第2版. 東京：南江堂；2019.
4) Katano H, Koga H, Ozeki N, et al. Trends in isolated meniscus repair and meniscectomy in Japan, 2011-2016. J Orthop Sci 2018；23：676-81.

手の靱帯損傷・手根不安定症

合格へのチェック！
正しいものに〇，誤ったものに×をつけよ。

三角線維軟骨複合体 (TFCC) 損傷

基本

1. TFCCは三角骨，掌側橈尺靱帯，背側橈尺靱帯，尺側側副靱帯からなる。　( )
2. TFCCはハンモック様構造をしている。　( )
3. TFCCは橈骨に伝達される力のクッションの役割を果たしている。　( )
4. TFCCは尺骨や遠位橈尺関節 (DRUJ) の安定化に寄与している。　( )
5. TFCC損傷では，前腕回内外時のDRUJの疼痛や手関節尺側部痛を訴える。　( )
6. 尺骨突き上げ症候群はTFCC損傷の原因になる。　( )

発展

7. TFCCは軸圧や前腕の過度の回外により損傷を受けやすい。　( )
8. TFCC損傷では，fovea signやpiano key signが陽性となる。　( )
9. TFCCの外傷性断裂では，TFCC切除術の適応となる。　( )

手根不安定症

基本

10. 何らかの原因によって生じた手根骨の配列異常を手根不安定症とよぶ。　( )
11. 舟状月状骨解離で月状骨が掌屈することをDISI (dorsal intercalated segment instability) 変形とよび，月状三角骨解離で月状骨が背屈することをVISI (volar intercalated segment instability) 変形とよぶ。　( )
12. SLAC (scapholunate advanced collapse) wristと手根不安定症は関係がない。　( )
13. 保存療法でも強い疼痛が残存する手根不安定症では手術療法が行われる。　( )

手根靱帯

基本

14. 近位列の手根骨には腱の付着はない。　( )
15. 手根骨間を結ぶ靱帯をintrinsic靱帯，橈骨と各手根骨を結ぶ靱帯をextrinsic靱帯とよぶ。　( )
16. Extrinsic靱帯は，背側と比べて掌側が強靱である。　( )
17. 母指MP関節橈側側副靱帯損傷に伴うものにstener lesionがある。　( )
18. 母指MP関節橈側側副靱帯損傷では，MP関節は背側に亜脱臼する。　( )

解答は次ページ下に。

VI

外傷／軟部組織損傷

専門医試験では こんなことが 問われる！

①TFCC構成成分
②TFCCに特徴的な所見
③TFCC損傷の画像診断

(第27回 問34，第32回 問58，第33回 問4など)

知識の整理

TFCCについて説明せよ
(設問1〜9)

▶ 三角線維軟骨複合体 (triangular fibrocartilage complex；TFCC) は関節円板，掌側橈尺靱帯，背側橈尺靱帯，尺側側副靱帯からなる。

▶ TFCCはハンモック様構造をしており，尺骨に伝達される力のクッションの役割を果たし，尺骨や遠位橈尺関節 (distal radioulnar joint；DRUJ) の安定化に寄与している。浅層と深層に分かれ，尺骨小窩 (fovea) に付着する深層の果たす役割が重要である。

▶ TFCCは尺骨への軸圧や前腕の過度の回内により損傷を受けやすい。

▶ TFCC損傷では，前腕回内外時のDRUJの疼痛や手関節尺側部痛を訴え，重度の損傷ではDRUJの不安定性を認める。

▶ TFCC損傷では，foveaの圧痛 (fovea sign) や尺骨の背側不安定性 (piano key sign)，ulnocarpal stress testが陽性となる。

▶ TFCCの変性断裂では切除術が，外傷性断裂では修復術が行われる。

▶ 尺骨突き上げ症候群はTFCC損傷の原因になり，治療法として尺骨短縮骨切り術や尺骨頭切除術，Sauve-Kapandji法などがある。

手根不安定症について説明せよ
(設問10〜13)

▶ 手根骨の骨折や靱帯損傷により，手根骨の配列異常が生じる。この手根骨の配列異常を手根不安定症とよぶ。

▶ 舟状月状骨解離で月状骨が背屈 (舟状骨は掌屈) することをDISI変形とよび，月状三角骨解離で月状骨が掌屈することをVISI変形とよぶ。単純X線手関節側面像で，DISI変形では舟状骨と月状骨をなす角が増大 (80°以上) し，VISI変形では有頭骨と月状骨をなす角が増大 (30°以上) する (**図3**)。

▶ SLAC wristは変形性手関節症の一つで，舟状骨骨折後の偽関節に伴う手根不安定症の進行によって生じる。

▶ 手根不安定症の新鮮例では徒手整復術と鋼線固定術または靱帯再建術が行われる。陳旧例で保存療法でも強い疼痛が残存する手根不安定症では，腱移植による靱帯再建術や関節固定術が行われる。

正解	1	2	3	4	5	6	7	8	9	10	11	12	13	14	15	16	17	18
	×	○	×	○	○	○	×	○	×	○	×	×	○	×	○	○	×	×

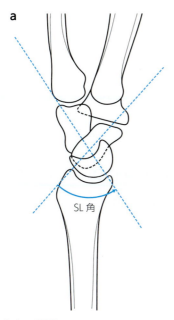
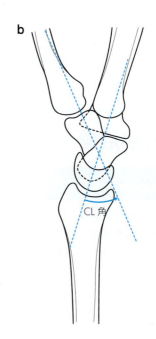

図3 手根不安定症の計測
舟状骨－月状骨角（SL角），有頭骨－月状骨角（CL角）を計測。
正常：30°＜SL角＜60°，CL角＜30°角
a：DISI：SL角＞70°，CL角＞30°
b：VISI：SL角＜30°，CL角≧30°

手根靱帯について説明せよ

(設問14～18)

- ▶近位列の手根骨には豆状骨で唯一，腱（尺側手根屈筋，小指外転筋）が付着する。それ以外の手根骨の安定性は靱帯成分によるため，靱帯が損傷すると容易に不安定となりDISI変形やVISI変形を生じる。
- ▶手根骨間を結ぶ靱帯をintrinsic靱帯，橈骨と各手根骨を結ぶ靱帯をextrinsic靱帯とよぶ。Extrinsic靱帯は掌側が強靱で，手根骨の動きを制御している。
- ▶関節内の橈骨遠位端骨折では，舟状月状骨靱帯の断裂が生じ，DISI変形を生じることがある。
- ▶母指MP関節尺側側副靱帯損傷は，母指の過外転によって母指基節骨の靱帯停止部で断裂するもので，gamekeeper's thumbやskier's thumbともよばれる。母指の過度な外転力によって断裂した靱帯を乗り越えた内転筋腱膜が整復位を阻害し，靱帯断端が近位側に反転したものをstener lesionという。Stener lesionは保存療法では軽快しないため，観血的な整復と靱帯縫着が必要となる。
- ▶母指MP関節橈側側副靱帯損傷は，母指MP関節に内転・過伸展の力が加わった際に生じる。母指は掌側亜脱臼になりやすい。

参考文献
1) 井樋栄二，吉川秀樹，津村　弘，ほか編．標準整形外科学．第14版．東京：医学書院；2020．
2) 茨木邦夫，斎藤英彦，吉津孝衛編．手の外科診療ハンドブック．東京：南江堂；2004．

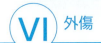

骨折・脱臼総論

骨折の初期治療

合格へのチェック！　正しいものに○，誤ったものに×をつけよ。

1. 閉鎖性大腿骨骨折では，1,000～2,000mLの出血量が推定される。（ ）
2. 開放骨折では閉鎖骨折の2倍程度の出血量を見込む必要がある。（ ）
3. 重症な出血性ショックでは，不穏など意識状態に変化が生じることがある。（ ）
4. 重症な出血性ショックでは，早期に輸血が必要となる。（ ）
5. 出血性ショックでは，代謝性アルカローシスに対する治療も並行して行う。（ ）
6. 開放骨折に神経の挫滅を認めれば，その修復は二次的に行ってもよい。（ ）
7. 開放骨折に神経の腱断裂を認めれば，その修復は二次的に行う。（ ）
8. Gustilo分類 type ⅢAの開放骨折では，皮弁形成術を要する。（ ）
9. Gustilo分類 type ⅢBの開放骨折では，一期的に内固定術が推奨される。（ ）
10. Gustilo分類 type ⅢCの開放骨折では，速やかな血行再建が必要である。（ ）

解答は次ページ下に。

専門医試験ではこんなことが問われる！
① 外傷性ショックの病態の把握とその対応
② 骨折部位から推定される出血量
③ 開放骨折の初期治療とGustilo分類（図1）

（第25回 問87，第28回 問85，第31回 問84，第34回 問74，第36回 問74など）

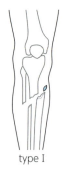 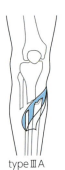 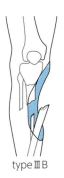 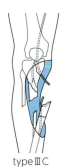

type Ⅰ　　type Ⅱ　　type ⅢA　　type ⅢB　　type ⅢC

図1　Gustilo分類
type Ⅰ：1cm以下の開放創。汚染はあっても軽度。デブリドマンは必須ではない。
type Ⅱ：1～10cm大の開放創。軽度から中等度の汚染。type Ⅱ とⅢは可及的早期にデブリドマンが必要。
type ⅢA：弁状創や剥脱創で皮膚の高度挫滅や欠損を認めるものの骨折部が被覆可能。
type ⅢB：type ⅢAに骨の露出と骨膜の剥脱を認め，軟部組織再建が必要。
type ⅢC：type ⅢAに修復を要する血管損傷を合併している。緊急で血行再建が必要。

知識の整理

外傷性ショックの初期治療について説明せよ (設問1～5)

- 外傷性ショックは出血による循環血液量減少性ショック（低容量性ショック）であり，脈拍数の増加や血圧の低下，脈圧の低下や，尿量の低下，不穏などの所見を認める。
- 長幹骨骨折では上腕骨骨折で350mL，脛骨骨折で500mL，大腿骨骨折で500～1,000mLの出血量が推定される。開放骨折ではこの2倍程度の出血量が見込まれる。
- 骨盤骨折は高エネルギー外傷に合併する場合があり，1,000～5,000mLの出血量が推定される。大量輸血や経カテーテル的動脈塞栓術（transcatheter arterial embolization；TAE）を必要とすることがある。

開放骨折の初期治療について説明せよ (設問6～10)

- 開放骨折に対して，感染を防止するために壊死組織の切除を行う創面清掃（デブリドマン）と生理食塩水での洗浄を行うことが重要である。
- 軟部組織損傷が著しい場合は初回治療において内固定を行うことを避け，一時的創外固定骨折治療術を行い，二期的に軟部組織再建と内固定術を行うよう計画する必要がある。
- 開放骨折では受傷後遅滞なく抗菌薬を投与する必要がある。また土壌汚染された開放骨折では破傷風の可能性を念頭におく必要がある。

骨折・脱臼に対する整復・固定法について説明せよ

- 外傷により関節面の適合性が失われた状態を外傷性脱臼という。関節包や靱帯などの組織が損傷する。骨折を伴う場合もある。
- 外傷性脱臼は可及的速やかに整復されることが望ましい。愛護的な操作で徒手整復を行う。徒手整復困難な際は，観血的整復の適応となる。
- 骨折や脱臼では，損傷組織の二次的損傷や転位を防ぎ，疼痛緩和を図る目的で外固定を用いる場合がある。かつては石膏ギプスが用いられていたが，最近ではプラスチック製ギプスが用いられることが多い。骨折の場合，骨折部の近位関節と遠位関節を固定するのが原則である（2関節固定）。
- 内固定は鋼線，スクリュー，プレートや髄内釘を用いて骨を直接固定する治療である。骨折部の安定性が得られれば，外固定を必要とせず早期の関節運動・筋力訓練が可能となることが利点である。
- 小児大腿骨骨幹部骨折は，牽引療法で良好な骨癒合が得られる場合が多い。3～4歳児では介達牽引法であるBryant牽引法（垂直介達牽引法）を，5～10歳児には鋼線を脛骨粗面もしくは大腿骨顆部に挿入する直達牽引法であるWeber牽引法（90°-90°牽引法）を行う。

正解	1	2	3	4	5	6	7	8	9	10
	×	○	○	○	×	○	×	×	×	○

小児骨折の特徴

合格へのチェック！　正しいものに〇，誤ったものに×をつけよ．

1. 小児は成人に比べて靱帯損傷や脱臼の頻度が多い．　　　　　　　　　　　　　（　）
2. 成長軟骨板損傷は力学的に最も弱い肥大軟骨細胞層や石灰層で生じることが多い．（　）
3. 頻度の高い成長軟骨板損傷はSalter-Harris分類typeⅡである．　　　　　　　　（　）
4. 上腕骨近位骨端離開の多くはSalter-Harris分類typeⅡで，成長障害を起こすことは
まれである．　　　　　　　　　　　　　　　　　　　　　　　　　　　　　　（　）
5. 大腿骨近位骨端離開では大腿骨頭壊死を生じることはまれである．　　　　　　（　）
6. 成長軟骨板が圧挫されて生じる損傷はSalter-Harris分類typeⅣである．　　　　（　）
7. Salter-Harris分類typeⅣは成長障害を起こさないためには正確な整復が必要である．（　）
8. 成長軟骨板損傷後は過成長や早期閉鎖に注意が必要である．　　　　　　　　　（　）
9. 急性可塑性変形は単純X線像では骨折線は認められないが，整復が必要である．（　）
10. 若木骨折は骨折線が完全に骨を横断することはなく，不完全骨折である．　　　（　）

解答は次ページ下に．

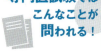

専門医試験ではこんなことが問われる！
①成長軟骨板損傷の病態とSalter-Harris分類（図2）
②成人の骨折と小児の骨折の違い

（第29回 問89，第31回 問83など）

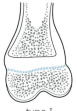
typeⅠ

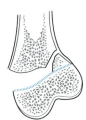
typeⅡ

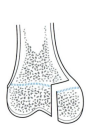
typeⅢ

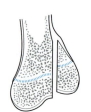
typeⅣ

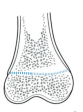
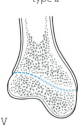
typeⅤ

図2　Salter-Harris分類
typeⅠ：骨端と骨幹端の完全な分離．成長障害は起こしにくい．
typeⅡ：成長軟骨板の分離に骨幹端の三角骨片を伴う．頻度の多い損傷型で正確な整復により成長障害は少なくなる．
typeⅢ：成長軟骨板の分離に骨端の骨片を伴い，骨折線が関節内に及ぶ．成長障害を起こさないために正確な整復が必要である．
typeⅣ：骨折線は関節面から成長軟骨板を越えて骨幹端に至る．骨端と骨幹端の間に骨性架橋が生じ，成長が停止する場合がある．
typeⅤ：成長軟骨板の圧挫損傷．骨端線早期閉鎖のリスクがある．

知識の整理

成長軟骨板損傷について説明せよ

(設問2〜3, 6〜8)

▶ 成長軟骨板は長軸方向への成長を司り，その損傷は力学的に最も弱い肥大軟骨細胞層や石灰層で生じることが多い。

▶ Salter-Harris分類(**図2**)のtype Ⅰ〜Ⅴの損傷形態があり，特にtype ⅣやtypeⅤでは成長障害に注意が必要である。

▶ 成長軟骨板損傷後に部分的に早期骨端閉鎖を認めた場合，同部位の骨性架橋切除術を検討する必要もある。

成人の骨折と小児の骨折の違いについて述べよ

(設問1, 4〜5, 9〜10)

▶ 小児の骨は骨膜が厚く弾性に富むため，不全骨折の形態と呈することがある。若木骨折や竹節骨折とよばれる。

▶ 小児に特徴的な骨折の形態に急性可塑性変形がある。単純X線像では骨折線を認めないが，自家矯正が働きにくく注意が必要である。

▶ 小児の骨の特徴に自家矯正能力がある。骨折部の造形(モデリング)と成長軟骨板の働きにより骨折後の変形が矯正されていく力である。

正解	1	2	3	4	5	6	7	8	9	10
	×	○	○	○	×	×	○	○	○	○

骨折の治癒過程と合併症

合格へのチェック！　　　　　　正しいものに○，誤ったものに×をつけよ。

1. 骨折端部の骨細胞は阻血により死滅する。（　　）
2. 一次骨折治癒は直性骨癒合ともいい，仮骨形成を伴う癒合形式である。（　　）
3. 解剖学的に骨折部を整復し圧迫骨接合法を行った場合，直接骨折治癒となる。（　　）
4. 固定力が不足し仮骨形成のある遷延癒合では，固定力の強化による癒合が進行する。（　　）
5. 大きな骨欠損のある偽関節には血管柄付き骨移植術を検討する。（　　）
6. 脂肪塞栓症候群ではヘモグロビン値・血小板数の急激な低下を認めることがある。（　　）
7. 深部静脈血栓症を発症した場合，身体所見ではThompson徴候が陽性である。（　　）
8. 区画症候群は早期診断が重要であり，区画内圧測定が診断に有用である。（　　）
9. 外傷性異所性骨化の急性期では局所安静が必要である。（　　）
10. 踵骨は血管分布の疎な骨であり，外傷性骨壊死の好発部位である。（　　）

解答は次ページ下に。

**専門医試験では
こんなことが
問われる！**

① 直接骨折治癒と間接骨折治癒の違い
② 脂肪塞栓症候群の臨床所見とGurd and Wilsonの診断基準
　（表1）
③ 外傷性異所性骨化に対する対応
④ 区画症候群の症状と対応

（第29回 問85，第31回 問30，第32回 問33，第33回 問73など）

知識の整理

骨折の治癒過程について説明せよ　　　　　　　　　　　　　　　（設問1〜5）

▶ 炎症期には，骨折により破綻した骨髄，骨皮質，骨膜などに存在する血管からの出血が生じ，骨折部周辺は低血流状態から細胞死・壊死が生じる。出血により血腫が形成され，好中球やマクロファージなどにより壊死組織の吸収と血管新生が生じる。

▶ 修復期には，線維性骨を主とした軟性仮骨で連結され，この類骨組織にカルシウムなどが沈着し骨化が進み，硬性仮骨となる。この時期は仮骨が過剰に形成され，X線像上骨が太くなったようにみえるが強度は強くない。

▶ 再造形期には，形成された仮骨がより強固な層板骨へと置換される。破骨細胞による骨吸収と骨芽細胞による骨形成を繰り返し，皮質骨と骨髄腔が形成される。仮骨量の減少とともに強度を増し元の骨構造へと復元していく。

骨折の合併症について説明せよ

(設問6〜10)

- 脂肪塞栓症候群では血液検査において，ヘモグロビン値・血小板数の急激な低下や赤沈値の亢進を認めることがある（**表1**）。
- 深部静脈血栓症から肺血栓塞栓症を発症すると致命的となる場合がある。深部静脈血栓症の症状として，下腿の疼痛，腫脹やHomans徴候などがある。
- 区画症候群では区画内の筋肉を他動的に伸展し，強い疼痛が誘発されるstretch signが陽性となる。阻血による不可逆的な変化が生じる前の，早期診断と筋膜切開による早期治療が重要である。
- 外傷性異所性骨化では急性期には局所安静とともに，薬物治療には非ステロイド性抗炎症薬やエチドロン酸二ナトリウム（エチドロネート）の投与が有効な場合がある。股関節脱臼骨折や肘関節周囲骨折が好発部位である。
- 外傷性骨壊死は栄養血管の損傷によって生じる。大腿骨頚部骨折，距骨骨折，手舟状骨骨折，上腕骨解剖頚骨折などが好発部位である。
- 骨癒合が遷延した場合，低出力超音波パルス治療を用いることで，癒合が促進される可能性がある。

表1 Gurd and Wilson の診断基準

大基準
・呼吸不全
・意識障害（非頭部外傷性）
・点状出血斑

小基準
・頻脈
・発熱
・黄疸
・腎病変（尿中脂肪摘，乏尿）
・網膜病変
・ヘモグロビン値の低下
・新規の血小板数の低下
・赤沈値の亢進
・脂肪摘血症

（文献2を参考に作成）

参考文献

1) 井樋栄二，吉川秀樹，津村 弘，ほか編：標準整形外科学 第14版．東京：医学書院；2020．
2) Gurd Ar, Wilson RT. The fat embolism syndrome. J Bone Joint Surg Br 1974；56B：408-16.

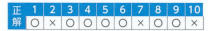

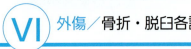

脊椎・脊髄損傷

頚椎損傷

合格へのチェック！ 正しいものに○，誤ったものに×をつけよ．

1. 後頭環椎関節脱臼例は大部分が即死する． （ ）
2. Jefferson骨折とは環椎破裂骨折のことである． （ ）
3. Jefferson骨折は脊髄麻痺症状をきたさないことが多い （ ）
4. Jefferson骨折の受傷機転は軸方向圧迫力である． （ ）
5. Hangman骨折とは，軸椎関節突起間骨折のことである． （ ）
6. Hangman骨折で3mm以上のC2すべりが生じた場合手術が推奨される． （ ）
7. Hangman骨折（typeⅠ）は過伸展圧迫力により受傷する． （ ）
8. 歯突起骨折AndersonⅠ型は翼状靱帯付着部の裂離骨折である． （ ）
9. 歯突起骨折AndersonⅡ型は歯突起骨折の中でも最も頻度が高い． （ ）
10. 軸椎歯突起骨折（Anderson分類Ⅱ型）は手術適応となる． （ ）
11. 環椎歯突起間距離の正常範囲は成人で3mm以下である． （ ）
12. 環軸椎前方脱臼では歯状靱帯の断裂を疑う． （ ）
13. 環軸椎回旋位亜脱臼では脊柱管は狭窄されない． （ ）
14. 環軸椎回旋位固定は軽微な外傷・風邪などの先行感染が原因となることが多い． （ ）
15. 環軸椎回旋位固定は首を側屈・屈曲・対側に回旋したcock robin positionとよばれる斜頚位を呈する． （ ）
16. 環軸椎回旋位固定では開口位単純X線正面像でC1外側塊の左右差を認める． （ ）
17. 環軸椎回旋位固定の診断には3D-CTが有用であり，亜脱臼の様態を詳細に把握できる． （ ）
18. 環軸椎回旋位固定に対して1週間以上症状の改善がない場合には入院の上頚椎牽引治療が望ましい． （ ）
19. シャベル作業者骨折とは棘突起への筋の牽引による損傷のことをさす． （ ）
20. 頚椎単純X線像で後咽頭腔が拡大する場合，骨折・脱臼などの重大な損傷を想起する必要がある． （ ）

解答は次ページ下に．

専門医試験ではこんなことが問われる！
①頚椎損傷のタイプごとの病態
②頚椎損傷の診断・治療法

（第28回 問90，第30回 問89など）

知識の整理

頚椎損傷について説明せよ

(設問1〜20)

- Jefferson骨折（**図1**）：環椎破裂骨折。軸方向への圧迫力で受傷。重症例では環椎横靱帯が断裂するため環椎外側塊骨片が側方へ転位する。環椎が外方へ転位する形をとるので基本的には脊柱管は狭窄せず，脊髄損傷はきたさない。治療は，軸圧がかからないように固定（外固定または内固定）を行う。

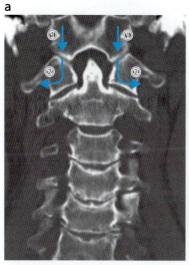
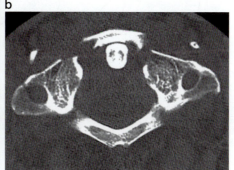

図1 Jefferson骨折
受傷機転（a）。軸方向の圧迫力（矢印①）が後頭環椎関節の傾斜により環椎が開大する方向の力に変換される（矢印②）。Jefferson骨折のCT像（b）。

- Hangman骨折（**図2**）：軸椎関節突起間骨折。外傷性軸椎すべり症ともいわれる。かつての絞首刑者の頚椎にみられることから名づけられた。首にかけられたロープにより頭頚部が過伸展，伸長されることで，軸椎関節突起間部に骨折が生じるとされる。椎体間転位を伴うtype Ⅱa，Ⅲでは手術適応となる。

- 軸椎歯突起骨折：多くの例は前方への屈曲外力で受傷。Anderson分類が治療方針決定のうえでも重要（**図3**）。特に頻度の高いtype2・3の鑑別が重要で，歯突起基部の横骨折であるtype 2では保存療法による偽関節率が高いことから，基本的には手術適応となる。歯突起基部よりも椎体寄りの，骨片間の接触面積が大きいtype3では，以前は主にHalo-vestなどの外固定による保存療法が選択されることが多かったが，最近では高齢者に対する長期のHalo-vest固定が合併症の観点から回避されることも多く，手術も選択肢となりうるとの考えが増えている。

- 環軸椎亜脱臼：屈曲外力による環椎横靱帯損傷によるC1/2間の前方亜脱臼である。X線側面像での環椎歯突起間距離が成人の正常上限3 mmを超えることで診断される。
  環軸椎回旋位固定：小児に発生。軽微な外力や咽頭・喉頭の感染症が波及するなどによる環軸椎の回旋位での亜脱臼。Cock robin positionを呈する（**図4**）。3D-CTで亜脱臼の状態・椎

正解	1	2	3	4	5	6	7	8	9	10	11	12	13	14	15	16	17	18	19	20
	○	○	○	○	○	○	○	○	○	○	○	○	×	○	○	○	○	○	○	○

間関節のリモデリングの詳細が把握できる（**図5**）。多くは外固定などの保存療法で軽快するが，1週間以上症状が遷延する例では入院のうえ持続牽引を行うなども検討される。長期経過例・再発例などでは遷延する亜脱臼位のため，Facetの関節面が亜脱臼位に対応してリモデリングされてしまい整復阻害因子になりうる。

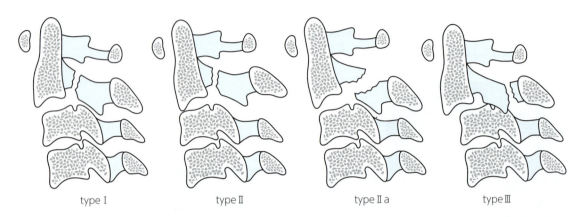

図2 Hangman骨折Levine分類
一般的に不安定性の強いtypeⅡa・Ⅲは手術適応とされる。
typeⅠ：3mm未満の転位
typeⅡ：3mm以上の転位
　typeⅡa：3mm以上の転位とC2/3の10°以上の角状変形（椎間板損傷を示唆）
typeⅢ：typeⅡに椎間関節脱臼を伴う

（文献1を参考に作成）

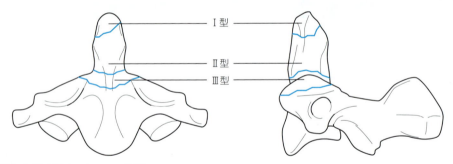

図3 軸椎歯突起骨折Anderson分類
type 1は先端の裂離骨折，type 2は最も高頻度にみられる歯突起基部での骨折。type 3は椎体寄りに骨折線を認める。

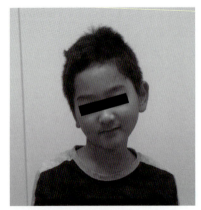

図4 Cock robin position

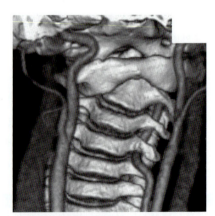

図5 環軸椎回旋位固定患児の3D-CT
軸椎が右前方へ回旋位亜脱臼している状態がよく把握可能である。

胸腰椎損傷

合格へのチェック！

正しいものに〇，誤ったものに×をつけよ。

1. 胸腰椎移行部は応力が集中しやすいため損傷の好発部位である。 （　）
2. 胸椎の安定性には胸郭も寄与し，安定性が高いが損傷される場合は非常に大きな外力が加わった場合が多く，重篤な損傷となる。 （　）
3. 胸腰椎損傷は横突起骨折や肋骨骨折を合併することも多い。 （　）
4. Denisが提唱した3-column theoryの前方支柱には椎体全体が含まれる。 （　）
5. Denis分類では安定性への寄与の観点からanterior columnが最も重要である。 （　）
6. 胸腰椎損傷時の髄神経領域の麻痺の回復は不良である。 （　）
7. Chance骨折の受傷機転は屈曲圧迫力である。 （　）
8. Chance骨折はシートベルト損傷や転落により後方支柱が伸延されて生じる。 （　）
9. スライス骨折は剪断力が主たる受傷機転である。 （　）
10. 破裂骨折はDenisの3-column theoryにおける2 column損傷である。 （　）
11. 胸腰椎破裂骨折においては前縦靱帯・後縦靱帯ともに断裂している可能性が高い。 （　）
12. 破裂骨折では，後方靱帯要素の損傷が軽微で明らかな神経障害がなければ保存療法も適応となる。 （　）
13. 胸腰椎脱臼骨折はflexion-rotation損傷が多い。 （　）
14. 胸腰椎脱臼骨折のうち上・中位胸椎では椎間関節部が脱臼しロッキングを起こしうる。 （　）

解答は次ページ下に。

VI 外傷／骨折・脱臼各論／脊椎・脊髄損傷

専門医試験ではこんなことが問われる！

> ### 胸腰椎損傷のタイプごとの受傷機転
>
> （第30回 問91，第32回 問89など）

知識の整理

胸腰椎損傷について説明せよ (設問1〜14)

▶破裂骨折・Chance骨折・脱臼骨折それぞれの特徴を把握する必要がある（**図6〜9**）。

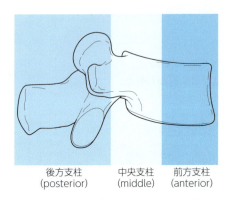

図6 Denis の 3-column theory (Denis, 1983)
前方支柱 (anterior)：椎体・線維輪前方2/3
中央支柱 (middle)：椎体・線維輪後方1/3, 後縦靱帯
後方支柱 (posterior)：後縦靱帯より後ろすべて
2カ所以上の損傷=不安定

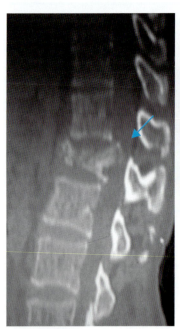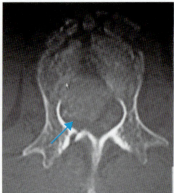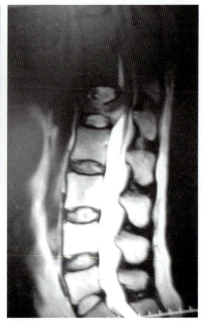

図7 破裂骨折
脊柱管内に骨片が突出（矢印）し、脊髄円錐部の損傷をきたした。前方支柱の損傷に加え中央支柱（椎体後壁・後縦靱帯）が損傷されていることを示す所見である。

正解	1	2	3	4	5	6	7	8	9	10	11	12	13	14
	○	○	○	×	×	○	×	○	○	○	○	×	○	○

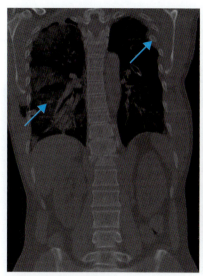
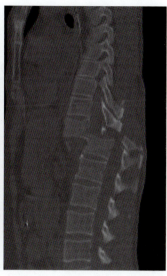

図8　胸椎脱臼骨折
仕事中重さ数トンの鉄板が倒れてきて下敷きになり受傷。両下肢完全麻痺。肋骨や肺などの損傷を併発していることに注意（矢印）。胸郭によって高い安定性を有する胸椎が脱臼するのはかなりのHigh energy injuryであるといえる。

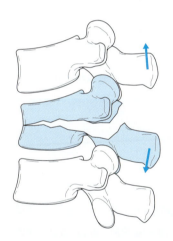

図9　Chance骨折
屈曲・伸展力により、棘突起・椎弓根・椎体が上下に分離する骨折型。脊柱管の狭窄はきたさないため，麻痺は起こりにくい。

- ▶破裂骨折：大きな軸圧による前・中支柱損傷。椎体後壁の損傷があるので神経症状をきたしうる。早期に固定術を選択することが多い。
- ▶Chance骨折：屈曲・伸展力により後方支柱が破断する。麻痺は比較的きたしにくい。後方固定の適応となる。
- ▶脱臼骨折：high-energy損傷であり，肋骨骨折や肺損傷などを併発することも多い。高頻度に脊髄完全麻痺をきたす。非常に不安定な外傷であり，手術適応である。

脊髄損傷

合格へのチェック！　　　正しいものに〇，誤ったものに×をつけよ．

1. 日本では年間5,000～6,000人が脊髄損傷を新規受傷する． （　）
2. 脊髄損傷の受傷時年齢は70歳台が最多である． （　）
3. 損傷高位は頚髄：胸腰髄＝7：3と，頚髄が多い． （　）
4. 特に頚髄損傷では不全麻痺例が多い． （　）
5. 脊髄障害の重症度評価にはFrankel分類やAIS (American Spinal Injury Association Impairment Scale) による評価が用いられる． （　）
6. 脊髄ショックでは弛緩性麻痺を呈する． （　）
7. 脊髄ショックでは弛緩や麻痺を呈するが，完全麻痺や不全麻痺の判断はできない． （　）
8. 脊髄ショック離脱後に肛門周囲の感覚回復と括約筋の収縮がみられない例は完全麻痺である． （　）
9. 脊髄損傷の高位診断は機能予後に直結する． （　）
10. 麻痺高位の推察にはASIA (American Spinal Cord Injury Association) スコアリングシステムによる評価が有用である． （　）
11. 頚髄損傷急性期の随伴症状として尿閉が起こりうる． （　）
12. 頚髄損傷急性期の随伴症状には高血圧や頻脈がある． （　）
13. 頚髄損傷急性期には無気肺・肺炎に注意する． （　）
14. 頚髄損傷急性期の随伴症状には消化性潰瘍がある． （　）
15. 中心性脊髄損傷の受傷機転には頚椎過伸展損傷が多い． （　）
16. 中心性脊髄損傷は脊髄白質の損傷である． （　）
17. 中心性脊髄損傷とは下肢に比して上肢に運動麻痺が強いものをさす． （　）

解答は次ページ下に．

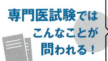
専門医試験ではこんなことが問われる！

①脊髄損傷の疫学（特にわが国では高齢者の受傷が増加）
②脊髄損傷の合併症，重症度評価（表1）と高位診断（表2）

（第28回 問91，第29回 問90，第30回 問90，第31回 問87，第34回 問76など）

知識の整理

脊髄損傷について説明せよ

(設問1〜17)

- ▶ 原因：転落・交通外傷（最近では高齢者の転倒による受傷が増加）
- ▶ 病態：骨折・脱臼による脊髄実質の損傷。もともと脊柱管狭窄がある例（高齢者に多い）では，骨折・脱臼のない脊髄損傷が多い。
- ▶ 神経学的検査：横断面［麻痺の重症度：Frankel分類，AIS（AISA impairment scale）など］と高位（受傷頚髄・胸髄レベル）を合わせて評価する。
- ▶ 高位診断：残存する最も尾側の髄節で表記する。
- ▶ 治療：固定（内固定・外固定）・リハビリテーション・合併症の治療が3本柱である。
- ▶ 横断面での診断は古くはFrankel分類，近年では主にAISが用いられる。
- ▶ 脊髄損傷急性期には脊髄ショックといわれ，損傷部以下全体の弛緩性まひ・膀胱の機能停止（尿閉）をきたす。脊髄ショックの時期には肛門は弛緩し，肛門反射・球海綿体反射が消失する。したがって脊髄ショックの間は完全麻痺・不全麻痺の鑑別は不可能である。これらの反射が戻ってきたら脊髄ショックを脱したと判断され，その時点で完全麻痺・不全麻痺の鑑別が可能となる。

表1　脊髄損傷の Frankel 分類

Frankel分類A	運動感覚完全麻痺
Frankel分類B	運動完全麻痺・感覚不全麻痺
Frankel分類C	運動不全麻痺（荷重不能）
Frankel分類D	運動不全麻痺（荷重可能）
Frankel分類E	正常（ただし腱反射の異常はあってもよい）

表2　麻痺高位と関節運動

肘関節伸展	C6
肘関節屈曲	C5
中指伸展	C8
膝関節伸展	L2
足関節背屈	L4

正解	1	2	3	4	5	6	7	8	9	10	11	12	13	14	15	16	17
	○	○	○	○	○	○	○	○	○	○	○	×	○	○	○	×	○

骨粗鬆症性椎体骨折

合格へのチェック！ 正しいものに○，誤ったものに×をつけよ。

1. 骨粗鬆症性椎体骨折の好発部位は胸腰椎移行部である。（ ）
2. 骨粗鬆症性椎体骨折では受傷当初には麻痺は基本生じないが，偽関節化した場合は脊柱管内に突出した骨片による脊髄圧迫により遅発性麻痺が生じうる。（ ）
3. 骨粗鬆症性椎体骨折でも後壁に損傷をきたしうる＝症例によっては中央支柱にも損傷が及ぶ。（ ）
4. 多発性骨髄腫との鑑別が困難なことも少なくない。（ ）
5. 骨粗鬆症性椎体骨折では椎体内のvacuum cleftは病的骨折を示唆する単純X線像である。（ ）

解答は本ページ下に。

専門医試験ではこんなことが問われる！

わが国の高齢化を受け，骨粗鬆症性椎体骨折の特徴について
（第35回 問75，第36回 問76など）

知識の整理

骨粗鬆症性椎体骨折について説明せよ (設問1〜5)

- ▶ 病態：骨脆弱性を基盤として比較的軽微な外力で椎体が骨折をきたす。
- ▶ 好発部位：胸腰椎移行部
- ▶ 受傷機転：尻餅程度の軽微な外傷による受傷のみならず，受傷機転がはっきりしない例も多い。
- ▶ ほとんどがanterior columnのみの損傷だが，椎体後壁にまで損傷が及ぶこともまれではない。また，初期治療が不適切だと偽関節化したり遅発性に椎体圧潰が進行するなどして脊髄・神経根症状をきたしたり，強い腰背部痛が遷延するなど，日常生活動作の著しい障害をきたしうる。
- ▶ 治療：急性期には主として保存療法が行われるが，外固定の選択や安静の程度などにコンセンサスはない。

参考文献
1) Levine AM, et al. The management of traumatic spondylolisthesis of the axis. J Bone Joint Surg Am 1985 ; 67 : 217-26.

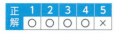

VI 外傷／骨折・脱臼各論

肩甲帯〜上腕

肋骨骨折，肩甲骨骨折

合格へのチェック！

正しいものに〇，誤ったものに×をつけよ。

基本
1. 動揺胸郭では奇異性呼吸を認める。（　）
2. 肋骨骨折において胸部の握雪感を呈する場合，緊急性が高い。（　）
3. 肩甲骨骨折は単独損傷骨折であることが多い。（　）
4. 肩甲骨頸部骨折は介達外力によって生じる。（　）
5. 肩甲棘基底部骨折は肩甲上神経損傷を合併することがある。（　）
6. 肩峰骨折は肩峰骨 (os acromiale) との鑑別を要する。（　）
7. 関節窩前下縁骨折は肩関節後方不安定症の原因になる。（　）

発展
8. 動揺胸郭の初期治療には気管挿管による陽圧呼吸を行う。（　）
9. 肩甲骨体部骨折は軽度の転位でも手術治療を要する。（　）

解答は次ページ下に。

専門医試験ではこんなことが問われる！
①緊急性のある肋骨骨折，動揺胸郭について
②肩甲骨骨折における部位別の特徴

（第32回 問91など）

知識の整理

緊急性のある肋骨骨折，動揺胸郭について説明せよ （設問1〜2，8）

▶ 肋骨骨折において胸部の握雪感は外傷性気胸による皮下気腫を示すものであり，緊急で胸腔ドレナージを要する場合がある。

▶ 多数の肋骨が2カ所以上で骨折した場合，動揺胸郭がみられる。分節骨片が呼吸運動と逆の動き (**図1**) をする奇異性呼吸を呈する。有効換気量の著明な減少を認めるため，初期治療として気管挿管の下，間欠的陽圧呼吸による呼吸管理を行う。

肩甲骨骨折における部位別の特徴を記せ （設問3〜7，9）

▶ 体部骨折 (**図2**) は転落や交通外傷など高エネルギーの直達外力を受けて生じ，多発外傷に合併することが多い。多くは保存療法が行われ，機能障害は少ない。

- 頚部骨折（**図2**）は肩を打ちつけたときの介達外力により生じる。
- 肩甲棘基底部骨折は近傍を走行する肩甲上神経損傷を合併することがある（**図3**）。
- 関節窩前下縁骨折は肩関節前方脱臼に伴い生じ，肩関節前方不安定症の原因になる（**図4**）。
- 肩峰骨折は肩峰の骨化核の癒合不全（肩峰骨，os acromiale）との鑑別を要する。

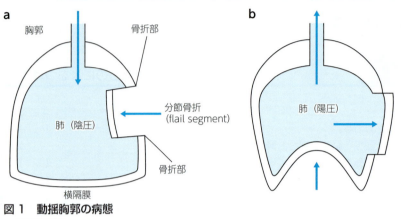

図1 動揺胸郭の病態
a：吸気時に陥没
b：呼気時に膨隆

（文献1を参考に作成）

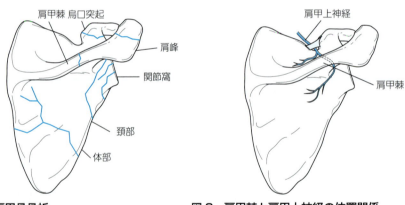

図2 肩甲骨骨折　　　　　**図3 肩甲棘と肩甲上神経の位置関係**

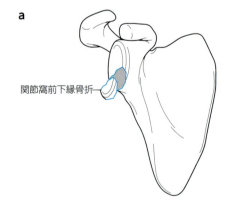
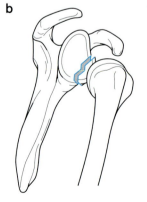

図4 関節窩前下縁骨折（a）と肩関節前方脱臼（b）

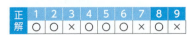

上腕骨近位端骨折，上腕骨骨幹部骨折

合格へのチェック！

正しいものに〇，誤ったものに×をつけよ。

基本

1. 上腕骨近位端骨折は，多くは高齢者の軽微な外傷によって生じる。 （　）
2. 上腕骨近位端骨折は，小児ではSalter-Harris分類typeⅠが多い。 （　）
3. 上腕骨近位端骨折は，手，肘からの介達外力により生じる。 （　）
4. 上腕骨近位端骨折では，単純X線撮影は下垂位肩関節前後方向と軸射撮影を行う。 （　）
5. 上腕骨近位端骨折の骨折型の分類はNeer分類が普及している。 （　）
6. 上腕骨近位端骨折の関節内骨折はAO分類type Cである。 （　）
7. 上腕骨近位端骨折外科頸2-パート骨折の近位骨片は後方内反転位を生じ，遠位骨片は
   内側に転位する。 （　）
8. 上腕骨近位端骨折の大結節骨折は前上方に転位しやすい。 （　）
9. 上腕骨近位端骨折の小結節骨折は内側に転位しやすい。 （　）
10. 上腕骨近位端骨折の解剖頸骨折は骨頭壊死を生じやすい。 （　）
11. 上腕骨近位端骨折4-パート脱臼骨折では骨頭壊死の可能性が高い。 （　）
12. 上腕骨近位端骨折の脱臼骨折では腋窩神経麻痺を合併することがある。 （　）
13. 上腕骨骨幹部骨折では橈骨神経麻痺の合併に注意する。 （　）

発展

14. 上腕骨近位端骨折のNeer新分類では転位が1cm以上，または角状変形45°以上のものを
    転位ありとみなす。 （　）
15. 上腕骨近位端骨折では整復位保持のため牽引療法を積極的に行う。 （　）
16. 上腕骨近位端骨折では関節拘縮予防に振り子運動が有用である。 （　）
17. 上腕骨近位端骨折のうち，転位の少ない外科頸2-パート骨折には，三角巾の固定で
    早期運動療法を行う。 （　）
18. 上腕骨近位端骨折の転位のある外科頸2-パート骨折は，横止め髄内釘のよい適応である。 （　）
19. 上腕骨近位端骨折では骨頭壊死リスクが高く結節の粉砕が高度の場合，
    反転型人工肩関節置換術は禁忌である。 （　）
20. 上腕骨骨幹部骨折のらせん骨折は絶対的手術適応である。 （　）

解答は次ページ下に。

VI 外傷／骨折・脱臼各論／肩甲帯〜上腕

専門医試験では こんなことが 問われる！

①上腕骨近位端骨折の疫学，病態，分類，治療
（第29回 問94，第30回 問93，第31回 問90，第33回 問78など）

②上腕骨骨幹部骨折に合併する神経麻痺，手術適応

知識の整理

上腕骨近位端骨折の疫学，病態，分類，治療について記せ

(設問1〜12，14〜19)

▶ 高齢女性に多く，転倒時に手または肘からの介達外力によって生じる。小児ではSalter-Harris分類typeⅡが多い。

▶ 単純X線検査は，疼痛のため患肢挙上ができないので下垂位での肩関節前後方向とscapular Y撮影を行う。

▶ 骨折型の分類にはNeer新分類（**図5**）とAO/OTA分類（**図6**）が普及している。

▶ 骨片の転位方向は付着する筋の作用による（**図7**）。

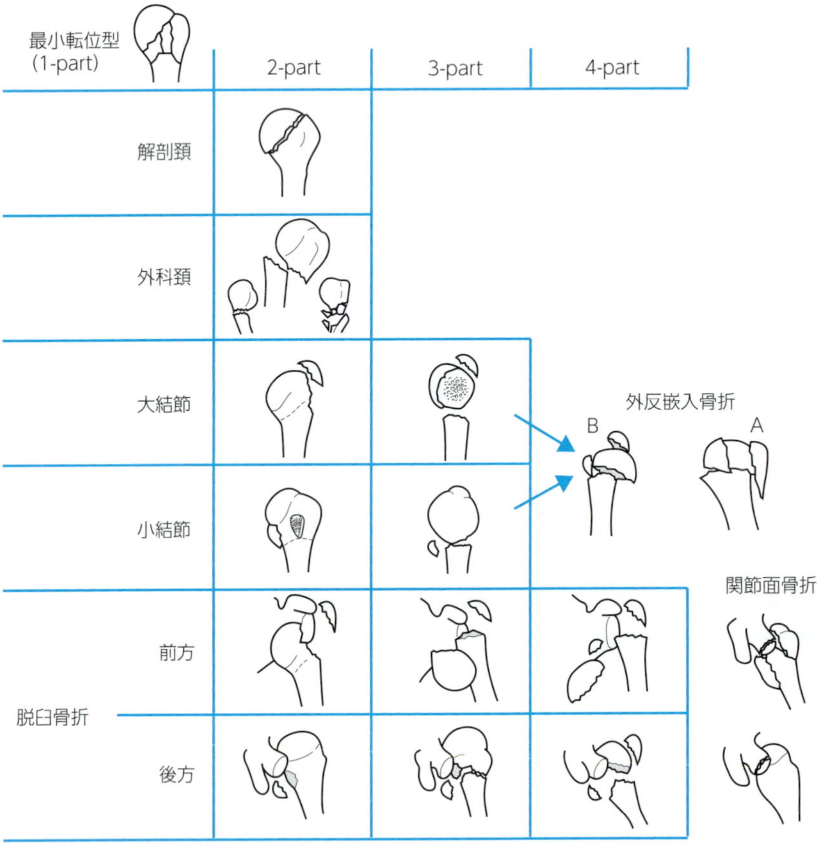

図5　Neer新分類

上腕骨近位を骨頭，大結節，小結節，骨幹部の4分節に分けて骨折型を分類している。骨頭の関節軟骨周囲は解剖頚を形成しており，骨折の生じやすい大・小結節と骨幹部が接合する部位は外科頚とよばれる。各分節間に1cmまたは45°以上の角状変形がある場合を「転位したパート」とみなしている。

正解	1	2	3	4	5	6	7	8	9	10	11	12	13	14	15	16	17	18	19	20
	○	×	○	×	○	○	○	○	×	○	○	○	○	○	○	×	○	○	×	×

- 上腕骨近位部の血流は前・後回旋動脈より供給される。転位した解剖頚骨折や4-パート脱臼骨折では，両動脈系の血流が途絶するため，上腕骨頭壊死の可能性が高い。
- 脱臼骨折では骨頭が腋窩に落ち込み，肩関節前内方を走行する腋窩神経，腋窩動・静脈の損傷を合併することがある。

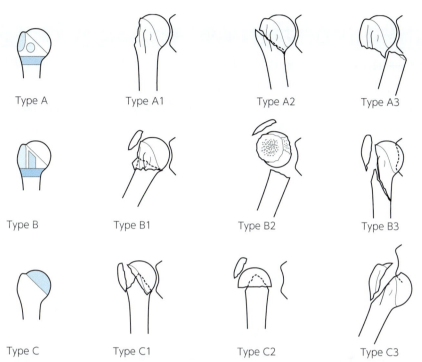

図6　AO/OTA分類

Type A：関節外骨折で骨折線は1カ所
Type B：関節外骨折で骨折線は2カ所
Type C：関節内骨折

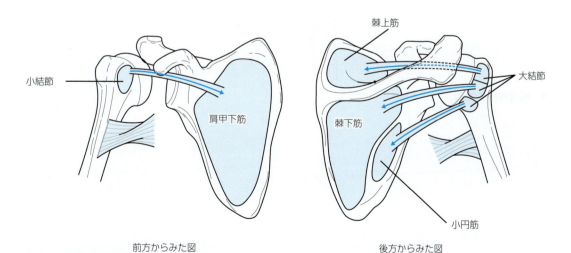

図7　上腕骨近位端骨折における転位様式

外科頚2-パート骨折の骨頭骨片は棘上筋と棘下筋，小円筋の作用で後方内反転位を生じ，遠位骨片は大胸筋の作用で内側に転位する。大結節骨折は棘上筋と棘下筋，小円筋の作用で後上方に転位する。小結節骨折は肩甲下筋の作用で内側に転位し，見逃されやすい。

- ▶ 1-パート骨折や転位の少ない外科頸2-パート骨折では，関節拘縮を残さないよう三角巾固定で振り子運動をはじめとした早期運動療法が行われる。
- ▶ 転位のある外科頸2-パート骨折は横止め髄内釘のよい適応である。
- ▶ 骨頭壊死リスクが高く結節の粉砕が高度の場合，反転型人工肩関節置換術を検討してもよい。

上腕骨骨幹部骨折に合併する神経麻痺，手術適応について記せ (設問13, 20)

- ▶ 橈骨神経は上腕骨中央外側の三角筋粗面から4〜5cm遠位を後上方から前下方にかけて斜走し，橈骨神経麻痺の合併に注意する（図8）。
- ▶ 絶対的手術適応として開放骨折，多発骨折，両側上腕骨骨折，病的骨折，floating elbow（同側上肢に生じた上腕骨と前腕骨の骨折），血管損傷を伴う場合，徒手整復後の橈骨神経麻痺，偽関節がある。

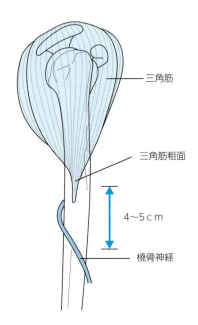

図8　橈骨神経の走行

外傷性肩関節脱臼，反復性肩関節脱臼

合格へのチェック！

正しいものに〇，誤ったものに×をつけよ。

基本

1. 前方脱臼の頻度が多い。 （　　）
2. 若年者は高齢者より反復性に移行しにくい。 （　　）
3. 高齢者ではしばしば腱板断裂や腋窩神経麻痺を合併する。 （　　）
4. 中高年では上腕骨大結節骨折を合併することがある。 （　　）
5. Hill-Sachs損傷は上腕骨頭後外側の陥没骨折である。 （　　）
6. Bankart損傷は関節窩前下方の関節唇，下関節上腕靱帯の剥離損傷である。 （　　）
7. 骨性Bankart損傷は関節窩前下縁骨折である。 （　　）
8. Bankart損傷の描出にはCT検査が有用である。 （　　）

発展

9. 腋窩神経損傷の合併を認めた場合，直ちに手術を行う。 （　　）
10. Bankart法は肩関節脱臼の代表的な徒手整復術である。 （　　）
11. Bristow法は烏口突起を肩甲骨頚部前面に立ててスクリュー1本で固定する術式である。 （　　）
12. 高齢者の陳旧例では反転型人工肩関節置換術の適応を検討してもよい。 （　　）
13. 外傷性肩関節後方脱臼では外旋制限はない。 （　　）
14. 外傷性肩関節後方脱臼は単純X線像で容易に診断可能である。 （　　）
15. 習慣性肩関節後方脱臼では特定の肢位で不随意に脱臼を生じる。 （　　）

解答は次ページ下に。

専門医試験では こんなことが 問われる！

①外傷性肩関節脱臼の疫学，合併損傷，画像所見

（第29回 問93，第30回 問92，第31回 問88，第32回 問92，第34回 問77など）

②肩関節脱臼の徒手整復術，反復性肩関節脱臼の手術法

（第33回 問77など）

③外傷性肩関節後方脱臼，習慣性肩関節後方脱臼の特徴

（第28回 問92など）

VI 外傷／骨折・脱臼各論／肩甲帯〜上腕

知識の整理

外傷性肩関節脱臼，反復性肩関節脱臼の疫学，合併損傷，画像所見について記せ

(設問1～8)

- 前方脱臼が90％以上を占める。肩関節が外転・外旋あるいは水平伸展を強制され，上腕骨頭が前方へ脱臼する。ほとんどは烏口下脱臼である。Bankart損傷(図9)の不完全な治癒により下関節上腕靱帯の機能不全，前方関節包の弛緩が生じ，20歳以下では80～90％が反復性に移行するといわれている。肩関節外転・外旋肢位で脱臼不安感が生じる。
- 前方脱臼時の骨性損傷として骨性Bankart損傷，Hill-Sachs損傷(図9)がある。中高年では上腕骨大結節骨折の合併が多いが，大結節骨片は脱臼整復とともに整復されることが多く，反復性に移行することは少ない。転位を伴う上腕骨外科頚骨折を合併する場合，徒手整復は困難な場合が多く，観血的治療を行う。
- 高齢者においては腱板断裂や腋窩神経損傷の合併が多い。腋窩神経損傷は肩関節外側の感覚障害，三角筋の収縮不全を伴うが，多くは自然回復する。
- 単純X線像でHill-Sachs損傷を描出するためには正面内旋像，関節窩軸射像やStryker撮影法が有用である。Bankart損傷の描出には関節造影MRI，骨性Bankart損傷の描出にはCT検査が有用である。

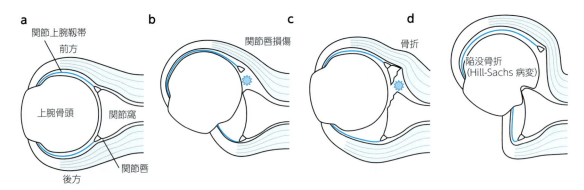

図9　肩関節前方脱臼時の合併損傷
a：正常(肩関節水平断の模式図)
b：Bankart損傷(関節唇-下関節上腕靱帯の関節窩からの剥離損傷)
c：骨性Bankart損傷(関節窩前下縁の小さな骨折)
d：Hill-Sachs損傷(上腕骨頭後外部の陥没骨折)

正解	1	2	3	4	5	6	7	8	9	10	11	12	13	14	15
	○	×	○	○	○	○	○	×	×	×	○	○	×	×	○

肩関節脱臼の徒手整復術，反復性肩関節脱臼の手術法について説明せよ
（設問9～12）

- 徒手整復術の代表的なものにはHippocrates法，Kocher法，Milch法，Stimson法，牽引法（図10）がある。整復後の固定に関して，従来の内旋位固定を3週間行っても再脱臼率に変化はなく，近年，外旋位で固定したほうが再脱臼は少ないと考えられている。
- 反復性肩関節脱臼の手術法は，剥離した関節唇・関節上腕靱帯を関節窩前縁に縫着するBankart法や烏口突起移行術（烏口突起を肩甲骨頸部前面に立ててスクリュー1本で固定するBristow法，烏口突起を肩甲骨頸部前面に寝かせてスクリュー2本で固定するLatarjet法），関節包を包縮して前方の不安定性を制動するinferior capsular shift法，骨移植を用いた烏口突起延長術のOudard-神中法などがある（図11）。
- 高齢者の陳旧性肩関節脱臼に対しては反転型人工肩関節置換術の適応を検討してもよい。

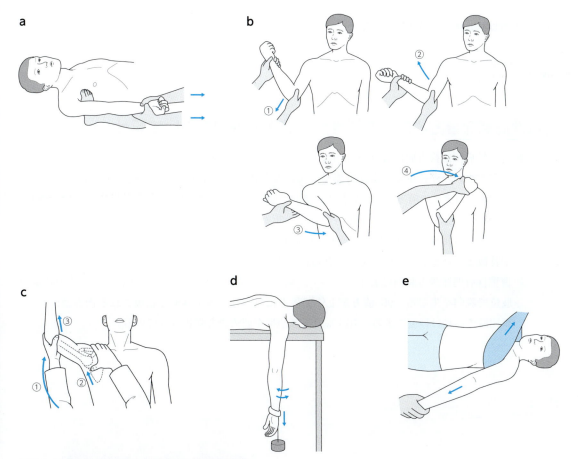

図10 肩関節前方脱臼の代表的な徒手整復術
a：Hippocrates法。患者の腋窩に足を入れて患肢を下方に牽引する。
b：Kocher法。肘関節を90°屈曲して牽引し（①），最大外旋（②）・内転（③）・内旋（④）の順に操作する。
c：Milch法。患肢を外転挙上させ（①），母指で骨頭を上方へ押し（②），患肢を上方へ引き上げる（③）。
d：Stimson法。腹臥位で患肢を台の外に垂らし，5kg前後の錘を吊り下げる（①）。整復されない場合は患肢を内外旋する（②）。
e：牽引法。手拭いなどを腋窩部に通し，助手に反対側に牽引させ上腕軸に並行にゆっくり牽引する。

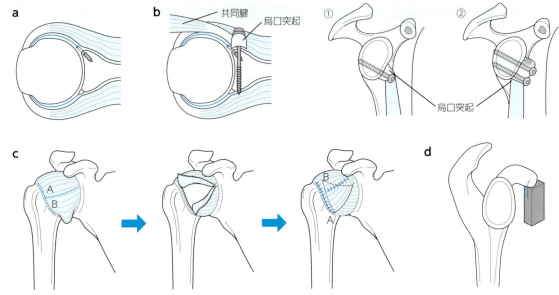

図11　反復性肩関節脱臼の代表的な術式
a：Bankart法
b：烏口突起移行術。①Bristow法，②Latarjet法
c：Inferior capsular shift法
d：Oudard-神中法

外傷性肩関節後方脱臼，習慣性肩関節後方脱臼について記せ （設問13〜15）

▶外傷性肩関節後方脱臼は前方脱臼よりもきわめて少ない。肩関節内旋・外転，肘伸展位で手を強くついた際に生じ，交通外傷やてんかん発作などで発生する。上腕骨頭の前方膨隆は消失し，烏口突起の前方突出と肩後方の膨隆が顕著になる。脱臼により患肢は内旋位固定され，外旋制限を認める。上腕骨頭前方の陥没骨折（reverse Hill-Sachs損傷）や小結節骨折，解剖頚骨折を合併することがある。単純X線前後像でvacant glenoid sign（関節窩前方が空虚）が特徴とされるが，脱臼が見逃される例も少なくない。

▶習慣性肩関節後方脱臼は若年者に多く，動揺性肩関節を基盤として不随意に肩関節の特定の肢位で脱臼を生じる。90°前方挙上位で後方に脱臼し，水平外転で整復される後方型が多い。脱臼時の疼痛は軽度である。16.1％で自然治癒を認めたと報告されている。

肩鎖関節脱臼，胸鎖関節脱臼

合格へのチェック！

正しいものに〇，誤ったものに×をつけよ。

基本

1. 肩鎖関節脱臼は受傷原因としてコンタクトスポーツが多い。 （　）
2. 肩鎖関節脱臼は，鎖骨遠位端が後方に転位することはない。 （　）
3. 肩鎖関節脱臼では徒手整復術後に再転位を起こすことはまれである。 （　）
4. 肩鎖関節脱臼時には大胸筋を損傷する。 （　）
5. 肩鎖関節脱臼の診断には両手に5kgの重錘をもってのX線撮影が有用である。 （　）
6. 胸鎖関節脱臼では，前方脱臼が後方脱臼よりも発生頻度が高い。 （　）
7. 胸鎖関節脱臼の後方脱臼では，頚部や上肢の静脈うっ滞，嗄声，呼吸困難，心血管損傷，気胸などをきたす。 （　）

発展

8. 肩鎖関節脱臼の新鮮例には鎖骨遠位端切除術が第一選択である。 （　）
9. 肩鎖関節脱臼のRockwood分類typeⅠ，Ⅱでは保存療法を行う。 （　）
10. 肩鎖関節脱臼のRockwood分類typeⅢでは肩鎖靱帯と烏口鎖骨靱帯の断裂がある。 （　）
11. 肩鎖関節脱臼のRockwood分類typeⅣでは鎖骨が後方に転位する。 （　）
12. 肩鎖関節脱臼のRockwood分類typeⅤでは鎖骨から大胸筋が剥離する。 （　）
13. 肩鎖関節脱臼のRockwood分類typeⅥは鎖骨が烏口突起の下方に転位する。 （　）
14. 肩鎖関節脱臼のBosworth法は烏口突起と鎖骨をスクリューで固定する手術法である。 （　）
15. 肩鎖関節脱臼のPhemister法は肩鎖関節を一時的にプレートで固定する手術法である。 （　）
16. 肩鎖関節脱臼のNeviaser法は烏口肩峰靱帯を肩峰付着部で切離し，烏口鎖骨靱帯を再建する方法である。 （　）
17. 胸鎖関節脱臼の診断は単純X線撮影（40°仰角撮影）やCT検査が有用である。 （　）
18. 胸鎖関節脱臼のうち，後方脱臼の整復は局所麻酔下に行うべきである。 （　）

解答は次ページ下に。

VI　外傷／骨折・脱臼各論／肩甲帯～上腕

専門医試験ではこんなことが問われる！

①肩鎖関節脱臼の病態 （第34回 問78，第31回 問89など）
②肩鎖関節脱臼の診断と分類，治療 （第28回 問93など）
③胸鎖関節脱臼の疫学，症状，診断，治療

445

知識の整理

肩鎖関節脱臼の病態について説明せよ　　　　　　　　　　　　　　　　（設問1〜4）

▶ 肩鎖関節の静的安定性は肩鎖靱帯・関節包，烏口鎖骨靱帯が，動的安定性は僧帽筋，三角筋が関与する。交通外傷やコンタクトスポーツ時の衝突や転倒による，肩鎖関節部への直達，または介達外力により脱臼が生じる。肩鎖靱帯・関節包が損傷し，次いで烏口鎖骨靱帯，僧帽筋，三角筋付着部損傷へ拡大する（**図12**）。

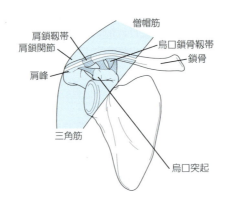

図12　肩鎖関節の解剖

肩鎖関節脱臼の診断と分類，治療について述べよ　　　　　　　　　　　（設問5, 8〜16）

▶ 損傷の程度は，単純X線像における転位の程度・方向および靱帯損傷の程度を分類したRockwood分類が用いられている（**図13**）。鎖骨遠位端の突出や転位が軽度の場合，両手に5kgの重錘をつけた立位X線撮影が有用である。Type II以上の損傷では，piano key sign（鎖骨端を押し下げると整復され，離すと元に戻る）がみられることがある。

▶ Type I，IIに対しては保存療法が行われる。Type IIIの治療法はいまだ議論があり，年齢や活動性などを考慮して手術適応を検討する。Type IV〜VIに対しては手術が行われる。

▶ Bosworth法は烏口突起と鎖骨をスクリューで固定する方法（**図14a**），Phemister法は烏口鎖骨靱帯の縫合と肩鎖関節を一時的にワイヤー固定する方法（**図14b**），Neviaser法は烏口肩峰靱帯を烏口突起部で切離し，肩鎖靱帯を再建する方法（**図14c**）である。陳旧例で肩鎖関節の不安定性が軽度の場合，鎖骨遠位端切除が有効な場合がある。

胸鎖関節脱臼について述べよ　　　　　　　　　　　　　　　　　　　　（設問6〜7, 17〜18）

▶ 交通外傷などによる直達外力で生じる後方脱臼は前方脱臼より発生頻度は低いが，頸部や上肢の静脈うっ滞，嗄声，呼吸困難，心血管損傷，気胸などをきたすことがある。

正解	1	2	3	4	5	6	7	8	9	10	11	12	13	14	15	16	17	18
	○	×	×	×	○	○	○	×	○	○	○	×	○	○	×	×	○	×

- 診断には単純X線Rockwood撮影法（40°仰角撮影）やCT検査が有用である。
- 後方脱臼では肺，大血管の損傷を合併している可能性もあり，画像評価の後，整復は全身麻酔下で行うべきである。

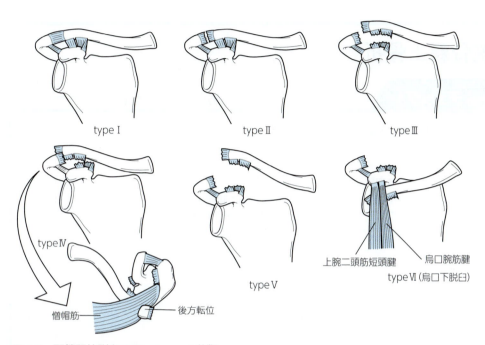

図13　肩鎖関節脱臼のRockwood分類
Type I：肩鎖靱帯の捻挫。靱帯の断裂はない。
Type II：肩鎖靱帯は断裂しているが，烏口鎖骨靱帯の断裂はない。
Type III：肩鎖靱帯，烏口鎖骨靱帯とも断裂。烏口鎖骨間距離は健側より25～100%増大する。
Type IV：肩鎖靱帯，烏口鎖骨鎖骨とも断裂し，鎖骨が後方に転位する。
Type V：Type IIIの重症型。烏口鎖骨間距離は健側より100～300%増大する。鎖骨外側半分から僧帽筋，三角筋が剥離する。
Type VI：肩鎖靱帯，烏口鎖骨靱帯とも断裂。鎖骨が肩峰または烏口突起の下に転位する。

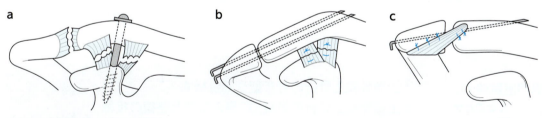

図14　肩鎖関節脱臼の手術法
a：Bosworth法
b：Phemister法
c：Neviaser法

参考文献

1) 井樋栄二，吉川秀樹，津村　弘，ほか編．標準整形外科学．第14版．東京：医学書院；2020．
2) 冨士川恭輔，鳥巣岳彦編．骨折・脱臼．改訂4版．東京：南山堂；2018．
3) リバース型人工肩関節全置換術適正使用基準．2019年12月19日改訂．
4) 岩本幸英編．神中整形外科学．下巻．改訂23版．東京：南山堂；2013. p.376-87.
5) 黒田重史．非外傷性肩関節不安定症の疫学と保存療法．MB Medical Rehabilitation 2013；157：127-31.

VI 外傷／骨折・脱臼各論

肘～手関節・手

小児上腕骨顆上骨折

合格へのチェック！

正しいものに○，誤ったものに×をつけよ。

1. 小児肘関節周囲骨折のなかで最も頻度が高い。（　）
2. 屈曲型骨折が多い。（　）
3. 遠位骨片は，外反，外旋，屈曲方向へ転位する。（　）
4. Pucker sign 陽性の場合は血管神経損傷の危険性が高い。（　）
5. 脂肪体徴候 (fat pad sign) 陽性の場合は骨折が存在すると判断する。（　）
6. Hüter 三角は肘関節脱臼では正常であるが，上腕骨顆上骨折では乱れる。（　）
7. 整復後に anterior spike を認める場合は，内旋転位が残存している。（　）
8. Tilting 角は最終的な肘関節屈曲・伸展可動域に相関する。（　）
9. Baumann 角は 10° 以下を目標に整復する。（　）
10. Baumann 角は内反肘の出現を予想するうえで重要である。（　）
11. 内反変形や内旋変形は自家矯正されるため経過観察してよい。（　）
12. 上腕骨顆上骨折後の内反肘は遅発性に尺骨神経麻痺をきたす。（　）
13. 前腕区画症候群は上腕動脈断裂による血流途絶が主因である。（　）
14. 前腕区画症候群の発症時に橈骨動脈拍動の消失は必発である。（　）
15. 筋膜腔内の内圧測定値が低値であれば，臨床症状を認めていても減張切開は行わない。（　）
16. 予防には骨片を早期に整復・固定することが重要である。（　）
17. Volkmann 拘縮は前腕屈筋群より伸筋群が壊死に至りやすい。（　）
18. Volkmann 拘縮は成長とともに改善する。（　）

解答は次ページ下に。

専門医試験ではこんなことが問われる！
① 上腕骨顆上骨折の骨折型や転位様式
② 上腕骨顆上骨折の単純X線像の特徴と整復の指標
③ 上腕骨顆上骨折の治療や合併症
④ 上腕骨顆上骨折に伴う前腕区画症候群とVolkmann拘縮

（第29回 問52，第30回 問94，第31回 問92，第35回 問80，第36回 問79など）

知識の整理

小児上腕骨顆上骨折について説明せよ
(設問1〜11)

- 小児肘関節周囲骨折のなかで，最も頻度が高く，5〜10歳に多い。遊具などからの転落，転倒で肘関節周囲の強い疼痛と腫脹を認めるときは，まず上腕骨顆上骨折を疑う。
- 肘関節伸展位で手をつき受傷する伸展型骨折が多く，骨折線は前方から後上方に走行し，遠位骨片は，内反，内旋，伸展の方向に転位する（図1）。まれに肘関節屈曲位で肘頭側からの強打によって生じる屈曲型骨折がある。
- 伸展型骨折は，正中神経麻痺，上腕動脈損傷，橈骨神経麻痺を合併しやすく，屈曲型骨折は，尺骨神経麻痺を合併しやすい。診察の際には，神経血管損傷の確認を必ず行う。正中神経の枝である前骨間神経麻痺の確認も行う。小児では，神経麻痺症状の訴えが明確ではなく，疼痛のために運動・感覚麻痺が客観的に判断しづらい。
- 肘関節前方に皮下出血斑とくぼみ（しわ）を認めることがある（pucker sign）。高度に転位した近位骨片端が上腕筋膜を突き破り皮下にまで達した場合に生じ，徒手整復が困難なことが多い。上腕動脈損傷と正中神経損傷の危険性がある。
- 単純X線像で明らかな骨折を認めない場合でも，肘関節側面像で関節内出血を疑わせる脂肪体徴候（fat pad sign）を認めれば，骨折が存在すると判断して対応する（図2）。

図1 遠位骨片の転位様式
a：骨片の内反
b：骨片の内旋
c：骨片の伸展

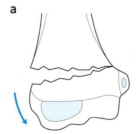 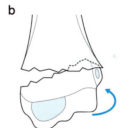 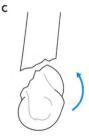

図2 脂肪体徴候（fat pad sign）
a：脂肪体徴候陽性。関節内血腫により押し上げられる。
b：単純X線像のシェーマ。低透過性の陰影として描出される。

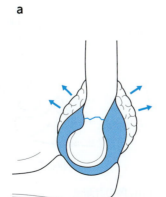 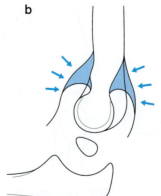

正解	1	2	3	4	5	6	7	8	9	10	11	12	13	14	15	16	17	18
	○	×	×	○	○	×	○	○	×	○	○	×	○	×	×	○	×	×

▶ 内側上顆，外側上顆，肘頭を結ぶ三角をHüter三角という（**図3**）。Hüter三角は，上腕骨顆上骨折では正常であるが，肘関節脱臼では乱れる。

▶ 整復後の単純X線像による評価は，正面像でのBaumann角（正常値15〜25°）と，側面像でのtilting角（正常値35〜45°）で行う（**図4**）。Baumann角は，最終的な肘外偏（反）角（carrying angle）に相関するため（Baumann角−10°＝外偏角），内反肘の出現を予想するうえで重要である。内反変形は自家矯正されにくい。Tilting角は，最終的な肘関節屈曲・伸展可動域に相関する。目標整復角度は健側と比較し，正常値に近づける。

▶ 正確な整復位を確認するためには，単純X線側面像で肘頭窩と鉤突窩によって形作られるX字形を指標にする（**図5a**）。X字形がずれている場合には，前後方向へ転位が残存していることを示し（**図5b**），X字形は不明瞭で，anterior spikeを認める場合には，内旋転位が残存していることを示す（**図5c**）。内旋変形の自家矯正はほとんど起こらない。

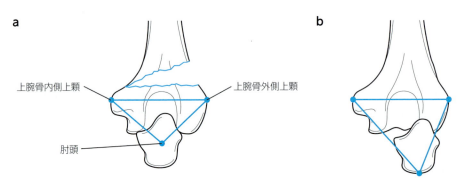

図3　Hüter三角
a：内側上顆，外側上顆，肘頭を結ぶ三角であり，上腕骨顆上骨折では乱れない。
b：肘関節脱臼では乱れる。

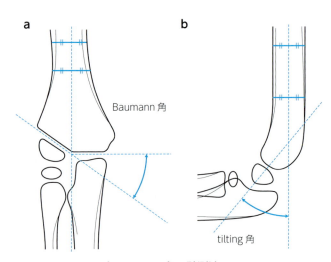

図4　Baumann角とtilting角の計測法
a：Baumann角（正常値15〜25°）。正面像で上腕骨長軸に対する垂直線と外側顆部骨端線に平行な線のなす角で，肘外偏角に相関する（Baumann角−10°＝外偏角）。
b：Tilting角（正常値35〜45°）。側面像で上腕骨長軸と外側顆部骨端核のなす角で，肘関節の屈曲・伸展可動域に相関する。

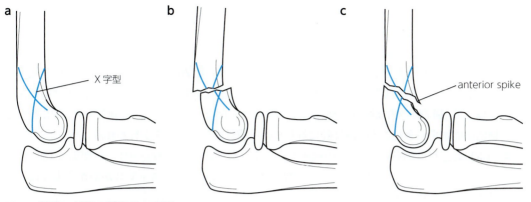

図5 単純X線像で整復位の確認
a：正常像は，X字形が明瞭である。
b：X字形がずれている場合は，前後への転位がある。
c：X字形が不明瞭でanterior spikeが存在する場合は，回旋転位の残存を示す。

▶ 転位のない骨折は，肘関節屈曲位での外固定による保存療法の適応である。整復が必要な骨折では，全身麻酔下で整復を行った後に経皮的ピンニングを行うのが主流である。骨折部の早期整復・固定は，前腕区画症候群の発生予防となる。徒手整復困難な場合，高度な神経麻痺を合併している場合，上腕動脈損傷が疑われた場合には，観血的手術に切り替える。

上腕骨顆上骨折の合併症について説明せよ (設問12〜18)

▶ 急性期合併症として神経損傷，上腕動脈損傷，前腕区画症候群，亜急性期合併症としてVolkmann拘縮，晩期合併症として内反肘，遅発性尺骨神経麻痺，肘関節後外側回旋不安定症（posterolateral rotatory instability；PLRI）がある。

▶ 前腕区画症候群は，区画内圧が上昇することで，循環障害・静脈還流障害が起こり，阻血により筋や神経が変性，壊死に陥り，最終的に筋が瘢痕化する病態である。

▶ 前腕区画症候群の見逃しを防ぐ要点として，急性阻血徴候5Pである①pain（疼痛），②pulselessness（脈拍消失），③pallor（皮膚の蒼白），④paresthesia（異常感覚，しびれ感），⑤paralysis（神経麻痺）と，3Sである①swelling（腫脹），②stretch pain（伸展時痛）またはsevere pain（激痛），③sensory disorder（感覚異常）が重要である。ただし，初期は橈骨動脈の拍動が保たれている場合があり，注意を要する。

▶ 橈骨動脈の拍動が触知できず，さらに末梢の循環（皮膚の色調，冷感，capillary refill）が保たれていない場合は，white pulseless hand（WPH）とよばれ，早急に骨折部を展開し，血管損傷の有無を確認をする必要があるが，橈骨動脈の拍動が触知できないが，末梢の循環が保たれる場合はpink pulseless hand（PPH）とよばれ，骨折部の展開を行うかは議論がある。

▶ 区画内圧値による減張切開（筋膜切開）の適応は，区画内圧が35〜40mmHgを超えた場合や拡張期血圧と区画内圧との差が20〜30mmHg以下となった場合である。適否は，臨床症状を最重要視して決定する。Volkmann拘縮の発生を予防するためには，早期に骨折部の整復と固定を行うことが大切である。

▶ Volkmann拘縮は，前腕区画症候群の治療が奏効しなかった場合に続発する。前腕屈筋群が

伸筋群に先立って壊死し線維組織に置換され，正中神経と尺骨神経の高度な麻痺と筋性拘縮により，特有の変形を呈する（図6）。Volkmann拘縮は予後不良で，成長とともに劇的な改善は望めないため予防が重要である。

▶ 内反肘は，上腕骨顆上骨折の合併症のなかで最も多い（図7a）。内反肘には伸展・内旋変形を合併している。内反変形の評価は肘外偏角（carrying angle）で，内旋変形の評価は山元法で評価する（図7b）。内反肘は，整容的な問題だけではなく，遅発性尺骨神経麻痺，PLRIなど機能的問題を引き起こす。内反肘に対しては上腕骨矯正骨切り術が行われる。

▶ PLRIは，外側側副靱帯複合体の機能不全により肘関節外側の不安定性や肘関節の（亜）脱臼をきたす病態である。内反肘により日常生活動作で反復性内反ストレスがかかるようになり外側側副靱帯複合体が緩徐に損傷していくことにより生じる。

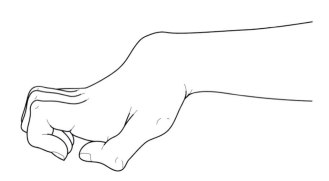

図6 Volkmann拘縮
正中神経麻痺，尺骨神経麻痺により内在筋が萎縮しclaw hand，ape handを呈する。各指の遠位指節間（distal interphalangeal；DIP）関節・近位指節間（proximal interphalangeal；PIP）関節は屈曲，中手指節（Metacarpophalangeal；MP）関節は過伸展し，母指は内転拘縮し，対立機能不能で示指の側方に固定される。手関節は屈曲拘縮し，前腕は回内位拘縮となる。自動・他動運動はともに不能となり，握る，つまむなどの日常生活に必要な動作は高度に障害される。

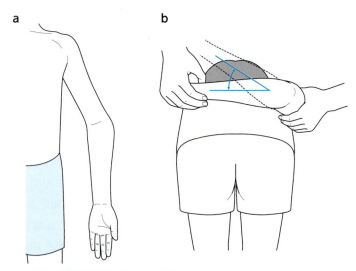

図7 上腕骨顆上骨折に伴う内反肘
a：肘外偏（反）角（carrying angle）。肘関節伸展，前腕回外位で上腕と前腕のなす角である。基準値は男性6〜11°，女性12〜15°で，一般的に20°以上を外反肘，0°以下を内反肘とする。
b：山元法。患者を前かがみにし，肩関節を伸展，最大内旋させ後方から計測する。健側との差を内旋変形の角度とする。

小児上腕骨外側顆骨折

合格へのチェック！

正しいものに○，誤ったものに×をつけよ。

1. 小児肘関節周囲骨折のなかで上腕骨顆上骨折に次いで2番目に多い。　（　　）
2. 発生機序には外反力（push off型）と内反力（pull off型）によるものがある。　（　　）
3. 骨折には前腕回外伸筋群が付着いるため，転位しやすい。　（　　）
4. 側方転位が6mm以下なら保存療法の適応である。　（　　）
5. 骨片が回旋転位している場合でも自家矯正が期待できる。　（　　）
6. 転位が少ない場合でも4～6週間の外固定が必要である。　（　　）
7. 手術療法では引き寄せ鋼線締結法が有用である。　（　　）
8. 癒合不全や偽関節は内反肘の原因となる。　（　　）
9. 遅発性尺骨神経麻痺は外反肘による尺骨神経の牽引が原因である。　（　　）
10. 遅発性尺骨神経麻痺は保存治療が無効なことが多い。　（　　）
11. Fishtail変形は上腕骨滑車部への血行障害により生じる。　（　　）

解答は次ページ下に。

VI

外傷／骨折・脱臼各論／肘～手関節・手

専門医試験では
こんなことが
問われる！

① 上腕骨外側顆骨折の疫学や発生機序
② 上腕骨外側顆骨折の手術適応や治療方法
③ 上腕骨外側顆骨折の合併症

（第31回 問99など）

知識の整理

小児上腕骨外側顆骨折について説明せよ

（設問1～7）

▶ 小児肘関節周囲骨折のなかで，上腕骨顆上骨折に次いで2番目に多い骨折である。2～10歳に生じ，5～6歳にピークがある。

▶ 遊具などから肘関節伸展位で転落・転倒した際に，強い外反力（push off型）あるいは内反力（pull off型）がかかり発生する（**図8**）。Push off型は，肘関節伸展位で強い外反力がかかり，橈骨頭と尺骨外側部が上腕骨外側部に衝突し発生する（**図8a**）。Pull off型は，肘関節伸展位で強い内反力がかかり，上腕骨外側部が前腕回外伸筋群に牽引され裂離し発生する（**図8b**）。

▶ Salter-Harris分類Ⅱ型（最多），Ⅳ型になることが多い。骨片は，上腕骨外側に付着している前腕回外伸筋群に牽引されるため転位しやすい。

▶ 転位がないか2mm以下の転位では，保存治療を選択することができる。保存治療における固定期間は，4～6週間は必要であるが，骨性架橋形成するまで10週ほどかかるような長期化する例もある。経過中の転位進行に注意を要する。

453

▶ 2mm 以上の側方転位，回旋転位，回転転位は手術適応である．手術療法では，前腕回外伸筋群の牽引力に抗するために引き寄せ鋼線締結法やキャニュレイテッドスクリューによる固定術が有用である．

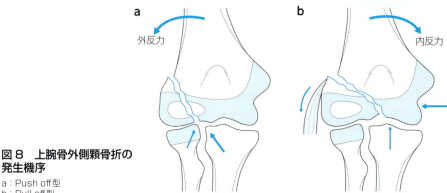

図8　上腕骨外側顆骨折の発生機序
a：Push off型
b：Pull off型

小児上腕骨外側顆骨折の合併症について説明せよ
(設問8〜11)

▶ 合併症には，偽関節，外反肘（図9a, b），遅発性尺骨神経麻痺，fishtail変形（図9c），前腕区画症候群がある．前腕区画症候群の発生頻度は上腕骨顆上骨折より少ない．

▶ 適切な初期治療が行われないと，骨折部は偽関節となり外反肘になる．外反肘により尺骨神経は肘部で牽引され，遅発性尺骨神経麻痺を発症する．遅発性尺骨神経麻痺は上腕骨顆上骨折後の内反肘でも合併するが，上腕骨外側顆骨折後の外反肘のほうが発生しやすい．麻痺は進行性で，保存療法は無効なことが多く手術療法（尺骨神経前方移動術）を行う．長期に経過している遺残例では，偽関節部を固定することにより肘関節機能を低下させる可能性があるため，偽関節の手術適応の判断は慎重に行う．

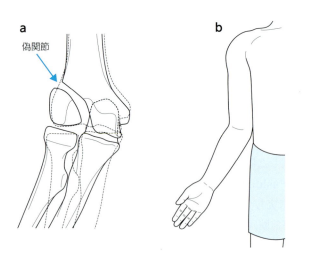
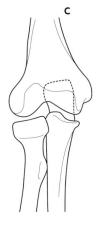

図9　上腕骨外側顆骨折の合併症
a：偽関節による外反肘
b：外反肘外観
c：Fishtail変形

正解	1	2	3	4	5	6	7	8	9	10	11
	○	○	○	×	×	○	○	×	○	○	○

小児橈骨頚部骨折

合格へのチェック！

正しいものに〇，誤ったものに×をつけよ。

1. 肘関節への外反力で発生し橈骨頭の傾斜および側方転位が生じる。（　　）
2. 上腕骨外側上顆骨折や外側側副靱帯損傷の合併に注意を払う。（　　）
3. 傾斜角度が80°では自家矯正を期待して整復の必要はない。（　　）
4. 転位の多少にかかわらず回旋制限や外反動揺性を認める場合には整復する。（　　）
5. 肘関節外側より経皮的に鋼線を刺入し，鋼線を用いて整復する。（　　）
6. 鋼線を用いて整復する場合は後骨間神経の損傷に注意する。（　　）
7. 橈骨遠位部から鋼線を挿入し，髄腔内を逆行性に橈骨頭まで進めて整復する。（　　）
8. 小切開で骨折部周囲を十分剥離しないと整復できない。（　　）
9. 観血的整復の合併症として橈尺骨癒合症，虚血性壊死，骨頭肥大がある。（　　）
10. 骨頭が完全に転位したものは骨頭を摘出する。（　　）

解答は次ページ下に。

専門医試験では こんなことが 問われる！

① 小児橈骨頚部骨折の発生機序や合併損傷
② 小児橈骨頚部骨折の整復の適応や整復方法
③ 小児橈骨頚部骨折の手術方法や合併症

（第28回 問55など）

知識の整理

小児橈骨頚部骨折について説明せよ

（設問1〜10）

▶ 肘関節伸展位で転倒し手をついた際に発生する。肘関節に外反力が働き，橈骨頭外側部が上腕骨小頭に圧迫され骨折し，橈骨頭（骨端核）の傾斜および側方転位を生じる（**図10**①）。さらなる外反力により肘関節内側部に牽引力が働き，上腕骨内側上顆骨折，内側側副靱帯損傷，肘頭骨折を含む尺骨近位部骨折を合併する（Jeffery型骨折，**図10**②，③，④）。

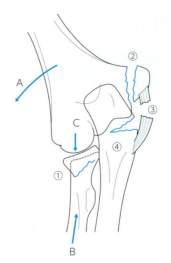

図10　Jeffery型骨折の発生機序
A：外反力
B：手をついた際の介達外力
C：橈骨頭に加わる直達外力
①橈骨頸部骨折
②上腕骨内側上顆骨折
③内側側副靱帯損傷
④尺骨近位部の外反骨折
(②，③，④は，同時に発生することは少ない)

▶ 整復の要否は，単純X線像での橈骨頭（骨端核）の傾斜角度および側方転位を指標にする（図11）。一般に傾斜角度30°以上もしくは側方転位が横径の50％以上で整復の必要ありとする一方で，自家矯正について過度な期待はもてないとの報告もあり，可能な限り整復は行ったほうがよい。回旋制限や外反動揺性を認める場合は，転位の多少にかかわらず可能な限り整復を試みる。

▶ 徒手整復は，全身麻酔下に行うことが望ましい。透視下で最大傾斜が確認できる肢位で整復を行う。整復方法は，前腕を長軸に牽引し，肘関節に内反方向へストレスをかけ，外側関節裂隙を開き，母指で橈骨頭を押し込み整復する方法が代表的である（Patterson法）。繰り返す整復操作はかえって軟部組織の腫脹や骨膜への血流障害の原因となるので，鋼線などを用いた経皮的もしくは小切開整復術へ移行する。

▶ 手術方法は，鋼線などを用いて経皮的もしくは小切開で整復する方法が第一選択である。小切開で鋼線や小エレバトリウムで直接橈骨頭（骨端核）を愛護的に押し上げる直達法（図12a），経皮的に鋼線を骨折部に刺入し，てこの要領で橈骨頭（骨端核）を持ち上げ傾斜と側方転位の整復を行い，そのまま骨折部から骨幹部に向けて刺入し固定するintrafocal pinning（図12b），あらかじめ弯曲させた鋼線を橈骨遠位部から挿入し，髄腔内を逆行性に橈骨頭まで進め，鋼線の先端で橈骨頭（骨端核）の傾斜や側方転位を整復するMetaizeau法（図12c）などがある。整復操作は骨折部周囲の剥離がなくても可能である。橈骨頭が完全に脱転している場合でもまずは経皮的な整復を試みるべきである。橈骨頸部前方への刺入や前方での操作は，後骨間神経を損傷する可能性があるため行わない。

▶ 観血的整復術は，徒手整復や経皮的整復術が不能な症例に行われる。合併症として橈尺骨癒合症，虚血性壊死，骨頭肥大などがある。外反動揺性の増大により肘関節機能が破綻するため，骨頭が完全に転位した例でも骨頭を摘出してはならない。

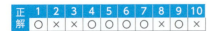

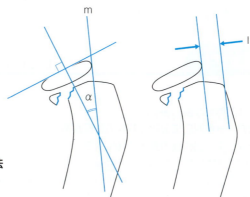

図11 傾斜角度と側方転位の計測法
α：傾斜角度
l：側方転位
m：頸部軸

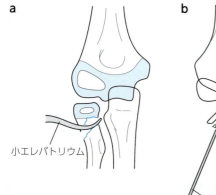
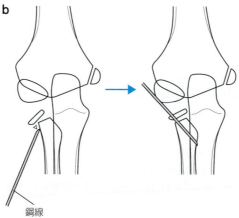
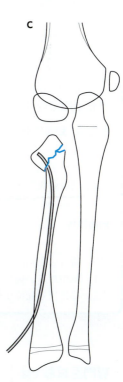

図12 小児橈骨頸部骨折の手術療法
a：直達法
b：Intrafocal pinning
c：Metaizeau法

肘関節周囲の脱臼と骨折

合格へのチェック！

正しいものに〇，誤ったものに×をつけよ。

肘関節脱臼・靱帯損傷

1. 外傷性関節脱臼は肘関節が最も多い。　　　　　　　　　　　　　　　　　　（　　）
2. 前方，後方，側方，分散脱臼に分類され前方脱臼が多い。　　　　　　　　　（　　）
3. 単純な後方脱臼は肘関節過伸展の強制で発生する。　　　　　　　　　　　　（　　）
4. 反復性肘関節脱臼の原因は内側側副靱帯の機能不全である。　　　　　　　　（　　）
5. 野球の投球障害に反復性の内反ストレスによる外側側副靱帯複合体損傷がある。（　　）
6. 肘関節後外側回旋不安定症の病態は外側側副靱帯複合体の機能不全である。　（　　）
7. 内反肘は遅発性に肘関節後外側回旋不安定症をきたす。　　　　　　　　　　（　　）
8. テニス肘に対する過剰のステロイド局所注射は肘関節不安定症をきたす。　　（　　）

肘関節脱臼骨折

9. 小児では肘関節脱臼に上腕骨内側上顆骨折が合併することが多い。　　　　　（　　）
10. 肘関節脱臼した際に内側上顆骨片が腕尺関節内に嵌頓することがある。　　　（　　）
11. 成人では肘関節後方脱臼に上腕骨滑車骨折を合併することが多い。　　　　　（　　）
12. Regan分類typeⅢの尺骨鉤状突起骨折は，肘関節不安定症の原因となる。　（　　）
13. 肘関節terrible triad損傷は，後方脱臼に尺骨鉤状突起骨折と橈骨頭骨折の合併をいう。（　　）
14. 肘関節脱臼骨折の合併症に側副靱帯周囲の異所性骨化がある。　　　　　　　（　　）

橈骨頭・頚部骨折

15. Mason-Morrey分類typeⅠの単独橈骨頭骨折は肘関節不安定症の原因となる。（　　）
16. 変形治癒は運動制限や変形性関節症の原因となる。　　　　　　　　　　　　（　　）
17. 外反動揺性を認める場合は内側側副靱帯の修復を行う。　　　　　　　　　　（　　）
18. 整復固定が困難な粉砕橈骨頭骨折では人工橈骨頭置換術を選択する。　　　　（　　）

肘頭骨折

19. 肘頭部への直達外力では粉砕骨折になることが多い。　　　　　　　　　　　（　　）
20. 骨片は円回内筋の作用により近位側に転位する。　　　　　　　　　　　　　（　　）
21. 転位がない場合は肘関節屈曲位でギプス固定を行う。　　　　　　　　　　　（　　）
22. 横骨折で転位がある場合は引き寄せ鋼線締結法を行う。　　　　　　　　　　（　　）

解答は次ページ下に。

専門医試験では こんなことが 問われる！

① 肘関節脱臼の疫学，分類，発生機序
② 肘関節側副靱帯損傷の発生機序，診断，治療
③ 肘関節脱臼骨折の合併損傷，治療，合併症
④ 橈骨頭・頚部骨折の発生機序や分類
⑤ 肘頭骨折の発生機序や治療

（第25回 問96，第28回 問56，第35回 問74など）

知識の整理

肘関節脱臼について説明せよ　　　　　　　　　　　　　　　　　　　　　　（設問1～4）

- 外傷性関節脱臼の発生は肩関節が最も多く，次いで肘関節が多い。肘関節脱臼は10歳台に多く，スポーツ外傷が多い。脱臼方向により前方脱臼，後方脱臼，側方脱臼，分散脱臼に分類され，後方脱臼の頻度が最も高い。
- 後方脱臼は，転倒や転落などにより，肘関節伸展位，前腕回外位で手をついた際に肘関節の過伸展が強制され，肘頭がてこの支点となり上腕骨遠位端を前方に押し上げ尺骨鉤状突起が後方にすべることにより発生する。後方の肘頭よりも前方の尺骨鉤状突起のほうが弱いため後方脱臼が多い。
- 反復性肘関節脱臼の原因は，外側側副靱帯複合体損傷による機能不全，尺骨鉤状突起の欠損，上腕骨小頭の部分欠損（Osborne-Cotterill lesion）などがある。外側側副靱帯複合体のなかでも外側尺側側副靱帯損傷による機能不全が後外側回旋不安定症（posterolateral rotatory instability；PLRI）の原因となる。

肘関節内側側副靱帯損傷について説明せよ　　　　　　　　　　　　　　　　　（設問5）

- 肘関節内側側副靱帯（medial collateral ligament；MCL）は，前斜走靱帯（anterior oblique ligament；AOL），後斜走靱帯（posterior oblique ligament；POL），横走靱帯（transverse ligament；TL）の3つの成分によって構成されている（図13a）。
- 新鮮例は，高所からの転落，転倒による外反強制により発生し，肘関節脱臼や橈骨頭・頸部骨折に合併する。前腕回内屈筋群付着部での損傷や上腕筋断裂を合併すると不安定性が強くなる。

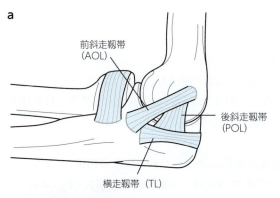 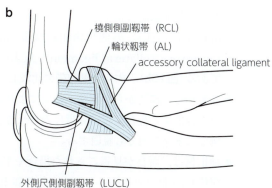

図13　肘関節側副靱帯
a：内側側副靱帯
b：外側側副靱帯複合体

正解	1	2	3	4	5	6	7	8	9	10	11	12	13	14	15	16	17	18	19	20	21	22
	×	×	○	×	×	○	○	○	○	○	○	×	○	×	○	×	○	○	○	○	×	○

- 内側型野球肘は，投球動作のコッキング後期から加速期にかけての繰り返しかかる外反ストレスにより生じ（図14），内側側副靱帯損傷のほかに上腕骨内側上顆裂離骨折・骨端線損傷が含まれる。予防は年齢に沿った投球制限で，治療は投球禁止である。
- 靱帯損傷の評価は，前腕の重さを利用したgravityストレステスト，徒手や器具を用いた単純X線ストレス撮影や超音波検査で行われる。
- 不安定性の強い新鮮例では，スーチャーアンカーを用いて内側側副靱帯（前斜走靱帯）を縫合し，陳旧性例では，遊離移植腱などを用いた靱帯再建術を行う。

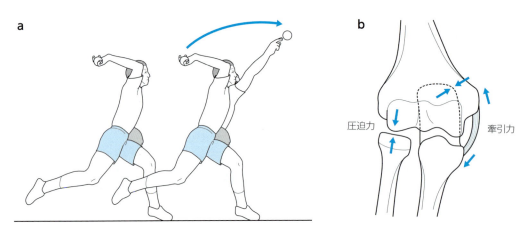

図14 内側型野球肘の発生メカニズム
a：コッキング後期から加速期初期の野球の投球動作
b：肘関節の外反により，肘関節内側には牽引力がかかり，外側には圧迫力がかかる。繰り返しかかる外反ストレスにより内側側副靱帯損傷が生じる。

肘関節外側側副靱帯損傷について説明せよ　　　　　（設問6〜8）

- 肘関節外側側副靱帯は，橈側側副靱帯（radial collateral ligament；RCL），輪状靱帯（annular ligament；AL），外側尺側側副靱帯（lateral ulnar collateral ligament；LUCL），副靱帯（accessory collateral ligament；ACL）の4つの靱帯成分によって構成される複合靱帯組織である（図13b）。内側側副靱帯に比較し，これらの靱帯の独立性は明確ではない。
- 新鮮例は，高所からの転落，転倒により発生し，肘関節脱臼，尺骨鉤状突起骨折，橈骨頭骨折を合併する複合型脱臼骨折にみられる。内側側副靱帯損傷と比較し不安定性が強く，重症例ではギプス内でも脱臼する。
- 陳旧例は，断裂が見過ごされた場合や不適切な初期治療が行われた場合にPLRIとなり，反復性（亜）脱臼の原因となる。上腕骨顆上骨折後の内反肘，上腕骨外側上顆炎（テニス肘）に対する不適切なステロイド局所注射は，遅発性にPLRIをきたす。
- 新鮮例では，スーチャーアンカーを用いて外側側副靱帯複合体（外側尺側側副靱帯）を縫合し，陳旧例では遊離移植腱などを用いた靱帯再建術を行う。

肘関節脱臼骨折について説明せよ

(設問9～14)

- 小児では単純な脱臼は少なく，多くは骨折を合併する．上腕骨内側上顆骨折を合併することが多い．内側上顆骨片がまれに尺骨神経や正中神経とともに腕尺関節に嵌頓することがある．
- 成人では，肘関節脱臼に尺骨鉤状突起骨折，橈骨頭骨折，尺骨近位部骨折，上腕骨遠位部骨折などが合併する．
- 不安定性の原因として，尺骨鉤状突起骨折，転位のある橈骨頭骨折，外側側副靱帯複合体損傷，前腕筋群の損傷を伴う内側側副靱帯損傷および複合損傷が挙げられる．後方脱臼に尺骨鉤状突起骨折，橈骨頭骨折を合併したものを肘関節terrible triad損傷とよび，前方および外側の支持性を失うために，高度な肘関節不安定症となる．
- 尺骨鉤状突起基部には内側側副靱帯の前斜走靱帯，上腕筋が付着しており(**図15a**)，尺骨鉤状突起骨折の骨片が大きい場合は，肘関節不安定性の原因となるため整復固定が必要である．Regan分類(**図15a**)とO'Driscoll分類(**図15b**)は，手術適応の判断や手術方法の選択に有用である．Regan分類Type Ⅰは尺骨鉤状突起先端のみの骨折，Type Ⅱは突起部の50％未満の骨折，Type Ⅲは50％以上の骨折である(**図15a**)．Type ⅡとType Ⅲでは脱臼整復しても不安定で再脱臼を生じやすい．O'Driscoll分類Type ⅠはTip fracture，Type Ⅱはanteromedial fracture，Type Ⅲはbasal fractureに分類され，さらにsubtypeが存在する(**図15b**)．
- 合併症として，不安定性の残存や再脱臼，肘関節拘縮，異所性骨化，尺骨神経麻痺，偽関節・遷延癒合，変形性関節症，複合性局所疼痛症候群(complex regional pain syndrome；CRPS)などがある．

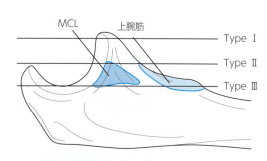 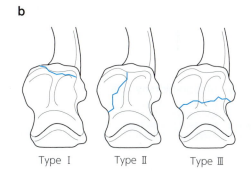

図15　尺骨鉤状突起骨折の分類
a：Regan分類
Type Ⅰ：尺骨鉤状突起先端のみの骨折
Type Ⅱ：突起部の50％未満の骨折
Type Ⅲ：50％以上の骨折
脱臼を伴わないものをA，脱臼を伴うものをBとする．
b：O'Driscoll分類
Type Ⅰ：Tip fracture
Type Ⅱ：Anteromedial fracture
Type Ⅲ：Basal fracture
それぞれにsubtypeが存在する．

橈骨頭・頚部骨折ついて説明せよ　　　　　　　　　　　　　　　　　　　（設問15〜18）

- 橈骨頭は肘関節外反に対する安定性を有し，肘関節屈曲伸展および前腕の回旋時の力の伝達に重要な役割をなす。
- 小児では橈骨頚部骨折（骨端線損傷）多いが，成人では橈骨頭骨折が多い。転落，転倒などの際に肘関節にかかる軸圧や外反力によって生じる。Jeffery型骨折，肘関節terrible triad損傷，Essex-Lopresti骨折に橈骨頭・頚部骨折が含まれる。
- 変形治癒は運動制限や変形性関節症の原因となるので，可能な限り整復する。整復・固定が困難な粉砕橈骨頭骨折は，人工橈骨頭置換術を行う。橈骨頭摘出のみは，肘関節の外反動揺性を残すほか，橈骨の近位移動のため手関節障害を生ずる可能性があるため行わない。
- 橈骨頭・頚部骨折の分類にMason-Morrey分類があり，治療方法の決定に有用である（**図16**）。一般にType Ⅰは保存療法を選択し，Type Ⅱ，Ⅲは徒手整復は困難で手術療法の適応となる。Type Ⅳは脱臼の整復後Type Ⅰ〜Ⅲと同様に治療するが，内側側副靱帯損傷を合併しうるため，外反動揺性を認める場合は靱帯修復も考慮する。

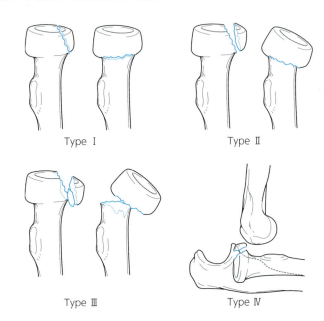

図16　Mason-Morrey 分類
Type Ⅰ：骨片の転位のないもの
Type Ⅱ：骨片の転位のあるもの
Type Ⅲ：粉砕骨折または完全転位
Type Ⅳ：肘関節脱臼に伴うもの

肘頭骨折について説明せよ　　　　　　　　　　　　　　　　　　　　　　（設問19〜22）

- 肘頭部に直達外力が働いて起こる場合と，上腕三頭筋の牽引力による介達外力によって起こる場合がある。前者では粉砕骨折が多く，後者では横骨折となることが多い。成長期では，投球などによる肘頭部骨端線離開あるいは尺骨疲労骨折もみられる。
- 転位のない症例は，肘関節伸展位でギプス固定を行い保存的に治療することが可能である。単純な横骨折で転位ある場合は，上腕三頭筋による牽引力のため徒手整復は困難であり，引き寄せ鋼線締結法の適応となる。粉砕骨折や骨欠損があり引き寄せ鋼線締結法による圧迫力での骨折部の短縮が生じることが予想される場合は，プレート固定を選択する。他の肘関節周囲骨折に比較し，神経麻痺の合併症の報告は少ない。

前腕骨骨折
（Monteggia脱臼骨折，Galeazzi脱臼骨折を含む）

合格へのチェック！

正しいものに〇，誤ったものに×をつけよ。

前腕骨骨幹部骨折

1. 捻転力による場合は橈骨と尺骨が異なった位置で斜骨折や螺旋骨折になる。 （　）
2. 橈骨近位1/3の単独骨折に対してギプス固定を行う場合は前腕回外位で固定する。 （　）
3. 橈骨遠位1/3の単独骨折に対してギプス固定を行う場合は前腕回内位で固定する。 （　）
4. 成人の20°の角状変形例は手術療法の適応である。 （　）
5. 横骨折では偏心性にスクリューを挿入しプレートで骨折部を圧迫する。 （　）
6. 斜骨折ではラグスクリューを用いて骨折部を圧迫固定し，プレートで固定する。 （　）
7. プレートの直下は骨萎縮をきたしやすく抜釘後に再骨折しやすい。 （　）

Monteggia脱臼骨折

8. Bado分類typeⅡが最も頻度が多い。 （　）
9. Bado分類typeⅢは尺骨骨折の後方凸変形に橈骨頭後方脱臼を伴う。 （　）
10. 尺骨急性塑性変形は後に橈骨頭が脱臼することがある。 （　）
11. Bado分類typeⅠに合併する神経麻痺は前骨間神経麻痺が多い。 （　）
12. 尺骨急性塑性変形のmaximum ulnar bow (MUB) は10mmまで許容できる。 （　）
13. 小児新鮮例では徒手整復し鋼線で尺骨の髄内釘固定を行う。 （　）
14. 小児陳旧例では尺骨矯正骨切りと延長を行い，橈骨頭を整復する。 （　）
15. 成人新鮮例では交通外傷など高エネルギー外傷によるものが多い。 （　）
16. 成人新鮮例では尺骨骨折に対しプレートによる内固定が必要である。 （　）

Galeazzi脱臼骨折

17. 橈骨骨幹部骨折に遠位橈尺関節脱臼を合併したものである。 （　）
18. 骨折部を整復すると脱臼が整復されることが多い。 （　）
19. 骨折部は安定しないことが多くプレートでの内固定が必要である。 （　）
20. 遠位橈尺関節の不安定性が残る場合は三角線維軟骨複合体 (TFCC) の縫合を行う。 （　）

解答は次ページ下に。

専門医試験では こんなことが 問われる！

① 前腕骨・骨幹部骨折の発生機序や整復方法
② 前腕骨・骨幹部骨折の治療や合併症
③ Monteggia脱臼骨折の分類や治療
④ Galeazzi脱臼骨折の病態や治療

（第27回 問103，第31回 問99，第32回 問93，第34回 問79など）

Ⅵ 外傷／骨折・脱臼各論／肘〜手関節・手

463

知識の整理

前腕骨骨幹部骨折について説明せよ

(設問1〜7)

- 前腕への直達外力の場合は，橈骨と尺骨がほぼ同じ位置で横骨折になることが多く，捻転力による介達外力の場合は，橈骨と尺骨が異なった位置で斜骨折や螺旋骨折になることが多い。
- 橈骨近位1/3の単独骨折では，近位骨片は上腕二頭筋・回外筋の作用により回外し，遠位骨片は円回内筋・方形回内筋の作用により回内する（**図17a**）。整復は，長軸に牽引した後，回内した遠位骨片を回外した近位骨片に合わせるように行い，前腕回外位で固定する。
- 橈骨中央以遠の単独骨折では，近位骨片は回内と回外作用筋が拮抗し中間位となり，遠位骨片は方形回内筋により回内する（**図17b**）。整復は，長軸に牽引した後，回内した遠位骨片を中間位にある近位骨片に合わせるように行い，前腕中間位もしくは軽度回外位で固定する。
- 両骨骨折の整復方法は，長軸に牽引し，まず橈骨もしくは尺骨のどちらか一方の骨折を整復し，これを支点として他方の骨を整復する。両骨骨折の場合は，不安定性が強く保存療法が困難で，手術療法を選択することが多い。

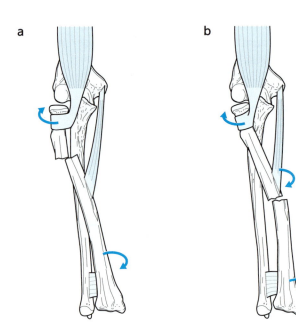

図17　橈骨骨幹部骨折の回旋転位
a：橈骨近位1/3の骨折では，近位骨片は回外筋によって回外し，遠位骨片は円回内筋によって回内する。
b：橈骨中央部以遠の骨折では，近位骨片は回外筋と円回内筋が拮抗して中間位になり，遠位骨片は方形回内筋で回内する。

正解	1	2	3	4	5	6	7	8	9	10	11	12	13	14	15	16	17	18	19	20
	○	○	×	○	○	○	○	×	×	○	×	×	○	○	○	○	○	○	○	○

- 小児では，徒手整復を行った後は保存治療を第一選択とする．角状変形に対する許容は，5歳までは20°以内，10歳までは15°以内を目安とする．若木骨折の場合は，過矯正をしておき再転位を予防する．徒手整復後も許容できない角状変形の残存，Monteggia脱臼骨折やGaleazzi脱臼骨折の合併，前腕骨急性塑性変形の場合は，全身麻酔下で整復を行う．鋼線による髄内釘固定は簡便で有用である．
- 成人では，単独骨折であってもプレートによる内固定が第一選択である．開放骨折で感染症が懸念される場合は，一時的に創外固定を行い二期的にプレート固定を行う．横骨折の場合は，スクリュー穴に偏心性にスクリューを挿入し，プレートで骨折部を圧迫する（図18a）．斜骨折や楔状骨折の場合は，ラグスクリューを用いて斜骨折間や楔状の第3骨片を圧迫固定し，プレート固定をする（図18b）．
- 合併症として，前腕区画症候群，感染症，神経麻痺・損傷，遷延治癒・偽関節，再骨折，変形治癒，橈尺骨癒合，前腕回旋可動域制限，創部の肥厚性瘢痕などがある．術中は後骨間神経の医原性損傷に注意する．前腕骨は海綿骨に乏しい長管骨であり，前腕遠位部では軟部組織も薄く，遷延治癒・偽関節になりやすい．プレートの直下は骨萎縮をきたしやすく，抜去後に再骨折しやすいため，抜去後の生活指導が必要である．橈尺骨癒合を回避するために手術アプローチを別々にし，骨移植をする際には接近しないように注意する．

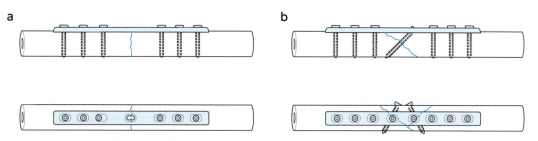

図18　前腕骨骨幹部骨折の内固定法
a：横骨折では，スクリュー穴に偏心性にスクリューを挿入しプレートで骨折部を圧迫する．
b：斜骨折，楔状骨折では，ラグスクリューを用いて斜骨折間や楔状の第3骨片を圧迫固定し，プレート固定をする．

Monteggia脱臼骨折について説明せよ　　　　　　　　　　　　　　（設問8〜16）

- Monteggiaは尺骨近位1/3骨折に橈骨頭前方脱臼を伴う症例を報告し，のちにMonteggia骨折と名付けられた．現在では，尺骨骨折に橈骨頭脱臼を伴う損傷をMonteggia（脱臼）骨折，Monteggia損傷とよんでいる．
- Badoは，尺骨骨折の部位にかかわらず，尺骨骨折に橈骨頭脱臼を合併した損傷をMonteggia損傷とよび，尺骨骨折の転位方向と橈骨頭の脱臼方向で4型に分類した（図19）．そのほかの病態が含まれたものをMonteggia類縁（似）損傷とした．尺骨骨折前方凸変形に橈骨頭前方脱臼を伴うBado分類typeⅠが最も頻度が多い．合併症としては後骨間神経麻痺が多い．
- 肘関節伸展位で，前腕回旋力や尺骨近位への直達外力で起こる．小児では，転倒，転落によるものが多く，成人では，スポーツや交通外傷など高エネルギー外傷によるものが多い．
- 小児では尺骨急性塑性変形や若木骨折でも生じ，初診時の単純X線像で橈骨頭脱臼が確認で

きなくても，経過とともに脱臼が進行することがある．尺骨急性可塑性変形を初診時に見逃さないためにも前腕全長を健側とともに撮影する必要がある（**図20**）．尺骨急性塑性変形による橈骨頭脱臼は，直後であれば全身麻酔下で，尺骨の矯正と橈骨頭の整復が可能であるが，受傷後数日経過すると徒手整復は不可能となる．

▶ 小児の新鮮例では，徒手整復を行い，外固定や鋼線による肘頭からの髄内釘固定で良好な結果が得られる．整復阻害因子として輪状靱帯や骨軟骨片の介在がある．

▶ 小児の陳旧例では，尺骨の骨切りを行い屈曲・延長し，橈骨頭が整復されたことを確認し，プレートや創外固定で固定する．骨移植は不要である．整復が困難な場合は，輪状靱帯や骨軟骨片の嵌頓の有無を観血的に確認する必要がある．

▶ 成人の新鮮例では，プレートによる内固定が必要である．鋼線による髄内固定では安定した固定は得られず，しばしば橈骨頭の再脱臼を起こす．整復が困難な場合は，輪状靱帯や骨軟骨片の嵌頓の有無を観血的に確認する必要がある．

▶ 成人の陳旧例では，小児期の遺残例がほとんどで，肘のだるさ，重苦感など軽微な愁訴が多い．外反肘の進行による遅発性尺骨神経麻痺や脱臼した橈骨頭による橈骨神経麻痺（後骨間神経麻痺）で発覚することがあり，神経麻痺に対する手術のみを行うこともある．3年以上経過した陳旧例は橈骨頭の整復が容易ではなく手術成績も劣るとされる．橈骨頭がドーム状に肥大し，頸部が傾斜していることがあり，観血的に脱臼を整復する際には，近位橈尺関節の適合性を考慮する必要がある．

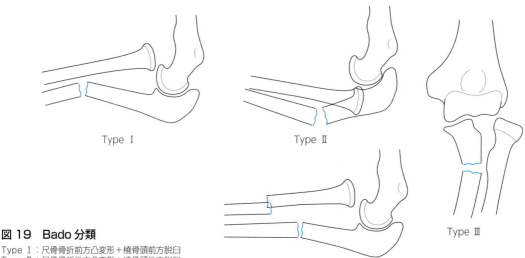

図19　Bado 分類
Type Ⅰ：尺骨骨折前方凸変形＋橈骨頭前方脱臼
Type Ⅱ：尺骨骨折後方凸変形＋橈骨頭後方脱臼
Type Ⅲ：尺骨骨折外側凸変形＋橈骨頭外側脱臼
Type Ⅳ：尺骨骨折・橈骨骨折＋橈骨頭前方脱臼

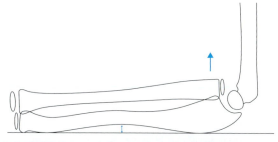

図20　尺骨急性塑性変形の maximum ulnar bow（MUB）
尺骨の近位・遠位端を結ぶ直線から尺骨背側皮質までの最大距離（maximum ulnar bow）の正常値は1mm以下であるが，尺骨急性塑性変形が生じると1mmを超え，橈骨頭が前方に脱臼もしくは亜脱臼してくる。健側とも比較をする。

Galeazzi脱臼骨折について説明せよ

（設問17～20）

▶ Galeazzi脱臼骨折は，橈骨骨幹部骨折に遠位橈尺関節脱臼を伴う損傷である（**図21a**）。骨折部が整復されると脱臼も整復されるが，骨折部は不安定で再転位しやすく，橈骨骨幹部骨折に対してはプレートによる内固定が必要となる（**図21b**）。

▶ 橈骨骨幹部骨折をプレートで固定した後に遠位橈尺関節の不安定性を確認する。不安定性を認める場合は，三角線維軟骨複合体（triangular fibrocartilage complex；TFCC）を縫合する必要がある。尺骨茎状突起骨折を合併することがあり，引き寄せ鋼線締結法で固定する。陳旧例になると靱帯断裂形成手術や，手関節形成術（Sauvé-Kapandji法など）が必要となる。

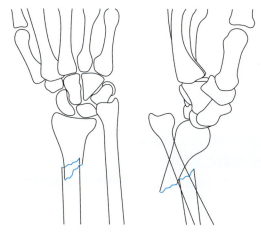
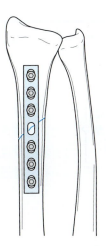

図21　Galeazzi 脱臼骨折
a：橈骨骨幹部骨折に遠位橈尺関節脱臼を伴う損傷である。
b：橈骨骨幹部骨折に対してはプレートによる内固定を行う。

橈骨遠位端(部)骨折

合格へのチェック！
正しいものに○，誤ったものに×をつけよ．

1. 骨粗鬆症を有するに高齢者に起こりやすい。（　）
2. Colles骨折は手関節過背屈位で転倒し生じる。（　）
3. Colles骨折に対するギプス固定はCotton-Loder肢位が推奨される。（　）
4. Smith骨折は遠位骨片が背屈転位を生じる。（　）
5. Smith骨折は前腕最大回内位，手関節軽度背屈位で固定する。（　）
6. 掌側Barton骨折は遠位骨片が手根骨とともに背側転位する。（　）
7. 背側Barton骨折は遠位方向に牽引し手関節を掌屈し整復する。（　）
8. 掌側Barton骨折は整復位の保持は容易である。（　）
9. Chauffeur's骨折は橈骨茎状突起を含む関節内骨折である。（　）
10. 内側楔状骨折は月状骨による橈骨関節面の陥没骨折である。（　）
11. 内側楔状骨折は月状三角骨解離の合併に注意する。（　）
12. Chinese finger trapは整復を行う際に有用である。（　）
13. 整復後のギプス固定は肘関節から母指先端までを行う。（　）
14. 合併する神経損傷は尺骨神経が最も頻度が高い。（　）
15. 合併する腱損傷は長母指伸筋腱が最も頻度が高い。（　）
16. 三角線維軟骨複合体(TFCC)損傷は，受傷時に合併しない。（　）
17. 尺骨突き上げ症候群は，手関節尺屈時に疼痛を生じる。（　）
18. 尺骨頭が月状骨や三角骨に反復性に衝突するとTFCCが変性断裂する。（　）
19. 尺骨突き上げ症候群の手術療法に尺骨短縮骨切り術がある。（　）
20. 掌側ロッキングプレート固定後の合併症に長母指屈筋腱断裂がある。（　）

解答は次ページ下に。

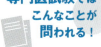
専門医試験では こんなことが 問われる！

① 橈骨遠位端骨折の発症年齢の特徴
② 橈骨遠位端骨折の冠名骨折
③ 橈骨遠位端骨折の整復の指標と治療方法
④ 橈骨遠位端骨折の合併損傷と合併症

（第29回 問96，第30回 問95，第33回 問79，第36回 問72など）

知識の整理

橈骨遠位端骨折について説明せよ
(設問1〜13)

- 骨粗鬆症を基盤とする骨折であるが、身体活動性の比較的高い50〜70歳に高率に発生し、80歳以上の発生率は増加しない。
- 小児では、橈骨遠位骨端線損傷（Salter-Harris分類Ⅱ型が多い）もしくは骨幹端部骨折を生じる。若年者では、交通事故やスポーツ中の高エネルギー外傷で生じる。
- 受傷肢位、骨折部位、骨片転位方向から、Colles骨折、Smith骨折、Barton骨折や職業を冠したChauffeur's骨折がある（図22）。
- Colles骨折は、橈側遠位側から1〜3cmの部位で掌側から斜めに背側近位方向に向かい、骨片は背側転位する（図22a）。手関節を過背屈位で手掌部をついて転倒すると発生する。受傷側面から観察するとフォークをうつぶせに置いたような変形（silver fork deformity）を示す。
- Cotton-Loder肢位（手関節最大掌屈・尺屈位、前腕回内位）での固定は、整復位を保持するには有利だが、手指浮腫の増強、手関節拘縮、正中神経麻痺、複合性局所疼痛症候群（CRPS）などが起こりやすいため推奨されていない（図23）。
- Smith骨折は、背側遠位から斜めに掌側近位に向かい、遠位骨片は掌側転位する（図22b）。手関節掌屈位で手背部をついて転倒した場合、手関節を軽度背屈位で浅い接地角度で手掌部をついて転倒した場合、ハンドルなどを強く握った状態で強い外力が加わり受傷した場合に発生する。

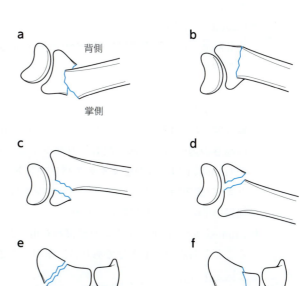

図22　橈骨遠位端骨折の冠名骨折
受傷肢位、骨折部位、骨片転位方向からColles骨折、Smith骨折、Barton骨折、Chauffeur's骨折の冠名骨折がある。
a：Colles骨折
b：Smith骨折
c：掌側Barton骨折
d：背側Barton骨折
e：Chauffeur's骨折
f：内側楔状骨折（Die-punch骨折）

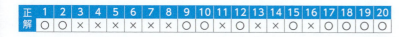

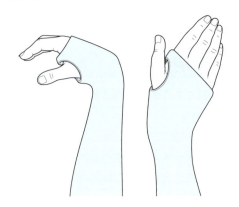

図23 Cotton-Loder 肢位

- Smith 骨折は，手関節を背屈，前腕を最大回外して整復し，肘関節屈曲90°，前腕最大回外位，手関節軽度背屈位で固定する．整復の保持が難しく，転位が残存するとColles 骨折と異なり著明な前腕回旋制限を生じるため，手術療法が勧められる．
- Barton 骨折は，関節内骨折であり，遠位骨片が手根骨とともに掌側転位している掌側 Barton 骨折（図22c）と，背側転位している背側 Barton 骨折（図22d）がある．掌側 Barton 骨折は，手関節軽度背屈位で掌側方向への剪断力によって生じ，背側 Barton 骨折は，手関節軽度掌屈位で背側方向への剪断力によって生じる．掌側 Barton 骨折は牽引後に手関節を掌屈して整復し，背側 Barton 骨折は牽引後に手関節を背屈して整復する．掌側 Barton 骨折は，背側手根靱帯損傷を，背側 Barton 骨折は，掌側手根靱帯損傷を合併しているため，整復位保持が困難であり手術適応になることが多い．
- Chauffeur's 骨折は，橈骨茎状突起を含む関節内骨折である（図22e）．手根骨骨折，舟状月状骨解離，尺骨茎状突起骨折の合併に注意する．
- 内側楔状骨折は，月状骨からの圧迫力が月状骨窩に加わり橈骨遠位端内側部が矢状面で楔状に骨折する型で（図22f），徒手整復が困難である．舟状月状骨解離の合併に注意する．
- 正常の手関節単純 X 線正面像では約23°の橈骨関節面の傾斜（radial inclination，図24a）を，側面像では約12°の掌側傾斜（palmar tilt，図24a）を呈し，整復の指標とする．尺骨と橈骨の高さの差の指標である尺骨バリアントは，正常は±1mm 以内のゼロバリアントで，尺骨が1mm 以上短いものをマイナスバリアント，尺骨が1mm 以上長いものをプラスバリアントとよぶ（図24b）．著しいプラスバリアントは，尺骨突き上げ症候群を生じる．整復の評価は，健側の単純 X 線像と比較して行う．
- Chinese finger trap を用いた整復が有用である．牽引したまま数分間待つだけでも整復されることがあるが，不十分であれば，牽引したまま両手で徒手整復操作を加え，ギプスシーネで固定する．
- ギプスは手関節を巻いた後，肘関節より近位もしくは遠位まで巻き上げる．手指や母指は十分に露出し，よく動かしてもらう．
- 手術療法は，掌側ロッキングプレートによる内固定術が一般的であるが，症例により経皮的ピンニング（intrafocal pinning），創外固定術などが選択される．

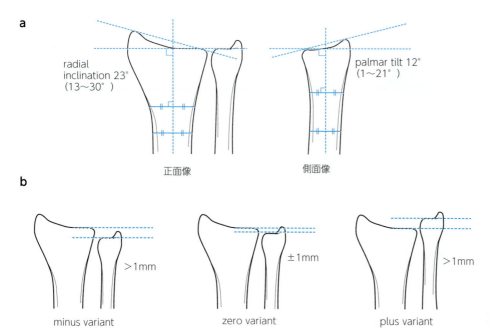

図24　整復のX線学的指標
a：橈骨関節面の傾斜（radial inclination）と掌側傾斜（palmar tilt）が整復の指標となる．
b：正常は±1mm以内のゼロバリアントで，尺骨が1mm以上短いものをマイナスバリアント，尺骨が1mm以上長いものをプラスバリアントとよぶ．

橈骨遠位端骨折の合併損傷・合併症について説明せよ　　（設問14〜20）

▶ 受傷時の合併損傷は，神経損傷（正中神経損傷），尺骨遠位端骨折，尺骨茎状突起骨折，三角線維軟骨複合体（TFCC）損傷，手根骨間靱帯損傷（舟･月状骨靱帯損傷），長母指伸筋腱断裂などがある．治療中・治療後の合併症は，骨折変形治癒，関節可動域制限（関節拘縮），神経障害（手根管症候群），長母指伸筋腱断裂，長母指屈筋腱断裂，尺骨突き上げ症候群（TFCC変性断裂），CRPSなどがある．

▶ 合併する神経損傷は，正中神経が最も頻度が高い．受傷時から認めることもあるが，変形治癒などによって遅発性に手根管症候群を発症することもある．

▶ 合併する腱損傷は，Lister結節での長母指伸筋腱断裂が最も多く，骨折部での摩擦が原因であることが多い．設置した掌側ロッキングプレートの遠位部に長母指屈筋腱が接触していると摩耗による断裂をきたす．また，プレートを固定するためのスクリューが背側皮質から突出していると長母指伸筋腱を損傷する．プレート設置がwatershed lineより遠位にならないようにすること，プレートを骨に圧着すること，挿入するスクリューの長さに注意することが大切である．また，計画的にプレートの抜去を行うのも有効である．

▶ 尺骨突き上げ症候群は，骨折による橈骨短縮により相対的に尺骨が長くなり発症する．TFCCは尺骨頭と手根骨（月状骨，三角骨）間で摩耗を受け変性断裂する．遠位橈尺関節の不適合による前腕回旋時痛や尺骨頭と手根骨のインピンジメントによる手関節尺屈時痛が生じる．MRI，関節造影検査，手関節鏡検査でTFCC損傷を確認後に，橈骨矯正骨切り術，尺骨短縮骨切り術，TFCC修復術が行われる．高度な遠位橈尺関節症が存在する場合は，手関節形成術（Sauvé-Kapandji法など）を行う．

手根骨の骨折と脱臼

合格へのチェック！　　正しいものに○，誤ったものに×をつけよ．

舟状骨骨折
1. 手関節背屈位で手をつく過伸展外傷で発生する。（　）
2. 近位1/3での骨折が最も多く，中央部（腰部），遠位1/3での骨折が次ぐ。（　）
3. 遠位部の骨折は偽関節を合併しやすい。（　）
4. 嗅ぎタバコ窩 (anatomical snuff box) の圧痛は診断に有用である。（　）
5. 受傷早期の単純X線像では骨折線が不明瞭なことがある。（　）
6. ヘッドレススクリュー（Herbertスクリュー）の開発により治療成績が向上した。（　）
7. 偽関節はSNAC (scaphoid nonunion advanced collapse) wristの原因となる。（　）

月状骨脱臼・月状骨周囲脱臼
8. 手関節背屈位で強い外力が加わって発生する。（　）
9. 橈骨茎状突起骨折，舟状骨骨折，尺骨茎状突起骨折の合併に注意する。（　）
10. 単純X線像では手根骨の乱れ（Gilula's arcsの乱れ）を確認する。（　）
11. 月状骨脱臼は陳旧例でも容易に徒手整復できる。（　）
12. 徒手整復後に手根骨の不安定性が残存する。（　）
13. 月状三角骨靱帯が断裂すると舟状月状骨解離が生じる。（　）

手根不安定症
14. 舟状月状骨解離は単純X線正面像でcortical ring signがみられる。（　）
15. 月状三角骨解離は単純X線正面像でTerry-Thomas徴候がみられる。（　）
16. 月状三角骨解離は近位手根列背側回転型手根不安定症 (DISI) を引き起こす。（　）
17. 舟状月状骨解離はSLAC (scapholunate advanced collapse) wristの原因となる。（　）

有鉤骨鉤骨折
18. 野球のバットを握っている状態で強い外力が加わると発生する。（　）
19. 手根管撮影は診断に有用である。（　）
20. 正中神経麻痺や伸筋腱皮下断裂の合併に注意する。（　）

解答は次ページ下に．

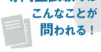

専門医試験ではこんなことが問われる！

①舟状骨骨折の受傷機序，診断，治療
②月状骨脱臼・月状骨周囲脱臼の病態，診断，治療
③手根不安定症の分類や病態
④有鉤骨鉤骨折の発生機序，診断，治療，合併症

（第29回 問54，第31回 問91，第32回 問102，第33回 問87，第34回 問51，第35回 問51など）

知識の整理

舟状骨骨折について説明せよ　　　　　　　　　　　　　　　　　　（設問1〜7）

- 舟状骨骨折は，手根骨骨折のなかで最も多い．手関節背屈位で手をつく過伸展外傷で発生する．
- 骨折部位の頻度は，中央部（腰部）が最も多く，近位1/3，遠位1/3での骨折の順に多い（**図25a**）．舟状骨への血流は，遠位部から近位部へ供給されるため（**図25b**），遠位部骨折は癒合しやすく，近位部骨折は偽関節や近位骨片の無腐性壊死を合併しやすい．
- 理学的所見では，嗅ぎタバコ窩（anatomical snuff box）の圧痛が重要である．母指を伸展，橈側外転させた際に橈骨茎状突起の遠位で長母指伸筋腱と短母指伸筋腱の間にできるくぼみである（**図26**）．この部位の腫脹と圧痛は舟状骨骨折を示唆する．

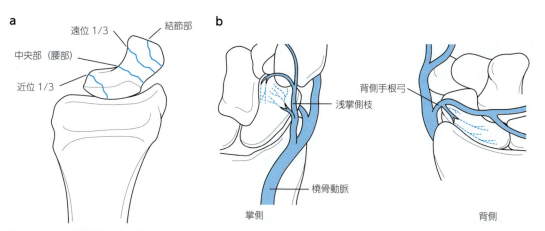

図25　舟状骨骨折の骨折部位と栄養血管
a：骨折部位の頻度は，中央部（腰部）が最も多く，近位1/3，遠位1/3での骨折の順に多い．
b：舟状骨の栄養血管の大部分は橈骨動脈である．舟状骨への血流は，遠位部から近位部へ供給されるために，遠位部の骨折は癒合しやすく，近位骨片は阻血になりやすい．

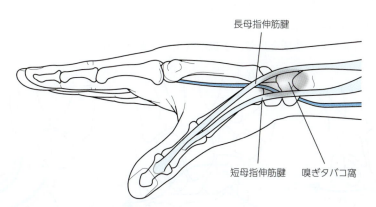

図26　嗅ぎタバコ窩（anatomical snuff box）

正解	1	2	3	4	5	6	7	8	9	10	11	12	13	14	15	16	17	18	19	20
	○	×	×	○	○	○	○	○	○	○	○	○	×	○	×	○	×	×	○	×

- 手関節の単純X線正面像，側面像では骨折線が不明瞭なことがあり，疑った際には回内斜位像と最大尺屈位正面像を追加する。正面像，側面像のみでは見逃す可能性がある。単純X線像で骨折線が不明瞭である場合や骨壊死の評価には，CT，MRI検査が有用である。
- 保存療法では，前腕遠位から母指基節骨までのギプス固定（thumb spica）を10〜12週間行う。Herbertスクリュー（骨折部に圧迫をかけられるヘッドレススクリュー）の開発により手術療法が中心となっている。新鮮例では小切開で透視下にスクリューを挿入し固定する方法が行われる。偽関節例では，偽関節部を十分に搔爬し，遊離または血管柄付き骨移植を行い，鋼線やヘッドレススクリューなどで固定を行う。
- 偽関節の状態にあると，舟状骨遠位骨片が掌屈，月状骨が背屈し，近位手根列背側回転型手根不安定症（dorsal intercalated segment instability；DISI）を引き起こす。関節症性変化が進行した場合，SNAC（scaphoid nonunion advanced collapse）wristとよばれる。

月状骨脱臼・月状骨周囲脱臼について説明せよ (設問8〜13)

- 手関節の背屈強制により，手根骨間や橈骨・尺骨と手根骨間の靱帯断裂により発生する。月状骨が橈骨と有頭骨に対して脱臼する場合を月状骨脱臼（図27a），月状骨が正常な位置にあり他の手根骨が脱臼する場合を月状骨周囲脱臼という（図27b）。橈骨茎状突起骨折，舟状骨骨折，有頭骨骨折，三角骨骨折，尺骨茎状突起骨折などを合併する（図27b）。
- 手根骨間の靱帯をintrinsic靱帯，橈骨と手根骨間の靱帯をextrinsic靱帯とよぶ。
- 単純X線像で手根骨の乱れ（Gilula's arcsの乱れ）（図27c）と合併する骨折の有無を確認する。
- 新鮮例は徒手整復可能であるが，舟状月状骨靱帯や月状三角靱帯が断裂しており不安定性が残存する。陳旧例では，徒手整復が困難な場合が多く観血的に整復を行う。整復後の治療は，経皮的ピンニング，靱帯修復術・再建術，骨接合術などを組み合わせて行う。長期間経過した遺残例では，近位手根列切除術や橈骨手根関節固定術などのサルベージ手術が行われる。
- 舟状月状骨靱帯の修復が不十分であると舟状月状骨離開を，月状三角骨靱帯の修復が不十分であると月状三角骨離開を生じ，手根不安定症へ進行する。

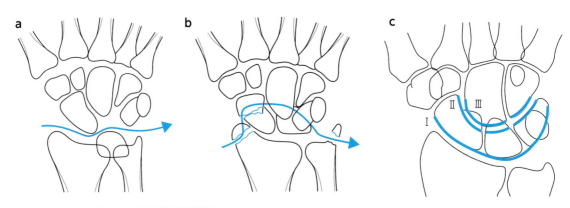

図27　月状骨脱臼および月状骨周囲脱臼
a：月状骨脱臼群（例：月状骨掌側脱臼）
b：月状骨周囲脱臼群（例：経橈骨茎状突起・舟状月状骨脱臼）
c：Gilula's arcs

手根不安定症について説明せよ

（設問14〜17）

- 舟状骨偽関節，手根間靱帯損傷，橈骨遠位端変形治癒により手根骨の配列異常をきたし，手関節部の疼痛，関節可動域制限，握力低下をきたす病態をいう。
- 近位手根列背側回転型手根不安定症（DISI）と近位手根列掌側回転型手根不安定症（volar intercalated segment instability；VISI），手根掌側亜脱臼，手根尺側変位の4つがある。
- DISI変形は，手関節中間位側面像で月状骨が背屈，舟状骨が掌屈し，舟状骨-月状骨角＞70°，有頭骨-月状骨角＞30°になる。DISI変形は，舟状骨骨折偽関節，舟状月状骨解離，橈骨遠位端骨折変形治癒，Kienböck病などで生じる。
- 舟状月状骨解離は，単純X線正面像で舟状月状骨間距離が3mm以上になる（Terry-Thomas徴候），舟状骨結節部の輪状像（cortical ring sign）を認める（図28）。
- VISI変形は，月状骨が掌屈し，舟状骨-月状骨角＜30°，有頭骨-月状骨角≧30°になる。VISI変形は，月状三角骨解離，関節リウマチなどで生じる。
- 手根骨間靱帯損傷に伴うDISI変形，VISI変形の手術療法として遊離移植腱を用いた靱帯再建術が行われる。
- DISI変形，VISI変形は，変形性手関節症の原因になりうる。舟状月状骨解離によるDISI変形の進行が原因の関節症変化は，SLAC（scapholunate advanced collapse）wrist とよばれる（図29）。舟状骨偽関節によるDISI変形の進行が原因の関節症変化は，SNAC wrist とよばれる。

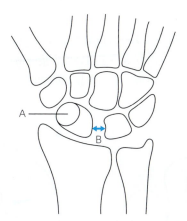

図28 舟状月状骨解離
A：Cortical ring sign
B：Terry-Thomas徴候

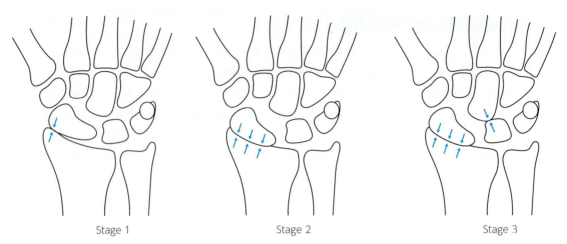

図29　SLAC wrist の分類
Stage 1：橈骨茎状突起と舟状骨間に変形性関節症が生じ，橈骨茎状突起が先鋭化する．
Stage 2：橈骨舟状骨関節全体に変形性関節症が生じ，関節裂隙が狭小化する．
Stage 3：橈骨舟状骨関節の変形性変化に加え，月状有頭骨関節の関節裂隙が狭小化する．

有鉤骨鉤骨折について説明せよ　　　　　　　　　　　　　　　　　　　　　　（設問18〜20）

- ゴルフのクラブ，テニスのラケット，野球のバットなどを握っている状態で鉤部に強い外力が加わり生じる．
- 手関節の単純X線正面像・側面像では診断が困難で，手根管撮影（**図30a**）やCT検査（**図30b**）が有用である．
- 偽関節で疼痛があり，早期のスポーツ復帰を望む場合は，鉤の摘出を行う．若年者や骨片が大きい場合は，ヘッドレススクリューを用いて骨接合術を行うことがある．
- 合併症として，低位尺骨神経麻痺や小指深指屈筋腱皮下断裂がある．

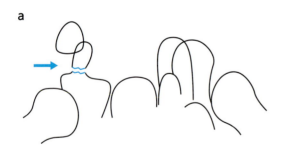
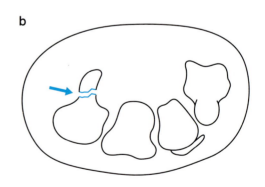

図30　有鉤骨鉤骨折の画像診断
手根管撮影像（a）やCT像（b）が有用である．

指骨骨折と指関節脱臼

合格へのチェック！
正しいものに○，誤ったものに×をつけよ。

槌指
1. 背側骨片の大きな骨性槌指は，長軸方向の外力で発生する。　　　　　（　）
2. 腱性槌指はDIP関節を過伸展位として2週間は装具で固定する。　　　（　）
3. DIP関節に亜脱臼がない骨性槌指は装具あるいは鋼線で固定する。　　（　）
4. 槌指を放置すると患指にボタン穴変形をきたす。　　　　　　　　　　（　）

基節骨骨折
5. 骨折部は背側凸の転位を生じる。　　　　　　　　　　　　　　　　　（　）
6. 各指の屈曲時の長軸が豆状骨に集まれば回旋変形はない。　　　　　　（　）
7. 整復した後はMP関節を屈曲位に保持する。　　　　　　　　　　　　（　）
8. 不安定型は経皮的鋼線固定や観血的手術の適応となる。　　　　　　　（　）
9. 交差指は自家矯正されるため経過観察でよい。　　　　　　　　　　　（　）

指関節脱臼
10. 母指IP関節掌側脱臼は徒手整復が困難である。　　　　　　　　　　 （　）
11. 示指MP関節背側脱臼は徒手整復が困難である。　　　　　　　　　　（　）
12. 示指PIP関節掌側脱臼は徒手整復が困難である。　　　　　　　　　　（　）

解答は次ページ下に。

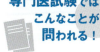

専門医試験ではこんなことが問われる！

① 槌指の発生機序，分類，治療
② 基節骨骨折の転位形式や治療
③ 整復困難な指関節脱臼

（第30回 問103，第33回 問50など）

知識の整理

槌指（マレット指）について説明せよ
(設問1〜4)

- 槌指は，末節骨に終止する伸筋機構が損傷し，遠位指節間（distal interphalangeal；DIP）関節の自動伸展が不能になる。
- 屈曲強制による損傷には，終止伸筋腱の断裂を伴う腱性槌指（図31a）と，終止伸筋腱付着部の裂離骨折を伴う骨性槌指（図31b）がある。軸圧損傷では，背側骨片が大きく末節骨の掌側脱臼を合併する骨性槌指を呈する（図31c）。
- 槌指を放置すると患指にスワンネック変形をきたす。
- 腱性槌指では，装具を用いた保存療法を行う。DIP関節を過伸展位として6〜8週間は常時固定する（図32）。期間中は可能な限り装具をはずさないように指導する。
- 骨片が小さくDIP関節の脱臼を認めない骨性槌指は，装具あるいは経皮的に鋼線で固定する。骨片の転位が大きい場合や掌側脱臼例は，extension block pinを用いて骨折部を整復し，鋼線でDIP関節を一時的に固定する方法（石黒法）や骨片をスクリューで固定する方法が行われる。

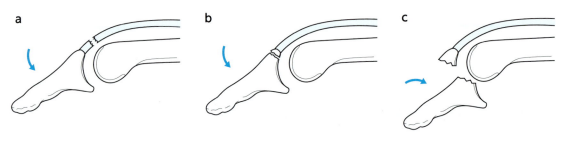

図31　槌指の分類
a：腱性槌指。屈曲強制による終止伸筋腱の断裂
b：骨性槌指。屈曲強制による終止伸筋腱停止部の裂離骨折
c：骨性槌指。軸圧による脱臼骨折

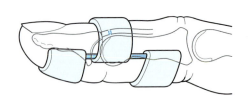 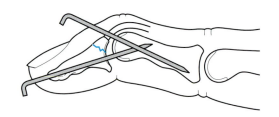

図32　槌指の治療
a：腱性槌指に対する装具療法
b：骨性槌指に対する石黒法

正解	1	2	3	4	5	6	7	8	9	10	11	12
	○	×	○	×	×	×	○	○	○	×	×	○

基節骨骨折について説明せよ

(設問5〜9)

- 発生機序には，局所の強打や挟まれるなどの直達外力と，スポーツ外傷などでの介達外力がある。
- 近位骨片は骨間筋の牽引により中手指節(metacarpophalangeal；MP)関節で屈曲位をとり，遠位骨片は指伸筋の牽引により伸展位をとるため，掌側凸変形を呈する(図33)。
- 回旋変形は自家矯正されないので，初診時に交差指(cross finger)の有無を必ず確認し，必要があれば麻酔下で整復を行う。指を屈曲させ各爪先の延長が舟状骨結節へ集まり，指尖部から観察した際に爪の傾きがそろっているかを確認する(図34)。
- 安定した基節骨骨折は，隣接指と固定するバディーテープやfunctional castを用いた早期運動療法の適応である。MP関節70〜90°屈曲位，近位指節間(proximal interphalangeal；PIP)関節およびDIP関節伸展位(内在筋プラス肢位)で，PIP関節レベルまでの伸展ブロック付き前腕または手部キャストを装着し(図35a)，積極的にPIP関節，DIP関節の自動屈曲・伸展を行う。指屈曲時にtension bandとして働く指背腱膜が，圧迫力として骨折部に作用し，骨折部の転位や腱の癒着を防止する(図35b)。
- 不安定な基節骨骨折には，経皮的鋼線固定術やスクリューやプレートによる観血的固定術を行う。

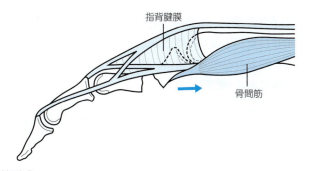

図33 基節骨骨折の転位形式
近位骨片は骨間筋の牽引によりMP関節で屈曲位をとり，遠位骨片は指伸筋の牽引により伸展位をとるため，掌側凸変形を呈する。

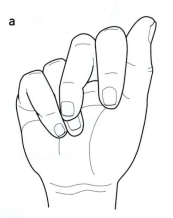
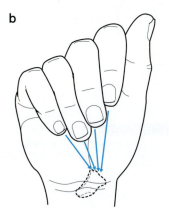

図34 回旋転位の評価
a：初診時に交差指(cross finger)の有無を必ず確認する。
b：指を屈曲させ各爪先の延長が舟状骨結節へ集まるかを確認する。

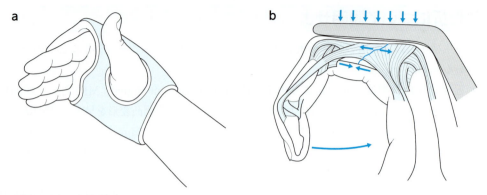

図35 基節骨骨折の保存治療
a：内在筋プラス肢位で，PIP関節レベルまでの伸展ブロック付き前腕または手部キャストを装着する。
b：指を屈曲させtension bandとして働く指背腱膜が，骨折部に圧迫力として作用し，骨折部の転位や腱の癒着を防止する。

整復困難な指関節脱臼を挙げよ (設問10〜12)

▶MP関節背側脱臼およびPIP関節掌側脱臼は，解剖学的な理由で徒手整復が困難で，観血的整復を要する。母指MP関節背側脱臼では，掌側に転位した中手骨骨頭が，掌側板と母指球筋腱部により頸部で絞扼され，徒手的には整復困難である。母指以外のMP関節背側脱臼では，掌側に転位した中手骨骨頭が，屈筋腱，手掌腱膜，指間靱帯，掌側板，虫様筋により頸部で絞扼され，徒手的には整復困難である(Kaplanの井桁)（**図36**）。PIP関節掌側脱臼では，基節骨骨頭が中央索と側索の間から背側に転位し，指を牽引するとますます頸部が絞扼されて，徒手的には整復困難である（**図37**）。

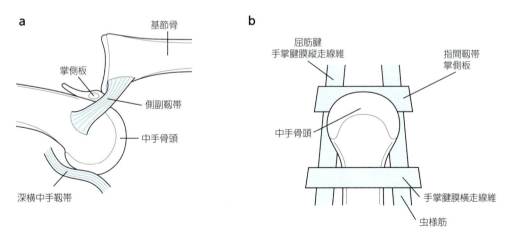

図36 MP関節背側脱臼の病態
a：断裂した掌側板が基節骨基部と中手骨間に嵌頓し，整復困難となる。
b：側方から屈筋腱と手掌腱膜縦走線維および虫様筋が，上方から指間靱帯と掌側板が，下方からが手掌腱膜横走線維が中手骨頸部を絞扼し，整復困難となる（Kaplanの井桁の模式図）。

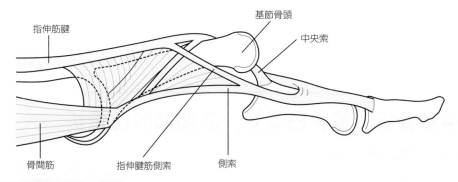

図 37　PIP 関節掌側脱臼の病態
PIP 関節掌側脱臼では，基節骨骨頭が中央索と側索の間から背側に転位し，指を牽引するとますます頸部が絞扼されて，徒手的には整復困難である．

参考文献
1) 井樋栄二，吉川秀樹，津村　弘，ほか編．標準整形外科学．第14版．東京：医学書院；2020．
2) 牧　裕，金谷文則，坪川直人編．手外科診療ハンドブック．改訂第3版．東京：南江堂；2022．
3) 三浪明男編．カラーアトラス　手・肘の外科．東京：中外医学社；2007．
4) 伊藤恵康．肘関節外科の実際　私のアプローチ．東京：南江堂；2011．

VI 外傷／骨折・脱臼各論

骨盤

骨盤裂離骨折，寛骨臼骨折，股関節脱臼骨折

合格へのチェック！　正しいものに○，誤ったものに×をつけよ．

骨盤裂離骨折

基本
1. 骨盤裂離骨折は下肢筋肉の牽引力によって生じる．　　　　　　　　　　　　　　　（　）
2. 骨盤裂離骨折は14～15歳に多発する．　　　　　　　　　　　　　　　　　　　　（　）

発展
3. 骨盤裂離骨折で最多の部位は腸骨翼骨折である．　　　　　　　　　　　　　　　　（　）
4. 上前腸骨棘の裂離骨折は大腿直筋や縫工筋の牽引力によって生じる．　　　　　　　（　）
5. 下前腸骨棘の裂離骨折は大腿筋膜張筋の牽引力によって生じる．　　　　　　　　　（　）
6. 坐骨結節の裂離骨折はハムストリングスの牽引力によって生じる．　　　　　　　　（　）
7. 骨盤裂離骨折では手術療法が多く行われる．　　　　　　　　　　　　　　　　　　（　）

寛骨臼骨折，股関節脱臼骨折

基本
8. 寛骨臼骨折の受傷機転は，転倒などの低エネルギー外傷がほとんどである．　　　　（　）
9. 寛骨臼骨折に，ほかの下肢骨折が合併することはほとんどない．　　　　　　　　　（　）
10. 股関節脱臼は，前方脱臼，後方脱臼，中心性脱臼に分類される．　　　　　　　　　（　）
11. 股関節前方脱臼は強い外旋位を強制されて生じる．　　　　　　　　　　　　　　　（　）
12. 股関節後方脱臼では，股関節屈曲位のときに大腿骨骨軸方向に強い力が加わった際に生じ，
　　寛骨臼後壁骨折が生じることも多い．　　　　　　　　　　　　　　　　　　　　（　）
13. 股関節後方脱臼では，患側下肢は屈曲，内転，外旋する．　　　　　　　　　　　　（　）
14. 股関節後方脱臼では，坐骨神経麻痺の合併は5％未満である．　　　　　　　　　　（　）
15. 股関節後方脱臼の整復操作は，患側の股関節を屈曲・内旋し，大腿骨を長軸方向に牽引して行う．（　）
16. 寛骨臼骨折では牽引の必要はない．　　　　　　　　　　　　　　　　　　　　　　（　）
17. 寛骨臼骨折の分類として，Judet-Letournelが提唱した分類がある．　　　　　　　（　）
18. Judet-Letournelによる寛骨臼骨折の分類でT字状骨折は，AO-OTA分類の
　　type C骨折（完全関節内骨折）である．　　　　　　　　　　　　　　　　　　　（　）

発展
19. 股関節脱臼の整復操作を24時間以内に行わなければ，大腿骨頭壊死が生じる確率が増大する．（　）
20. 寛骨臼後壁骨折を評価する単純X線撮影方法は，骨盤正面像，骨盤インレット像，
　　骨盤アウトレット像である．　　　　　　　　　　　　　　　　　　　　　　　　（　）
21. 寛骨臼骨折では創外固定は必要ない．　　　　　　　　　　　　　　　　　　　　（　）
22. 荷重部に転位が存在する寛骨臼後壁骨折では観血的骨接合術の適応である．　　　　（　）
23. 高齢者であっても，転位がある寛骨臼骨折は全例手術適応である．　　　　　　　　（　）
24. 寛骨臼後壁骨折術後の合併症として，異所性骨化がある．　　　　　　　　　　　　（　）

解答は次ページ下に．

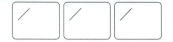

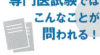

専門医試験では こんなことが 問われる！

① 骨盤裂離骨折の好発部位と停止筋の組み合わせ
② 股関節周囲のスポーツ外傷

（第25回 問98，第27回 問107，第28回 問106，第29回 問107，第30回 問105，第31回 問103，第35回 問90 など）

③ 股関節後方脱臼骨折の診断・治療・合併症
④ 寛骨臼骨折の単純X線撮影

（第25回 問99，第27回 問98，第31回 問94，第32回 問95 など）

知識の整理

骨盤裂離骨折について説明せよ

(設問1〜7)

▶ 骨盤裂離骨折は下肢の筋肉の牽引力によって生じる。スポーツが原因で生じる裂離骨折がほとんどであり，骨盤は裂離骨折が発生する好発部位の一つである。
▶ 骨盤裂離骨折は14〜15歳に集中的に発生する。
▶ 骨盤裂離骨折で最多の部位は上前腸骨棘であり（**図1**），大腿筋膜張筋や縫工筋の牽引力によって生じ，短距離走の選手に多い。

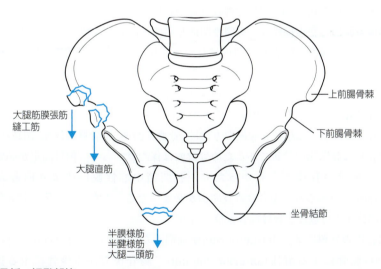

図1 骨盤裂離骨折，好発部位

正解	1	2	3	4	5	6	7	8	9	10	11	12	13	14	15	16	17	18	19	20	21	22	23	24
	○	○	×	×	×	○	×	×	×	○	○	○	×	×	○	×	○	×	○	×	○	○	×	○

- 下前腸骨棘の裂離骨折は大腿直筋の牽引力によって生じ，サッカー選手に多い。
- 坐骨結節の裂離骨折はハムストリングス（半膜様筋・半腱様筋・大腿二頭筋）の牽引力によって生じ，陸上競技のハードル走や体操競技の選手に多い。また骨癒合が遷延することが多いことも特徴である。
- 腸骨稜裂離骨折は内外腹斜筋が上方へ，中殿筋が下方へ同時に牽引することで生じる。
- 裂離骨折の多くは保存療法で骨癒合が得られ，機能的障害が残ることは少ない。

股関節脱臼骨折および寛骨臼骨折について説明せよ　　　　　　（設問8〜24）

- 股関節脱臼は，前方脱臼（閉鎖孔脱臼と恥骨上脱臼・腸骨部脱臼），後方脱臼，中心性脱臼に分類され，その頻度は後方脱臼が圧倒的に多い。下肢の肢位はそれぞれ，閉鎖孔脱臼では外転・外旋位を，恥骨上脱臼・腸骨部脱臼では伸展位を，後方脱臼では屈曲・内転・内旋位を，中心性脱臼では股関節中間位のまま固定されている。
- 股関節前方脱臼は，大腿部に強い外旋力が加わることにより発生する。閉鎖孔脱臼，恥骨上脱臼・腸骨部脱臼のいずれも股関節前方に骨頭を触知する。
- 股関節後方脱臼では，股関節屈曲位のときに大腿骨骨軸方向に強い力が加わった際に生じる。自動車乗車時に前方の車や障害物に追突して生じることが多いため，dashboard injuryともよばれる。大半が骨折も合併し，その場合は寛骨臼後壁骨折や大腿骨頭骨折，大腿骨頚部骨折などの股関節周囲骨折がほとんどだが，大腿骨顆上骨折など膝周囲の骨折も合併することがあるので注意が必要である。
- 股関節後方脱臼の10〜15%で坐骨神経麻痺が合併する。
- 股関節後方脱臼の整復操作は，患側股関節を屈曲・内旋し大腿骨長軸方向に牽引して行う。
- 股関節脱臼の整復操作は24時間以内に行わなければ，大腿骨頭壊死が生じる確率が増大するため，脱臼整復は速やかに行う必要がある。
- 寛骨臼骨折は高所からの墜落など，高エネルギー外傷によるものが多い。そのため，寛骨臼骨折以外にも下肢の骨折を合併することが多い。
- 寛骨臼骨折を評価する単純X線撮影方法は，骨盤正面像，腸骨翼斜位像，閉鎖孔斜位像である。
- 寛骨臼骨折は股関節の骨折であるため骨盤輪は保たれており，創外固定が必要となることはないが，転位の程度が大きかったり，股関節中心性脱臼により臼蓋底突出（central migration）が認められる場合は直達牽引が必要になることがある。鋼線刺入部位は大腿骨遠位，同部位が不可能な場合は脛骨近位で行う。
- 寛骨臼骨折の分類にはJudet-Letournelが提唱した分類が広く用いられている。これは腸骨前方から恥骨に至る前柱（anterior column），腸骨後方から坐骨に至る後柱（posterior column）に前壁と後壁の4要素と，これらにまたがって横骨折が及ぶものを複合して10個の骨折型に分類している（**図2**）。
- Judet-Letournel分類は，AO-OTA分類にも反映されている（**表1**）。
- 荷重部に2mm以上の転位（step off）が存在する，関節面の適合性が不良なもの，易脱臼性の寛骨臼後壁骨折では，将来的な変形性股関節症を予防するため，観血的骨接合術の適応である。しかし，両柱骨折であっても関節面の適合性が得られているもの（secondary

congruence）は保存的加療の適応となる。
- 高度な骨粗鬆症を有する高齢者の寛骨臼骨折では，強固な内固定を行うことが難しいため，転位があったとしても観血的骨接合術は行ってはならない。その場合は，骨癒合を待ってから人工股関節全置換術を行う方法もある。
- 寛骨臼骨折のすべての骨折型に対応可能なアプローチはなく，骨折型によって使い分ける必要がある。前柱骨折に対してはIlioinguinal approachやmodified Stoppa approachに代表される前方アプローチ，後柱骨折もしくは後壁骨折に対してはKocher-Langenbeck approachに代表される後方アプローチがあり，転位の大きい両柱骨折に対しては両方のアプローチが必要となることもある。
- 寛骨臼後壁骨折術後の合併症は異所性骨化，軟骨融解，阻血性大腿骨頭壊死，外傷後変形性股関節症などがあり，最も多いのは異所性骨化で18〜90%で生じる。阻血性大腿骨頭壊死の経過観察にはMRIが有用である。

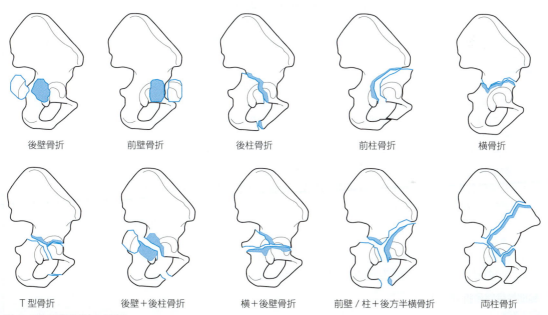

図2 寛骨臼骨折の分類

表1 AO-OTA分類とJudet-Letournel分類

AO-OTA分類	Judet-Letournel分類
type A骨折（部分関節内骨折）	前柱または後柱のみの骨折
A1	後壁骨折
A2	後柱骨折
A3	前柱または前壁骨折
type B骨折（部分関節内骨折）	横成分の骨折を含む
B1	単純横骨折
B2	T字状骨折
B3	前柱＋後方半横骨折
type C骨折（完全関節内骨折）	両柱骨折
C1	腸骨高位骨折
C2	腸骨低位骨折
C3	仙腸関節まで達する骨折

骨盤輪骨折，脆弱性骨盤骨折（FFP）

合格へのチェック！

正しいものに〇，誤ったものに×をつけよ。

骨盤輪骨折

基本

1. 骨盤輪は後方成分の仙骨から前方成分の恥骨結合までで構成されている。 （　　）
2. 骨折に伴う骨盤輪の破綻は致命的な出血を惹起する可能性がある。 （　　）
3. 骨盤輪骨折に伴う出血性ショックがみられれば，直ちに動脈塞栓術を行う。 （　　）
4. 骨盤の後方要素が破綻していれば，不安定型骨盤輪損傷である。 （　　）
5. 不安定型骨盤輪骨折では，創外固定を行う。 （　　）
6. 不安定型骨盤輪骨折に対する簡易骨盤固定ベルトは有効である。 （　　）
7. 前方成分が破綻している骨盤骨折に対してCクランプは有用である。 （　　）
8. Malgaigne（マルゲーニュ）骨折は骨盤の前方成分と後方成分が同時に破綻したもので，垂直方向への転位が生じる。 （　　）
9. 跨座（straddle）骨折は，不安定型骨盤輪骨折に分類される。 （　　）
10. Straddle骨折では，尿道損傷の合併に注意が必要である。 （　　）
11. Duverney（デュベルネ）骨折は，不安定型骨盤輪骨折に分類される。 （　　）

発展

12. Young-Burgess分類のvertical shear typeでは直達牽引を行う必要はない。 （　　）
13. 骨盤輪骨折では神経麻痺が合併することはまれである。 （　　）
14. 後方成分の破綻がある骨盤骨折で損傷を受けやすいのは内腸骨動脈である。 （　　）
15. 骨盤骨折に尿道損傷が合併するのは男性に多い。 （　　）
16. 不安定型骨盤輪骨折に伴うショックバイタルに対して行う治療は，シーツラッピング，動脈塞栓術，創外固定，ガーゼパッキングがある。 （　　）
17. 骨盤輪骨折を評価する単純X線撮影方法は，骨盤正面像，骨盤インレット像，骨盤アウトレット像である。 （　　）
18. 仙骨骨折に合併する第5腰椎横突起骨折は，骨盤骨折の不安定性を示唆する所見であることが多い。 （　　）
19. 坐骨棘の裂離骨折は不安定型骨盤輪骨折を示唆する。 （　　）
20. 仙骨骨折に伴う神経損傷の割合は，仙骨翼の骨折で最多となる。 （　　）

脆弱性骨盤骨折（FFP）

基本

21. 骨粗鬆症などの強い骨脆弱性を有する高齢者が転倒などの軽微な外傷によって受傷した骨盤骨折を脆弱性骨盤骨折（FFP）という。 （　　）
22. FFPは単純X線で容易に診断が可能である。 （　　）
23. FFPでは腰痛などの特異的な愁訴がないことも多い。 （　　）

発展

24. FFPでは出血性ショックになることはない。 （　　）
25. FFPは徐々に骨折部が転位してくることがある。 （　　）
26. FFPには創外固定の適応はない。 （　　）
27. FFPでは後方成分の靱帯損傷はない。 （　　）
28. FFPでは神経麻痺が合併することはない。 （　　）
29. FFPによる疼痛が遷延する場合は，疼痛緩和・早期離床を目的として低侵襲手術を行うことがある。 （　　）
30. FFPの分類にはRommens分類が頻用され，手術適応の決定に用いられる。 （　　）

解答は次ページ下に。

専門医試験では こんなことが問われる！

① 骨盤輪骨折の分類（Young-Burgess分類）
② 骨盤輪骨折の種類
③ 骨盤輪骨折の初期治療・合併症

（第25回 問98，第28回 問97，第29回 問98，第32回 問94，第33回 問80など）

④ FFPの特徴・治療

（第25回 問98，第31回 問93など）

Ⅵ 外傷／骨折・脱臼各論／骨盤

知識の整理

骨盤輪骨折について説明せよ

（設問1〜20）

▶ 骨盤輪は，前方の恥骨結合から腸骨を経由して，人体で最も強い靱帯で補強されている後方の仙腸関節で結合した輪状構造を形成している。荷重は腰椎から仙骨，仙腸関節，腸骨，寛骨臼を介して下肢に伝達されるため，骨盤の安定性は仙骨もしくは仙腸関節が存在する骨盤後方成分の破綻の有無が大きく関与する。

▶ 不安定型骨盤輪損傷とは，少なくとも骨盤の前方要素と後方要素が1箇所ずつで破綻している状態を指す。

▶ 不安定型骨盤輪骨折では後方成分が破綻しているため，仙骨前面に存在する静脈叢や内腸骨動脈（**図3**）から致命的な出血を惹起する可能性があるとともに，腰仙骨神経叢も損傷を受けやすく膀胱直腸障害や下肢麻痺をきたすこともある。

▶ Young-Burgess分類（**図4**）は骨盤に及んだ外力の方向によって骨盤骨折を，open book type（anterior posterior compression type：APC），lateral compression type（LC），vertical shear type（VS）の3つに分類したものである。

▶ Young-Burgess分類のVSは最も不安定な骨盤輪損傷であり，患側の下肢短縮を予防するため，創外固定に加えて直達牽引を行う必要がある。またVSでは神経麻痺を合併することが多い。

▶ Malgaigne骨折とは骨盤の前方成分と後方成分が同時に破綻したVSの骨盤輪骨折で，回旋不安定が生じるとともに垂直方向への転位が生じる完全不安定型骨盤輪骨折に分類される。高所からの墜落などの高エネルギー外傷によるものが多く，神経・血管損傷や臓器損傷を合併しやすく，予後不良となることが多い。患側の下肢短縮予防のため，創外固定に加えて直達牽引を行う必要がある。

正解	1	2	3	4	5	6	7	8	9	10	11	12	13	14	15	16	17	18	19	20	21	22	23	24	25	26	27	28	29	30
	○	○	○	×	○	○	×	○	×	○	×	×	×	×	○	○	○	○	○	○	×	○	×	○	×	○	×	○	×	○

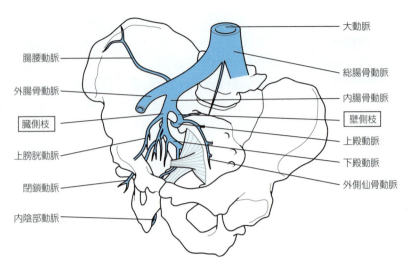

図3 骨盤周囲の主な動脈

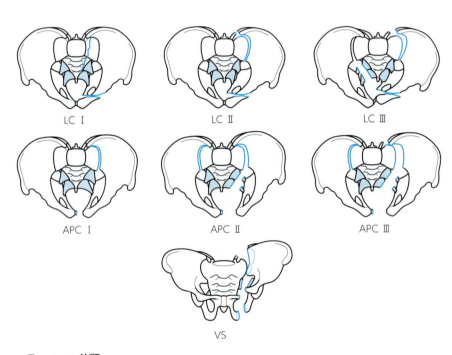

図4 Young-Burgess 分類
LC：側方圧迫型
 　LC Ⅰ：仙骨骨折
 　LC Ⅱ：仙腸関節脱臼骨折（crescent 骨折）
 　LC Ⅲ：LC ⅠもしくはLC Ⅱに対側のAPCを合併→windswept pelvis
APC：前後圧迫型
 　APC Ⅰ：恥骨結合離開2.5cm未満
 　APC Ⅱ：恥骨結合離開2.5cm以上，後仙腸靱帯損傷なし
 　APC Ⅲ：後方靱帯成分の完全破綻→垂直方向の不安定性も潜在する
VS：垂直剪断型
CM：上記骨折型のさまざまな組み合わせ

▶ 跨座（straddle）骨折は，前後方向への圧迫外力によって生じる両側恥骨上下枝（恥坐骨）骨折である。前方成分のみの骨折なので，安定型骨盤輪骨折に分類されるが，尿道損傷を合併することが多い。なお，尿道損傷の合併が男性に多いのは，尿道の長さが女性に比べて男性のほうが長いからである。血尿や尿道口からの出血など，尿道損傷を疑う所見を認めた場合には，尿道造影を行う必要がある。

▶ Duverney骨折は，腸骨翼骨折を指し，直達外力によるものが多い。骨盤輪は保たれており，安定型骨盤輪骨折に分類される。

▶ 仙骨骨折に合併する第5腰椎（L5）横突起骨折は，骨盤に垂直方向への巨大な力が働いたことを示し，骨盤の安定性に寄与する腸腰靱帯の断裂とそれに伴う骨盤骨折の不安定性を示唆することが多い。

▶ 仙棘靱帯が付着する坐骨棘の裂離骨折は不安定型骨盤輪骨折を示唆する所見であることが多い。

▶ 不安定型骨盤輪骨折に対する簡易骨盤固定ベルトや骨盤シーツラッピングは，骨盤腔の体積（出血するスペース）を減少させ，骨盤を安定化させることにより出血を抑制する。簡便な方法であり，特にAPC骨折に有効である。ただし，LCでは骨折部の転位を助長する可能性があるので注意が必要である。

▶ 不安定型骨盤輪骨折に伴うショックバイタルに対して行う治療は，シーツラッピング，動脈塞栓術，創外固定，ガーゼパッキングがある。以前，ショックバイタルの不安定型骨盤輪損傷症例に対して，下肢への血流を制限することによって血圧を保つために使用されていたショックパンツは，現在ではその使用は推奨されていない。ショックパンツを装着することによって，骨盤や下肢の外傷に対する処置（動脈塞栓術，創外固定など）が困難となることが，その理由である。

▶ 不安定型骨盤輪骨折に対して創外固定を行うのは，骨盤の一時的安定とそれに伴う止血効果が得られる点で有用だが，骨盤前方から腸骨にピンを挿入して固定するため，骨盤後方成分の破綻に対してはあまり効果を示さない。

▶ Cクランプは，創外固定では固定が困難な仙腸関節を中心とした後方成分が破綻している不安定型骨盤輪骨折に対して有効なデバイスである。腸骨外板に挿入したピンを介して，仙腸関節部に圧着をかけて固定する。

▶ 不安定型骨盤輪骨折に伴う出血性ショックがみられれば，直ちに動脈塞栓術（transcatheter arterial embolization；TAE）を行い，併せて創外固定も行い，骨折部の安定化を図る。それでも改善がみられなければガーゼパッキングを施行する。開腹して，出血している血管を直接的に結紮するなどの外科的な止血を試みると，腹圧によるタンポナーデ効果が失われ，逆に大量出血をきたすとされ，現在は推奨されていない。外傷に伴う後腹膜出血が認められる場合でも，最初にTAEが行われる。TAEによる止血が困難な場合には，ガーゼパッキングを行うのは上記と同様である。動脈性出血のコントロールを行うTAEに対し，ガーゼパッキングは動脈，静脈および骨折部からのすべての出血に対応できるdamage control surgeryとされている。しかし，高侵襲な手技であり，止血後（2〜3日経過後）に詰めたガーゼを取り出すための処置が必要となること，ガーゼを留置することに伴う感染の心配があることが問題点として挙げられる。

▶ Denisは，仙骨骨折に伴う神経損傷の割合は，骨折線が仙骨翼に留まるもの（Zone Ⅰ）が6％，仙骨孔に骨折線が及ぶもの（Zone Ⅱ）が28％，仙骨管内に骨折線が及ぶ仙骨骨折（Zone Ⅲ）が57％と報告している（図5）。また，Zone Ⅲに上位仙椎の横骨折をきたしているものをsuicidal jumper's fractureとよび，高率に膀胱直腸障害を合併することが知られている。

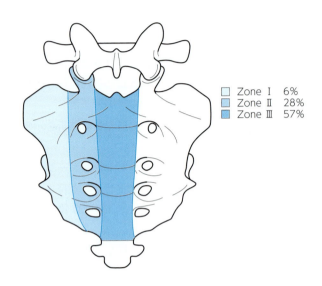

図5　Denis 分類
Zone Ⅰ：骨折線が仙骨翼に留まるもの
Zone Ⅱ：仙骨孔に骨折線が及ぶもの
Zone Ⅲ：仙骨管内に骨折線が及ぶ仙骨骨折

脆弱性骨盤骨折（FFP）について説明せよ　　　　　　　　　　（設問21〜30）

▶ 脆弱性骨盤骨折（fragile fracture of pelvis；FFP）とは，骨粗鬆症など強い骨脆弱性を有する高齢者が転倒などの軽微な外傷によって生じる骨盤骨折のことをいう。
▶ FFPは恥骨・坐骨・仙骨に生じやすい。
▶ FFPは大腿部痛・鼠径部痛などの愁訴で受診することがあり，また単純X線では判然とせず，CTやMRIなどを施行しないと骨折が判明しないなど，診断に難渋することがある。
▶ FFPでも出血性ショックをきたしたり神経麻痺が生じることがある。また骨折部が徐々に転位してくることがあるため，経過を追って画像検査を行うことが重要である。
▶ 骨折部の転位が増大してくれば，FFPにも創外固定を行うことがある。
▶ FFPは低エネルギー外傷で生じるため靱帯損傷はない。純粋な骨折のみである。
▶ 手術適応はRommens分類typeⅢとⅣだが（図6），typeⅡでも疼痛が遷延する場合は，疼痛緩和・早期離床を目的として手術を行うことがある。しかし，対象が高齢者であることを考慮し，低侵襲手術を行うことが望ましい。

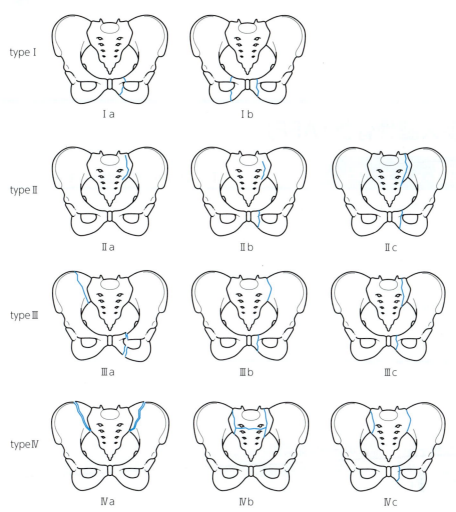

図6 Rommens 分類
type Ⅰ：前方成分（恥骨，坐骨）のみの骨折
　Ⅰa：片側恥坐骨骨折，Ⅰb：両側恥坐骨骨折
type Ⅱ：転位のない後方成分の骨折
　Ⅱa：単独片側仙骨骨折，Ⅱb：前方成分の骨折を伴う仙骨不全骨折，Ⅱc：前方成分の骨折を伴う仙骨完全骨折
type Ⅲ：転位のある片側後方成分の骨折
　Ⅲa：片側腸骨骨折，Ⅲb：片側仙腸関節破綻，Ⅲc：片側仙骨骨折
type Ⅳ：転位のある両側後方成分の骨折
　Ⅳa：両側腸骨骨折，Ⅳb：両側仙骨骨折，Ⅳc：両側後方成分複合骨折

参考文献
1) 井樋栄二, 吉川秀樹, 津村　弘, ほか編. 標準整形外科学. 第14版. 東京：医学書院；2020.
2) 日本救急医学会 監修. 救急診療指針. 第5版. 東京：へるす出版；2018.
3) 田中　正編. AO法骨折治療. 第3版. 東京：医学書院；2020.
4) 日本外傷学会・日本救急医学会 監修. 外傷初期診療ガイドライン第6版. 東京：へるす出版；2021.
5) Denis F, Davis S, Comfort T. Sacral fractures: an important problem. Retrospective analysis of 236 cases. Clin Orthop Relat Res 1988；227：67-81.
6) Rommens PM, Wagner D, Hofmann A. Fragility fractures of the pelvis. JBJS Rev 2017；5：e3.

VI 外傷／骨折・脱臼各論

下肢

非定型大腿骨骨折（AFF）

合格へのチェック！

正しいものに〇，誤ったものに×をつけよ。

1. AFFは軽微な外傷を契機として発生する。（ ）
2. AFFは単純な横骨折か斜骨折となることが多い。（ ）
3. AFFでは大腿骨外側骨皮質が膨隆し，そこから横骨折が生じる。（ ）
4. AFFでは骨癒合が良好であることが多い。（ ）
5. AFFとビスホスホネート製剤の長期服用は関係がない。（ ）
6. AFFの確定診断には大項目5項目中3つを満たすことが必要である。（ ）
7. AFFの約30％が両側性に発生する。（ ）
8. AFF患者の60〜70％が大腿部痛などの前駆症状を訴える。（ ）
9. AFF患者の骨代謝回転は低下している。（ ）

解答は次ページ下に。

専門医試験ではこんなことが問われる！

① AFFの骨折型
② AFFの受傷機転
③ AFFの特徴
④ AFFの診断基準

（第25回 問41，第30回 問96，第33回 問82，第34回 問81など）

知識の整理

非定型大腿骨骨折（AFF）について説明せよ（設問1〜9）

- 非定型大腿骨骨折（atypical femoral fracture；AFF）は転倒などの軽微な外傷によって発生することが多い。
- AFFでは大腿骨外側骨皮質が膨隆（beakingもしくはflaring）し，そこから骨折が生じる。骨折型はシンプルな横骨折か斜骨折になることが多い（図1）。
- AFFはビスホスホネート製剤やステロイド剤の長期服用，抗がん剤使用患者に生じやすい。
- AFFでは，骨代謝回転低下がベースにあるため，骨折部の遷延癒合をきたしやすい。
- AFFには米国骨代謝学会（ASBMR）が定めた定義があり，その確定診断には大項目5項目中

- AFFには米国骨代謝学会（ASBMR）が定めた定義があり，その確定診断には大項目5項目中4つを満たす必要がある。

  大項目
  - ①外傷なし，もしくは軽微な外傷による受傷
  - ②骨折線がシンプルな横骨折か斜骨折
  - ③骨折線が両側骨皮質を貫通する完全骨折もしくは外側のみの不完全骨折
  - ④骨折型が非粉砕骨折
  - ⑤外側骨皮質の限局性骨膜肥厚
- AFFの約30％が両側性に発生するため，片側が骨折した場合，反対側にも注意が必要である。
- AFFを受傷する患者の60〜70％が大腿部痛などの前駆症状を訴える。
- AFFは力学的なストレスが集中しやすい部位に発生するため，両側発生例では同高位で骨折が発生する。

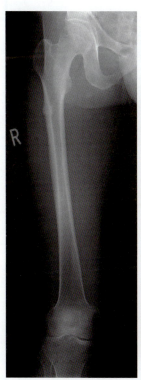
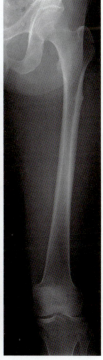

図1　AFFのX線像

参考文献
1) 井樋栄二, 吉川秀樹, 津村　弘, ほか編. 標準整形外科学. 第14版. 東京：医学書院；2020.
2) 田中　正編. AO法骨折治療. 第3版. 東京：医学書院；2020.

正解	1	2	3	4	5	6	7	8	9
	○	○	○	×	×	×	○	○	○

大腿骨近位部骨折，大腿骨骨幹部骨折，大腿骨遠位部骨折

合格へのチェック！

正しいものに〇，誤ったものに×をつけよ。

大腿骨近位部骨折

基本

1. 大腿骨頚部は外側骨皮質が発達しており，同部位をAdams弓とよぶ。　　（　　）
2. 高齢者の大腿骨頚部骨折は骨粗鬆症に伴う脆弱性骨折であることが多い。（　　）
3. 糖尿病は大腿骨近位部骨折の危険因子ではない。　　（　　）
4. 高齢者の大腿骨近位部骨折の受傷1年後死亡率は10％程度である。　　（　　）
5. X線やCTで判然としない大腿骨近位部骨折にはMRIや超音波が有効である。（　　）
6. 大腿骨頚部骨折の外反陥入型は転位型骨折である。　　（　　）
7. 非転位型の大腿骨頚部骨折には骨接合術が望ましい。　　（　　）
8. 大腿骨頚部骨折に対する人工骨頭置換術は，骨接合術と比較して再手術に至る可能性が低い。（　　）
9. 大腿骨頚部骨折に対して受傷後24時間以内の緊急手術が望ましい。　　（　　）
10. 大腿骨頚部骨折のほうが，大腿骨転子部骨折より発生年齢は高い。　　（　　）
11. 大腿骨転子部骨折は，大腿骨頚部骨折と同様に軽微な外力で発生する。　　（　　）
12. 大腿骨転子部骨折のEvans分類は，骨折線が大転子から小転子に向かうものをtype Ⅰ，小転子から大腿骨に向かうもの（逆斜骨折）をtype Ⅱと分類している。（　　）
13. 大腿骨転子下骨折は高齢者に多い。　　（　　）
14. 大腿骨転子下骨折では，近位骨片は筋肉に牽引され屈曲・外転・内旋する。（　　）
15. 大腿骨転子下骨折の分類はSeinsheimer分類がよく用いられる。　　（　　）

発展

16. ヒッププロテクターは大腿骨近位部骨折の予防効果がない。　　（　　）
17. 大腿骨頚部骨折の中間部剪断型骨折（Pauwels Ⅲ型）の手術はスクリューのみの固定性で十分である。（　　）
18. 大腿骨頚部骨折のGarden分類は骨折型を容易に分類できる。　　（　　）
19. 大腿骨頚部骨折のGarden stage Ⅲでは骨頭骨片は内反・回旋しない。　　（　　）
20. わが国では，大腿骨頚部骨折のGarden分類でstage Ⅰ・Ⅱでは骨接合術，stage Ⅲ・Ⅳでは人工関節置換術が推奨されている。（　　）
21. 非転位型大腿骨頚部骨折では術後の大腿骨頭壊死は発生しない。　　（　　）
22. 大腿骨転子部骨折では，術前の牽引は必須である。　　（　　）
23. 大腿骨転子部骨折の骨接合術にはsliding hip screw（CHSタイプ）かshort femoral nail（Gammaタイプ）を用いることが推奨されている。（　　）
24. 不安定型大腿骨転子部骨折の手術には，髄内釘固定が推奨されている。　　（　　）
25. 大腿骨転子部骨折の骨接合後の再手術に至る原因としては，ラグスクリューのカットアウトが最も多い。（　　）
26. 高齢者の大腿骨転子部骨折では骨癒合後に内固定材料を抜去する必要がある。（　　）
27. 大腿骨頭骨折は股関節後方脱臼に合併することが多い。　　（　　）
28. 大腿骨頭骨折にはPipkin分類が頻用されている。　　（　　）
29. 大腿骨頭骨折Pipkin type Ⅱは骨接合術の適応である。　　（　　）

大腿骨骨幹部骨折，大腿骨遠位部骨折

基本

30. 大腿骨は人体最大の長管骨であり骨幹部は強度もあるため，同部位の骨折は高エネルギー外傷によって生じる。 （　）

31. 大腿骨骨折に伴う出血量は300mL程度であり，輸血は考慮しなくてよい。 （　）

32. 大腿骨骨幹部骨折の内固定材料は髄内釘固定法 (intramedullary nailing) が用いられることがほとんどである。 （　）

33. 大腿骨骨幹部骨折は可及的早期に内固定術を施行することが望ましいが，全身状態不良などで早期手術が困難な場合には，一時的創外固定術を用いて骨折部を安定化させる必要がある。 （　）

発展

34. 大腿骨骨幹部骨折に対する髄内釘固定術がプレート固定術に勝る点として，骨折部を展開しないため骨癒合に有利なこと，インプラントへの力学的負荷が少ない (折損のリスクが少なくなる) ことなどがある。 （　）

35. 大腿骨骨幹部骨折に対する髄内釘固定術を施行する際にstatic lockingが必要な骨折型は，横骨折，螺旋骨折，粉砕骨折である。 （　）

36. 大腿骨骨幹部骨折に対する髄内釘術後偽関節に対する髄内釘入れ換え術では，同径の髄内釘を使用する。 （　）

37. 大腿骨骨幹部骨折は骨癒合が得られやすいが，髄腔拡大部に位置するinfra-isthmal骨折は骨折部の不安定性から偽関節になるリスクが高い。 （　）

38. 大腿骨骨幹部骨折後の変形癒合に対する矯正骨切りの適応となるのは，歩行異常が生じる屈曲30°以上である。 （　）

39. 大腿骨顆上骨折に伴う合併症で，緊急性を要するのは脛骨神経麻痺である。 （　）

解答は次ページ下に。

VI

外傷／骨折・脱臼各論／下肢

専門医試験では こんなことが 問われる！

①大腿骨頚部骨折の骨折型・術式・診療ガイドライン・危険因子について

②大腿骨近位部骨折の診断方法・リハビリテーションについて

③大腿骨転子下骨折の骨片転位方向

④大腿骨頚部骨折後の大腿骨頭壊死

（第25回 問97・110，第27回 問97，第29回 問97・98・99，第31回 問95，第33回 問81，第34回 問83，第35回 問81・85，第36回 問83など）

⑤大腿骨頚部疲労骨折 （第29回 問107など）

⑥大腿骨骨幹部骨折について （第25回 問99，第27回 問99など）

⑦大腿骨骨折術後偽関節の治療 （第32回 問96など）

⑧大腿骨顆上骨折の合併症 （第29回 問99など）

知識の整理

大腿骨近位部骨折について説明せよ　　　　　　　　　　　　　　　　（設問1～29）

▶ 大腿骨頚部は力学的に弱い部分であるが，それを補塡するため大腿骨内側の骨皮質の強度は増している。成長期に大腿骨頚部に荷重に伴う曲げストレスが生じることがその理由である。すなわち，荷重によって頚部外側には伸長力，頚部内側には圧迫力が加わり，それに対して拮抗する作用が働いて，特徴的な骨梁構造となる。引っ張り作用と圧迫作用は，それぞれ主と副に分かれて以下のような走行となる（図2）。
- 主引っ張り骨梁：大転子下部から骨頭下部に向けて上に凸の弓状線を描く。
- 副引っ張り骨梁：大転子から小転子に向かう。
- 主圧迫骨梁：Adams弓から大腿骨頭上部に向かう。
- 副圧迫骨梁：Adams弓から大転子に向かう。

▶ 大腿骨頚部骨折と大腿骨転子部骨折を併せた大腿骨近位部骨折は，骨粗鬆症に伴う脆弱性骨折の四大好発部位（他の骨折は，上腕骨近位部骨折，橈骨遠位端骨折，脊椎骨折）の一つである。下肢を捻ることにより骨折が生じ，それによって転倒することもある。転倒場所は屋外よりも屋内であることのほうが多い。

▶ 高齢者が転倒後に股関節痛を訴える場合は，大腿骨近位部骨折が疑われるが，X線やCTで判然としない際には，CT画像の再構築（multiplanar reconstruction；MPR）を行ったり，MRIや超音波，骨シンチグラフィーを追加して検査することが有効である。

▶ 大腿骨近位部骨折の危険因子として，次の疾患・既往が挙げられる。親の大腿骨近位部骨折の既往，アルツハイマー病，脳卒中，甲状腺機能亢進症，胃切除，心疾患，慢性閉塞性肺疾患（COPD），糖尿病，腎機能低下，喫煙，低体重など。これらのなかで，1型糖尿病は大腿骨近位部骨折の発生リスクが6倍と，最も高かった。

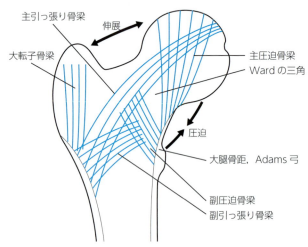

図2　大腿骨近位の骨梁構造

正解	1	2	3	4	5	6	7	8	9	10	11	12	13	14	15	16	17	18	19	20	21	22	23	24	25	26	27	28	29
	×	○	×	○	○	×	○	○	×	×	×	○	×	×	○	×	×	×	×	○	×	○	×	○	○	○	×	○	○

30	31	32	33	34	35	36	37	38	39
○	×	○	○	○	○	×	○	×	×

- ヒッププロテクターの使用は在宅での大腿骨近位部骨折の予防効果はないが介護施設においては転倒頻度を減少させ，ひいては大腿骨近位部骨折のリスクを減少させる[3]。
- 運動療法は転倒者数を減少させており，高齢者には運動療法を行うことが望ましい[3]。
- 大腿骨頚部骨折に対して，合併症の発生予防のためできるだけ早期に手術を行うことが望ましい[3]。しかし，受傷後24時間以内の緊急手術までは行う必要がない。
- 高齢者の大腿骨近位部骨折の受傷1年後死亡率は10％程度（海外では10〜30％程度）と高率である。
- 大腿骨転子部骨折と違い，大腿骨頚部骨折は関節内骨折なので，出血は関節包内に留まり，腫脹や皮下出血が軽度であることが多い。また，骨折時に下肢は短縮し，肢位は内転・外旋することが多い。
- 大腿骨頚部骨折では転位の程度を表すGarden分類（図3）が頻用され，これは術式を決定するのに有用であるが，検者間の一致率が低いのが難点である。
  stage Ⅰ：不完全骨折（大腿骨頚部内側の骨性の連続がある）
  stage Ⅱ：完全骨折・転位軽度（多くは骨折部は嵌合し軽度外反する）
  stage Ⅲ：完全骨折・転位あり（Weitbrecht支帯が保たれているため，骨頭骨片は内反し後方へ回旋転位する。骨頭への血流は残存している）
  stage Ⅳ：完全骨折・転位あり（Weitbrecht支帯は損傷されているため，骨頭骨片は回旋せず，転位は高度となる。骨頭への血流は途絶する）
- Garden分類stage Ⅰ・Ⅱを非転位型とよび骨接合術を，stage Ⅲ・Ⅳを転位型とよび人工関節置換術が推奨されるが[3]，非転位型の骨折でも骨接合術後に大腿骨頭壊死に陥る可能性もあり，再手術に至る可能性が人工骨頭置換術より高い。なお，非転位型の骨折（特にGarden Ⅰ）では，疼痛がさほど強くなく，股関節の自動運動や自力歩行が可能な場合もある。
- 大腿骨頚部骨折の外反陥入型は非転位型骨折に分類される。
- 非転位型大腿骨頚部骨折でも術後の大腿骨頭壊死発生率は4〜20％と報告されている。転位型大腿骨頚部骨折では大腿骨頭壊死発生率は40〜60％と報告されている。大腿骨頚部／転子部骨折診療ガイドラインでは，遅発性骨頭圧潰（late segmental collapse；LSC）は術後1〜2年経過してから生じることが多いので，少なくとも術後2年の経過観察を推奨している。た

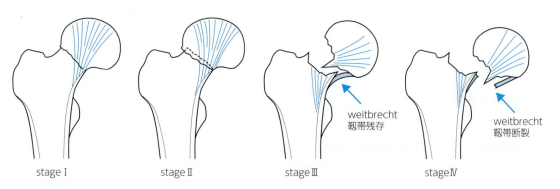

図3　Garden分類
stage Ⅰ：不完全骨折（骨頭血流は残存）
stage Ⅱ：完全骨折・転位なし（骨頭血流は残存）
stage Ⅲ：完全骨折・部分転位（骨頭血流は減少）
stage Ⅳ：完全骨折・高度転位（骨頭血流は途絶）

だし，MRIは早期に大腿骨頭壊死の診断が可能であるため，術後6カ月のMRIで骨頭壊死の発生が否定できれば，その後の経過観察は不要と述べている。

▶ 大腿骨頚部骨折の中間部剪断型骨折（Pauwels Ⅲ型，**図4**）や大腿骨頚基部骨折の骨接合術はスクリューのみの固定性では不十分であり，sliding hip screw を使用し，骨頭には回旋防止用のスクリューを挿入することが望ましい。

▶ 大腿骨頚部骨折と大腿骨転子部骨折の比較は以下のとおりである（**表1**）。

▶ 大腿骨転子部骨折に対して術前の牽引をルーチンに行うことは推奨されない[3]。

▶ 大腿骨転子部骨折のEvans分類（**図5**）は，骨折線が大転子から小転子に向かうものをtype Ⅰ，小転子から大腿骨外側に向かうもの（逆斜骨折）をtype Ⅱと分類しており，type Ⅰのうち整復操作後に骨折部の安定性が得られたものを安定型，安定性が得られないものとtype Ⅱを不安定型とした。

▶ 安定型大腿骨転子部骨折の骨接合術には，sliding hip screw（CHSタイプ）かshort femoral nail（Gammaタイプ）を用いる。両者とも安定した成績が得られており，その成績には大きな差はみられない。

▶ 一方で，不安定型大腿骨転子部骨折の骨接合術にはshort femoral nail（Gammaタイプ）が推奨されている。sliding hip screw（CHSタイプ）を使用する場合は，つば付きのものを使用するか，buttress plateを併用し，整復位の矯正損失を抑える工夫が必要となってくる。スクリューの併用のみだと，強度的に少し弱い。

▶ 大腿骨転子部骨折の骨接合後の再手術に至る原因としては，ラグスクリューのカットアウト

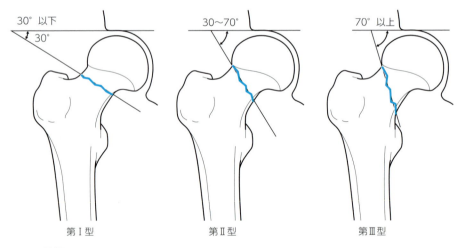

図4　Pauwels分類

表1　大腿骨頚部骨折と大腿骨転子部骨折の比較

	大腿骨頚部骨折	大腿骨転子部骨折
受傷機転	軽微	立位からの転倒など比較的大きな外力
好発年齢	<75歳で多い	≧75歳で多い
骨癒合のしやすさ	しにくい（関節内骨折・血流少ない）	しやすい（海綿骨・血流多い）
骨折型	単純	複雑なことが多い
骨頭壊死	生じる可能性あり	生じることはまれ

が最も多く，その予防としてラグスクリューを正面・側面ともに骨頭中心に十分深く挿入することが重要である．挿入深度の指標としてはtip apex distance（TAD）が用いられ，これが20mm以下になるとラグスクリューのカットアウト率が下がるといわれている．
▶ 大腿骨転子部骨折骨接合術後に内固定材料を抜去すると，強度の低下により大腿骨頚部骨折が生じる可能性が指摘されているため骨癒合後であっても内固定材料の抜去は推奨されない．疼痛などにより抜去せざるを得ない場合は，一定の免荷期間を設けることが望ましい[3]．
▶ 大腿骨骨頭骨折にはPipkin分類（図6）が頻用されている．円靱帯付着部より尾側の骨折であるtype Ⅰは荷重に影響がないため，脱臼整復とともに骨片がうまく整復されれば骨片は放置しても構わないが，円靱帯を含む骨片であるtype Ⅱは骨接合術の適応となる．なお，type Ⅲは大腿骨頚部骨折を合併するもの，type Ⅳは臼蓋縁骨折を合併するものである．
▶ 大腿骨頚部疲労骨折は，長距離走選手，バレーボールやバスケットボールなどの跳躍型スポーツを行う若年者に多い．

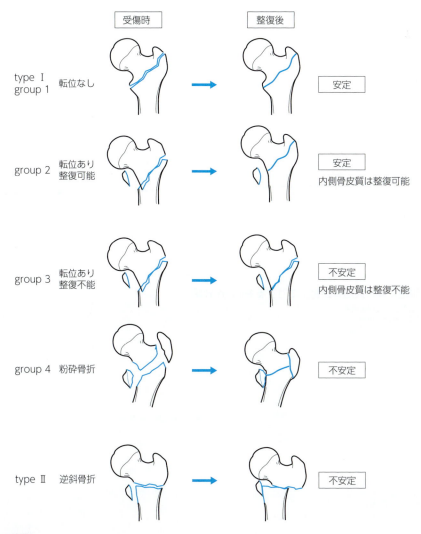

図5　Evans分類

- 大腿骨転子下骨折は高エネルギー外傷で発生することが多く，大多数が若年者である。
- 大腿骨転子下骨折では，近位骨片は腸腰筋に牽引され屈曲・外旋，中殿筋に牽引され外転・短縮する。なお，大腿骨骨幹部または遠位1/3で骨折した場合，近位骨片は腸腰筋に牽引され屈曲，内転筋により内方に転位し，遠位骨片は腓腹筋に牽引され後方に転位する。そのため，骨折部は後方凸となる。
- 大腿骨転子下骨折ではSeinsheimer分類が頻用される（**図7**）。
  type Ⅰ：転位なし
  type Ⅱ：2 part骨折
  type Ⅲ：3 part骨折
  type Ⅳ：4 part骨折かそれ以上の骨片を伴う粉砕骨折
  type Ⅴ：骨折線が転子部にまで及ぶもの
- 大腿骨近位部骨折の術後は可及的早期にリハビリテーションを開始することが望まれる。また，退院後リハビリテーションを6カ月にわたり行った症例群では歩行能力とQOLの改善を認めており，なるべく長期にわたりリハビリテーションを行う[3]。

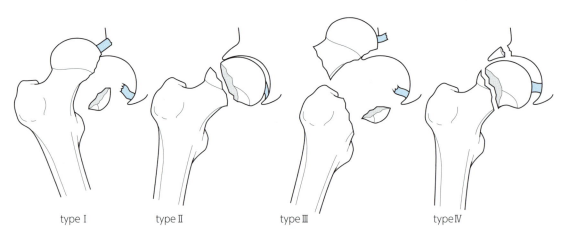

図6　股関節脱臼に伴う大腿骨頭骨折に対するPipkin分類
typeⅠ：円靱帯付着部より尾側の骨折
typeⅡ：円靱帯付着部を含む骨折
typeⅢ：typeⅠまたはⅡ＋頸部骨折
typeⅣ：typeⅠまたはⅡ＋臼蓋縁骨折

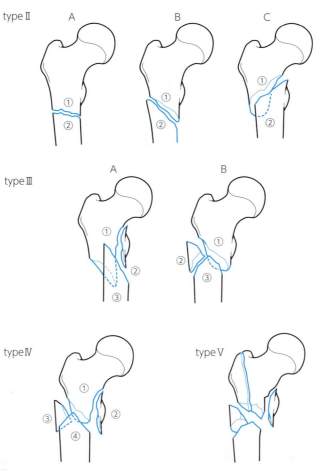

図7　Seinsheimer 分類
type Ⅰ：転位なし骨折。骨片の転位2cm未満。
type Ⅱ：2 part 骨折。
　　A：横骨折。
　　B：螺旋骨折－小転子が近位骨折。
　　C：螺旋骨折－小転子が遠位骨折。
type Ⅲ：3 part 骨折
　　A：螺旋骨折－小転子が第3骨片で遊離。
　　B：螺旋骨折－小転子以外が第3骨片で遊離。
type Ⅳ：4 part 骨折かそれ以上の骨片を伴う粉砕骨折。
type Ⅴ：転子部骨折を伴う骨折。

大腿骨骨幹部骨折，大腿骨遠位部骨折について説明せよ　　（設問30〜39）

▶ 大腿骨骨幹部骨折は交通事故，高所からの墜落などの高エネルギー外傷によって生じ，若年者に多い。骨折に伴う出血量は500〜1,000mL程度といわれており，出血性ショックをきたしたり，貧血の状況によっては輸血を考慮すべきである。

▶ 大腿骨骨幹部骨折は高エネルギー外傷であり，大腿骨頚部骨折や大腿骨顆上骨折などの骨折を合併する，いわゆる大腿骨複合骨折を生じていることがある。その頻度は最大9％と報告する文献もある。

▶ 大腿骨骨幹部骨折は，脂肪塞栓症候群などの合併症予防の観点から髄内釘固定法（intramedullary nailing）による即時内固定（可能なら受傷当日）が推奨される。しかし，高

エネルギーに伴う多発外傷による全身状態不良や，汚染・挫滅などが強く術後の感染が危惧され，即時内固定が困難な場合には，一時的創外固定術を用いて骨折部を安定化させる必要がある。なお，徒手整復と外固定のみでは，整復位の保持が困難である。また，髄腔が狭い，骨折後の変形があるなどの理由で髄内釘挿入が困難な場合は，LCP（locking compression plate）で内固定を行う。

▶ 大腿骨骨幹部骨折を治療するうえで，髄内釘固定がプレート固定に勝る理由を以下に示す。
- ・手術侵襲が小さく，軟部組織に愛護的である。
- ・骨折部を展開せず，骨膜を剥離しないため骨癒合に有利である。
- ・骨折部を挟むように近位部と遠位部に横止めスクリューで髄内釘を固定することに加え，骨内部での摩擦力も骨折部の固定に寄与するため，インプラントへの力学的負荷が少なく，インプラントの折損リスクが少ない。
- ・骨折部の圧迫・曲げ・ねじれに対する力学的安定性に優れる（回旋安定性はプレートのほうが優れているとの報告がある）。
- ・骨折部へのstress shielding（応力遮蔽）が少ないため，骨の廃用性萎縮が少なくて済み，抜釘後の再骨折のリスクを軽減できる。

▶ 大腿骨骨幹部骨折は基本的に骨癒合が得られやすい骨折である。しかし，髄腔拡大部に位置する大腿骨転子下およびinfra-isthmal部での骨折をnon-isthmal骨折とよび，同部位での骨折は力学的不安定性から術後に偽関節になるリスクが高くなる。偽関節を予防するためには，可能な限り長く太い（10mm以上）髄内釘を使用する，blocking screw（poller screw）を併用するなど骨折部の力学的強度を上げる工夫が求められる。

▶ 不安定な大腿骨骨幹部骨折に対して髄内釘固定術を施行する際には，static lockingが必要となる。その骨折型とは，螺旋骨折，粉砕骨折，そして上記，大腿骨遠位（infra-isthmal部）での斜骨折である。骨幹部中央での横骨折は整復後に骨折部がぴたりと接するので安定した骨折に分類される。

▶ 大腿骨骨幹部骨折に対する髄内釘術後偽関節に対する髄内釘入れ換え術では，骨折部の力学的強度を上げるためにより，入れ換え前の髄内釘よりも太い径の髄内釘を使用しなければならない。

▶ 大腿骨骨幹部骨折後の変形癒合は，歩行異常が生じる屈曲15°以上で矯正骨切りの適応となる。

▶ 大腿骨顆上骨折では，遠位骨片は腓腹筋に牽引されて後方に転位（後方凸変形）し，膝窩部を通る膝窩動脈と脛骨神経を損傷することがある。このうち緊急性を要するのは，血流障害によって下肢が阻血を生じる膝窩動脈損傷である。

参考文献
1) 井樋栄二, 吉川秀樹, 津村　弘, ほか編. 標準整形外科学. 第14版. 東京：医学書院；2020.
2) 田中　正編. AO法骨折治療. 第3版. 東京：医学書院；2020.
3) 日本整形外科学会診療ガイドライン委員会, 大腿骨頚部／転子部骨折診療ガイドライン策定委員会編. 大腿骨頚部／転子部骨折診療ガイドライン2021. 改訂第3版. 東京：南江堂；2021.
4) 高平尚伸, 和田卓郎編. 年代別四肢骨折治療のアプローチ. 東京：南

江堂；2022.
5) 骨粗鬆症の予防と治療ガイドライン作成委員会編. 骨粗鬆症の予防と治療ガイドライン2011年版. 東京：ライフサイエンス出版. 2011.
6) Hak DJ, Mauffrey C, Hake M, et al. Ipsilateral femoral neck and shaft fractures: current diagnostic and treatment strategies. Orthopedics 2015；38：247-51.

小児大腿骨骨折

合格へのチェック！

正しいものに〇，誤ったものに×をつけよ。

基本

1. 小児大腿骨骨折の治療法は手術療法が基本である。 （　）
2. 小児大腿骨骨幹部骨折に対して牽引療法を行う際には，まず徒手整復を行う。 （　）
3. 3〜4歳の大腿骨骨幹部骨折に対しては90°−90°牽引を行う。 （　）
4. 5〜10歳の大腿骨骨幹部骨折に対しては垂直介達牽引法（Bryant牽引）を行う。 （　）
5. 小児大腿骨骨折の回旋変形は自家矯正能が旺盛である。 （　）
6. 小児の骨折では，年少児であるほど自家矯正能が旺盛である。 （　）
7. 大腿骨骨折の短縮変形は骨折後の過成長により自家矯正されるので，15mm程度までの短縮は許容される。 （　）
8. 骨幹端部は骨幹部より自家矯正されやすい。 （　）

発展

9. 小児大腿骨頚部骨折は外反股を生じやすい。 （　）
10. 小児大腿骨頚部骨折の予後予測で最も重要なのは大腿骨頭壊死の発生である。 （　）

解答は次ページ下に。

専門医試験では こんなことが 問われる！

①小児大腿骨骨折の自家矯正能力について （第30回 問97など）
②小児大腿骨骨折の牽引について （第27回 問16など）
③小児大腿骨頚部骨折について （第28回 問72など）

Ⅵ 外傷／骨折・脱臼各論／下肢

知識の整理

小児大腿骨骨折について説明せよ
(設問1〜10)

- 小児大腿骨骨折は10歳程度までは保存療法が基本となる。保存療法はまず牽引を行い、骨折部が動かない程度の仮骨ができてきたら、腹部から下腿までをcast固定するhip spica cast固定を行う。
- 牽引療法に際して、一次的な徒手整復は必要ではない。
- 3〜4歳では両下肢を介達牽引で垂直に釣り上げる垂直介達牽引法（Bryant牽引）を行い、5〜10歳では股関節30°屈曲位で牽引するRussell牽引もしくは股関節と膝関節を90°に屈曲させ牽引する、90°−90°牽引法（Weber法）を行う。この際、患側は大腿骨遠位からの鋼線牽引、健側は大腿部の介達牽引とする。
- 90°−90°牽引法の利点は、両下腿の位置と牽引方向によって回旋転位のコントロールを容易に行うことができることである。
- 介達牽引の際の重錘は、牽引に伴う皮膚トラブルを回避するために2kg程度で行う。
- 小児大腿骨骨折は屈曲変形の自家矯正能が旺盛だが、回旋変形はほとんど矯正されないので、牽引を行う際には注意が必要である。
- 小児の骨折では、年少児であるほど自家矯正能が旺盛であるが、12歳以上では自家矯正能が低下し、骨癒合に時間もかかることから手術を行うことが多い。
- 小児大腿骨骨折の短縮変形は骨折後の過成長により自家矯正されるので、15mm程度までの短縮は許容される。むしろ、短縮を戻そうとすると、過成長により脚長差が生じるので注意を要する。
- 骨幹端部近傍には成長軟骨板が存在するため、骨幹部より自家矯正されやすい。ほかに自家矯正に影響を及ぼす因子としては、年齢（低年齢ほど旺盛）、骨折部近傍の成長軟骨版の成長能力、骨端線損傷の有無などがある。
- 小児大腿骨頚部骨折は、強い外力によって生じる非常にまれな骨折である。骨端離開型の頻度は多くない。骨折部の転位がある場合は、早期に整復、内固定が必要となる。合併症としては、内反股、早期骨端線閉鎖、骨癒合不全などがあるが、最も予後を左右するのは大腿骨頭壊死である。

参考文献
1) 井樋栄二, 吉川秀樹, 津村 弘, ほか編. 標準整形外科学. 第14版. 東京：医学書院；2020.
2) 高平尚伸, 和田卓郎編. 年代別四肢骨折治療のアプローチ. 東京：南江堂；2022.

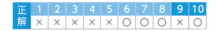

膝蓋骨脱臼・膝蓋骨骨折・膝関節脱臼・膝周囲骨折・脛骨骨幹部骨折

合格へのチェック！

正しいものに〇，誤ったものに×をつけよ。

基本

1. 反復性膝蓋骨脱臼は患者側の素因が関与していることが多い。（　）
2. 反復性膝蓋骨脱臼は患者側の素因として，X脚，膝蓋骨低位，脛骨粗面の内方偏位，大腿骨顆部低形成などがある。（　）
3. 膝蓋骨脱臼は膝蓋骨が内側に脱臼する。（　）
4. 反復性膝蓋骨脱臼は再発予防の手術が必要となる。（　）
5. 膝蓋骨軟骨骨折は膝蓋骨脱臼に合併することが多い。（　）
6. 膝蓋骨軟骨骨折は30～40歳台に生じやすい。（　）
7. 膝蓋骨軟骨骨折は膝蓋骨内側関節面に生じることが多い。（　）
8. 膝蓋骨軟骨骨折の多くは膝関節血症を伴う。（　）
9. 膝蓋骨軟骨骨折は手術にまで至ることは少ない。（　）
10. 膝蓋骨粉砕骨折は直達外力によって生じることが多い。（　）
11. 膝蓋骨粉砕骨折は転位が大きいことが多い。（　）
12. 膝蓋骨粉砕骨折では引き寄せ鋼線締結法に環状鋼線締結法を併用する。（　）
13. 2mm以下の転位の膝蓋骨骨折は保存療法の適応である。（　）
14. 膝蓋骨骨折術後は長期の免荷期間が必要である。（　）
15. 膝蓋大腿不安定症を生じる解剖学的要因としては，大腿骨顆部形成不全，膝蓋骨低位，脛骨粗面内方偏位，全身関節弛緩などが挙げられる。（　）
16. 反復性膝蓋骨脱臼の手術療法として，外側支帯解離術，脛骨粗面内方移行術，内側膝蓋大腿靱帯再建術などがある。（　）
17. 膝関節脱臼は前方脱臼が多い。（　）
18. 膝関節脱臼は自然整復されることがある。（　）
19. 膝関節脱臼は腓骨神経麻痺を合併することがある。（　）
20. 膝関節脱臼では，損傷した靱帯をすべて一期的に修復しなければならない。（　）
21. 膝関節脱臼では，膝窩動脈損傷を合併することがあり，その場合は早急に血行再建を行う必要がある。（　）
22. 脛骨顆間隆起骨折は小児期に多い。（　）
23. 脛骨顆間隆起骨折は後十字靱帯付着部 (PCL) の裂離骨折である。（　）
24. 脛骨顆間隆起骨折では，膝は伸展位をとる。（　）
25. 脛骨顆間隆起骨折にはMeyers-McKeever分類が用いられ，転位の小さなtype Ⅰ・Ⅱでは保存療法が試みられる。（　）
26. 脛骨プラトー骨折はほとんどが介達外力により生じる。（　）
27. 脛骨プラトー骨折は外顆より内顆に多く生じる。（　）
28. 脛骨プラトー骨折の割裂 (split) 骨折は高齢者に多い。（　）
29. 脛骨骨幹部骨折では，横骨折では直達外力を，螺旋骨折では介達外力を示していることが多い。（　）
30. 特に，脛骨骨幹部から遠位1/3にかけての骨折では偽関節になることが多い。（　）
31. 受傷後12時間を経過したGustilo type Ⅲaの脛骨骨幹部開放骨折ではデブリドマン施行後に即時内固定を行ってもよい。（　）

Ⅵ 外傷／骨折・脱臼各論／下肢

発展

32. 膝蓋骨脱臼は，来院時には整復されていることが多い。 （　　）
33. 反復性膝蓋骨脱臼ではapprehension testが陽性になる。 （　　）
34. Q角の減少は，膝蓋大腿不安定症に関与する。 （　　）
35. 膝蓋骨軟骨骨折では，関節内遊離軟骨がロッキングを起こすこともある。 （　　）
36. 膝蓋骨骨折は単純な横骨折の場合，介達外力によって生じることが多い。 （　　）
37. 膝蓋骨下端裂離骨折はsleeve骨折といわれ，小児に特有の骨折である。 （　　）
38. 膝蓋大腿不安定症の診断には，apprehension testが有用である。 （　　）
39. 膝関節脱臼では，足背動脈の触知が可能であれば血管損傷は否定できる。 （　　）
40. 脛骨単独骨膜下骨折は小児に多く生じる。 （　　）

解答は次ページ下に。

専門医試験では こんなことが 問われる！

①膝蓋骨脱臼について （第27回 問78・106，第29回 問108など）
②膝蓋骨軟骨骨折について （第30回 問99など）
③膝蓋骨骨折について （第27回 問107，第32回 問97など）
④膝蓋大腿不安定症と反復性膝蓋骨脱臼

（第30回 問106・108，第31回 問10など）
⑤膝関節脱臼について （第27回 問102，第31回 問96など）
⑥脛骨顆間隆起骨折について

（第28回 問107，第32回 問107，第34回 問90など）
⑦脛骨プラトー骨折について

（第27回 問100，第28回 問100，第35回 問74など）

知識の整理

膝蓋骨脱臼について説明せよ　　　　　　　　　　　　　　　（設問1〜4, 15〜16, 32〜34, 38）

▶ 強大な外力によって生じた脱臼を除き，膝蓋骨脱臼には患者側の素因，いわゆる膝蓋大腿不安定症がかかわってくることが多い。その素因とは，全身性の関節弛緩や，X脚や大腿内側広筋や大腿骨顆部（滑車）の形成不全（顆間溝角の増大）とそれに伴う膝蓋骨の厚みの相対的増大，大腿骨の内捻（前捻角の増大）と脛骨の外捻，脛骨粗面や膝蓋骨の外方偏位，膝蓋骨高位，内側支帯の菲薄化と外側支帯の肥厚などが挙げられる。

▶ 膝関節の外反アライメントを図る指標としてQ角がある。上前腸骨棘と膝蓋骨中心を結ぶ線（大腿四頭筋が作用する方向）と膝蓋骨中心と脛骨粗面を結ぶ線（膝蓋腱の向き）のなす角であり，膝蓋大腿不安定症ではQ角が増大する。Q角の増大は，大腿四頭筋が膝蓋骨を外側にシフトさせる原因となり，20°以上が異常値とされている。

▶ 膝蓋骨脱臼は，膝関節が外反，下腿が外旋した状態で，大腿四頭筋の急激な収縮によって生じる非接触性の損傷と考えられている。

▶ 膝蓋骨脱臼は，来院時には整復されていることが多いため，内側側副靱帯損傷と誤診しやすい。また，反復性に移行した症例では，膝蓋骨を外側に押しながら，下腿を外旋させたまま膝を屈曲させると，膝蓋骨の脱臼不安感を覚えるapprehension testが陽性となるが，膝関節自体の不安定性は認めない。

▶ 反復性膝蓋骨脱臼の手術は，外側支帯解離術，内側支帯縫縮術，内側膝蓋大腿靱帯再建術などがある。

膝蓋骨軟骨骨折について説明せよ　　　　　　　　　　　　　　　　　　（設問5〜9, 35）

▶ 膝蓋骨軟骨骨折は膝蓋骨に剪断力や直達外力が加わることによって生じ，膝蓋骨脱臼に合併することが多い。

▶ 膝蓋骨軟骨骨折は10〜20歳台で生じやすい。

▶ 膝蓋骨脱臼では膝蓋骨は外側に脱臼するため，膝蓋骨軟骨骨折は脱臼が整復される際に大腿骨外顆と衝突する膝蓋骨内側関節面に生じることが多い。

▶ 膝蓋骨軟骨骨折は関節内骨折であり，多くは膝関節血症を伴う。

▶ 膝蓋骨軟骨骨折は，骨片が遊離体となって膝関節内に残存し，疼痛の原因となるため，原則的に手術により，骨片摘出もしくは整復固定を行う。

▶ 膝蓋骨軟骨骨折では，関節内に軟骨遊離するとロッキングを起こすこともあるが，単純X線のみでは見逃されやすい。場合により，追加画像検査を行う場合が望ましい。小さな骨片や骨欠損に対する診断はMRIよりCTのほうが発見しやすい。

正解	1	2	3	4	5	6	7	8	9	10	11	12	13	14	15	16	17	18	19	20	21	22	23	24	25	26	27	28	29
	○	×	×	○	○	×	○	○	×	○	×	○	○	×	×	○	○	○	○	○	×	○	○	×	×	○	○	×	○

30	31	32	33	34	35	36	37	38	39	40
○	×	○	○	×	○	○	○	○	×	○

膝蓋骨骨折について説明せよ

(設問10～14, 36～37)

▶ 膝蓋骨骨折は，横骨折，粉砕骨折，縦骨折の3種類に分けられる。

▶ 単純な横骨折は介達外力によって生じ，頻度としては最多である。粉砕骨折は直達外力によって生じることが多く，開放骨折になることもあるが，膝蓋支帯の損傷は軽度であるため，転位は少ないことが多い。縦骨折は転位が少なく，骨折部に牽引力が働かないため，保存療法の適応となることが多いが，縦骨折が生じる頻度は3種類の骨折の中で最少である。

▶ 膝蓋骨骨折は関節内骨折であり，将来的な変形性膝関節症への移行の観点から，本来であれば骨折部（つまり関節面）の転位残存は好ましくない。しかし，2mm以下の転位であれば，骨折部の骨膜が破綻していない可能性が高いので骨折部は安定しており，保存療法の適応となる。

▶ 膝蓋骨骨折では引き寄せ鋼線締結法（テンションバンドワイヤリング）がよい適応だが，粉砕骨折の場合はそれに加えて環状鋼線締結法を併用する。

▶ 膝蓋骨骨折術後は術後早期から膝伸展装具を装着のうえ，荷重歩行を行う。疼痛が落ち着いたら，早期に膝関節可動域訓練も行う。

▶ 膝蓋骨下端裂離骨折はsleeve骨折といわれ，10歳前後の小児に好発する骨折である。大腿四頭筋や支帯の牽引力により，軟骨がsleeve状に剥がれるため，こうよばれる。単純X線では見逃しやすく，超音波検査やMRI検査による診断が重要である。また，大腿四頭筋の牽引力によって膝蓋骨高位になる。

膝関節脱臼について説明せよ

(設問17～21, 39)

▶ 膝関節脱臼は強い外力によって膝が過伸展されたことにより生じる。十字靱帯は完全に断裂し，側副靱帯も損傷を受ける複合靱帯損傷となることが多い。強い不安定性が残存するため，可及的早期に整復する。整復後は副子や装具を装着し，腫脹軽減後に靱帯再建術を検討する。また，半月板損傷の合併も多い。

▶ 膝関節脱臼は前方脱臼が多く，整復操作は下肢を牽引しながら脛骨を前方から圧迫する。

▶ 膝関節脱臼は自然整復されることがあるため，初診時に膝関節脱臼を生じたことに気付かないこともあるので注意が必要である。

▶ 膝関節脱臼は神経血管損傷を合併することが多く，腓骨神経麻痺では下垂足を生じ，膝窩動脈損傷を合併していれば早急に血行再建を行う必要がある。

▶ 膝関節脱臼では，損傷した靱帯をすべて一期的に修復する必要はなく，状況や症状に応じて二期的に靱帯を修復していく。

▶ 膝関節脱臼では，側副血行路が発達しているため，足背動脈の触知が可能であっても主要血管損傷（膝窩動脈損傷）は否定できない。そのため膝関節脱臼が疑われた場合は，造影CTや血管造影を行い，血流の評価を行わなければならない。

脛骨顆間隆起骨折について説明せよ

(設問22～25, 40)

▶ 脛骨顆間隆起骨折は，前十字靱帯（ACL）の牽引力によって生じる，学童期に多く発生する

脛骨の裂離骨折である。
- 脛骨顆間隆起骨折は関節内骨折であるため膝関節内血腫を伴い，屈曲位を取る。膝関節伸展・屈曲ともに障害される。
- 脛骨顆間隆起骨折にはMeyers-McKeever分類（図8）が用いられ，転位の小さなtype Ⅰ・Ⅱでは保存療法が，転位の大きなtype Ⅲではスクリューやプルアウト法による手術が選択される。

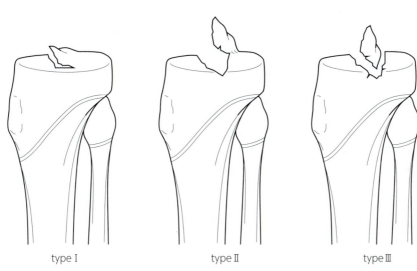

図8　脛骨顆間隆起骨折のMeyers-McKeever分類
type Ⅰ：ほとんど転位なし。
type Ⅱ：前方が浮き上がるが，後方は連続性がある。
type Ⅲ：完全裂離。このうち裂離骨折が回旋転位したものはⅢ⁺型とすることがある。

脛骨プラトー骨折について説明せよ　　　　　　　　　　　　　　　（設問26〜28）

- 脛骨顆部の関節内骨折である脛骨プラトー骨折では，AO-OTA分類のほかに，関節面の骨折形態に焦点を当てたSchatzker分類（図9）やHohl分類（図10）が頻用される。
  type Ⅰ：外顆割裂型（split）
  type Ⅱ：外顆割裂陥没型（split-depression）
  type Ⅲ：外顆陥没型（depression）
  type Ⅳ：内顆骨折（medial condyle fracture）
  type Ⅴ：両顆骨折（bicondylar fracture）
  type Ⅵ：骨幹部もしくは骨幹端部まで骨折線が及ぶ骨折
- 脛骨プラトー骨折は，外顆に生じる（Schatzker type Ⅰ〜Ⅲ）ことが多い。これは，内顆に比べて外顆のほうが若干関節面が高いこと，膝は生理的に外反していることから，大腿骨はまず脛骨外顆に衝突することが多いからである。作用機序としては，膝に外反ストレスとそれに伴う軸圧が加わった介達外力によるものが多い。ただし，車のバンパーが膝に直接衝突することによって生じるbumper fractureは直達外力によるもので，若年者の脛骨外顆に多い。

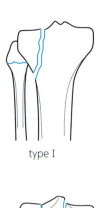
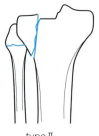
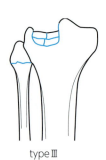
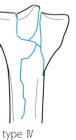
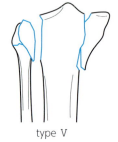
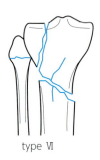

図9 Schatzker 分類
type Ⅰ：外顆割裂型（split）
type Ⅱ：外顆割裂陥没型（split-depression）
type Ⅲ：外顆陥没型（depression）
type Ⅳ：内顆骨折（medial condyle fracture）
type Ⅴ：両顆骨折（bicondylar fracture）
type Ⅵ：骨幹部もしくは骨幹端部まで骨折線が及ぶ骨折

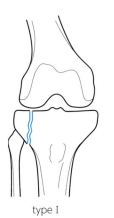
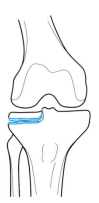
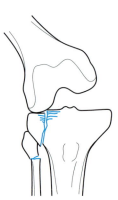
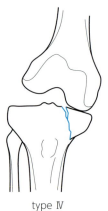
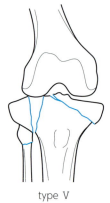

図10 Hohl 分類
type Ⅰ：非転位型
type Ⅱ：局部的陥没型
type Ⅲ：分裂陥没型
type Ⅳ：全面的陥没型
type Ⅴ：粉砕型

▶脛骨プラトー骨折の割裂型骨折（Schatzker typeⅠ）は若年者に多く，陥没型骨折（Schatzker typeⅢ）は高齢者に多い．これは，海綿骨が密で強度の高い若年者では関節面の陥没を強いる軸圧に対抗した結果，顆部に割裂が生じるためと考えられている．一方で，

高齢者では，脆弱な海綿骨に比較的軽度な軸圧が加わり関節面に陥没をきたすと考えられている。

▶ 脛骨プラトー骨折は関節内骨折であるため，大量の関節内血腫を伴い，Ballottement（膝蓋跳動）を認める。単純X線では陥没の程度の評価が困難であるため，CT撮影が有用である。5mm以上の関節面の陥没を認めた場合は手術適応となる。

▶ 脛骨プラトー骨折の陥没型骨折の手術では，関節面を挙上させた空隙に骨移植を行うことが多く，buttress plateで固定後，骨折型により2〜3カ月の免荷期間を置いた後に荷重歩行を行う。

脛骨骨幹部骨折について説明せよ

（設問29〜31）

▶ 直達外力が屈曲力として働いて生じた脛骨骨幹部骨折では，骨折型が横骨折もしくは斜骨折をとることが多い。脛骨と腓骨の骨折線が同じ高さであることは，同部位に直達外力が働いたことを示している。一方，回旋力が介達外力として働いた場合は，螺旋骨折となることが多い。内旋骨折の場合，骨折線は脛骨近位内側から脛骨遠位外側に向かうので，近位骨片は外側に位置し，外旋骨折の場合，逆に骨折線は脛骨近位外側から脛骨遠位内側に向かうので，近位骨片は内側に位置する。

▶ 小児は骨膜が厚いので，骨膜が骨折によって破綻することが少なく，骨膜下骨折となる割合が多い。

▶ 脛骨骨幹部から遠位1/3にかけての骨折では偽関節になることが多い。その理由として，軟部組織が薄いため開放骨折になりやすいこと，海綿骨が広範囲に欠如しており血流も乏しいことなどが挙げられる。

▶ 下腿は軟部組織が薄いため開放骨折を生じやすく，感染を誘発する危険性が高い。受傷後6時間以内（golden time）で一時的創閉鎖が可能（Gustilo type I〜Ⅲa）な脛骨骨幹部開放骨折であれば，十分なデブリドマンの後に即時内固定を行うが，そうでない場合は，一時的創外固定術を行い，創は開放創のまま陰圧閉鎖療法（negative pressure wound therapy；NPWT）を併用し，後日second lookで感染徴候がないことを確認してから，内固定術と必要に応じて植皮術や皮弁形成術などの軟部組織再建を行うことが望ましい。

参考文献

1) 井樋栄二，吉川秀樹，津村　弘，ほか編．標準整形外科学．第14版．東京：医学書院；2020.
2) 田中　正編．AO法骨折治療．第3版．東京：医学書院；2020.
3) 高平尚伸，和田卓郎編．年代別四肢骨折治療のアプローチ．東京：南

江堂；2022.
4) 日本外傷学会・日本救急医学会 監修．外傷初期診療ガイドライン第6版．東京：へるす出版；2021.

足関節・足部の骨折

合格へのチェック！

正しいものに〇，誤ったものに×をつけよ。

基本

1. 距骨頚部骨折は，足関節が過背屈した状態で軸圧がかかり，距骨が脛骨前縁に衝突することによって生じる。 （　）
2. 距骨頚部骨折後に認めるHawkins signは距骨壊死の存在を示している。 （　）
3. 距骨骨折後の阻血性壊死は距骨体部に生じる。 （　）
4. 距骨骨折後の阻血性壊死の判定にはMRIが有用である。 （　）
5. 脛骨天蓋骨折は「pilon骨折」ともよばれ，足関節面の陥没は距骨の突き上げによって生じる。 （　）
6. Pilon骨折では軟部組織の損傷がさほど強くないことが多い。 （　）
7. Pilon骨折には一時的創外固定の適応はない。 （　）
8. Pilon骨折ではLauge-Hansen分類を用いる。 （　）
9. 足関節骨折の評価にはmortise viewが有用である。 （　）
10. 遠位脛腓間が離開している足関節骨折では，脛腓間固定が必要である。 （　）
11. 踵骨骨折のほとんどは高所からの墜落で生じる。 （　）
12. 踵骨体部骨折ではBöhler角は増大する。 （　）
13. 踵骨体部骨折ではEssex-Lopresti分類，Sanders分類が代表的である。 （　）
14. Chopart関節脱臼骨折は高所からの墜落，交通外傷など，強い捻転力が前足部に加わった高エネルギー外傷で生じる。 （　）
15. Lisfranc関節脱臼骨折は不安定であり，整復位保持は困難である。 （　）
16. Lisfranc関節脱臼骨折は足部の骨折であるため，コンパートメント症候群が生じる心配はない。 （　）
17. 長距離ランナーの疲労骨折は第2および第3中足骨骨幹部に多い。 （　）
18. 第5中足骨基部の裂離骨折は短腓骨筋腱の牽引力によって生じる。 （　）

発展

19. 距骨骨折後の阻血性壊死は足根洞部で栄養血管が障害されて生じる。 （　）
20. 距骨骨折後の阻血性壊死は，距踵関節固定術を行ってもその発生を予防することは困難である。 （　）
21. Pilon骨折の骨接合術では単独皮切のみで十分に整復固定が可能である。 （　）
22. 足関節骨折で生じた後下脛腓靱帯の脛骨側の裂離骨折をTillaux-Chaput骨折といい，遠位脛腓間の不安定性を示唆している。 （　）
23. 踵骨骨折のX線撮影は，側面像と軸写に加えて，Anthonsen撮影を行う。 （　）
24. 踵骨骨折の手術法の一つにWesthues法がある。 （　）
25. 踵骨骨折は偽関節になりやすい。 （　）

解答は次ページ下に。

専門医試験ではこんなことが問われる！

① 距骨骨折と阻血性骨壊死について　（第31回 問97，第30回 問100など）
② 距骨骨折のHawkins分類　（第25回 問101など）
③ 足関節骨折とPilon骨折
　　（第28回 問101，第29回 問100，第32回 問98，第34回 問82など）
④ 脛腓靱帯損傷の評価　（第25回 問100など）
⑤ 足部の骨折について　（第29回 問101，第30回 問100など）

知識の整理

距骨骨折について説明せよ　（設問1〜4，19〜20）

▶ 距骨頚部骨折は，足関節が過背屈した状態で軸圧がかかり，距骨が脛骨前縁に衝突することによって生じる．外力がさらに大きくなると，足関節果部骨折や距骨体部の後方脱臼を合併することもある．一方，距骨後方突起骨折は，足関節底屈位で脛骨後果と衝突することによって生じる．

▶ 距骨頚部骨折の分類はHawkins分類（**図11**）が頻用される．
　Type Ⅰ：転位はほぼないが，外固定は必要．距骨壊死の頻度は10％程度．
　Type Ⅱ：距骨体部の距骨下関節での脱臼骨折を伴う．距骨壊死の頻度は50％程度．
　Type Ⅲ：距骨体部の距腿関節と距骨下関節での脱臼骨折を伴う．栄養血管は障害されており，高頻度で壊死に陥る．
　Type Ⅳ：距骨体部の距腿関節と距骨下関節での脱臼骨折に加えて，距骨頚部は距舟関節での脱臼を伴う．

▶ 距骨下関節脱臼は，足部の内反・内転・底屈の強制により生じ，多くは内方に脱臼し，足関節内側に距骨体部を触知することができる．

▶ 距骨骨折後の阻血性壊死は，足根洞部で栄養血管が障害されて生じるもので距骨体部に発生する．

▶ Hawkins signとは，受傷後6〜8週で出現する軟骨下骨の萎縮のことで，距骨体部への血流が保たれていることを示す．阻血性壊死の所見ではない．単純X線では距骨ドームの透過性亢進が認められる．

▶ 距骨骨折後の阻血性壊死の確認にはMRIが有用であり，壊死部はT1強調，T2強調ともに低信号域で示される．

▶ 距骨骨折後の阻血性壊死はその発生を予防することは困難であり，距骨体部が壊死に陥り，荷重時の疼痛が強いものに対しては，二期的に距踵関節固定術を行う．

正解	1	2	3	4	5	6	7	8	9	10	11	12	13	14	15	16	17	18	19	20	21	22	23	24	25
	○	×	○	○	○	×	×	×	○	○	○	○	×	○	○	○	×	○	○	○	○	×	×	○	×

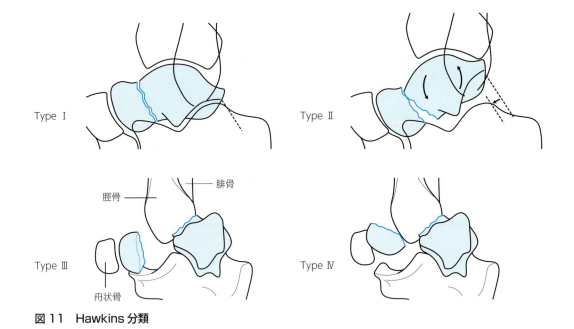

図11 Hawkins分類

脛骨天蓋骨折について説明せよ
(設問5〜8, 21)

▶脛骨天蓋骨折は「Pilon骨折」ともよばれ，足関節面（天蓋部）の陥没は距骨の突き上げによって生じる。

▶Pilon骨折では軟部組織の損傷が大きいため，一時的創外固定術を行い，軟部組織の腫脹軽減を待ってから二期的に骨接合術を行う。

▶Pilon骨折では骨折部が粉砕していることが多いため，骨接合術の際に複数のアプローチが必要になることがある。

足関節骨折について説明せよ
(設問9〜10, 22)

▶受傷時の足部の肢位と外力がかかる方向から分類したLauge-Hansen分類（図12）を用いるのは足関節果部骨折であり，pilon骨折では用いない。

▶足関節骨折の診断は正面および側面の単純X線で行うが，距腿関節面のアライメントをみるためには，足部を20°内旋させたmortise viewやCTが有用である。

▶足関節骨折で生じた前下脛腓靱帯の脛骨側の裂離骨折をTillaux-Chaput骨折，後下脛腓靱帯の脛骨側の裂離骨折をVolkmann骨折といい，遠位脛腓間の不安定性を示唆している。骨折を伴っていない場合は前脛腓靱帯，後脛腓靱帯，Syndesmosis（遠位脛腓骨靱帯結合）の3靱帯が損傷されている。遠位脛腓間が離開している足関節骨折では，骨接合に加えて人工靱帯やスクリューにより脛腓間固定が必要である。また，その場合，Syndesmosisが破綻しているため，足関節の不安定性は強く，術後の即時全荷重は不可能である。

▶Syndesmosisの損傷は，足部が地面に固定された状態で，下腿外側から巨大な外力が加わることにより，足部が外反・外旋を矯正されることにより生じる。その際には，足関節内果骨

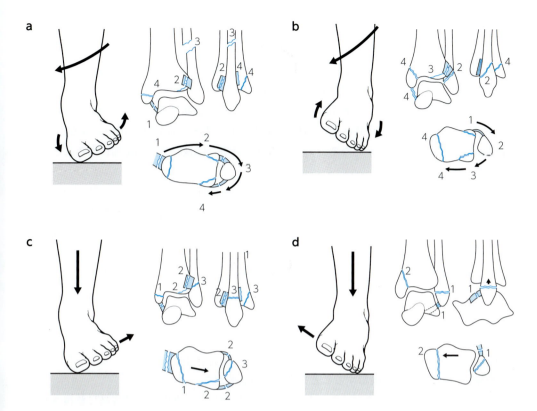

図 12　Lauge-Hansen 分類
a：PER型　pronation（回内）-external rotation（外旋）
b：SER型　supination（回外）-external rotation（外旋）
c：PA型　pronation（回内）-abduction（外転）
d：SA型　supination（回外）-adduction（内転）

折もしくは三角靱帯の断裂を伴うことが多い．また内固定術後のSyndesmosisの評価は，外反・外旋ストレステストで行うとよい．

▶ 足関節面より5cm以上近位での腓骨骨折（特に螺旋骨折）は，たとえ単独の骨折であったとしても，Lauge-Hansen分類PER型の骨折の可能性があり，Syndesmosisの損傷を疑う必要がある．

足部骨折について説明せよ

（設問11〜18，23〜25）

▶ 踵骨骨折のほとんどは高所からの墜落で生じる圧迫骨折であり，高率に両側で発生し，椎体骨折も合併する．なお，受傷後早期には踵部の腫脹は強くないことがあるので，診断に際して受傷機転を確認して見逃さないように注意が必要である．

▶ 踵部は軟部組織が薄いため，踵骨骨折を整復せず放置すると，患部の循環障害とそれに伴う水疱形成を高頻度で認める．そういった軟部組織障害による手術加療の遅延や局所感染の併発などが危惧されるため，可能であれば受傷時に大本法により可及的に整復しておくことが望ましい．

▶ 踵骨骨折のX線撮影は，側面像と軸写に加えて，後距踵関節面の評価のためにAnthonsen撮影を行う．

▶ 踵骨体部骨折では踵骨隆起の上端と踵骨頂点を結ぶ線と同点と前距踵関節面の先端を結ぶ線をなす角をBöhler角（正常20～30°）とよび，踵骨骨折では減少する。

▶ 踵骨体部骨折では，距踵関節の転位の機序から舌状型（tongue type）と陥没型（depression type）に分類したEssex-Lopresti分類，CTで関節内骨折の重傷度を評価したSanders分類が頻用される。舌状型，陥没型ともに関節内骨折である。舌状型では骨片にpinを挿入してこれを梃子として整復を行うWesthues法，陥没型ではプレート固定法が用いられる。

▶ 踵骨は血流が豊富な海綿骨からなるため，骨折部の骨癒合は良好で，偽関節になることはまれである。

▶ 踵骨骨折の後遺障害としては，関節面の変形癒合に伴う距踵関節不適合や二次性の距骨下関節症，骨性突出の刺激による腓骨筋腱の腱鞘炎，足部変形に伴う扁平足などによる歩行時痛の残存がある。また，長期免荷に伴うSudeck骨萎縮が足部の骨全体にみられ，夜間痛や自発痛が残存することもある。

▶ Lisfranc関節脱臼骨折やChopart関節脱臼骨折は高所からの墜落，交通外傷など，強い捻転力が前足部に加わった高エネルギー外傷で生じる。転位の方向は，遠位側が上外側に転位することが多い。また，中足骨間靱帯が存在しない第1および第2中足骨間が大きく離開したり，第2中足骨基部での骨折を合併することもある。

▶ Lisfranc関節脱臼骨折は，第1および第2中足骨間の離開が明瞭でないこともあるため，同疾患を疑った場合はCTを撮影することを心がける必要がある。

▶ Lisfranc関節脱臼骨折は不安定であるため，麻酔下に前足部を牽引すれば容易に整復されるが，その整復位保持は困難であることが多く，観血的整復固定が必要となることが多い。

▶ Lisfranc関節脱臼骨折では足部の腫脹が高度になることも多く，コンパートメント症候群は常に念頭に置いておかなければならない。

▶ Lisfranc関節脱臼骨折は，適切な内固定を行うことができれば，機能予後は悪くない。

▶ 長距離ランナーの疲労骨折は，以前は兵士に多発したことから別名「行軍骨折」とよばれ，第2および第3中足骨骨幹部に多い。

▶ 第5中足骨基部の裂離骨折は前足部の内返しが強制されることによって短腓骨筋腱の牽引力で生じるもので，「下駄骨折」とよばれる。一方，第5中足骨骨幹端から骨幹部の疲労骨折をJones骨折とよび，遷延癒合や偽関節となりやすい難治性の骨折である。両者はよく似ているが，作用機序は別である。

▶ 第2～5中足骨斜骨折の側方転位のみ保存的に治療が可能である。側方転位でなく足背や足底に転位があるもの，母趾中足骨が転位しているもの，骨幹部ではなく骨頭骨折や頚部骨折の転位があるものには手術が必要である。

参考文献
1）井樋栄二，吉川秀樹，津村　弘，ほか編．標準整形外科学．第14版．東京：医学書院；2020.
2）田中　正編．AO法骨折治療．第3版．東京：医学書院；2020.

VI 外傷

末梢神経損傷

合格へのチェック！

正しいものに〇，誤ったものに×をつけよ。

基本
1. 一過性神経伝導障害は軸索損傷はきたすが，麻痺はほぼ完全に自然回復する。（　）
2. 軸索断裂は損傷部以遠の軸索や髄鞘がWaller変性する。（　）
3. 神経断裂では神経縫合術後の再生軸索に過誤支配が生じる。（　）
4. 一過性神経伝導性の回復時に，神経回復部位を叩打するとTinel徴候がみられる。（　）
5. 末梢神経損傷部以遠の支配筋運動麻痺は必ず生じる。（　）
6. 脱神経変性した筋の針筋電図では刺入時電位 (insertion potential) は生じない。（　）
7. 脱神経が生じると神経損傷後すぐに陽性鋭波 (positive sharp wave) が生じる。（　）
8. 脊髄前角細胞の障害によりミオトニー放電 (myotonic discharge) を生じる。（　）
9. Seddon分類の神経断裂であっても，自然回復を期待し，まずは保存治療を優先する。（　）
10. 一般に50歳以上でも神経再生能力は十分保たれており，神経縫合後の成績は良好である。（　）
11. 損傷高位が高いほど神経回復の予後不良である。（　）
12. 50mm以上の神経欠損に対しても人工神経移植術の成績は安定している。（　）
13. 支配筋自体が変性している陳旧例に対して，神経移行術が選択される。（　）

発展
14. 肩関節脱臼では肩甲上神経麻痺をきたす。（　）
15. 上腕骨顆上骨折では正中神経麻痺をきたす。（　）
16. Monteggia骨折では前骨間神経麻痺をきたす。（　）
17. 膝関節脱臼の約30％に総腓骨神経麻痺が合併する。（　）

解答は次ページ下に。

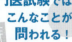

専門医試験ではこんなことが問われる！

① 神経障害の分類とその予後
② 神経障害をきたす外傷とその神経，支配筋

（第29回 問102，第31回 問99，第32回 問100，第35回 問87など）

知識の整理

末梢神経損傷の病態・原因について説明せよ (設問1〜4)

- 神経障害はSeddon分類では一過性神経伝導障害と軸索断裂,神経断裂に分類される(**表1,図1**)。
- 一過性神経伝導障害は器質的異常はないか,髄鞘にごく軽度の異常があるのみであり,軸索損傷はきたさない。感覚障害や筋の麻痺はほぼ完全に自然回復する。
- 軸索断裂は損傷部以遠の軸索や髄鞘がWaller変性する。軸索断裂には内膜/周膜が正常なものから瘢痕で置換されるものまで含まれているが,内膜/周膜が正常であれば麻痺は自然回復しうる。
- 神経断裂は肉眼的に神経幹もしくは神経束が断裂した状態を指し,自然回復は期待できない。神経縫合術後の再生軸索に過誤支配が生じる。
- 開放性神経損傷では神経断裂であることが多い。
- 神経切断部の末梢ではWaller変性が生じ,軸索や髄鞘が消失する。髄鞘に覆われていない再生軸索を皮膚上から叩打すると放散痛が生じ,これをTinel徴候とよぶ。

表1 SeddonとSunderlandの神経損傷の分類

Seddon分類	Sunderland分類	病態	Tinel徴候	回復様式	手術適応
一過性神経不働化 (neurapraxia)	I度	伝達障害 軸索断裂(−)	−	2カ月以内に一気に改善	−
軸索断裂 (axonotmesis)	II度	軸索断裂 Schwann管温存	+	近位→遠位 1mm/日 misdirection(−)	−
	III度	Schwann管断裂 神経周膜断裂(−)	+〜−	1mm/日(神経断端近接例) misdirection(+)〜自然回復なし	+〜−
神経断裂 (neurotmesis)	IV度	神経周膜断裂 瘢痕による連続性(+)	+	自然回復なし	+
	V度	神経上膜も断裂	+	自然回復なし	+

(文献1を参考に作成)

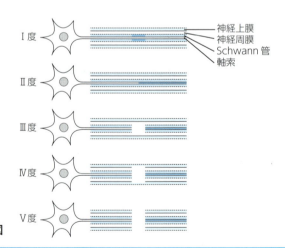

図1 Sunderland分類の模式図

(文献1を参考に作成)

末梢神経損傷の症状と診断について記せ (設問5〜8)

- 末梢神経損傷をきたすと,損傷部以遠の支配筋に運動麻痺を生じるが,しばしば破格神経が存在し,支配筋に麻痺を生じないことがある。

正解	1	2	3	4	5	6	7	8	9	10	11	12	13	14	15	16	17
	×	○	○	×	×	○	×	×	×	○	×	○	×	×	○	×	○

- 刺入時電位（insertion potential）は，筋電極が筋線維を貫く際に発生する電位であるが，脱神経変性した筋や筋の興奮が低下した場合には発生しない。
- 筋緊張性ジストロフィーの患者ではミオトニー放電（myotonic discharge）や急降下爆撃音（dive bomber sound）が生じる。
- 脱神経が生じると神経損傷後2週間以降では線維自発電位（fibrillation potential）や陽性鋭波（positive sharp wave）が生じる。
- 脊髄前角細胞の障害により線維束電位（fasciculation potential）を生じる。
- 脊髄前角細胞や末梢神経障害では最小収縮時電位において，多相性で振幅が高く持続時間が長い活動電位（neuropathic unit）が生じる。
- 神経原性疾患では最大収縮時電位において，干渉波が減少する。
- 末梢神経が障害されると，運動神経伝導速度（motor nerve conduction velocity）が低下する。

末梢神経損傷の治療について記せ　　　　　　　　　　　（設問9〜13）

- 圧迫や牽引などによる閉鎖性の神経損傷に対しては自然回復を期待し，保存治療を行う場合が多い。
- Seddon分類の神経断裂では神経縫合術が必要である。
- 神経再生能力は小児であるほど高く神経縫合後の成績は良好であるが，一般に50歳以上の成績は不良である。
- 損傷高位が高いほど神経再支配までに時間を要し，神経回復の予後不良である。
- 神経断裂と診断されれば可能な限り早く修復すべきであり，少なくとも3カ月以内に修復することが望ましい。
- 脱神経は1年以内であれば終板構造が保たれ，機能回復が期待できる。
- 神経欠損部が長く，緊張のない状態で神経縫合術が困難な場合は神経移植術が選択される。
- 神経移植術のドナー神経の代わりに人工神経を用いることができるが，40mm以上の欠損には推奨されない。
- 腕神経叢損傷などの行為での神経損傷や神経欠損が大きい症例には神経移行術が行われる。
- 受傷後6カ月以上経過し，支配筋自体が変性している陳旧例では筋移行術や腱移行術などが選択される。

骨折・脱臼に伴う神経損傷について記せ　　　　　　　　（設問14〜17）

- 肩関節脱臼では腋窩神経麻痺をきたしうる。
- 上腕骨骨幹部骨折では橈骨神経麻痺をきたしうる。
- 上腕骨顆上骨折では正中神経麻痺をきたしうる。
- Monteggia骨折では後骨間神経麻痺をきたしうる。
- 手関節脱臼では正中神経麻痺をきたしうる。
- 膝関節脱臼の25〜36%に総腓骨神経麻痺が合併する。

参考文献

1) Kanaya F. Treating Peripheral Nerve Injuries. Jpn J Rihabil Med 2014；51：52-60.

VI 外傷／スポーツ外傷・障害

上肢

肩甲帯〜上腕部

合格へのチェック！
正しいものに○，誤ったものに×をつけよ．

基本

1. SLAP損傷は，上方関節唇の損傷が病態となる． （ ）
2. Bennett損傷は，後方関節唇損傷や関節窩縁後下方の骨棘形成を主体とする損傷である． （ ）
3. 肩鎖関節脱臼は，徒手整復すれば再脱臼しにくい． （ ）
4. 胸鎖関節脱臼は，一般的には後方脱臼が多いとされる． （ ）
5. 肩甲骨骨折ではほとんどのケースで保存治療が選択される． （ ）
6. 上腕骨骨折は，投球動作で生じることがあり，骨折線が螺旋状になることが多い． （ ）
7. 肩甲上神経麻痺はlittle leaguer's shoulderで発症しやすい． （ ）

発展

8. SLAP損傷は，投球時のフォロースルー期に痛みが誘発される． （ ）
9. 肩峰下インピンジメントは，投球時の加速期に痛みが誘発される． （ ）
10. 関節内インピンジメントは投球のコッキング期から加速期に生じる衝突が痛みの主因である． （ ）
11. 腱板断裂は投球動作のコッキング期に生じやすい． （ ）
12. 上腕二頭筋長頭腱炎は投球動作のコッキング期に生じやすい． （ ）
13. Bennett損傷は投球動作のコッキング期に生じやすい． （ ）
14. Throwing fractureは，上腕骨骨幹部の骨折である． （ ）

解答は次ページ下に．

専門医試験ではこんなことが問われる！

① 肩関節に起こるさまざまな障害が，投球動作のどのタイミングで発症しやすいか，あるいは痛みが出やすいか
② 肩関節周辺の脱臼・骨折の病態と治療
③ 肩周辺でみられる神経障害

（第29回 問50，第30回 問104，第31回 問102，第34回 問86など）

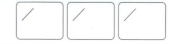

知識の整理

投球障害肩の病態・発生機序について説明せよ (設問1〜2, 8〜13)

- SLAP（superior labrum anterior and posterior lesion）損傷は，オーバーヘッドスポーツにおける投球・スウィング動作を反復することによって，上腕二頭筋長頭の起始部に負荷がかかり，上方関節唇が剥がれる状態を指す．コッキング期に上腕二頭筋長頭の起始部に捻りストレスがかかる（peel back mechanism）ことによって剥離が起こるという説と，フォロースルー期に上腕二頭筋腱が引っ張られることで剥離が起こるという説がある．
- Bennett損傷は，後方関節包に強い牽引力がかかる状態が反復されることによって，後方関節唇損傷や関節窩縁下方に骨棘形成を認める状態を指す．フォロースルー期に生じやすい．
- 後上方インピンジメントは，コッキング期に肩関節内部で腱板関節面と後上方関節唇の衝突が起こることを指す．これが繰り返されることで，腱板断裂や関節唇損傷が起こりやすくなる．
- 投球動作は，5つの相に分類され，相ごとに発症しやすい疾患が変わることがポイントとなる（図1）．
- コッキング期には，腱板関節面と後上方関節唇の衝突が起こり，後上方インピンジメント，腱板断裂，関節唇損傷（SLAP損傷）が起こりやすい．
- フォロースルー期には，後方関節包に強い牽引力がかかることで後方関節唇損傷やBennett損傷，上腕二頭筋長頭腱起始部にも牽引力がかかることでSLAP損傷が起こりやすい．
- 多くの症例で異常所見は複数みられるが，責任病変と思われる部位に局所麻酔薬を注入した後に投球動作を行い，症状の改善がみられるかを確認する投球テストで診断を付けていく．
- 投球フォームの矯正，上肢のみならず体幹，下肢を含む関節可動域の拡大，ストレッチと筋力強化などの保存治療で症状が改善することが多い．

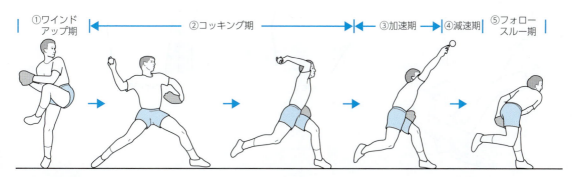

図1　投球動作

正解	1	2	3	4	5	6	7	8	9	10	11	12	13	14
	○	○	×	×	○	○	×	○	×	○	○	○	×	○

肩関節周辺の脱臼・骨折の病態・発生機序について説明せよ （設問3～6, 14）

- 肩鎖関節脱臼は，衝突や転倒により肩鎖関節部への直達・介達外力が加わって生じることが多く，スポーツではラグビーや柔道などのコンタクトスポーツ時に多い。
- 肩鎖関節脱臼はRockwood分類（図2）が頻用されるが，一度肩鎖関節が脱臼して肩鎖靱帯・烏口鎖骨靱帯が断裂した場合，整復位を保持できず容易に再脱臼する。
- 鎖骨骨折は，中1/3が69％を占め，続いて遠位端が28％を占める。
- 転位のある鎖骨骨折の偽関節率は高く，治療方法選択に議論がある。
- 骨幹部骨折の保存治療における偽関節率は10～23％，遠位端骨折の保存治療における偽関節率は41％にもなる。
- アスリートについては，骨癒合が重要であることと変形治癒を減らすことが重要なので，特に遠位端骨折は手術適応となる場合が多い。
- 胸鎖関節脱臼は，前方脱臼が後方脱臼の3倍頻度が高いとされる。

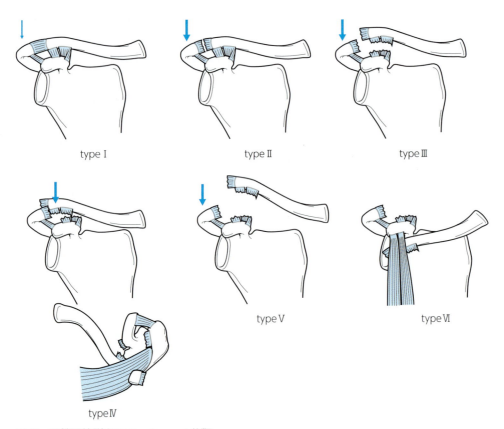

図2　肩鎖関節脱臼の Rockwood 分類
type Ⅰ型（捻挫）：肩鎖靱帯の部分的な傷みだけで，烏口鎖骨靱帯，三角筋・僧帽筋は正常でX線では異常はない。
type Ⅱ型（亜脱臼）：肩鎖靱帯が断裂し，烏口鎖骨靱帯は部分的に傷んでいるが，三角筋・僧帽筋は正常。X線では関節の隙間が拡大し鎖骨の端がやや上にずれている。
type Ⅲ型（脱臼）：肩鎖靱帯，烏口鎖骨靱帯ともに断裂している。三角筋・僧帽筋は鎖骨の端からはずれていることが多い。X線では鎖骨の端が完全に上にずれている。
type Ⅳ型（後方脱臼）：肩鎖靱帯，烏口鎖骨靱帯ともに断裂している。三角筋・僧帽筋は鎖骨の端からはずれている。鎖骨の端が後ろにずれている脱臼である。
type Ⅴ型（高度脱臼）：Ⅲ型の程度の強いもの。肩鎖靱帯，烏口鎖骨靱帯ともに断裂している。三角筋・僧帽筋は鎖骨の外側1/3より完全にはずれている。
type Ⅵ型（下方脱臼）：鎖骨の端が下にずれている非常にまれな脱臼である。

▶ Little leaguer's shoulderは，骨端線閉鎖前の成長期（10〜15歳ごろ）に，投球過多によるストレスが上腕骨近位端に作用することで力学的に脆弱な成長軟骨板（骨端線）の離開を引き起こす病態を指す。

▶ 上腕骨は，投球や腕相撲などによる捻転力が原因となり，螺旋骨折を生じることがある（投球骨折：throwing fracture，腕相撲骨折：arm wrestling fracture）。

肩関節周辺の神経障害の病態・発生機序について説明せよ　　（設問7）

▶ 肩甲上神経麻痺は，肩甲切痕か棘窩切痕部で障害をきたすことが多く，支配筋である棘上筋，棘下筋麻痺，肩後方の痛みや感覚障害を呈することが多い。

▶ オーバーヘッド動作の繰り返しによるオーバーユース，不良フォーム，肩甲骨の運動異常などが発症の契機になりうる。

▶ 投球動作のフォロースルー期に肩甲上神経に牽引力がかかることで発症すると考えられている。

VI 外傷／スポーツ外傷・障害／上肢

肘～前腕

合格へのチェック！

正しいものに〇，誤ったものに×をつけよ。

基本

1. 上腕骨外側上顆炎は，短橈側手根伸筋腱起始部の腱付着部炎が主因である。 （　）
2. 上腕骨外側上顆炎の疼痛誘発テストとしてThomsenテストが頻用される。 （　）
3. 上腕骨外側上顆炎では，ステロイド注射の長期成績が優れており，第一選択の治療となる。 （　）
4. 上腕骨小頭離断性骨軟骨炎は，15歳以上で好発する。 （　）
5. 上腕骨小頭と橈骨頭の間に生じる圧迫ストレスは内側型野球肘を起こす原因となる。 （　）
6. 上腕骨小頭離断性骨軟骨炎の診断は，超音波検査で早期発見できるようになってきた。 （　）
7. 上腕骨小頭離断性骨軟骨炎では，45°屈曲位正面像による単純X線撮影が有用である。 （　）
8. 肘頭付近の痛みを訴える場合，単純X線像で骨折線を認めなくても疲労骨折も
   鑑別したほうがよい。 （　）
9. スポーツ選手の原因のはっきりしない肘関節内側部痛には，尺骨神経障害が原因のことがある。
    （　）

発展

10. 上腕骨小頭離断性骨軟骨炎の初期では，疼痛を主訴に病院を受診することが多い。 （　）
11. 上腕骨小頭離断性骨軟骨炎は反復する投球動作が主因となるため，野手より投手に好発する。 （　）
12. テニス肘は上腕骨内側上顆に生じる障害である。 （　）
13. テニス肘はoveruseが原因で，フォアハンドストロークの繰り返しで生じる。 （　）

解答は次ページ下に。

専門医試験ではこんなことが**問われる！**

① 上腕骨外側上顆炎（テニス肘）の疫学
② 上腕骨小頭離断性骨軟骨炎の疫学
③ 肘の疲労骨折の疫学
④ アスリートの尺骨神経障害

（第28回 問104，第32回 問103，第33回 問86など）

知識の整理

上腕骨外側上顆炎（テニス肘）の病態・発生機序・臨床症状について説明せよ

(設問1〜3, 12〜13)

▶ 上腕骨外側上顆炎は，手関節・手指伸筋群が起始しており，オーバーユースにより腱付着部の変性や微小な断裂が生じることで発症する。

▶ テニスのバックハンドストロークで発症することが多いので，テニス肘とよばれる。

▶ 疼痛誘発テストはThomsenテスト，chairテスト，中指伸展テストが頻用される。

▶ 治療としては，患部の安静が第1であり，局所を圧迫することで鎮痛効果を得られるテニス肘用のサポーターなどが有用である。

▶ 多くの症例で8〜12カ月で自然治癒するため，保存治療が基本である[1]。

▶ 副腎皮質ステロイド注射も有効であるが，長期成績は保存治療と変わらないため，保存治療無効例にすべきである。

▶ 難治例では，橈骨神経の圧迫病変が関与することがある。治療は，腱付着部を新鮮化して再縫着するNirschl法や鏡視下デブリドマンが行われる。

離断性骨軟骨炎の病態・発生機序・臨床症状について説明せよ

(設問4〜7, 10〜11)

▶ 病態としては小頭の軟骨下骨の壊死が生じてから軟骨の亀裂が起こる。

▶ 10〜16歳のピッチャーやキャッチャー歴のある野球少年に多い傾向がある。

▶ 投球動作のコッキング後期から加速期初期では，肘関節に外反ストレスがかかり，内側部には牽引力，外側部には圧迫力が加わる。さらに加速期には肘の伸展内反により，腕尺関節と肘頭外側に圧迫力が加わる。フォロースルー期には肘頭に上腕三頭筋の牽引力が加わり，肘関節の過伸展により肘頭と肘頭窩が衝突する。

▶ 肘関節を屈曲45°とし，前腕をカセットにつけて正面像を撮影するtangenitial viewが有効である。

▶ 離断性骨軟骨炎の早期にはMRIにおいてT1強調像で低〜等信号領域が出現する。

▶ 離断性骨軟骨炎の病期分類は透亮期，分離期，遊離期である（**図3**）。

▶ 治療としては，投球の禁止が基本であり，小学生の場合，初期の投球禁止により90%の治癒が報告されている。進行期での治癒は50%に留まるため，予防（投球制限）と早期発見が重要とされている。初期でも病巣修復までに平均1年以上を要する。

▶ 透亮期の投球禁止期間は6カ月〜1年を要することが多い。

▶ 適切に修復された場合，単純X線像では外側から中央に向けて修復が進む。

▶ 手術療法として分離期にはドリリング，骨釘移植，楔状骨切り術，遊離期にはモザイク形成術，楔状骨切り術と骨釘移植の併用が選択される。遊離した骨片によるロッキングを呈する場合，骨片摘出も行われる。

正解	1	2	3	4	5	6	7	8	9	10	11	12	13
	○	○	×	×	×	○	○	○	○	○	×	○	×

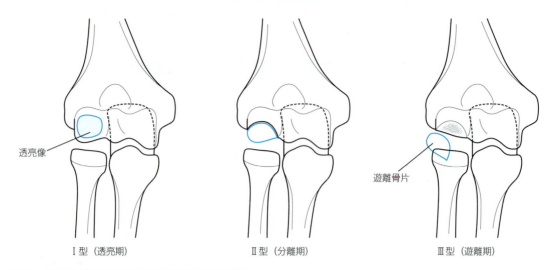

図3　離断性骨軟骨炎の病期分類（三浪の分類）

肘の疲労骨折の発生頻度について説明せよ　　　　　　　　　　　　　　　　　　　　（設問8）

▶ 野球選手に限定した調査によると，全疲労骨折24例中，肘頭骨折は14例（58.3％）であり，単純X線像で骨折を認めなくとも疲労骨折の可能性を除外してはならない[2]。

アスリートの尺骨神経障害について説明せよ　　　　　　　　　　　　　　　　　　　　（設問9）

▶ 尺骨神経は投球動作の過程で，Struthers腱弓，膨隆する上腕三頭筋，内側上顆後方などで圧迫を受けやすいため，アスリートで発症しやすい。

▶ 若年者のスポーツによる尺骨神経障害には，尺骨神経脱臼が含まれる。肘を屈曲するにつれて，尺骨神経には前方への圧力がかかりやすい。特にスポーツ選手では，上腕三頭筋の発達，滑車肘頭靱帯の弛みなどによって，尺骨神経が肘屈曲時に肘部管から脱臼する場合がある。

手関節・手部

合格へのチェック！
正しいものに○，誤ったものに×をつけよ。

基本
1. 母指MP関節尺側側副靱帯損傷は，完全断裂の場合は手術療法が推奨される。（　）
2. 槌指（マレットフィンガー）は，DIP関節レベルでの伸筋腱断裂である。（　）
3. 槌指を放置した場合には変形が生じるが，その変形はボタン穴変形とよばれる。（　）
4. 有鉤骨鉤骨折を診断する際に，単純X線像では手根管撮影が有用である。（　）
5. 月状骨骨折は，手根骨骨折のなかで，最もよく発生する骨折である。（　）
6. Bennett脱臼骨折は，母指に対する長軸方向の外力で発生する。（　）
7. Bennett脱臼骨折は，母指CM関節の関節内骨折である。（　）
8. Bennett脱臼骨折は，再転位することが多いので，徒手整復ギプス固定をする場合は注意が必要である。（　）

発展
9. 中手骨頚部骨折は，ボクサーでは第2，第3中手骨に発生することが多いが，一般人では第4，第5中手骨に発生することが多い。（　）
10. ボクサー骨折は，第5中手骨頚部に生じる骨折である。（　）
11. 槌指はバレーボールで好発する。（　）
12. Baseball fingerとは，中指末節骨遠位端に生じる障害である。（　）
13. 有鉤骨鉤骨折は，ボクシングや空手などの殴るスポーツでよく発生する骨折である。（　）
14. 有鉤骨鉤骨折は，野球の右打者の場合は左手に起こりやすい。（　）
15. 有鉤骨鉤骨折はバスケットボールで好発する。（　）
16. 母指MP関節尺側側副靱帯損傷はスキーで好発する。（　）

解答は次ページ下に。

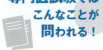
専門医試験ではこんなことが問われる！

①母指MP関節尺側側副靱帯損傷の疫学
②槌指の疫学
③手根骨骨折について
④指節骨・中手骨の骨折について

（第30回 問103，第32回 問102，第33回 問87など）

知識の整理

母指MP関節尺側側副靱帯損傷の発生機序・臨床症状・治療について説明せよ
(設問1, 16)

- 母指MP関節への外転ストレスにより尺側側副靱帯が断裂する。
- 中手指節 (metacarpophalangeal；MP) 関節が外転して尺側側副靱帯が断裂した場合，整復しても断裂靱帯が内転筋筋膜に引っかかり翻転してしまうことがある (Stener lesion)。Stener lesion は断端の癒着がまったく期待できないため，手術適応となる（**図4**）。
- スキーのストックで外転強制されることが多いので，skier's thumb とよばれる。

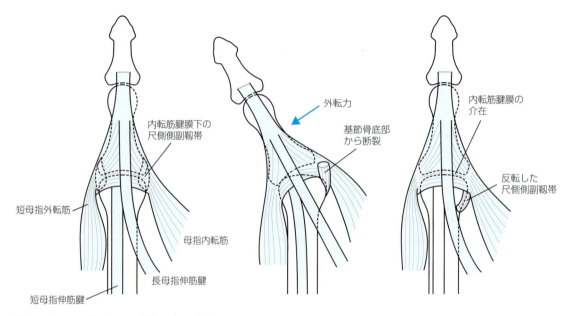

図4 Stener lesion の発生メカニズム

(文献4を参考に作成)

槌指の発生機序・臨床症状について説明せよ
(設問2～3, 11～12)

- 槌指は，遠位指節間 (distal interphalangeal；DIP) 関節での指伸筋終止腱が断裂し，DIP関節の自動伸展ができなくなる。腱のみの断裂である腱性槌指と，付着部の裂離骨折を伴う骨性槌指とがある。
- 槌指を放置した場合，伸展機構の機能不全を引き起こし，スワンネック変形を引き起こすので注意が必要である。
- Mallet finger や baseball finger とよばれることもある。

正解	1	2	3	4	5	6	7	8	9	10	11	12	13	14	15	16
	○	○	×	○	×	○	○	○	○	○	○	○	×	×	○	○

手根骨骨折の病態・発生機序について説明せよ　　　（設問4～5，13～15）

- 有鉤骨鉤骨折は，野球のバット，ゴルフクラブ，テニスのラケットなどのグリップ部分が有鉤骨鉤直上に衝突して生じる。
- 両手で握り込む野球やゴルフでは非利き手，片手で振るテニスのフォアハンドでは利き手側に発症するのが特徴である。
- 単純X線の正面・側面像では見逃すことが多いため，有鉤骨鉤直上の圧痛を認めたら，手根管撮影やCT axial像が有用である（**図5**）。
- 早期復帰を希望するアスリートや，偽関節症例は，鉤切除術の適応がある。
- 月状骨は骨折ではなく，脱臼することが多いのが特徴である。
- 舟状骨骨折は手をついたときに発症することが多いので，手根骨骨折のなかでは最多である。痛みが強くない症例や，単純X線像でははっきりしない場合も多く，見逃されて偽関節で発見されることが多いので注意が必要である。

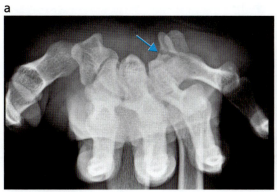 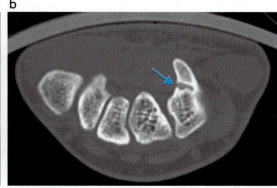

図5　有鉤骨骨折
a：単純X線像手根管撮影。正面像・側面像では写らない骨折部が確認できることがある（矢印）。
b：CT axial像。手根管撮影でもわかりにくい場合でも，CTでは非常に明瞭に確認できる（矢印）。

指節骨・中手骨の骨折について説明せよ　　　（設問6～10）

- Bennett脱臼骨折は，母指の先端から長軸方向への強い力が加わることで，第1中手骨基部に骨折が起こり，手根中手骨（carpometacarpal；CM）関節が脱臼骨折することをいう。
- 尺側端の骨片は靱帯により偏位しにくい一方，橈側の骨片は長母指外転筋により牽引され整復位を保持することは困難である。そのために転位がある場合は手術適応となる（**図6**）。
- 中手骨頚部骨折は，ボクシングや空手などで指を握り込んだ状態で固い物を殴打する際に発生することが多い（boxer's fracture，fighter's fracture）。プロやアマチュアのボクシング選手では，第2，第3中手骨に発生することが多い[3]。

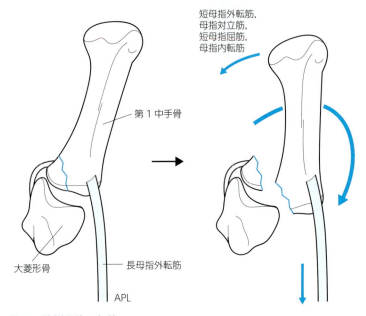

図6 橈側骨片の転位

(文献5を参考に作成)

参考文献

1) McMurtrie A, Watts AC. Tennis elbow and Golfer's elbow. Orthopaedics and Trauma 2012；26：337-44.
2) Iwamoto J, Takeda T. Stress fracture in athletes: Review of 196 cases. J Orthop Sci 2003；8：273-8.
3) 龍 順之助，ほか．スポーツによる手指骨折-Boxer骨折．臨スポーツ医 1993；10：127-131.
4) 齋藤英彦．四肢の骨折と関節外傷．外傷の救急治療．渡辺好博，ほか編．東京：南山堂；1998. 351-433.
5) 辻井雅也．第1CM関節脱臼骨折(Bennett骨折，Rolando骨折)．整形外科サージカルテクニック 手・手指外傷の診断・保存的治療・手術．面川庄平，監．東京：メディカ出版；2019. p. 58-65.

VI 外傷／スポーツ外傷・障害

股関節・大腿

★★

合格へのチェック！

正しいものに〇，誤ったものに×をつけよ。

基本

1. 上前腸骨棘を起始とする筋肉は大腿筋膜張筋，縫工筋であり，それらは股関節屈曲に作用する二関節筋である。 ( )
2. 下前腸骨棘を起始とする筋肉は大腿直筋と中間広筋である。 ( )
3. 坐骨結節を起始とする筋肉のうちスポーツ外傷として重要な筋肉は大腿二頭筋長頭，半腱様筋，半膜様筋である。 ( )
4. スポーツによる骨盤周囲の裂離骨折は上前腸骨棘，下前腸骨棘，腸恥隆起，坐骨結節で多く発生する。 ( )
5. スポーツによる骨盤周囲の疲労骨折は恥骨と坐骨で多く発生する。 ( )
6. 大腿骨寛骨臼インピンジメント（FAI）はcam type，pincer type，mixed typeに分けられる。 ( )

発展

7. 肉ばなれは二関節筋に多く発生し，遠心性筋収縮によって発生することが多い。 ( )
8. ハムストリングスの肉ばなれでは筋腹中央部の損傷に対する治療は外科的治療が第一選択である。 ( )
9. ハムストリングスの肉ばなれは長距離選手に多い。 ( )
10. FAIの画像所見としてCE角25°以上であることが挙げられる。 ( )
11. Cam type FAIの特徴的な画像所見としてα角＞55°，herniation pit，acetabular roof obliguity（ARO）0°以下，Pistol grip変形がある。 ( )
12. Pincer type FAIの特徴的な画像所見の一つとしてcross-over signが挙げられる。 ( )

解答は次ページ下に。

専門医試験ではこんなことが問われる！

① 骨盤周囲の裂離骨折と疲労骨折の好発部位
② 骨盤周囲の肉ばなれの特徴
③ FAIの診断

（第31回 問103・104，第32回 問104・105，第33回 問88，第34回 問65・89など）

531

知識の整理

骨盤周囲の裂離骨折と疲労骨折の好発部位を説明せよ

(設問1〜5)

- 裂離骨折は力学的に脆弱な成長軟骨を有する成長期に多く，筋腱付着部に好発する[1]。
- 上前腸骨棘（anterior superior iliac spine；ASIS）を起始とする筋肉は大腿筋膜張筋，縫工筋の2つである（図1）。
- 上前腸骨棘の剥離骨折は全力疾走やバッティング動作などで生じ，ASISの圧痛や股関節伸展での痛みを呈する[2]。
- 下前腸骨棘（anterior inferior iliac spine；AIIS）を起始とする筋肉は大腿直筋の直頭である（図1）。
- ボールを蹴った後や着地時に受傷することが多く，AIISに圧痛を生じ，股関節を他動的に伸展すると痛みを呈する。
- 坐骨結節の裂離骨折は膝伸展位で股関節の屈曲が矯正されるときに生じ，陸上競技やサッカーでの受傷が多い。
- 坐骨結節を起始とする筋肉のうちスポーツ外傷として重要な筋肉は大腿二頭筋長頭，半腱様筋，半膜様筋である（図2）。
- スポーツによる骨盤周囲の疲労骨折は恥骨と坐骨で多く発生する。

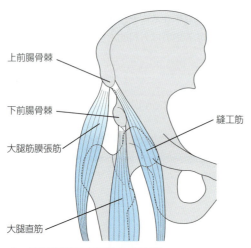

図1 上・下前腸骨棘を起始とする筋
脚の動きを司る筋肉，特にキック動作での脚を前方に振り上げるための筋肉は，骨盤（腸骨）とよばれる出っ張りに付着している。

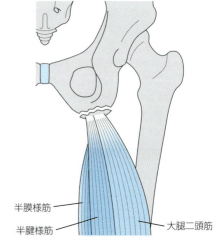

図2 坐骨結節を起始とする筋

正解	1	2	3	4	5	6	7	8	9	10	11	12
	○	×	○	×	○	○	○	×	×	○	×	○

骨盤周囲の肉ばなれの特徴を述べよ

(設問7〜9)

- ▶ 肉ばなれは，筋線維または筋膜の損傷で，一般的に急激な遠心性筋収縮によって生じる。
- ▶ 肉ばなれは，下肢の二関節筋に多く発生する。
- ▶ 腓腹筋の内側頭の肉ばなれは，テニスレッグとよばれ，中高年に多く生じる。
- ▶ ハムストリングスの肉ばなれはサッカーや陸上競技で発生することが多い[3]。
- ▶ 筋肉内の断裂では保存的加療が選択されるが，腱または腱付着部損傷（奥脇の分類Ⅲ型，**表1**）では外科的治療を要する場合もある。

表1 肉ばなれの分類（奥脇の分類Ⅲ型）と治療

	損傷部位	治療	スポーツ復帰時期
Type Ⅰ	筋膜・筋間・筋実質	保存療法	1〜2週間（約2週間）
Type Ⅱ	筋腱移行部	保存療法	1〜3カ月（約6週間）
Type Ⅲ	腱断裂・付着部	保存療法または手術療法	4〜6カ月

(https://koto-orthopaedics.com/pulled-muscle/より引用)

大腿骨寛骨臼インピンジメント（FAI）の診断について説明せよ

(設問6，10〜12)

- ▶ 大腿骨寛骨臼インピンジメント（femoroacetabular impingement；FAI）とは，大腿骨あるいは寛骨臼側の骨形態異常により，股関節運動に伴い大腿骨と寛骨臼縁との間で衝突を繰り返し，寛骨臼縁に存在する股関節唇へのストレスが増大することで疼痛を引き起こす病態である。
- ▶ しゃがみ込みや，長時間の坐位で疼痛が出現する。
- ▶ 股関節屈曲，内旋位とする前方インピンジメントテストで疼痛が惹起される。
- ▶ FAIはcam type，pincer type，mixed typeに分けられる（**図3**）。
- ▶ FAIの画像所見としてCE角25°以上であることが挙げられる。
- ▶ Cam type FAIの特徴的な画像所見としてα角＞55°，herniation pit，pistol grip変形がある。
- ▶ Pincer type FAIの特徴的な画像所見としてARO 0°以下，cross-over signが挙げられる。

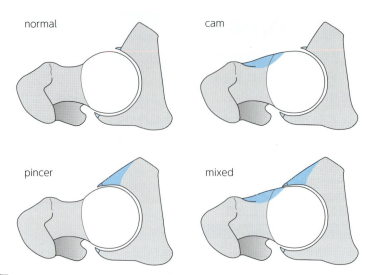

図3 FAIの分類

参考文献

1) 澤口　毅．骨盤・股関節・大腿の外傷．MB Orthop 2010；5：87.
2) 及川泰宏，西須　孝．骨盤裂離骨折．Save the Athlete 股関節スポーツ損傷．東京：メジカルビュー社；2020. p.96-107.
3) 奥脇　透．肉離れの診断と治療．日本臨床スポーツ医学会誌 2016；24：331-3.
4) 日本股関節学会FAIワーキンググループ．大腿骨寛骨臼インピンジメント（FAI）の診断について（日本股関節学会指針）．日本股関節学会ニュースレター 2015年9月号（創刊号）：14.（Hip Joint 2015；41：1-6.）

VI 外傷／スポーツ外傷・障害

膝関節

膝靱帯損傷

合格へのチェック！ 正しいものに○，誤ったものに×をつけよ．

基本

1. スポーツによる靱帯損傷での膝関節血症の原因では前十字靱帯が最も頻度が高い． （　）
2. 後十字靱帯損傷は膝関節靱帯のなかで，手術頻度が最も多い． （　）
3. 若年者（10歳台）では，前十字靱帯損傷よりも付着部骨片を伴う損傷である顆間隆起骨折が起こりやすい． （　）
4. 後十字靱帯損傷は，膝関節靱帯損傷のなかで一番発生頻度が高い． （　）
5. 内側側副靱帯損傷は，単独の新鮮損傷では通常，一次修復が選択される． （　）
6. 前十字靱帯不全があると，経年的に特に外側の半月板や軟骨損傷が起こりやすい． （　）
7. 新鮮前十字靱帯損傷では，膝関節の亜脱臼（膝くずれ）によって外側半月板後節損傷が合併しやすい． （　）
8. 脛骨後方落ち込み徴候を認め，後方引き出しテスト陽性となれば単独損傷でも診断は容易である． （　）

発展

9. 内側側副靱帯損傷では，30°屈曲位での外反ストレステスト，MRI検査を含めて診断する． （　）
10. 伸展位での外反ストレステストが陽性の場合には後十字靱帯損傷と内側側副靱帯損傷の合併を疑う． （　）
11. 前内側線維束は膝屈曲位で緊張，後外側線維は膝伸展位で緊張する． （　）
12. 後十字靱帯損傷で後外側回旋不安定性を認める場合は，後外側支持機構損傷の合併があり手術適応となる． （　）
13. 前十字靱帯損傷では，関節包付着部の脛骨前内側の剥離骨折であるSegond骨折がみられることがある． （　）
14. 前十字靱帯損傷時の骨挫傷は大腿骨外側顆部と脛骨外側後方にみられ，大腿骨外側関節面の陥凹（notch sign）が生じることがある． （　）

解答は次ページ下に．

専門医試験ではこんなことが問われる！
① 前十字靱帯損傷の疫学，病態，合併損傷
② 前十字靱帯損傷の診断，手術（再建術）
③ 後十字靱帯損傷の疫学，病態，診断

（第29回 問108，第32回 問106・107など）

知識の整理

前十字靱帯損傷について説明せよ　　(設問1〜3, 6〜7, 11, 13〜14)

受傷起点，合併症
- 前内側線維束は膝屈曲位で緊張，後外側線維は膝伸展位で緊張する。
- 受傷起点はコンタクトスポーツよりノンコンタクトスポーツで多い。
- 膝関節外反位での受傷が多く，内側側副靱帯損傷を合併することが多い（**図1**）。
- 新鮮前十字靱帯損傷では，膝関節の亜脱臼（膝くずれ）によって外側半月板後節損傷を合併しやすい（**図1**）。
- 前十字靱帯不全があると，経年的に特に内側の半月板や軟骨損傷が起こりやすい。
- 関節包付着部の脛骨前外側の剥離骨折であるSegond骨折がみられることがある。
- 損傷時の骨挫傷は大腿骨外側顆部と脛骨外側後方にみられ，大腿骨外側関節面の陥凹（notch sign）が生じることがある。

診断
- スポーツによる靱帯損傷での膝関節血症の原因で最も頻度が高く，診断にも役立つ。
- 前十字靱帯損傷は主に徒手検査やMRI検査によって診断でき，膝関節鏡検査による診断はまれである。
- 前十字靱帯損傷ではLachmanテスト，pivot shiftテスト，Nテストが陽性となる。前方引き出しテストよりもLachmanテストのほうが陽性率が高い。

治療
- 膝関節靱帯のなかで手術頻度が最も多く，自家膝蓋腱や大腿四頭筋腱，屈筋腱などを用いた再建術が行われる。
- 前十字靱帯再建術後はスポーツ活動の完全復帰に通常6ヵ月以上を要する。
- 若年者（10歳台）では前十字靱帯付着部の骨片を伴う損傷である顆間隆起骨折が起こりやすく，Meyers-McKeever分類が使用され，転位が大きい場合には一次修復が行われる。

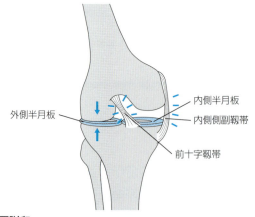

図1　膝関節外反，脛骨前方亜脱臼
内側側副靱帯損傷，前十字靱帯損傷，外側半月板損傷が起こる。

正解	1	2	3	4	5	6	7	8	9	10	11	12	13	14
	○	×	○	×	○	×	×	×	○	×	○	○	×	○

後十字靱帯損傷について説明せよ

(設問4, 8, 12)

▶ スポーツによる受傷よりも交通事故などでの受傷が多い。

▶ 屈曲位での制動を行っているため，損傷例では屈曲位で不安感を訴える。新鮮例では脛骨を後方に押し込むと膝窩部に疼痛を生じる。脛骨が後方へ移動するためMRIや関節鏡で前十字靱帯が緩んで見えることがある。

▶ 脛骨後方落ち込み徴候を認め，後方引き出しテスト陽性となるが，単独損傷では陰性と誤判定しやすい。

▶ 単独損傷の機能予後は比較的よく，保存療法が第一に行われて早期からのスポーツ復帰も可能な症例も多い。

▶ 後外側回旋不安定性を認める場合は後外側支持機構損傷を合併しているため手術適応となる。

▶ 膝不安定性から半月板損傷や軟骨損傷を生じることがある。

内側側副靱帯損傷について説明せよ

(設問5, 9〜10)

▶ 膝関節外反ストレスが加わって受傷する。膝関節靱帯損傷のなかで一番発生頻度が高い。

▶ 30°屈曲位にて外反ストレステストを行い，MRI検査含めて診断する。

▶ 単独の新鮮損傷では通常保存治療が選択される。

▶ 前十字靱帯損傷を合併することも多く，関節内血腫を認めている場合は積極的に合併を疑う。

▶ 伸展位での外反ストレステストで陽性の場合には前十字靱帯損傷の合併を疑う。

VI
外傷／スポーツ外傷・障害／膝関節

膝蓋骨脱臼

合格へのチェック！

正しいものに〇，誤ったものに×をつけよ。

1. 膝蓋骨が外側へ脱臼する。 （　　）
2. 内側膝蓋大腿靱帯の損傷を伴うことは少ない。 （　　）
3. 接触損傷ではコンタクトスポーツなどでの強い外力によって脱臼する。 （　　）
4. 非接触損傷では屈曲位から伸展した際など（ジャンプした時）に発症する。 （　　）
5. 膝蓋大腿関節の形態異常などの脱臼素因が関与している。 （　　）
6. 膝蓋骨低位，膝蓋骨低形成，大腿骨顆部形成不全，脛骨粗面外方偏位はすべて解剖学的脱臼素因である。 （　　）
7. 全身関節弛緩，外反膝は両方とも脱臼素因である。 （　　）
8. 脱臼の整復には困難を要すことが多く，脱臼位で運ばれてくることがほとんどである。 （　　）
9. 膝蓋骨のapprehension testが陽性となる。 （　　）
10. 膝蓋骨脱臼に対しては第一選択として内側膝蓋大腿靱帯再建術などが行われる。 （　　）

解答は次ページ下に。

専門医試験では こんなことが 問われる！

> ①膝蓋骨脱臼の疫学，脱臼素因，病態
> ②膝蓋骨脱臼の診断と治療法

（第27回 問78，第30回 問106・108など）

知識の整理

膝蓋骨脱臼の疫学，脱臼素因，病態について述べよ　　　　（設問1〜7）

▶ 内側膝蓋大腿靱帯の損傷を伴って膝蓋骨が外側へ脱臼する。

▶ 接触損傷ではコンタクトスポーツなどでの強い外力によって脱臼するが，非接触損傷では伸展位から膝関節外反で屈曲した際など（ジャンプの着地など）に発症する。

▶ 10歳台に多く，膝蓋大腿関節の形態異常などの脱臼素因が関与している。素因としては，膝蓋骨高位，膝蓋骨低形成，大腿骨顆部（滑車）形成不全，脛骨粗面外方偏位，全身関節弛緩，外反膝などがある。

膝蓋骨脱臼の診断と治療法　　　　（設問8〜10）

▶ 自然整復されることが多く，見逃されることもある。

▶ 膝伸展にて外側へ膝蓋骨を亜脱臼させながら屈曲しようとすると不安感が誘発されるapprehension testが陽性となる。単純X線検査では膝蓋骨が傾いて外側に寄っているため膝蓋骨厚は見かけ上増大している。さらにCT検査で形態異常や裂離骨折を確認，MRIでは軟骨損傷の評価を行う。

▶ 通常，初回脱臼では保存治療が第一に選択される。反復性膝蓋骨脱臼となってしまった際には内側膝蓋大腿靱帯再建術や脛骨粗面内方移行術などが行われる。

スポーツ障害（有痛性分裂膝蓋骨，ランナー膝，ジャンパー膝，離断性骨軟骨炎）

合格へのチェック！

正しいものに〇，誤ったものに×をつけよ。

1. ランナー膝では膝周囲の多種多様な症状を含み，疼痛部位が限局しないことが多い。（　　）
2. ジャンパー膝は膝前面，特に膝蓋骨下極に圧痛を認め，尻上がり現象が陰性となる。（　　）
3. Osgood-Schlatter病は膝蓋腱の脛骨粗面部への牽引により生じる骨端症である。（　　）
4. Osgood-Schlatter病は15〜20歳の女子に多く，スポーツによる使いすぎが原因となることが多い。（　　）
5. Osgood-Schlatter病の予後は良好で脛骨粗面の隆起も改善する。（　　）
6. Sinding-Larsen-Johansson病は，単純X線像では異常所見を認めない。（　　）
7. 有痛性分裂膝蓋骨は骨片が上外側にあるⅢ型が最も多く，外側広筋付着部に発生する。（　　）
8. 有痛性分裂膝蓋骨は中年のランナーに多い。（　　）
9. 鵞足付着部炎は一般的に脛骨内側部の圧痛を認める。（　　）
10. 膝窩筋腱炎は一般的に膝関節後面の圧痛を認める。（　　）
11. 離断性骨軟骨炎は大腿骨外側顆に好発する。（　　）
12. 離断性骨軟骨炎は，早期の手術療法が第一選択である。（　　）

解答は次ページ下に。

専門医試験では こんなことが 問われる！

> ①スポーツによる使いすぎが原因の腱付着部痛の分類
> ②離断性骨軟骨炎の診断，治療
>
> （第28回 問109，第32回 問106，第34回 問91など）

前ページの答え

正解	1	2	3	4	5	6	7	8	9	10
	〇	×	〇	×	〇	×	〇	×	〇	×

知識の整理

スポーツによる使いすぎが原因の腱付着部痛の分類を説明せよ（図2）
（設問1〜10）

- ランナー膝とはランニングによる使いすぎが原因の慢性の膝痛の総称であり，膝周囲の多種多様な症状を含み疼痛部位が限局しないことが多い。
- 腸脛靱帯炎はランナー膝の1つであり，膝関節外側の大腿骨外側上顆部の疼痛が特徴的で，腸脛靱帯との機械的摩擦が原因となる。
- ジャンパー膝は大腿四頭筋腱炎，膝蓋腱炎とよばれ，膝前面，特に膝蓋骨下極に圧痛を認め，尻上がり現象が陽性となることが多い。Osgood-Schlatter 病やSinding-Larsen-Johansson 病は広義のジャンパー膝である。
- Sinding-Larsen-Johansson 病は，膝蓋骨下端の痛みを認め，単純 X 線像で膝蓋骨下端の亀裂様陰影，骨透亮像，骨棘，小骨片がみられる。8〜12歳の男子に多い。保存加療で予後は良好である。
- Osgood-Schlatter 病は大腿四頭筋の過度な収縮の繰り返しにより，膝蓋腱の脛骨粗面部への慢性的な牽引による機械的刺激牽引により生じる骨端症である。安静時痛はほとんどなく，10〜15歳の男子に多い。予後は良好であるが，疼痛改善後も脛骨粗面の隆起はそのままであることが多い。成長終了時点で痛みが残存している場合には骨片を外科的に摘出することがある。
- 分裂膝蓋骨の多くは分裂部に症状がなく治療は必要ないが，スポーツ活動による牽引の反復で痛みを伴うことがあり有痛性分裂膝蓋骨とよぶ。

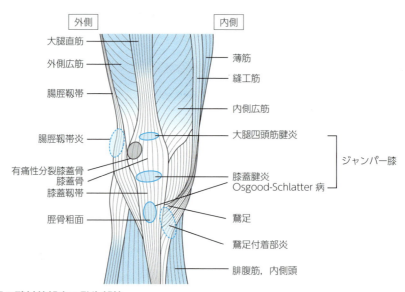

図2 膝周囲の腱付着部痛の発生部位

正解	1	2	3	4	5	6	7	8	9	10	11	12
	○	×	○	×	○	×	×	○	×	○	×	×

▶ 有痛性分裂膝蓋骨は骨片が上外側にあるⅢ型が最も多く，外側広筋付着部に発生する。10～15歳の男子に多く，大腿四頭筋の急激な収縮を行う競技と関連が深い。保存治療が一般的であるが，難治性の場合には外側広筋付着部の剥離や骨片摘出が行われる。

▶ 鵞足付着部炎は脛骨近位内側部の圧痛を認める。

▶ 膝窩筋腱炎は大腿骨外側顆の付着部の圧痛を認める。

離断性骨軟骨炎の診断，治療について述べよ
(設問11～12)

▶ スポーツを行っている思春期から20歳台に好発する関節軟骨の直下で骨組織が関節軟骨とともに離断していく病態である。

▶ 大腿骨内側顆に好発し，15～30％で両側性である。

▶ 障害部位が遊離していない場合はまず保存加療が行われ，症状の軽い場合はスポーツ活動の制限を行い，症状が強い場合は松葉杖を用いて免荷し徐々に荷重をかけていく。

▶ 手術療法は骨軟骨片の遊離したもの（X線像やMRIで確認できる）や，疼痛が改善しない保存療法では難治性の場合に行われる。

▶ 完全に遊離していない場合は骨髄刺激法（ドリリング）や骨釘，吸収性ピンを用いた固定，軟骨の変性が強い場合には骨軟骨炎柱移植や自家培養軟骨移植術などが行われる。

Ⅵ 外傷／スポーツ外傷・障害／膝関節

VI 外傷／スポーツ外傷・障害

足部・足関節

アキレス腱断裂

合格へのチェック！

正しいものに○，誤ったものに×をつけよ。

1. 危険因子にアキレス腱の肥厚がある。 （　）
2. 踵骨付着部から約3横指上で断裂することが多い。 （　）
3. アキレス腱断裂をすると足関節底屈の筋力低下がみられ，つま先立ちは困難になるが，足関節底屈は可能である。 （　）
4. シモンズテストは腹臥位で行う。 （　）
5. 保存療法は成績が不良であり手術が必要である。 （　）
6. 直視下縫合術では腓腹神経損傷を合併しやすい。 （　）

解答は次ページ下に。

専門医試験ではこんなことが問われる！

① アキレス腱断裂の疫学
② アキレス腱断裂の診断と治療

（第31回 問108，第32回 問109，第35回 問70など）

知識の整理

アキレス腱断裂について説明せよ　　　　　　　　　　　　　　　　　　（設問1〜2）

- ▶ 好発年齢は30〜40歳台であり，男性に多い。
- ▶ スポーツによる受傷が多いが，高齢者では転倒など日常生活中の軽微な外傷でも生じる。
- ▶ 断裂部位は踵骨停止部から2〜6cm近位が多い。
- ▶ アキレス腱の肥厚は腱の変性など退行性変化を示唆し，アキレス腱断裂のリスクファクターになりうる。

アキレス腱断裂の診断と治療について説明せよ　　　　　　　　　　　　（設問3〜6）

- ▶ 足関節底屈筋力が低下し，つま先立ちは困難となる。後脛骨筋腱や長母趾屈筋・長趾屈筋の筋力により足関節の底屈自体は可能であり注意を要する。
- ▶ 歩行は可能なこともあるが，爪先立ちは不可能となる。

542

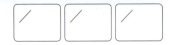

- ▶断裂部に陥凹を触知する。
- ▶腹臥位で膝を90°屈曲させた場合，健側はやや底屈位だが健側は中間位を示す。
- ▶トンプソンテスト（Thompsonテスト）：患者をベッドの上で立て膝をさせた状態で足関節をベッドの端から出す，または腹臥位で膝を90°に曲げた状態にする。検者が下腿三頭筋をつかんで足が底屈するのを正常（陰性）とし，底屈がみられない場合を陽性とする。
- ▶シモンズテスト（Simmondsテスト）：患者を腹臥位で膝伸展位として，足関節を台の端から出す。検者が下腿三頭筋をつかんで足関節が底屈しなければアキレス腱が断裂していることが示唆される（陽性）。
- ▶手術による腱縫合法とギプスや装具を用いた保存療法があり，適切に治療されればどちらも良好な治療成績が得られる。
- ▶手術は直視下に断裂部を展開して縫合する直視下縫合術と，小皮切で断裂部を展開せずに縫合する経皮縫合術がある。腓腹神経はアキレス腱の外側の皮下を走行しており，直視下手術では神経を確認し損傷を回避することが可能であるが，経皮縫合術では腓腹神経の近くから経皮的に縫合針を刺入するため神経損傷を合併しやすく，十分に注意する必要がある。

Ⅵ 外傷／スポーツ外傷・障害／足部・足関節

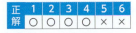

543

下腿のスポーツ障害

合格へのチェック！　正しいものに○，誤ったものに×をつけよ．

1. 下腿の疲労骨折で難治性となるのは，脛骨骨幹部中央部前方と舟状骨と第5中足骨近位骨幹部である．（　）
2. 扁平足などの足の形態異常，下腿の筋力不足，足関節の柔軟性の低下が要因となる．（　）
3. ダッシュやジャンプを繰り返すスポーツで中高生に多くみられ，症状は脛骨外側の中央から下方に生じる痛みと腫脹である．（　）
4. 急性コンパートメント症候群では筋内圧が著明に高くなり30mmHg以上となる．（　）
5. 急性コンパートメント症候群を疑う所見は，強い疼痛，著明な腫脹，末梢の冷感や蒼白，麻痺や感覚低下，および脈拍の減弱や消失である．（　）
6. 急性コンパートメント症候群は前方および外側コンパートメントのみで発生する．（　）
7. 筋内圧が高く循環障害が疑われる場合は，まずは保存的に患肢を挙上してクーリングを行う．（　）
8. 慢性コンパートメント症候群は走りすぎなどの運動による過負荷で生じ，両側性に起きることが多い．（　）
9. 慢性コンパートメント症候群の治療は，安静，アイシング，ストレッチなどを行う．（　）

解答は次ページ下に．

専門医試験ではこんなことが問われる！

① 難治性になる疲労骨折
② シンスプリント
③ 慢性労作性下腿区画症候群

（第28回 問110，第30回 問109，第34回 問69，第36回 問30など）

知識の整理

下腿の疲労骨折について説明せよ　　　　　　　　　　　　　　　　　　　　　（設問1）

脛骨疲労骨折

▶ 疲労骨折のなかでも発症頻度が高いとされている．

▶ 骨折が近位1/3の部位に生じるものを疾走型骨折，中央1/3に生じるものを跳躍型骨折とよび，主にランニングやジャンプ動作が原因となる．

▶ 症状は痛みや熱感，圧痛であり，発症初期の痛みは運動中にのみ生じるが，進行すると安静時にも痛みを感じるようになる．

▶ まずX線検査を行うが，発症初期には病変は描出されないことが多い．4～6週間ほどで骨の修復反応として，骨膜反応と仮骨形成がみられる（図1）．

▶ MRIは発症初期でも骨内の輝度変化を捉えることが可能で診断に有用である．

▶治療は基本的にはスポーツを中止して安静を図る。骨折部の転位が著しい場合や跳躍型骨折のように難治性骨折の場合には，手術で骨折部の整復固定を行う。

腓骨疲労骨折
▶比較的治りやすい骨折であり，治療は原則保存治療である。

中足骨疲労骨折
▶好発部位は第3中足骨骨幹部であり，以下第2，第4，第5の順で第1はまれである。
▶第5中足骨近位骨幹部の疲労骨折はJones骨折といわれ（**図2**），サッカー・フットサルで多く発生し，比較的難治性である。

舟状骨疲労骨折
▶陸上競技やサッカーなど多く走るスポーツで起こりやすい。難治性の骨折であり，手術が必要になることも多い。

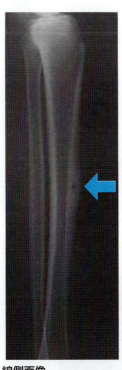

図1　脛骨X線側面像

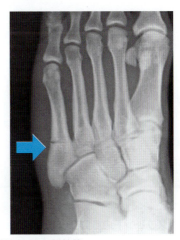

図2　足部X線内斜位像

シンスプリント（脛骨過労性骨膜炎）について説明せよ　　（設問2〜3）

- ▶ 陸上，サッカー，バスケットボールなど，ダッシュやジャンプを繰り返すスポーツで中高生に多くみられる。
- ▶ 症状は脛骨内側の中央から下方に生じる痛みと腫脹である（**図3**）。痛みが強い場合は疲労骨折との鑑別が必要である。
- ▶ 発生要因としては，扁平足などの足の形態異常，下腿の筋力不足，足関節の柔軟性の低下，などが挙げられる。
- ▶ 画像診断において，X線撮影で異常はみられない。MRIでは骨内の輝度変化は認めないため，疲労骨折との鑑別に有用である（**図4**）。
- ▶ 治療は運動を休止して安静にし，アイシングや消炎鎮痛薬，湿布で炎症を抑え痛みの軽減を図る。扁平足がある場合には，足底板（インソール）を使用し患部への負荷を減らす。

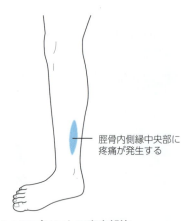

図3　シンスプリントの疼痛部位

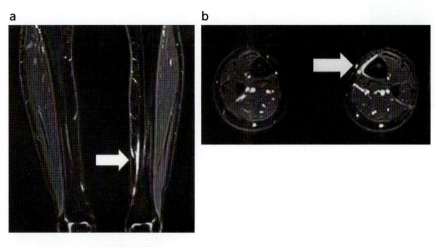

図4　MRI T2強調脂肪抑制像
a：coronal像
b：axial像

下腿コンパートメント症候群（区画症候群）について説明せよ　　（設問4〜9）

- 下腿は筋膜や骨間膜などによって4つの区画に分けられる（**図5**）。
- 区画内の筋内圧が上昇して組織が循環障害を起こす状態である。
- 急性コンパートメント症候群は強い打撲や骨折などの外傷に伴って生じることが多く，慢性コンパートメント症候群は走りすぎなどによって生じる。

急性コンパートメント症候群

- 強い打撲や骨折，阻血後の再灌流などによって生じ，区画内で筋内圧が著明に上昇し，不可逆的な筋壊死と神経麻痺を起こす。4つの区画すべてで発生する可能性がある。
- 症状は，強い疼痛，著明な腫脹，末梢の冷感や蒼白，麻痺や感覚低下，および脈拍の減弱や消失である。
- 区画内圧が30mmHg以上であり，循環障害が疑われる場合は，壊死を起こし重篤な後遺症を残す危険性が高いため，緊急で筋膜切開（減張切開）を行う。壊死を起こさないためのゴールデンタイムは8〜12時間とされている。

慢性コンパートメント症候群

- 慢性コンパートメント症候群は走りすぎなどの運動による過負荷が誘因となる。
- 運動中または運動後に，疼痛，しびれ，筋の硬結，筋力低下などを生じるが安静によって軽快する。
- 5〜70%で両側に起きる。70〜80%は前方コンパートメントに生じ，後方コンパートメントに生じることはまれである。
  治療は，基本的には保存療法であり，安静，アイシング，ストレッチなどを行う。

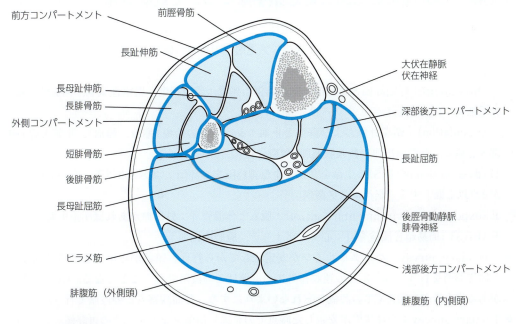

図5　下腿の解剖図

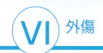

VI 外傷

その他

救命救急

合格へのチェック！　　正しいものに○，誤ったものに×をつけよ．

1. 救命処置の評価は循環から行う．　　　　　　　　　　　　　　　　　　　（　）
2. 心タンポナーデの3徴候は，低血圧，頸静脈怒張，奇脈である．　　　　　　（　）
3. 前胸部に外傷のある患者で輸液を行ってもショックが遷延する場合，心タンポナーデを考える．（　）
4. 動揺胸郭では，吸気時に胸壁が陥没する．　　　　　　　　　　　　　　　（　）

解答は次ページ下に．

専門医試験ではこんなことが問われる！

ERにおける診断・治療の優先順位

（第28回 問91，第32回 問94など）

知識の整理

診断・治療の優先順位を考慮した診察手順について説明せよ　（設問1〜4）

▶ Primary survey（ABCDE approach）：項目ごとに評価したら治療し，次の項目の評価を行う．
　A（airway）：気道評価，確保と頸椎保護：気道閉塞の有無の確認，気道確保，頸椎カラーの装着
　B（breathing）：呼吸評価と致命的な胸部外傷の処置：気道損傷，緊張性気胸，開放性気胸，大量血胸，frail chest
　C（circulation）：循環評価および蘇生と止血：ショックの治療（輸液，輸血），単純X線（胸部・骨盤），胸腔内出血，後腹膜血腫（骨盤骨折）
　D（dysfunction of CNS）：生命を脅かす中枢神経障害の評価：GCS 8点以下，経時的にGCSが2点以上低下する，脳ヘルニア徴候
　E（exposure & environmental control）：脱衣と体温管理：外出血があれば圧迫止血
　F（FAST〈簡易超音波検査〉）：心タンポナーデ，腹腔内出血
▶ Secondary survey：バイタルサインが安定化してから行う．頭部から足先までの系統診察と画像診断を行う．ほとんどの運動器外傷の評価はこの段階で行うこととなる．GCSの低下がある場合などは頭部CTの評価を忘れないようにする．背面観察もこの段階で行う．
▶ Tertiary survey：全身状態が安定した時点での見逃し損傷をなくすための再評価．

参考文献
1) 大鳥精司ほか 編，TEXT整形外科，改訂第5版，2019，東京：南山堂：2020. p.307-10.

548

集団災害

合格へのチェック！　正しいものに○，誤ったものに×をつけよ．

1. 集団災害時には3T'sが必要とされているが，これはトリアージ (triage)，搬送 (transportation)，輸液 (transfusion) のことである．（　）
2. 受傷者が多いので，トリアージは1回行う．（　）
3. 意識はなく，瞳孔は散大し，自発呼吸がない患者には，赤のトリアージタグをつける．（　）
4. 意識はあるが，頭部に挫創があり，外耳孔から出血している患者には黄のトリアージタグをつける．（　）

解答は次ページ下に．

専門医試験ではこんなことが問われる！
① 災害現場で必要とされる医療体制
② 災害現場における治療優先順位

（第25回 問85など）

知識の整理

災害医療について説明せよ

▶ 集団災害とは多数が被災する災害を意味し，大人数の負傷者が短時間のうちに発生する．平時の救急医療は医療資源（人・物）が治療対象より多い環境で行われるが，災害医療では医療資源より治療対象が膨大になる．すべての患者に最良の医療を提供できない．従って災害医療の目的は多数の負傷者に対して最大限の医療を提供することである．

集団災害時の体制 (3T's) について説明せよ　　　（設問1）

▶ Triage：医療介入の優先度の選定．
▶ Transportation：適切な医療機関への搬送．単一の医療機関では対応困難である．
▶ Treatment：適切な時期に適切な治療．

前ページの答え

正解	1	2	3	4
	×	○	○	○

トリアージについて説明せよ　　　　　　　　　　　　　　　　　　　　　　　（設問2～4）

▶ 治療処置の優先度は赤，黄，緑，黒。状況が変化する可能性があり，適宜再評価を行う（**表1**）。
▶ 以下に例を挙げる。
・意識はあるが四肢を動かせず，肩をわずかに外転できる：脊髄損傷，黄
・胸部に木の枝が刺さり，呼吸苦を訴え，チアノーゼがある：開放性気胸，赤
・右下腿に開放骨折があり痛みを訴えており，足背動脈の脈拍が触れない：開放骨折，動脈損傷疑い，黄
・腹部を打撲し歩行可能であった。現場で待機中に意識を失った。capillary refill timeは2秒より長い：腹腔内損傷，出血性ショック，緑→赤

表1　トリアージ表

タグ	分類	状態/病態	具体例
赤	最優先	救命のためにただちに処置を要するもの。	気道閉塞，呼吸困難，重症熱傷，止血困難な開放出血，出血性ショック
黄	待機	治療開始が遅れても生命の危険がないもの。バイタルサインが安定しているもの。	熱傷，頭部外傷
緑	保留	上記以外の損傷	骨折，挫傷，小範囲熱傷
黒	無呼吸/死亡	気道を確保しても自発呼吸がないもの。すでに死亡している，あるいは明らかに即死状態であり心肺蘇生を施しても組成の可能性のないもの。	

参考文献
1) 井樋栄二，吉川秀樹，津村　弘，ほか編．標準整形外科学．第14版．東京：医学書院；2020. p.751-3.

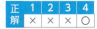

開放骨折と挫滅創

合格へのチェック！ 　　　　　正しいものに〇，誤ったものに×をつけよ。

1. 汚染された挫滅創だが，必ず創部を閉創する。 （　　）
2. 砂や泥は残さないように汚染組織とともに切除する。 （　　）
3. 油類の汚れはベンジンで洗う。 （　　）
4. 汚染された挫滅創がある場合には広域抗菌薬を投与する。 （　　）
5. 汚染された挫滅創を伴う開放骨折があった場合には汚染創から離れた部位に創外固定を
　設置する。 （　　）

解答は次ページ下に。

専門医試験では こんなことが 問われる！

①抗菌薬の選択
②デブリドマンの方法と時期
③開放骨折の初期治療

（第28回 問85，第31回 問84，第33回 問72など）

知識の整理

▶ 皮膚が損傷され骨折部が外界と交通した状態が開放骨折であり，本来無菌である骨軟部組織が細菌に曝露される。感染リスクが高く，その予防のために積極的な治療を要する。

開放骨折の分類について説明せよ

▶ 最も用いられるのがGustilo分類（**表2**）だが，医師の主観に左右されることも多く，経過観察中に変わることもある。
▶ ほかにはGanga Hospital ScaleやOTA（Orthopaedic Trauma Association）分類が用いられる。

VI 外傷／その他

表2　Gustilo 分類

	Type Ⅰ	Type Ⅱ	Type Ⅲ		
創の大きさ	＜1cm	＞1cm	＞10cm		
汚染	軽度	中等度	高度		
軟部組織	軽度	中等度	高度		
			Ⅲa	Ⅲb	Ⅲc
			被覆可能	被覆不能	動脈損傷を伴う

開放骨折の治療について説明せよ

(設問1〜5)

- ▶ 適切な抗菌薬の選択：広域抗菌薬の投与。汚染のない開放骨折であれば第1世代あるいは第2世代セフェム系抗菌薬を選択する。汚染が強い創部では広域抗菌薬の投与を行う。
- ▶ 早期の徹底的なデブリドマン：洗浄，異物・組織の除去，創面清掃。徹底的なデブリドマンが6〜8時間以内（ゴールデンタイム）に行われた場合には感染の発生は最小限に防止される。汚染組織の除去と生理食塩水での洗浄を原則とする。初回手術時に挫滅された組織の生死判定が困難な場合，受傷から24〜72時間後に再度手術室にてデブリドマンを行う（second look）ことを検討する。
- ▶ 骨折部の適切な固定方法の選択。
- ▶ 血行豊富な軟部組織を用いた開放創の被覆。受傷1週間程度で骨・軟部組織の再建を目指す。良好な軟部組織の存在なしに内固定だけを行うことは勧められない。

参考文献
1) 大鳥精司ほか 編. TEXT整形外科. 改訂第5版, 2019, 東京：南山堂；2020. p.311-2.
2) 井樋栄二, 吉川秀樹, 津村　弘, ほか編. 標準整形外科学. 第14版. 東京：医学書院；2020. p.742-5.

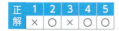

外傷の合併損傷

合格へのチェック！　　　正しいものに〇，誤ったものに×をつけよ．

1. 圧挫症候群に対する治療にはカリウムを含む輸液を用いる。　　　（　）
2. 急性区画症候群と診断したら翌日以降に手術を計画する。　　　（　）
3. Volkmann拘縮では前腕回内，手関節屈曲位をとる。　　　（　）
4. 脂肪塞栓症候群は点状出血斑，呼吸症状とX線像上の両肺野病変，頭部外傷やほかの原因によらない脳神経症状のいずれかで診断できる。　　　（　）
5. 脂肪塞栓症候群を発症した場合には，手術加療は好ましくないので保存的加療を選択する。　　　（　）

解答は次ページ下に．

専門医試験ではこんなことが問われる！
① 圧挫症候群の初期治療
② 急性区画症候群
③ 脂肪塞栓症候群の診断

（第29回 問85，第31回 問30，第32回 問33など）

知識の整理

挫滅（圧挫）症候群について説明せよ　　　（設問1）

▶ 病態：重量物などによって四肢，骨盤あるいは腹部が長時間圧迫され，解除した際に起こる再灌流障害である。地震による建物の倒壊，交通事故による挟撃，薬物過量服用による意識障害などによる広範囲の筋壊死により大量のカリウム，リン酸，ミオグロビン，クレアチンキナーゼが血中に放出される。これらが全身の臓器に障害を及ぼす。急激な代謝性アシドーシス，急性腎不全，高カリウム血症を生じる。

▶ 治療：ショックと腎不全の治療のため，初期の大量輸液を行う。その際にはカリウムを含む輸液は禁忌となる。アシドーシスの補正，腎不全と高カリウム血症に対して血液透析，筋区画症候群に対して筋膜切開を行う。

急性区画症候群について説明せよ

(設問2〜3)

- 病態：骨，筋膜，骨間膜，筋膜中核に囲まれた閉鎖腔（筋区画）において，出血，毛細血管の透過性の増加，浮腫などにより筋区画内圧が上昇し，循環障害を起こし組織が変性する状態。最終的には組織の壊死をきたすこともある。特に前腕にきたした阻血性拘縮をVolkmann拘縮とよぶ。小児の上腕骨顆上骨折に続発して生じることが多い。前腕は回内，手関節は屈曲，母指は内転，中手骨指節骨間関節（metacarpo phalangeal；MP関節）は伸展位，近位指節骨間関節（proximal inter phalangeal；PIP関節）は屈曲位の不良肢位をとる
- 診断：罹患部位の外傷や運動に対して不釣り合いな強い疼痛と局所の主張を認めた場合には本症を疑う。区画内圧の測定を行う。区画内圧が30〜45mmHgを超えるもの，あるいは拡張期血圧との差が30mmHgを下回るものを手術適応とすることが多い。
- 治療：阻血性壊死を起こすと重篤な後遺症を残す危険性が高いため，超緊急での筋膜切開を行う。皮膚は一期的に閉鎖できないことが多く，経過によっては植皮を要することもある。

脂肪塞栓症候群について説明せよ

(設問4〜5)

- 病態：骨折により骨髄から遊離した脂肪滴が全身の臓器に塞栓を起こす。典型的には受傷後1〜2日で発症する。
- 診断：外傷で説明できない呼吸不全や意識障害がある場合に本症を疑う（p.159，**表1**参照）。
- 治療：特異的な治療法はないが全身管理と並行して骨折部の安定化を図る。

参考文献

1) 井樋栄二, 吉川秀樹, 津村 弘, ほか編. 標準整形外科学. 第14版. 東京：医学書院；2020. p745-7.
2) 井樋栄二, 吉川秀樹, 津村 弘, ほか編. 標準整形外科学. 第14版. 東京：医学書院；2020. p768-71.
3) 井樋栄二, 吉川秀樹, 津村 弘, ほか編. 標準整形外科学. 第14版. 東京：医学書院；2020. p490-1.
4) 大鳥精司ほか 編. TEXT整形外科, 改訂第5版, 2019, 東京：南山堂；2020. p312-3.
5) 大鳥精司ほか 編. TEXT整形外科, 改訂第5版, 2019, 東京：南山堂；2020. p318-20.
6) von Keudell AG, Weaver MJ, Appleton PT, et al. Diagnosis and treatment of acute extremity compartment syndrome. Lancet 2015；386：1299-310.

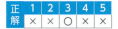

VII

リハビリテーション

VII リハビリテーション

理学療法・作業療法・運動療法

合格へのチェック！

正しいものに〇，誤ったものに×をつけよ。

1. 温熱療法の効果として，疼痛閾値の低下がある。（　）
2. 水中歩行時の酸素摂取量は，陸上よりも多い。（　）
3. 心疾患の合併症例では，等尺性訓練が適している。（　）
4. 階段で杖を使用するときは，患側から昇る。（　）
5. 腕立て伏せは等張性訓練であり，上腕三頭筋は，肘伸展（求心性収縮），肘屈曲（遠心性収縮）を繰り返している。（　）
6. 片麻痺患者では，更衣時に麻痺側から袖を通す。（　）
7. 脳卒中では，上肢機能のほうが下肢機能よりも改善しやすい。（　）
8. 機能的自立度評価法（FIM）は，QOLの評価指標である。（　）
9. 粗大運動能力尺度（gross motor function measure；GMFM）は，脊髄損傷の評価法である。（　）

解答は次ページ下に。

専門医試験では こんなことが問われる！

① 物理療法の禁忌
② 理学療法と作業療法の概念
③ 運動療法（筋力増強訓練，可動域訓練）
④ 日常生活動作の評価法
⑤ 杖の使用法

（第30回 問111・113・114，第32回 問110・113，第33回 問93 など）

知識の整理

物理療法の禁忌について説明せよ
(設問1〜2)

- 理学療法は患者の基本的な運動能力の改善を目的とし，運動療法と物理療法に分けられる．
- 物理療法の一つとして温熱療法があり，運動器の急性炎症以外の疼痛に効果があるといわれる．疼痛閾値を上昇させ，コラーゲンの伸長性を改善させるため，筋の緊張緩和目的に，運動療法前に実施することが多い．ホットパック，パラフィン浴，渦流浴，赤外線などの表面温熱と，極超短波（マイクロ波），超音波の深達温熱がある．
- 意識障害や感覚障害，急性炎症，出血傾向は禁忌となるので注意する．また，脳実質，成長期の骨端部，子宮や性腺は禁忌部位である．
- パラフィンは，被膜を形成することにより保温性に優れる．また，熱伝導が水の約1/3ときわめて小さく，60℃の高温を使用しても熱傷を起こさない．
- 極超短波療法は，プレートなどの金属やペースメーカーなどが挿入されている部位での使用は禁忌である．特にペースメーカー装置の誤作動による熱傷のリスクがある．
- 電気刺激療法でもペースメーカーは禁忌，深部静脈血栓症のある肢への使用も禁忌である．
- 牽引法は，骨折の整復や安静を目的とした直達牽引に加え，疼痛の緩和や良肢位保持を目的とした介達牽引がある．化膿性脊椎炎，悪性腫瘍，骨粗鬆症，大動脈瘤は禁忌となるため注意が必要である．
- 水治療法は，抵抗，水温，水流，浮力，水圧など水のもつ物理的な特性による物理療法である．水深1mで約0.1気圧の静水圧がかかるため，より大きな筋力が必要となる．浮力による免荷効果があり，水位と免荷率の関係は，頸部で90％，胸骨剣状突起で70％，臍で50％とされ，脊髄損傷などの麻痺患者に浮き具を使用することで，介助下に陸上ではできない運動を行うことができる（図1）．なお，水中歩行時の酸素摂取量は，陸上よりも大きい．

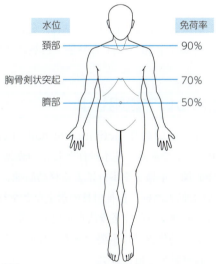

図1 水位と免荷の関係
臍まで浸かったときの股関節の免荷は40％となる．

正解	1	2	3	4	5	6	7	8	9
	×	○	×	×	○	○	×	×	×

運動療法（筋力増強訓練，可動域訓練）について説明せよ　　　（設問3, 5）

▶ 運動療法には，筋力増強訓練，持久性訓練，可動域訓練，歩行訓練，バランス訓練などがある。

▶ 可動域訓練には，自動運動，他動運動，自動介助運動がある。MMT 3以上では全可動域の自動可動域訓練が可能であるが，MMT 2未満や疼痛のために自動運動が困難な例では，自動介助運動や他動運動が適応となる。

▶ 筋力訓練には，等尺性訓練（isometric exercise），等張性訓練（isotonic exercise），等運動性訓練（isokinetic exercise）がある。等尺性訓練は，ギプス固定中の症例や炎症のある症例に適応となるが，心疾患や高血圧に注意する必要がある。一定の質量の抵抗（ダンベルなど）を負荷とする等張性収縮には，遠心性収縮と求心性収縮があり，等尺性運動に比べ心肺機能強化，持久運動に適している。発揮できる筋力は遠心性収縮のほうが大きい。

▶ 等張性訓練の例として，腕立て伏せが挙げられる。上腕三頭筋は，肘伸展（求心性収縮），肘屈曲（遠心性収縮）を繰り返している。

▶ 等運動性訓練は，一定の速度で運動をする（等速性運動）専用の機械が必要であるが，全可動域の訓練が可能である。

▶ バランス訓練法として，片脚立ち訓練がある。開眼で上肢支持の下，転倒に注意して行う必要があるが，ロコモーショントレーニングとしても高齢者に勧められている。

▶ 斜面台による立位訓練は，起立性低血圧の改善，尖足の矯正，骨萎縮の予防を目的として行われる。

杖の使用法について説明せよ　　　（設問4）

▶ 杖を用いて階段昇降をする場合，昇るときは健側の下肢と杖を先に上の段に載せ，降りるときは患側下肢と杖を先に下の段におろす。いずれも健側下肢が上段に位置するようにする。片麻痺患者でも同様である。

▶ 杖は健側に使用するのが原則である。長さの基準は，先端が足部15cm前方，15cm外側で着地し，肩関節中間位で，肘関節を30°屈曲した状態で自然にグリップを把持できる位置となる。

日常生活動作の評価法について説明せよ　　　（設問6〜9）

▶ 作業療法の目的は，日常生活動作（activities of daily living；ADL）の拡大と生活の質（quality of life；QOL）向上である。基本動作としての寝返り，起居動作，坐位訓練，ADL訓練としての移乗動作訓練，車椅子や歩行による移動訓練に加え，整容更衣などのセルフケア，応用的な手段的ADL拡大訓練，福祉用具の選定などを行う。

▶ 精神的なサポートである心理支持的作業療法も重要である。

▶ 日常生活動作として，更衣動作訓練は重要である。片麻痺患者では，サイズに余裕がある前開きシャツは有用で，麻痺側から袖を通す。

▶ 脳卒中患者では，上肢機能は下肢機能よりも改善が得られにくい。利き手交換訓練や作業療法士が作製した自助具が有効である。

▶ 日常生活動作活動（ADL）とは，生活を行ううえで不可欠な基本的動作や活動であり，身の

回りの動作が中心の基本ADL（basic ADL；BADL）と，応用的な動作を含む手段的ADL（instrumental ADL；IADL）がある。

▶ 基本的ADLと手段的ADLの両者を合わせて拡大ADL（extended ADL；EADL）という。

▶ 基本的ADLの評価法として，Barthel Index（Barthel指数），機能的自立度評価法（functional independence measure；FIM），health assessment questionnaire（HAQ；健康アセスメント）がある。QOLの評価法として，SF-36®がある。

▶ 高齢者には，障害高齢者の日常生活自立度（寝たきり度）判定基準，認知症高齢者の日常生活自立度（認知症度）判定基準という評価法があり，介護保険の介護度判定で基準として用いられる。

▶ リハビリテーションにかかわる代表的な評価法として，脊髄損傷におけるASIA impairment scale，脳卒中片麻痺に対するBrunnstromステージ分類，脳性麻痺における粗大運動能力尺度（gross motor function measure；GMFM）といった疾患特異的な評価ツールがある。

参考文献

1) 井樋栄二, 吉川秀樹, 津村　弘, ほか編. 標準整形外科学. 第14版. 東京：医学書院；2020.

2) 赤居正美, 伊藤利之, 緒方直史, ほか編. 義肢装具のチェックポイント. 第9版. 東京：医学書院；2021.

VII リハビリテーション

装具療法

合格へのチェック！

正しいものに○，誤ったものに×をつけよ．

1. Jewett装具は，側弯装具として用いられる． （ ）
2. 義肢装具の適合判定は，理学療法士と作業療法士が実施する． （ ）
3. 頸椎カラーには，回旋制限力はない． （ ）
4. SOMI装具処方時には，開口制限に注意する． （ ）
5. 膝継手の高さは脛骨顆部の最も広いところに合わせる． （ ）
6. 足継手の高さは，外果下端に合わせる． （ ）
7. 反張膝変形には，足関節底屈制動を加えた短下肢装具が有効である． （ ）
8. 外反扁平足には，外側縦アーチを支える足底装具が有効である． （ ）
9. 下腿以遠の骨折に対し，免荷のためPTB装具を処方する場合，足底接地を許容できる． （ ）
10. 手関節装具は，安定のためできるだけ手掌を覆うように作製する． （ ）
11. 車椅子の耐用年数は4年である． （ ）
12. 車椅子の背もたれは，腋窩から5cm程度低くする． （ ）
13. 電動車椅子は，道路交通法上では歩行者である． （ ）

解答は次ページ下に．

①義肢装具の処方
②体幹装具
③下肢装具
④上肢装具
⑤車椅子

（第29回 問116・117，第30回 問115・116，第31回 問114・115，第32回 問114・115，第33回 問96など）

知識の整理

義肢装具の処方について説明せよ   (設問2)

▶ 義肢装具の処方，適合判定は医師が行う。

体幹装具について説明せよ   (設問1，3〜4)

▶ 体幹装具には軟性装具と硬性装具がある。
▶ 胸腰仙椎装具（TLSO）には，胸腰椎移行部の骨折に用いられるJewett型がある。胸骨，恥骨上部，胸腰椎の3つのパッドによる3点固定により，胸腰椎の伸展を保持し，屈曲を制限することを目的として用いられる。
▶ 側弯の矯正に使われる装具として，Milwaukee型とBoston型が知られている。
▶ 頚椎装具には，Halo（ヘイローまたはハロー）装具，頚椎カラー，フィラデルフィアカラー，SOMI装具がある。頚部を全周性に包む頚椎カラーは，屈曲伸展をわずかに制限するが回旋制限力はない。フィラデルフィア装具では，ポリエチレンフォームが，前方は下顎から上胸部，後方は後頭結節上部から肩まで覆い，屈曲・伸展・回旋制限力は頚椎カラーより強い。SOMI装具は，近位が下顎部と後頭部の両パッドからなり，体幹部の胸骨プレートへと連結する。後方はストラップのみであり，臥位での装着が可能である。顎受けがあるため開口制限に注意が必要である（**表1**）。

表1 頚椎装具の注意点

頚椎装具	屈曲伸展制限	回旋制限	注意点
頚椎カラー	軽度	なし	
フィラデルフィア	あり	軽度	
SOMI装具	あり	あり	開口制限
Halo装具	あり	あり	侵襲がある

下肢装具について説明せよ   (設問5〜9)

▶ 下肢装具には，膝関節を制動する長下肢装具と，下腿までの短下肢装具がある。膝関節，足関節に相当する部分をそれぞれ膝継手，足継手と称する（**図1**）。
▶ 長下肢装具の適合については，外側支柱の上端は大転子より2〜3cm下，内側支柱の上端は会陰部より2〜3cm下である。カフ（半月）は大腿近位部と遠位部，下腿近位部（膝継手から大腿遠位部と等距離）の3カ所に付ける。膝継手の高さは，膝関節裂隙と内転筋結節の中間部とし，矢状面では，前後径中央と後方1/3の間との中間点にとり，床面平行かつ進行方向に直行させる。足継手は，内果の下端と外果の中央を結ぶ線の高さに設定する。
▶ 膝屈曲拘縮のある症例に，長下肢装具を処方する場合には，両側金属支柱付きの膝装具でダイヤルロック式膝継手が用いられる。矯正力を強めるには，さらに膝当てを用いる。

正解	1	2	3	4	5	6	7	8	9	10	11	12	13
	×	×	○	○	×	×	○	×	×	×	×	○	○

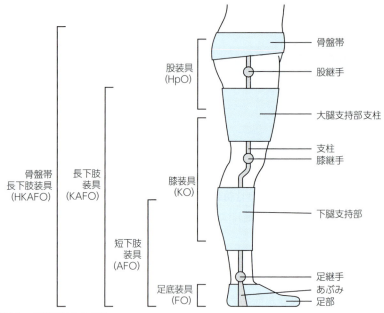

図1 下肢装具の名称

- Knee ankle foot orthosis（KAFO）は，脳卒中による下肢麻痺などで，膝関節伸展筋の麻痺を伴う症例で選択される。
- 短下肢装具は，立脚期の支持性，遊脚期の足部クリアランスを改善することを目的に処方する。可動域が保たれている場合，足関節を底屈すると，膝関節は伸展し，背屈すると膝関節は屈曲する。反張膝に対しては，足関節底屈制限が有効なことがある。角度調整のための足継手として，クレンザック継手がある。
- 脳性麻痺や脳卒中後遺症など痙縮が強い症例に短下肢装具を処方する場合，プラスチック製ではなく金属支柱付きが選択される。
- 痙性麻痺ではない下垂脚の症例では，プラスチック性短下肢装具（シューホーン型）が選択肢となる。
- 靴型装具の構成要素は，足を覆うアッパー，靴底（本底）に加え，靴の剛性確保や形状維持の役割をもつ踏まずしん（シャンク），カウンター（月形しん），先しん（トウボックス）がある。
- 足底装具は，足アーチの支持，足部変形の防止および矯正を目的として処方される。外反扁平足では，歩行時に足部内側に不安定性が生じるため，内側縦アーチサポートやヒールの内側を土踏まず部まで延長したトーマスヒール，土踏まず全体を埋めるように延長したウエッジヒールが処方される（**図2**）。
- 免荷装具として，坐骨支持装具やPTB装具が用いられる。坐骨支持装具は，大腿骨以下の免荷を目的とし，PTB装具は下腿以下の免荷を目的とする。骨折後に使用する場合には，免荷を十分に行う必要があるため，パッテン底を用いて足部が完全に浮く状態で作製する（**図3**）。

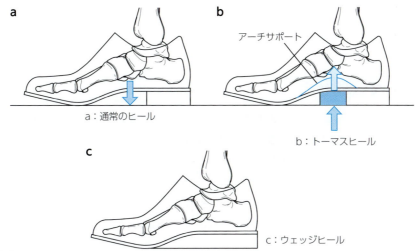

図2　靴型装具のヒール

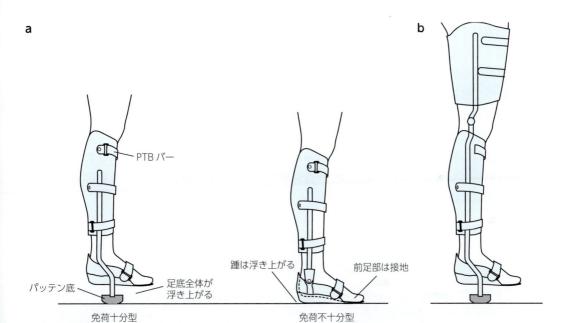

図3　免荷装具
a：PTB装具
b：坐骨支持装具

上肢装具について説明せよ

(設問10)

- ▶上肢装具の条件は，①簡単な構造で軽量，②目立たず，かさばらない，外観がよい，③着脱が容易，装着感がよい，④破損しにくく，修理調整しやすい，などがある。
- ▶手関節装具の条件は，患者の状況で異なるが，①屈指の対立位保持ができること，②母指の外転運動ができること，③手掌の知覚機能を利用するためできるだけ手掌を覆わないこと，④手関節を背屈約40°の機能的肢位に保持すること，などがある。代表的なものとして，橈

骨神経麻痺に対する手関節背屈保持装具（cock-up splint）や正中神経高位麻痺に対する長対立装具，正中神経低位麻痺に対する短対立装具などがある。

車椅子について説明せよ (設問11～13)

- 車椅子の基本構造は，フレームおよび椅子部分（バックサポート，アームサポート，フット・レッグサポート），車輪からなる。自走型では，後方の大きな駆動輪と前方の小さいキャスター（自在輪）からなり，駆動輪を操作しやすいようにハンドリムが取り付けられている（図4）。
- 車椅子の標準的な寸法は，座幅＝殿部幅＋2cm（大転子の褥瘡を避ける），フットサポート高さ＝5cm，座奥行き＝殿部から膝窩の長さ（座底長）−5cm（膝窩部の褥瘡を避ける），バックサポート高さ＝腋窩−5～10cm，前座高（シート前方高さ）＝下腿長＋5～8cmである（図5）。
- 頸髄損傷などの上肢障害者では，ハンドリムにゴムを巻くことで駆動が行いやすくなる。
- 車椅子は，障害者総合支援法では，耐用年数が6年と定められている。
- 電動車椅子には，普通型電動車椅子と簡易型電動車椅子がある。普通型電動車椅子は，電動車椅子として使用するために作られた固定車体のタイプをいい，簡易型電動車椅子は，手動型車椅子の駆動輪の代わりにモータを組み込んだ車輪を装着したもので，普通型電動車椅子に比べて軽量で，外観もコンパクトである。
- 電動車椅子の最高速度は，屋外型が6km/h，屋内型が4.5km/hであり，道路交通法でも歩行者とみなされる。
- 車椅子は，障害者総合支援法や労災保険における社会復帰促進等事業の支給対象である。介護保険制度を利用している場合は，介護保険でのレンタルが優先される。患者状況によっては，簡易電動車椅子も，介護保険制度でレンタルが可能である。

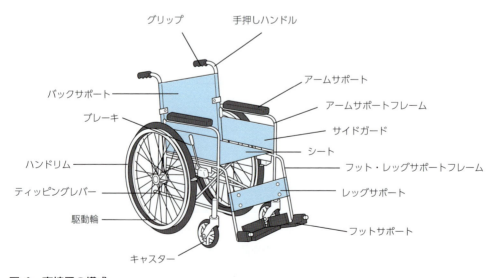

図4 車椅子の構成

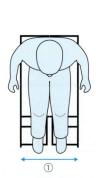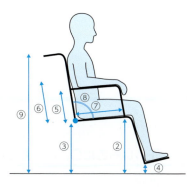

図5 車椅子の寸法
＊寸法基準点
①シート幅＝殿幅＋20mm
②前座高＝下腿長＋50〜80mm
③後座高＝前座高−20〜40mm
④フットサポート高＝50mm
⑤アームサポート高＝座位肘頭高＋10〜20mm
⑥バックサポート高＝腋下高−50〜100mm
⑦シート奥行き＝座底長−25〜50mm
⑧バックサポート角度＝90〜95°
⑨グリップ高＝介助者の股関節から臍部の間

参考文献
1) 井樋栄二, 吉川秀樹, 津村 弘, ほか編. 標準整形外科学. 第14版. 東京：医学書院；2020.
2) 赤居正美, 伊藤利之, 緒方直史, ほか編. 義肢装具のチェックポイント. 第9版. 東京：医学書院；2021.

VII リハビリテーション

切断，義肢

合格へのチェック！ 正しいものに○，誤ったものに×をつけよ．

1. 血流障害例における切断では，後方皮膚弁延長が用いられる． （ ）
2. 下腿切断術後は，枕を膝下に入れて，膝屈曲位を維持する． （ ）
3. Syme切断は断端末で荷重が可能である． （ ）
4. Chopart切断では，外反尖足となる． （ ）
5. 大腿義足の四辺形ソケットは，大腿骨が外転しやすいという欠点がある． （ ）
6. 大腿義足において，ソケットの初期屈曲角は股関節伸展筋，初期内転角は股関節外転筋の効率を改善させる． （ ）
7. 膝折れは遊脚相に生じるため，高機能な膝継手の遊脚相制御で予防できる． （ ）
8. 下腿義足では，ソケットの初期屈曲角が強すぎる場合は，膝折れをきたす． （ ）

解答は次ページ下に．

専門医試験ではこんなことが問われる！

①切断手技
②足部切断の特徴
③義足の構成
④大腿義足の歩容

（第29回 問118，第30回 問117，第31回 問116，第32回 問116など）

566

知識の整理

切断手技について説明せよ
(設問1〜2)

- 皮膚切開は，前後をほぼ等長とする魚口状皮切（fish mouth incision）が一般的だが，下肢切断で循環障害があると後方皮膚弁延長法が用いられることが多い（図1）。
- 筋断端同士の縫合は筋形成術（myoplasty），骨断端部に骨孔を作製して筋断端を縫着する方法は筋固定術（myodesis）である。筋断端の処置を行わないと切断端に骨断端部が直接接触するために疼痛や，義肢の適合不良の原因となるため，適度な緊張で切断端を覆う必要がある。
- 主要な動静脈は分離して二重結紮を行う。神経腫による症状の発生を少しでも防ぐため，神経の処理は重要である。軽く遠位に牽引し，骨端部より約3cm近位で結紮し，遠位部を鋭利なメスで切断する。
- Soft dressing法では遠位から近位に向けて包帯固定を行う。Rigid dressing法ではsoft dressing法より浮腫や出血が生じにくく，不良肢位や幻肢痛の出現頻度が低いといわれるが，実施している医療機関は多くない。
- 下腿切断では膝伸展位で固定し，屈曲拘縮を予防する。大腿切断では，下肢自重の消失による屈曲拘縮のリスクがある。また，短断端例では特に内転筋付着部を切離することによる外転拘縮のリスクが高いため，患肢を中間位に保持する。前腕切断では肘関節屈曲90°に固定し，上腕切断では患肢を中間位に保持する。

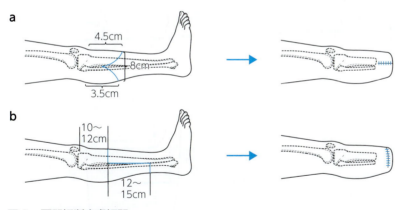

図1　下腿切断皮膚切開
a：魚口状切開
b：長い後方皮膚弁を用いた切開（血行障害時）

足部切断の特徴について説明せよ (設問3〜4)

- ▶ Syme切断は，内外果部の上部で切断する切断である．断端が長く，踵の厚い皮膚が残るので義足なしで荷重が可能であるという利点がある一方，断端末が膨隆し，外観が不良であり，女性には慎重に選択すべきである．
- ▶ Chopart切断では，前脛骨筋，腓骨筋の付着部が温存できないため，内反尖足を呈する．
- ▶ Lisfranc関節切断を含む中足部以遠の切断では，前脛骨筋が温存されないため，尖足となる．また，前足部が短くなるため，立脚後期での踏ん張りがききにくく，歩容に影響する．

義足の構成について説明せよ (設問5)

- ▶ 義足の構成要素は，ソケット，懸垂装置，支持部，足部を基本とし，股関節義足では股継手，大腿義足では膝継手が加わる（**図2**）．
- ▶ 大腿義足には，四辺形ソケットと坐骨収納型ソケットがある．四辺形ソケットでは坐骨をソケット後方に載せられるため，切断初期には使用しやすいが，大腿骨が外転しやすいという欠点がある（**図3**）．近年は，シリコンなどのライナーと合わせて使用する二重ソケットが一般的である．
- ▶ 懸垂機構としては，ハーネスのほか，吸着式ソケットはそれ自体が懸垂機構があり，ライナー式ではキャッチピンにより懸垂が可能である．差し込み式ソケットでは，ハーネスを要する．

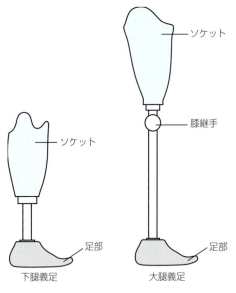

図2　義足構成

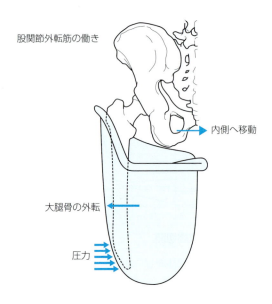

図3　四辺形ソケットと大腿骨の外転

大腿義足の歩容について説明せよ

(設問6〜8)

- 大腿義足において，ソケットの初期屈曲角は股関節伸展筋，初期内転角は股関節外転筋の効率を改善させる（図4）。ソケットの不適合や，ソケットの初期内転角不足，股関節の外転筋力低下などがあると骨盤を水平に保つことが困難になり，体幹の側屈を生じる。義足が短すぎる場合にも，体幹の側屈が起こる。
- 大腿義足のアライメントでは，膝継手と足部のアライメントが重要である。膝折れとは，義足側の立脚相に膝継手の屈曲が起こり転倒する現象である。義足を装着させて外側からみた大転子（T）―膝（K）―足関節（A）をTKA線という（図5）。K（膝）の位置がTKA線よりも前方にあれば膝が不安定となり転倒しやすくなる。
- 股関節伸筋の筋力が低下していて随意的に股関節を伸展できない場合や，ソケットの初期屈曲角が不足して，股関節伸展効率が悪い場合にも膝折れは生じる。足部の後方バンパーが硬すぎる場合も，踵接地時に膝折れを生じやすい。
- 膝折れは立脚相に生じるもので，膝継手の遊脚相制御は，直接の関係はない。
- 下腿義足には，ハーネスを使用するPTB（patellar tendon bearing）タイプや短断端に適応のあるKBM（Kondylen Bettung Munster）タイプがあるが，汎用性が高いのはTSB（total surface bearing）タイプであり，ソフトライナーを使う二重ソケットが一般的である。

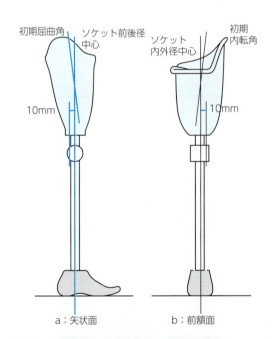

図4 大腿義足の初期内転角と初期屈曲角

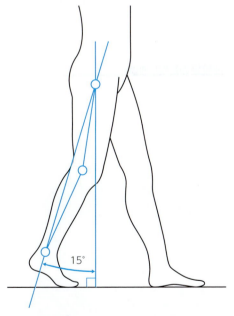

図5 TKA線

- 下腿義足では，ソケットの初期屈曲角が強すぎる場合や足部バンパが強すぎる場合には，膝折れをきたす（**図6**）。
- 前腕切断では，断端長が長いほど回内外動作の力学的高率がよく機能的になるため，断端長の評価が重要である。
- 幻肢痛は上肢に多く，小児期の切断例では少ない。

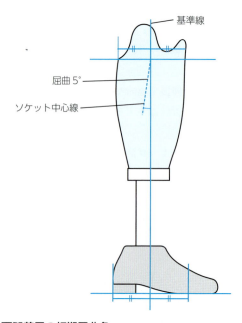

図6 下腿義足の初期屈曲角

参考文献
1) 井樋栄二, 吉川秀樹, 津村 弘, ほか編. 標準整形外科学. 第14版. 東京：医学書院；2020.
2) 赤居正美, 伊藤利之, 緒方直史, ほか編. 義肢装具のチェックポイント. 第9版. 東京：医学書院；2021.

VII リハビリテーション

その他（脊髄損傷）

★★

合格へのチェック！　　正しいものに〇，誤ったものに×をつけよ。

1. 脊髄損傷において，運動完全麻痺であっても，肛門周囲の近くが保たてていれば不完全麻痺と分類される。　　（　）
2. 下位頸髄損傷では，吸気時に胸郭はしぼみ腹部が膨れる奇異性呼吸を呈する。　　（　）
3. 脊髄損傷の合併症に，異所性石灰化がある。　　（　）
4. 脊髄損傷の排尿障害に対しては，長期カテーテル留置が第一選択である。　　（　）
5. 脊髄損傷後も女性は，妊孕能が保たれる。　　（　）
6. 筋ジストロフィーでは，はさみ足歩行が生じる。　　（　）
7. 単位時間あたりの歩数を歩調あるいは歩行率 (cadence) という。　　（　）
8. 立脚期と遊脚期の比は，3：2である。　　（　）

解答は次ページ下に。

専門医試験ではこんなことが問われる！

① 脊髄損傷の病態
② 脊髄損傷の合併症（異所性骨化，自律神経過反射）
③ 脊髄損傷の高位診断
④ 自律神経過反射
⑤ 脊髄損傷と妊娠

（第28回 問91，第29回 問90，第30回 問90，第31回 問85，第33回 問75など）

知識の整理

脊髄損傷の麻痺の重症度診断を説明せよ (設問1)

- 脊髄損傷の麻痺の重症度は，International Standards for Neurological Classification of Spinal Cord Injury (ISNCSCI) に従って評価する (**表1**)。神経学的損傷高位，ASIA Impairment Scale (AIS)，Motor Scoreを使用する (**表2**)[3]。

表1 International Standards for Neurological Classification of Spinal Cord Injury (ISNCSCI) key muscle

C5	肘関節屈筋群	L2	股関節屈筋群
C6	手関節背屈筋群	L3	膝関節伸筋群
C7	肘関節伸筋群	L4	足関節背屈筋群
C8	中指深指屈筋	L5	長母趾伸筋
Th1	小指外転筋	S1	足関節底屈筋群

表2 ASIA Impairment Scale (AIS)

A	完全麻痺：S4-5髄節に運動・感覚機能なし
B	不完全麻痺：運動完全・感覚不完全麻痺 (S4-5の感覚残存)
C	不完全麻痺：損傷高位以下でkey muscleの半数以上がMMT 3未満
D	不完全麻痺：損傷高位以下でkey muscleの半数以上がMMT 3以上
E	正常：運動・感覚機能とも正常

脊髄損傷の合併症 (異所性骨化, 自律神経過反射) について説明せよ (設問2〜4)

- 頸髄損傷および高位胸髄損傷では交感神経は遮断されるが，迷走神経 (副交感神経) は遮断を免れ，相対的に副交感神経優位の状態となり，徐脈と血管緊張低下による低血圧をきたす。
- 下位頸髄損傷では横隔膜は保たれるが，肋間筋と腹筋の麻痺により換気率は低下し，吸気時に胸郭はしぼみ，腹部は膨れ奇異性呼吸を呈する。
- 脊髄損傷に伴う合併症として，麻痺域の大関節の異所性骨化 (石灰化ではなく，正常骨組織が形成される)，骨萎縮，痙縮，関節拘縮，褥瘡などがある。
- 脊髄損傷では，腹腔臓器などからの刺激に対する自律神経中枢からの抑制が不可能で，各神経節での交感神経反射が刺激され，血管が収縮して血圧が上昇する。特にT6髄節高位以上の脊髄損傷者では重大な反射充進が生じ，これを自律神経過反射とよぶ。麻痺域への刺激により，血圧上昇および，非麻痺域の血管が拡張して頭痛，顔面紅潮，発汗，悪心が生じ，副交感神経の賦活により徐脈などをきたす。膀胱充満や排便時の直腸刺激，妊娠，分娩などの子宮刺激，褥瘡などが誘因となる。発症時には，衣服をゆるめ，導尿をする，カテーテル挿入者では，カテーテルトラブルがないかなど確認をする。
- 脊髄損傷の急性期には利尿筋の収縮反射は消失し，膀胱内の尿は貯留し続け，膀胱は過伸展し，完全尿閉となる。

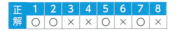

▶ 叩打法などの反射性排尿や腹圧排尿は，第一選択としては選択されない。

▶ 間欠的自己導尿は，脊髄損傷における下部尿路機能障害に対して，膀胱内の高圧環境，膀胱の過伸展を的確に改善し，症候性尿路感染や腎機能障害の発生頻度を減少させることができるゴールドスタンダードな尿路管理法である。

▶ 長期カテーテル留置は，尿路感染，尿道狭窄，膀胱癌などのリスクがあり，積極的推奨されない[4]。

脊髄損傷と妊娠について説明せよ
(設問5)

▶ 女性の性機能はホルモン依存性であり，脊髄損傷であっても妊娠に関しては問題がないが，出産時には自律神経過反射の発生の可能性がある。

歩行周期，歩行障害について説明せよ
(設問6〜8)

▶ 歩行周期は，踵接地から同側下肢が再び踵接地するまでの時間で，遊脚期時間と立脚期時間の和になる。立脚期と遊脚期の比は，2：3である。立脚期には，両脚支持期と単脚支持期があり，足趾離地が立脚期と遊脚期の区切りとなる。単位時間あたりの歩数を歩調あるいは歩行率 (cadence) といい，歩／分 (steps/min) や歩／秒 (steps/sec) で表す。一定時間に歩いた距離は歩行速度であり，m／分 (m/min) で表す[5]。

▶ 疾患特有の歩行障害として，Charcot-Marie-Tooth病における鶏歩（末梢神経障害により下垂足となるため），筋ジストロフィー症におけるアヒル歩行 (waddling gait，殿筋の筋力低下のために立脚側の股関節が安定せず歩隔が広がるとともに体幹が動揺するため），脳性麻痺で股関節内転筋に痙縮がある場合のはさみ脚歩行などがある。また，疼痛回避歩行では患肢の荷重時の疼痛を少なくするために立脚期を短縮しようとする。Trendelenburg歩行は中殿筋の筋力低下で生じる。

参考文献

1) 井樋栄二，吉川秀樹，津村　弘，ほか編．標準整形外科学．第14版．東京：医学書院；2020.

2) 赤居正美，伊藤利之，緒方直史，ほか編．義肢装具のチェックポイント．第9版．東京：医学書院；2021.

3) 加藤真介．脊髄損傷．リハビリテーション医学・医療コアテキスト．第2版．東京：医学書院；2018. p.159-62.

4) 日本排尿機能学会，日本脊髄障害医学会，日本泌尿器科学会，ほか編．脊髄損傷における下部尿路機能障害の診療ガイドライン［2019年版］.

5) 中村隆一，齋藤　宏，長崎　浩．歩行と走行．基礎運動学．第6版．東京：医歯薬出版；2003. p.380-4.

VIII

関係法規・産業医・医療安全

VIII 関連法規・産業医・医療安全

関連法規・産業医・医療安全

医師法

合格へのチェック！ 正しいものに〇，誤ったものに×をつけよ。

1. 医師は強制わいせつ，道路交通法違反，覚せい剤・麻薬取締法違反などの犯罪行為があった際，医師法に基づき責任が問われる。（　）
2. 厚生労働大臣は，医道審議会の意見を聞いたうえであれば，刑事裁判の判決を待たずに行政処分を決定できる。（　）
3. 医師は診察をした際に，遅滞なく診療録を記載しなければならない。（　）
4. 医師自ら死体を検案せずに死体検案書を作成することは，医師法の規定に反する。（　）
5. 原因が明らかでない死体を検案したときは，48時間以内に所轄の警察署に届け出なければならない。（　）
6. 臨床研修（初期研修）は，医師法で規定されている。（　）
7. 医師以外の医業は，医師法によって禁じられている。（　）
8. 医師免許の取り消しや医業の停止処分などの行政処分は，厚生労働大臣によって行われる。（　）
9. 看護師による静脈注射や薬剤の投与量の調節，治療方針や病状の説明は，医師の指示に基づく診療の補助行為の範疇として取り扱われる。（　）
10. 診断書，診療録および処方箋の作成は，医師が最終的に確認しなくても事務職員が代行してよい。（　）
11. 医師が診療録に記載すべき事項として，患者の住所，氏名，性別，年齢，病名，および主要症状，治療方法，診療年月日が医師法で定められている。（　）
12. 処方箋の発行年月日についても，医師が診療録に記載すべき事項として医師法に規定されている。（　）
13. 電子カルテは，電子保存の要求事項として，真正性，見読性，保存性の3条件を満たす必要がある。（　）

解答は次ページ下に。

専門医試験ではこんなことが問われる！

①医師法　行政上の責任
②医師法　規定されている診療業務
③医師法　診療録に記載すべき事項

（第28回 問120，第29回 問119，第30回 問118など）

知識の整理

医師法　行政上の責任（表1）について述べよ

(設問1〜2, 4, 8)

▶ 医師法第4条に，次の（1）〜（4）のいずれかに該当する者には，免許を与えないことがある，と記載されている。

　1）心身の障害により医師の業務を適正に行うことができない者として厚生労働省令で定めるもの

　2）麻薬，大麻またはあへんの中毒者

　3）罰金以上の刑に処せられた者

　4）前号に該当する者を除くほか，医事に関し犯罪または不正の行為のあった者

▶ 医師法第7条にて，医師が医師法第4条に抵触したとき，および医師としての品位を損するような行為があったときには責任を問われる，と記載されている。

▶ さらに「厚生労働大臣は，前三項に規定する処分をなすにあたっては，あらかじめ，医道審議会の意見を聴かなければならない」とされており（医師法第7条第4項），医道審議会は刑事裁判の判決に関係なく処分ができる。

▶ なお「医師としての品位を損するような行為」とは，強制わいせつ，道路交通法違反，覚せい剤・麻薬取締法違反なども含まれる。

▶ 行政処分では罰金刑はないが，医師免許の取り消しや期間を定めての医業の停止処分がなされる（医師免許の取り消しは厚生労働大臣によって行われる）。

▶ 第32条では，「第7条第1項の規定により医業の停止を命ぜられた者で，当該停止を命ぜられた期間中に，医業を行ったものは，一年以下の懲役若しくは五十万円以下の罰金に処し，又はこれを併科する。」とされており，医師法違反では罰金刑が課される場合もある。

▶ 処分後の医籍の回復は可能であるが，再教育研修を必要とする，と第7条に記載されている。

表1　医師法　医師の義務，資格に関する規程を定めた法律

医師の任務（第1条）
相対的欠格自由（第4条） 心身障害，麻薬・大麻・あへん中毒者，罰金以上の受刑者，医事に関して犯罪または不正行為者
免許取消，停止（第7条） 第4条への抵触者，医師としての品位を損する行為があれば，厚生労働大臣は，戒告，医業停止（3年），免許取消の処分ができる。
応招義務，診断書交付義務（第19条）
○無診察治療等の禁止（第20条） 無診察での治療，診断書や処方箋，出生証明書・死産証明書・検案書の交付をしてはならない。
○異状死体等の届出義務（第21条）
○処方箋交付義務（第22条）
○診療録の記載および保存（5年）（第24条）
臨床研修（初期研修）（第16条）
保健・療養指導（第23条）

※○が付されている義務に違反した場合は罰則あり

正解	1	2	3	4	5	6	7	8	9	10	11	12	13
	○	○	○	○	×	○	○	○	○	×	○	×	○

医師法　規定されている診療業務（表1）について述べよ
(設問3〜7, 9〜10)

- ▶ 医師法第24条では，「医師は，診療をしたときは，遅滞なく診療に関する事項を診療録に記載しなければならない」と規定されている。
- ▶ 医師法第23条では，「診察を行ったときは，本人あるいは保護者に対して，療養の方法やその他の保健向上に必要な指導を行わなければいけない」と規定されている。
- ▶ 医師法第21条では，「死体または妊娠4カ月以上の死産児を検案して異状があると認めたときは，24時間以内に所轄の警察署に届け出る」と規定されている。
- ▶ 臨床研修（初期研修）についても，医師法第16条で規定されている。
- ▶ 医師法第17条にて，医師以外の医業は禁じられている。
- ▶ 医師法第20条にて，「医師は，自ら診察しないで治療をし，若しくは診断書若しくは処方せんを交付し，自ら出産に立ち会わないで出生証明書若しくは死産証書を交付し，又は自ら検案をしないで検案書を交付してはならない」と規定されており，無診察治療の禁止，ならびに代理記載はできない。
- ▶ 医師法第19条ではいわゆる医師の応召義務が規定されており，「診療に従事する医師は，正当な事由がなければ患者からの診療の求めを拒んではならない」とされている（一方で，応招義務違反した場合の罰則規定はない）。

（補足）

- ◆ 医師の守秘義務に関する規定は，医師法ではなく刑法に規定されている。
- ◆ 平成19年12月28日付け医政発第1228001号厚生労働省医政局長通知「医師及び医療関係職と事務職員等との間での役割分担の推進について」において，激務である医師の勤務環境を鑑みて，医師でなくても対応可能な業務について，医師の最終的な責任のもと，医師業務の代行が可能となった。
- ・事務職員による業務代行
  ①診断書診療録・処方箋の作成，②主治医意見書の作成，③診察や検査の予約など
- ・看護師による診療の補助の範疇に属するもの
  ①薬剤の投与量の調節，②静脈注射，③患者家族への説明など

医師法　診療録（表1）について述べよ
(設問3, 11〜13)

- ▶ 医師法第24条第1項では，「医師は，診察をしたときは，遅滞なく診療に関する事項を診療録に記載しなければならない」，第2項では「管理者は診療録を5年間保存しなければならない」と規定されている。
- ▶ 診療録に記載すべき事項として，「患者の住所・氏名・性別・年齢・病名，および主要症状，治療方法（処方および処置），診療年月日」が医師法施行規則第23条に定められている。

（補足）

- ◆ 処方箋の発行年月日については医師法で規定されていないが，薬剤師法で薬剤師が調剤録に記載すべき事項として定められている。

◆診療録は，「診療録」と表題がつけられていなくとも，内容が診察所見，投薬注射，処置内容など特定の患者に対する具体的な記載がなされていれば診療録とみなされる。

◆医療裁判において，診療録は作成・保存が法的に義務づけられていることから，虚偽内容の記載は刑事上の制裁を受けるもので証拠価値は非常に高いと判断されている。

◆「医療情報システムの安全管理に関するガイドライン 第5版」（平成29年5月）において，「電子保存の要求事項」として，真正性，見読性，保存性の3条件を満たすことと記載がある。より安全に情報を取り扱うことで，患者の情報を守るだけではなく，医師を含む医療関係者の安全の守ることが重要である。

参考文献

1) 医師法 https://www.mhlw.go.jp/web/t_doc?dataId=80001000

医療従事者の医療業務，保険医療機関及び保険医療養担当規則，インフォームドコンセント，法律に基づく医業類似行為，柔道整復師法など

合格へのチェック！　　正しいものに○，誤ったものに×をつけよ。

1. 看護師が放射線業務を行うことは法律の規定に反する。（　）
2. 保健師が傷病者に対する診療の補助を行うことは，法律の規定に反する。（　）
3. 患者または現に看護にあたっている者から薬剤交付を希望された場合，自己の処方箋により医師自らが調剤してよい。（　）
4. 保険医は，処方箋の交付に関し，特定の保険薬局で調剤を受けるように誘導してもよい。（　）
5. 保険診療に関する各種書類，関連記録の保存期間として，処方箋，X線写真，手術記録は3年間，診療録は5年間と法律で定められている。（　）
6. 担当した療養給付にかかわる患者の疾病または負傷について，他の医療機関から照会があった場合，保険医療機関は対応する義務がある。（　）
7. 健康診断，研究目的の検査，特殊医療を保険診療で行ってはならない。（　）
8. 治験にかかわる診療は，保険診療の範囲内ではない。（　）
9. 保険医は，専門外だからという理由によって，施術業者における施術への同意をみだりに与えてはならない。（　）
10. 医療法において，医療者は，インフォームドコンセントによって，患者側に十分納得がいく説明を行い，理解を得て，治療方針につき自己決定させる必要がある。（　）
11. インフォームドコンセントの主な目的は医療紛争の防止であり，患者を医療事故から守るとともに医療側が訴訟に巻き込まれないことに主眼が置かれる。（　）
12. 柔道整復師，およびあん摩マッサージ指圧師，鍼（はり）師または灸（きゅう）師は法律に基づく公的資格だが，整体師やカイロプラクターはそうではない。（　）
13. 柔道整復師は，捻挫や打撲，応急時の脱臼に対する施術が可能であるが，慢性疾患に対する施術は認められていない。（　）

解答は次ページ下に。

専門医試験ではこんなことが問われる！

①医療従事者の医療業務，法規
②保険医療機関及び保険医療養担当規則
③インフォームドコンセント
④柔道整復師法，法律に基づく医業類似行為

（第30回 問118，第32回 問118など）

知識の整理

医療従事者の医療業務，法規について述べよ (設問1～3)

▶ 医師，歯科医師，診療放射線技師でなければ放射線業務をしてはならない（診療放射線技師法第24条）。

▶ 保健師は，国家資格である看護師資格および保健師資格を有していることから，傷病者に対する療養上の世話および診療の補助ができる（保健師助産師看護師法第31条第2項）。

▶ 医師は，患者または現に看護にあたっている者から薬剤の交付を希望された場合，自己の処方箋により自ら調剤することができる（薬剤師法第19条）。

▶ 電離放射線障害防止規則第56条において，医療従事者に対するX線被ばくの健康診断を6カ月ごとに行うよう規定されており，①被ばく歴の有無，②白血球数と白血球百分率の検査，③赤血球数の検査と血色素量の両方，またはヘマトクリット値の検査，④白内障に関する眼の検査，⑤皮膚の検査を実施する必要がある。なお，医師が必要ではないと認めた場合には，①以外のすべてまたは一部を省略できると規定されている。

保険医療機関及び保険医療養担当規則（表2）について述べよ (設問4～9)

▶ 「保険医療機関及び保険医療担当規則」では，保険医療を担う医療機関が守るべき規則について，全24条で定められており，医療機関や医療者が適正に医療を提供できるように「手順」や「方針」，「してはならないこと」が記載されている。

▶ 例えば，診療録の記載及び帳簿等の保存の義務（第8条，第9条），特定の保険薬局への誘導の禁止（第2条の5），経済上の利益の提供による誘引の禁止（第2条の4）などが定められている。

▶ 特殊療法等に関して，「特殊な療法又は新しい療法等については，厚生労働大臣の定めるもののほか行ってはならない」と第18条に規定されている。

▶ 研究目的の検査や健康診断は保険診療で行ってはならない旨，保険医療機関及び保険医療養担当規則（第20条）に記載されている。ただし，「治験に係る検査については，この限りでない。」と規定されている。

▶ 保険医療機関及び保険医療養担当規則第9条にて，「保険医療機関は，療養の給付（治療費）の担当に関する帳簿及び書類その他の記録（処方箋，X線写真，手術記録等）をその完結の日から3年間保存しなければならない。ただし，患者の診療録にあっては，その完結の日（一連の診療の終了日）から5年間とする」と定められている。

▶ 保険医は，処方箋の交付に関し，特定の保険薬局において調剤を受けるべき旨の指示等を行ってはならない（保険医療機関及び保険医療養担当規則第2条の5）。

▶ また，保険医療機関は，担当した療養の給付にかかわる患者の疾病または負傷に関し，他の医療機関から照会があった場合，適切に対応しなければならない（保険医療機関及び保険医療養担当規則第2条の2）。

正解	1	2	3	4	5	6	7	8	9	10	11	12	13
	○	×	○	×	×	○	○	○	×	○	○	×	○

▶第17条において，「保険医は，患者の疾病又は負傷が自己の専門外にわたるものであるという理由によって，みだりに，施術業者の施術を受けさせることに同意を与えてはならない。」と規定されている。

表2　保険医療機関及び保険医療養担当規則　保険医療機関及び保険医が遵守すべき最低限のルールを定めた法案

●医療機関が守るべきルール
　・特定薬局への誘導の禁止
　・領収証および明細書の発行　等
●保険診療で賄える範囲
　・健康診断は含まれない
　・厚生労働大臣の定めた療法の実施義務
　・厚生労働大臣の定めた医薬品の使用義務，例外としての治験
●帳簿等の保存義務（処方箋，X線写真，手術記録等）：完結の日から3年間
　※診療録：診療終了日から5年間（医師法に規定）
●患者に対する態度
●診療に関するルール
　・診療
　・投薬（後発薬品の使用義務など）
　・処方箋の交付（リフィル処方箋の使用を含む）
　・注射
　・手術および処置
　・リハビリテーション
　・入院

インフォームドコンセントについて述べよ　　　　　(設問10〜11)

▶インフォームドコンセントにかかわることについて，医療法第1条の4第2項では，「医師，歯科医師，薬剤師，看護師その他の医療の担い手は，医療を提供するに当たり，適切な説明を行い，医療を受ける者の理解を得るよう努めなければならない」と示されている（**表3**）。

▶インフォームドコンセントは，医師の十分な説明を受けたうえで，患者自身が最終的な診療方針を選択するという「患者の知る権利」「自己決定権」を保障する考え方が基になっており，「説明と同意」と訳されることも多いが，正確には「説明を受け，これを理解・納得し，承諾する」医療における手続きである（**図1**）。

▶例えば，手術療法を選ぶか，保存療法を選ぶかという場合に，医師は，それぞれのメリットとデメリットについて説明し，患者側に理解を求め，どちらかの方法を選ぶか患者自身に判断をさせて決定させる（自己決定権を行使させる）手順を踏むこととなる。

▶単に，裁判の判決のように，説明項目を列挙して，落ちのないように努めることにとどまらず，医師の意見を押し付けることも適切ではない。患者の「知る権利」「自己決定権」を侵害すれば不法行為となる。

▶最高裁判所の判例でも，医師は十分な情報の提供と選択肢の提示を行い，患者が納得のうえで最終決定の主体となるべきと判断されており，医師は患者の判断を手助けする補助的な役割を果たすように考えられている。

▶合併症等に関わる情報提供において，手術や検査，処置後に，説明されていないトラブルが生じた場合，その責任を問われる可能性もある。可能性が低い内容についても，予想されるあらゆる事象を含めて説明を行うことを心がけるべきである。

▶説明は原則として文書で行うべきであり，文書化することで①医師の説明が効率化され，②患者は家族とその文書を読み返すことにより，侵襲行為に対する理解を深められる。なお，

説明に納得がいかない場合は，同意書の提出後であっても同意は撤回可能である。
- ▶救急救命現場等の緊急事態においてはインフォームドコンセントを得ることが省略されることがある。
- ▶がんなどの手術中に説明していないがん病巣が発見された場合，直ちに摘出することはインフォームドコンセント外の対応となるため，家人への相談，後日改めて処置を検討するなどの考慮が必要となる。
- ▶宗教上の輸血拒否患者については，患者の人格権が認められ，その意向を尊重しなければならないが，自己決定が困難な未成年者の場合，医師と親とで意見が対立した際には裁判所の判断を仰がねばならない。

表3　医療法　医療機関の開設管理や運営に関する事項などを定めた法律

- ・病院・診療所の定義（病院20床以上，診療所19床以下）
- ・地域医療支援病院・特定機能病院
- ・病院等の解説の許可および届出
- ・医療計画（策定するのは都道府県）
- ・設立認可（都道府県知事の許可）
- ・医業に関する広告の制限
- ・手術記録やX線の保存義務
- ・インフォームドコンセント
- ・院内感染対策委員会の設置
- ・医療事故調査制度

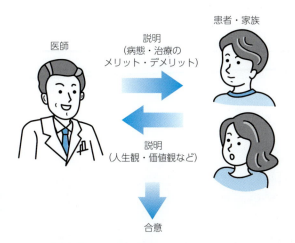

図1　情報共有 - 合意のインフォームドコンセント
医師の説明に対して，単に了承を得るだけではなく，お互いの意見を理解し尊重しながら，患者が医師の説明を受け，これを理解・納得したうえで同意する（患者自身が最終的な診療方針を選択する）ことが重要である。

柔道整復師法，法律に基づく医業類似行為について述べよ　（設問12〜13）

▶ 柔道整復師は，厚生労働大臣の免許を受けた公的資格であり，柔道整復師法によって業務が定められている（**表4**）。

▶ 柔道整復師は，接骨院や整骨院にて，骨・関節・筋・腱・靱帯などに加わる外傷性が明らかな原因によって発生する骨折・脱臼・打撲・捻挫・挫傷などの損傷に対し，手術をしない「非観血的療法」によって，整復・固定などの施術を行う。

▶ 骨盤矯正や脊椎矯正，頭痛や冷え性，単なるマッサージなどは柔道整復師の業務範囲ではない。

▶ X線撮影やMRI検査の指示，診断は医行為の1つであり，柔道整復師が行うことはできないが，湿布の処置や超音波検査での診断，応急処置としての脱臼または骨折に対する施術は柔道整復師の業務範囲である（継続的に骨折の施術を行う際には，医師の同意が必要となる）。

▶ あん摩マッサージ指圧師，はり師又はきゅう師は，厚生労働大臣の免許を受けた公的資格であり，あん摩マッサージ指圧師，はり師，きゅう師等に関する法律にて業務が定められている。

▶ 一方，整体師やカイロプラクターは，国家資格ではなく民間資格のみである。

表4　柔道整復師法　柔道整復師の業務範囲

医療保険の支給対象となるもの	医療保険の支給対象とならないもの
・外傷性の打撲 ・捻挫 ・挫傷（肉ばなれ） ・骨折，脱臼（応急手当てを除き，医師の同意が必要）	・日常生活における単純な疲労や肩凝り・腰痛・体調不良など ・病気（神経痛・関節リウマチ・五十肩・関節炎・ヘルニアなど）による凝りや痛み ・脳疾患後遺症などの慢性病 ・症状の改善がみられない長期の応急処理を除いた施術 ・スポーツなどによる肉体疲労改善のための施術 ・仕事中や通勤途上に起きた負傷（労災保険からの給付）

参考文献

1) 診療放射線技師法 https://www.mhlw.go.jp/web/t_doc?dataId=80012000&dataType=0&pageNo=1
2) 保健師助産師看護師法 https://www.mhlw.go.jp/web/t_doc?dataId=80078000&dataType=0&pageNo=1
3) 薬剤師法 https://www.mhlw.go.jp/web/t_doc?dataId=81001000&dataType=0&pageNo=1
4) 電離放射線障害防止規則 https://www.mhlw.go.jp/web/t_doc?dataId=74101000&dataType=0&pageNo=1
5) 保険医療機関及び保険医療担当規則 https://www.mhlw.go.jp/web/t_doc?dataId=84035000&dataType=0&pageNo=1
6) 地方厚生局PDF資料「保険診療の理解のために（医科）」 https://kouseikyoku.mhlw.go.jp/kinki/gyomu/gyomu/hoken_kikan/documents/ika_2.pdf
7) 日本看護協会「インフォームドコンセントと倫理」https://www.nurse.or.jp/nursing/practice/rinri/text/basic/problem/informed.html
8) 公益社団法人日本産婦人科医会「インフォームド・コンセント 研修ノート No108 裁判事例から学ぶ」https://www.jaog.or.jp/note/2-インフォームド・コンセント/
9) 公益社団法人日本柔道整復師会 https://www.shadan-nissei.or.jp

産業医

合格へのチェック！

正しいものに〇，誤ったものに×をつけよ。

1. 日本医師会の産業医学基本研修は，厚生労働省の認定研修である。　　　　（　　）
2. 医師であれば，誰しも産業医として業務できる。　　　　　　　　　　　　（　　）
3. 労働者が常時50人以上の事業所には産業医の選任義務があり，事業者が労働安全衛生法に
   違反した際には罰則が適応される。　　　　　　　　　　　　　　　　　　（　　）
4. 専属産業医のほうが，嘱託産業医よりも多い。　　　　　　　　　　　　　（　　）
5. 労働者数50〜3,000人以下の事業所であれば，産業医1人の選任でよい。　（　　）
6. 産業医選任義務のない小規模事業所における労働衛生管理制度を充実させるため，地域医師
   会が中核となり地域産業保健センターが設置された。　　　　　　　　　　（　　）
7. 過労や健康障害を配慮して，休憩時間を除いて週40時間を超える労働をさせてはならない。（　　）
8. 連続3日間の夜勤によって，ヒトの生体リズムは完全に昼夜逆転する。　　（　　）
9. 男女間の体格・能力の差を理由に，就業を制限する必要がある。　　　　　（　　）

解答は次ページ下に。

専門医試験ではこんなことが問われる！

①産業医とその職務
②産業医制度
③労働衛生上の就業制限

（第24回 問118など）

知識の整理

産業医とその職務について述べよ

（設問1〜2, 6）

▶ 産業医とは，事業所において労働者が健康で快適な作業環境のもとで仕事が行えるよう，専門的立場から指導・助言を行う医師である。産業医は労働者の健康管理などを行うのに必要な医学に関する知識について厚生労働省令で定める一定の要件を備えた者でなければならない（労働安全衛生法第13条第2項，**図2a**）。

▶ 産業構造の変革，労働者の高齢化，IT技術の進展に伴う作業態様の変化，メンタルヘルス・過重労働問題等社会情勢の変遷に対応して，健康管理，作業管理，作業環境管理の3大管理に加え，労働衛生教育管理およびこれらを統合して管理する統括管理の5つが労働衛生管理体制における産業医の基本的な職務である（**図2b**）。

・健康管理には，一般健康診断，特殊健康診断，歯科医による健康診断，臨床の健康診断があり，各種法規に定められている。

・作業管理は，労働者への有害物質や有害エネルギーの影響を少なくし，職業性疾病を予防するために実施され，労働安全衛生法第22条等の法規に定められている。

- 作業環境管理は，労働者の健康障害を予防するためにより快適な職場環境を形成するために実施され，労働安全衛生法第23条に事業者の義務に定められている。
- 労働衛生教育は，労働安全衛生法第59条に定められており，医学的な教育を産業医が行う。

▶ 日本医師会は，産業医の資質向上と地域保健活動の一環である産業医活動の推進を図るために，1990年日本医師会認定産業医制度を発足させた。

▶ 産業医の選任義務のない常時50人以下の小規模事業所における労働衛生管理制度を充実させるために，1993年，群市区医師会は，地域産業保健センターならびに産業医などを支援する都道府県産業保健推進センターを設置した。

a

①厚生労働大臣が定める研修の修了者
- 日本医師会の産業医学基礎研修
- 産業医科大学の産業医学基本講座

②労働衛生コンサルタント試験（試験区分保健衛生）に合格した者

③大学において労働衛生を担当する教授，准教授，常勤講師の職にあり，またはあった者

④厚生労働大臣が定める者

（文献2を参考に作成）

b

作業環境管理	オフィスや工場の職場環境 ・室温，湿度，空気 ・有害物質のリスク ソフト面も関係する ・企業文化，社風 ・就業規則，人事評価
作業管理	・業務量 ・作業内容，難易度 ・指揮命令系統 ・コミュニケーション手段 ・勤怠管理
健康管理	・健康診断 ・ストレスチェック ・長時間労働者対応 ・従業員からの健康相談 ・不調者への対応
衛生教育管理	・管理職研究 ・新卒研修 ・メンタルヘルス研修
統括管理	・衛生委員会への参加 ・健康管理体制の構築 ・衛生計画の立案

（文献3を参考に作成）

c

会社規模	
50人未満	義務なし
50～499人	嘱託産業医1人
500～999人	嘱託or専属産業医1人
1,000～3,000人	専属産業医1人
3,001人以上	専属産業医2人

（文献2を参考に作成）

図2 産業医制度
a：産業医の条件
b：産業医の業務。5管理で分類できる。
c：専属産業医と嘱託産業医の選任義務

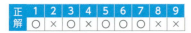

産業医制度について述べよ

(設問3〜5)

▶ 事業者は，常時50人以上の労働者を使用するに至ったときから，業種にかかわらず，作業現場や労働者の性別等に関係なく14日以内に産業医を選任する必要があり，また，産業医を選任した際は遅滞なく所轄労働基準監督署長に届け出る義務がある（安衛法第13条，安衛令第5条，安衛則第13条第1項・2項）。

▶ 常時50人以上で999人以下の労働者を使用する事業所では，嘱託（非常勤）産業医を，常時1,000人以上の労働者を使用する事業所と有害業務に従事している労働者が常時500人以上の労働者を使用する場合は専属産業医を選任する必要がある（なお，常時3,000人を超える事業所は専属産業医を2人以上選任しなければならない。**図2c**）。

労働衛生上の就業制限について述べよ

(設問7〜9)

▶ 産業医にとって，労働者の就労・作業条件を適切に理解すること，職場で過労や健康障害が起きないように配慮することが重要であり，以下のような点について認識しておく必要がある。

(1) 休憩時間を除き，週40時間を超える労働をさせてはならない。

(2) 夜勤は，1日に2時間程度ヒトの生体リズムを少しずつずらすといわれており，12時間位相をずらすには6日間かかる。また，位相が12時間ずれても，生体リズムが完全に逆転するわけではない。

(3) 1995年に制定された男女雇用機会均等法により，男女間の体格・能力の差を理由に就業を制限する必要は認められないとされ，妊娠や出産に有害な業務を除き就業制限が緩和された。

(4) 産後1年未満の女子を重量物取り扱い業務に就かせることはできない。

(5) 過重労働や慢性疲労は，高血圧や糖尿病の悪化の要因となりうるため，就業状況によって時間外労働や夜勤を制限することも検討すべきである。

参考文献

1) 産業医について〜その役割を知ってもらうために〜 https://www.mhlw.go.jp/file/06-Seisakujouhou-11200000-Roudoukijunkyoku/0000103897.pdf

2) 公益社団法人東京都医師会「産業医とは」https://www.tokyo.med.or.jp/sangyoi/whats

3) 現行の産業医制度の概要等 https://www.mhlw.go.jp/file/05-Shingikai-12602000-Seisakutoukatsukan-Sanjikanshitsu_Roudouseisakutantou/0000164723.pdf

4) 日本整形外科学会産業医委員会編. 産業医へのアドバイス. 東京：金原出版；1994.

業務上疾病（労働災害）・労働者災害補償保険（労災保険）

合格へのチェック！　　正しいものに〇，誤ったものに×をつけよ．

労働災害

1. 業務上疾病（労働災害）の発生件数は，1970年代以降増加し続けている．（　）
2. 通勤中に被った負傷，疾病，障害または死亡は，業務上疾病（労働災害）には含まれない．（　）
3. 負傷に起因する疾病が，業務上疾病（労働災害）のなかで最も頻度が高い．（　）
4. 振動障害に対する健康診断において，振動作業への配置時に手関節・肘関節のX線撮影を行う必要がある．（　）
5. 健康管理区分の管理Cは，有害作業の影響が認められない状態である．（　）
6. 振動障害は，末梢循環障害，末梢神経障害，骨・関節系の運動器障害に分類されている．（　）

労災保険

7. 後遺障害等級の最終決定は，地域の労災病院の医師が実施するのではなく，労働基準監督署によって行われる．（　）
8. 労働者の生活を救済するために，なるべく長期間治療を行うよう努めるべきであり，後遺障害の程度にかかわらず，一生涯，年金が支給される．（　）
9. 労働災害の保険料は，事業主と労働者が2：1で負担する．（　）
10. 労働災害により労働することができず療養した場合は，60/100に相当する額で療養費が給付される．（　）

解答は次ページ下に．

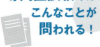
専門医試験ではこんなことが問われる！

①労働災害（労災）
②労働者災害補償保険（労災保険）

知識の整理

労働災害（労災）について述べよ

(設問1〜6)

▶ 労災は，労働災害あるいは労災事故ともいい，業務災害と通勤災害の2種類に大別される。

▶ 業務災害では，仕事中のケガや病気に対して必要な保険給付を行う。ただし，仕事中であっても業務に関係のない私的な行為に対しては保険給付されない。

▶ 通勤災害は通勤途上でのケガに対して必要な保険給付を行う。ただし，通勤において通勤経路から逸脱したり，通勤とは関係のない行為は保険給付の対象とならない。

▶ 業務上疾病件数は，1980年代後半から減少傾向にあったが，2002年度を底に近年はやや増加している（**図3a**）。

▶ 負傷に起因する疾病が，労災のなかで最も頻度が高く，その他，物理的因子による疾病（有害光線，放射線，異常温度など），身体に過度の負担のかかる作業態様に起因する疾病，化学物質などによる疾病，粉じんの吸入による疾病などに分類される。

▶ 原病に続発する持続性疾病も職業病に含まれる。

▶ 業務上疾病で最も多いのが腰痛で7割を占める。最近は業務上のストレスや過重労働に起因するうつ病も増加傾向にある。

▶ 災害の発生によらず，特定の職業に従事し，それによって疾病を発症した場合，「業務上疾病」すなわち「職業病」として労災保険の給付が行われる疾患がある。なお，職業病は自分で決められるわけではなく，厚生労働省が定めた認定基準を満たした場合にのみ認められる（**図3b**）。

▶ 例えば，「振動障害」は，手持ち振動工具の振動エネルギーが，力学的・機械的に生体へ作用することによって，末梢循環障害，末梢神経障害，骨・関節系の運動器障害の3つの障害が生じる。

▶ 振動障害の高リスクである削岩機などの打撃工具使用者では，年2回（うち1回は冬期）の特殊健康診断が義務付けられている。

▶ 振動障害への健康診断では，末梢循環障害の評価として，冷水負荷皮膚温テストによる皮膚温や爪圧迫（室温を一定に保つことが重要であり，季節によって結果が影響を受けることがある。例：夏は異常者も正常と判断される可能性あり），運動器障害の評価として，握力検査や維持握力評価，つまみ力などの計測，末梢神経障害の検査として痛覚や振動覚検査が実施される。なお，手関節・肘関節のX線撮影が雇入れ時や配置転換時に必須である。

▶ 健康管理区分上，管理Aは有害作業の影響がほとんど認められない状態，管理Bが要注意の状態，管理Cは要加療の状態を示している。よって，管理Cでは業務上の認定作業を必然的に伴う。

▶ ＜参考＞新型コロナウイルス感染症も労災認定対象であり，2020年度以降で増加しており，最大の職業病となっている。

正解	1	2	3	4	5	6	7	8	9	10
	×	×	○	○	×	○	○	×	×	×

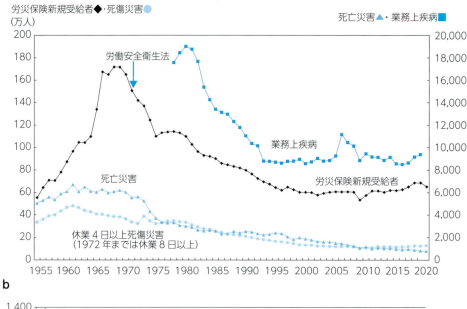

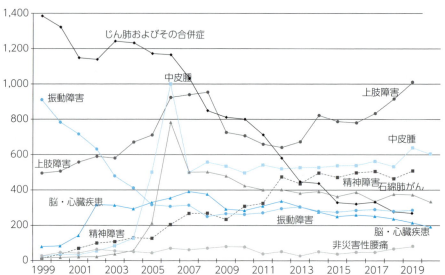

図3 労働災害の件数と障害の推移
a：労働災害の推移。全国労働安全衛生センター連絡会議ホームページ（https://joshrc.net/archives/13593）
b：職業病の推移（https://joshrc.net/archives/13593）

労働者災害補償保険（労災保険）について述べよ （設問7〜10）

- ▶ 労働者災害補償保険（労災保険）は，労働者災害補償保険法に基づいて，業務上の事由又は通勤による労働者の負傷・疾病・障害または死亡に対して労働者やその遺族のために必要な保険給付を行う制度である（**図4a**）。
- ▶ 従業員を1人でも雇用している事業者または事業所は，労災保険への加入が義務付けられている。

- 被災者への給付には，療養給付，休業給付，障害給付，遺族給付などがあり，治療費の補償だけでなく，後遺障害に対する補償も含まれる（**図4b**）。
- 労災保険の保険料は，全額が事業主負担となっており，労働者負担はまったくない。
  ※労働者1人でも使用する事業が適応対象であり，強制加入が義務付けられている（なお，事業主が支払っている賃金総額により保険料を計算され，それぞれの労働者の賃金によって保険給付の額が決まる。保険料率は，業種により異なり，災害の発生率を基準として1,000分の4.5から1,000分の118となっている）。
- 治療の補償について，労災病院もしくは労災保険指定医療機関で療養した場合，または指定薬局で投薬を受けた場合は現物支給として無料で必要な療養給付がなされる。

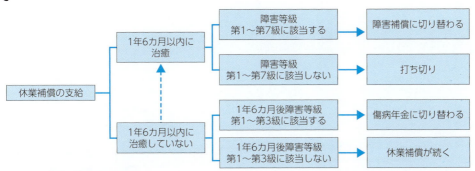

図4 労働者災害補償保険
a：労働基準法と労災保険法の関係
b：労災保険制度における給付の概要
c：休業補償がほかの給付に切り替わる条件

（厚生労働省「労災保険給付の概要」より引用）

- 労災により就労できない期間の給与は，4日以上に及ぶ場合，4日目から給付基礎日額の100分の60に相当する額が支給される。
- 後遺障害に対する障害補償について，症状が固定した際の後遺障害等級の最終決定は，管轄の労働基準監督署によって行われ，後遺障害の等級に応じて，障害が重いときは年金（第1〜7級），障害が軽い場合は障害補償一時金（第8〜14級）が，程度に応じて支給される（**図4c**）。
- 労災患者の治療に当たる際には，患者の訴えや要望に振り回されず，労災保険法の仕組みを理解して，むやみに業務上と認定するべきではなく，また，むやみに長期療養させる必要もない。被災した労災患者が公平・平等に医療と補償を受ける権利を医療者側が守ることが重要である。

参考文献
1) 厚生労働省「労働災害が発生したとき」https://www.mhlw.go.jp/stf/seisakunitsuite/bunya/koyou_roudou/roudoukijun/zigyonushi/rousai/index.html
2) 厚生労働省「労災補償」https://www.mhlw.go.jp/stf/seisakunitsuite/bunya/koyou_roudou/roudoukijun/rousai/index.html
3) 振動障害の予防のために https://www.mhlw.go.jp/file/06-Seisakujouhou-11200000-Roudoukijunkyoku/0000180362.pdf

医療事故・医事訴訟

合格へのチェック！

正しいものに〇，誤ったものに×をつけよ。

1. 医療訴訟によって，民事裁判（損害賠償に関する紛争）で敗訴した場合でも，刑法による業務上過失傷害に必ずしも問われるわけではない。（　）

2. 医療側への責任追及として，医療機関への責任追及は債務不履行と不法行為の両者が問われ，勤務医へは不法行為のみに対して行われる。（　）

3. 医療訴訟において，主張・立証責任は患者側でなく医療者側が有する。（　）

4. 証拠保全（情報収集）は，患者側の請求に基づいて裁判所が決定する。（　）

5. 示談とは，紛争状態にある当事者同士が譲歩して，その紛争を解決する契約（裁判外の和解）のことである。（　）

6. 裁判上の和解とは，裁判の判決前に当事者同士が譲歩して，その紛争を終結させる合意をすることであり，和解条項が記載された和解調書が作成され，判決同様の法的効力をもつ。（　）

7. 医療事故調査制度とは，医療事故の調査報告を第三者機関が収集分析することで，再発防止につないで医療の安全を確保することが目的であり，当事者の責任追及のための制度ではない。（　）

8. 医療事故調査制度では，第三者機関により立ち上げられた調査委員会によって院内調査が実施される。（　）

9. 医療事故調査制度において，「医療事故」に該当するかどうかについては，医療機関の管理者が組織として判断する。（　）

10. 医療訴訟における鑑定とは，裁判官の判断能力の補充に資するものであり，特別な学識経験を有する第三者に意見を求める手続きのことである。（　）

解答は次ページ下に。

VIII 関連法規・産業医・医療安全

専門医試験ではこんなことが**問われる！**

① 医療事故
② 医療訴訟
③ 調停，示談，和解
④ 医療訴訟における鑑定
⑤ 医療事故調査制度

（第29回 問120，第31回 問117，第34回 問98など）

知識の整理

医療事故について述べよ

- 医療事故とは，医療現場で発生した人身事故のすべてを包含する総称である．つまり，患者側に損害が生じた場合だけでなく，医療従事者側（医師や看護師等）に損害が生じた場合も含まれ，また，損害が医療ミスによって引き起こされたものなのかも問わない．
- この医療事故の一類型として位置づけられるのが医療過誤であり，医療過程における医療従事者の医療ミスによって，患者側に損害が発生するケースを指す（**図5a**）．

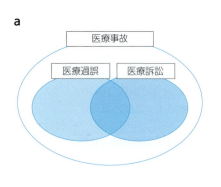
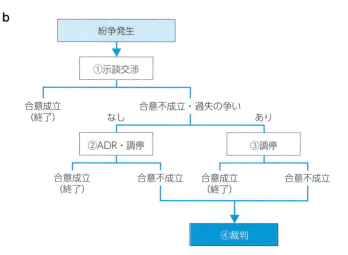

図5 医療事故から調停への流れ
a：医療事故と医療過誤の関係
b：示談交渉・調停・ADR・裁判の流れ．
ADR (alternative dispute resolution)：裁判外紛争解決手続き

(文献2を参考に作成)

医療訴訟について述べよ　　　　　　　　　　　　　　　　　　　　　（設問1〜4）

- 医療訴訟では，医療過誤にあたるもの，すなわち，(1) 医療従事者が職務上当然に負っている注意義務に違反していること（注意義務違反），(2) 医療ミスが原因で患者側に損害が生じたこと（因果関係）を立証することで，医療従事者に対して損害賠償責任が請求される．
- 医療側への責任追及としては，医療機関へ債務不履行と不法行為の両者が問われ，勤務医に対しては不法行為に限られる．
- 原則として，原告側の訴状提出により訴訟の手続きが始まり，裁判における主張・立証責任は患者側にある．よって，証拠保全（情報収集）は，患者側（代理人）の請求に基づき裁判所が決定する．なお，医学的知見には偏りがあるため医療側も積極的に説明すべきである．
- また，民事処分では，医療機関に対して，患者に発生した損害の賠償を求める一方，刑事処分では国として医療側の社会的責任を追及すべきか否かが判断される（民事裁判で敗訴した

正解	1	2	3	4	5	6	7	8	9	10
	○	○	×	○	○	○	○	×	○	○

からといって，必ずしも刑事上の過失傷害に問われるわけではない）。

▶ 医療訴訟によって医師賠償保険などの保険会社による賠償金の支払いが生じた場合，保険会社の規定に従って行われる。

調停，示談，和解（図5b）について述べよ

(設問5〜6)

医事調停

▶ 診療にかかわる医事調停は，都道府県の地方裁判所に申し立てを行い（民事調停法第2条，第4条の2），裁判所が調停委員会を行う。調停委員会では，弁護士，医療有識者，担当判事とともに，申立人（裁判の原告に相当）および相手方（被告に相当），あるいは双方の代理人（多くは弁護士）とともに非公開形式で進められる。なお，医事調停委員の任命権は最高裁判所が有しており，調停委員会は医療機関に診療録の提出を命ずることも可能である。

▶ 調停成立後の調停調書には，裁判における判決と同様の法的効力がある。

示談

▶ 示談は紛争状態にある当事者同士が相互に譲歩することで，その紛争を解決する契約（裁判外の和解）であり，定まった書式などは存在しない。調停と異なる点は，裁判所の下での話し合いでない点である。

▶ 示談交渉のメリットは，費用も時間もそれほどかからず，裁判の長期化に伴うストレス，費用などを免れることができる点であり，デメリットは，訴訟などのほかの手段と比較して，ほとんどの場合賠償金額が低額になる点である。

和解

▶ 裁判上の和解とは，裁判の判決が出る前に，紛争の当事者間がお互いに譲歩しあって，争いを終結させる合意をすることである。裁判所は，訴訟のどの段階でも，これを試みることが可能であり，和解が成立した際には，和解条項が記載された和解調書が作成され，判決同様の法的効力を有する。

▶ 和解には，時間的，経済的負担を軽減させることができるだけでなく，金銭問題以外の要望なども和解内容に盛り込むことも可能なメリットがある。

医事訴訟における鑑定について述べよ

▶ 鑑定とは，専門性の高い分野について，裁判官の判断能力の補充に資するものとして，特別の学識経験を有する第三者に意見を求める手続きのことである。

▶ 鑑定書だけではなく，法廷で直接意見を述べる口頭鑑定も認められている。医療訴訟では，医療という専門性の高い分野での問題となるため，専門家である医師に意見を求めなければ，適切な判断をすることが困難なことも多い。なお，刑事訴訟と民事訴訟はまったく異なるため，鑑定における基準も異なる。公正中立の意識に従い，学術的，客観的な立場から鑑定が行われることが求められる。

▶ 虚偽の鑑定を行った場合には，虚偽鑑定罪に問われることがある（刑法第171条）。

▶ 従来からの医療訴訟における鑑定人の選出法は，通常，原告側あるいは被告側がそれぞれ鑑

定人を探し，裁判所に推薦する。そして双方の合意をもって裁判所が最終的に選定し，依頼するという流れである。しかしながら，この選定法では，患者側の推薦する鑑定人は医療者側が認めず，逆の場合では患者側が認めないという事態が生じ，両者の主張が平行線をたどり，裁判が進行しない，膠着状態に陥ることが少なくない。これを受けて，2001年7月「医事関係訴訟委員会」が最高裁に新しく設けられ，各裁判所から，鑑定人候補者選定を「医事関係訴訟委員会」に依頼され，医事関係訴訟委員会が当該学会に，鑑定人推薦を依頼するという選定方法が可能となった。

▶ 裁判所が鑑定人を選任した後に拒否することは困難である。

医療事故調査制度について述べよ   (設問7～9)

▶ 医療事故調査制度は，医療法の改正に盛り込まれた制度で平成27年度に施行された。医療事故が発生した医療機関において院内調査を行い，その調査報告を民間の第三者機関(医療事故調査・支援センター)が収集・分析することで再発防止につなげ，医療の安全を確保するものであり，個人の責任追及を目的としたものではない。

▶ 医療事故調査の対象となるのは，医療に起因，または起因すると疑われる死亡または死産であり，管理者が予期しなかったものであり，当該医療を提供される前に，患者やその家族に対して死亡や死産が予期されることを説明していた場合には本制度の対象とはならない(単なる合併症の発症に関する可能性のみの説明では「予期していた」とはいえない)。

▶ 遺族への説明と医療事故調査・支援センターへの報告の後，医療機関自らが院内事故調査を実施する(**図6**)。

当事者となった場合の対応

▶ 医療事故が発生し民事上紛争となった場合は，第三者である代理人に処理を依頼するのが，気持ちの整理を促すうえでも解決にとって有用な方法である。

▶ 裁判所における紛争の解決手段は，主に示談交渉，調停，和解，裁判による判決がある。裁判の場合，法のもとで判断され，物事に白黒がつく一方で，対立した関係性のまま解決に至る。一方で，調停は，当事者同士が話し合いを行うことで解決の落とし所を探るため，当事者間での満足感や納得感につながる場合もある。なお，原告(患者側)，被告(医療側)とも調停を申し立てることが可能である。

▶ 民事裁判と刑事裁判は，まったく別の裁判であり，民事裁判で仮に敗訴しても，刑事上の過失傷害に問われることはなく，刑事裁判では無罪となった判例も存在する。

▶ 患者の取り違え，手術部位の左右間違い，異物の体内遺残など，明らかな不備や誤操作などの重大な過失があった場合には，民事裁判の結果によらず，業務上過失傷害あるいは致死に問われる。その際には，診療録の改ざんなどの隠蔽工作を行うと刑罰の程度が重くなる。

▶ 損害賠償金の支払いについては，保険会社へ紛争を情報共有することが重要である。相談なく支払うと，保険会社は支払いを拒否できるとの条件があるので注意が必要である。

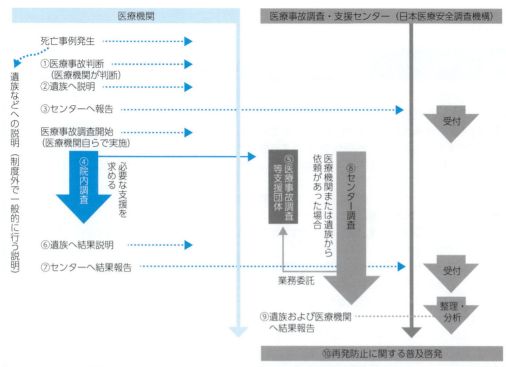

図6 医療事故調査の流れ
医療機関は，医療事故の判断を含め，医療事故の調査の実施に関する支援を，医療事故調査・支援センターまたは医療事故調査等支援団体に求めることができる。

（文献4を参考に作成）

参考文献
1) 医療事故調査制度について https://www.mhlw.go.jp/stf/seisakunitsuite/bunya/0000061201.html
2) 公益社団法人日本産婦人科医会「医療事故が紛争化した場合の解決の流れ 研修ノート No108 裁判事例から学ぶ」https://www.jaog.or.jp/note/3-医療事故が紛争化した場合の解決の流れ/
3) 山崎典郎．整形外科と医事紛争．東京：金原出版；2003．
4) 一般社団法人 日本医療安全調査機構「医療事故調査制度について」https://www.medsafe.or.jp/modules/about/index.php?content_id=24

臨床研究

合格へのチェック！　正しいものに〇，誤ったものに×をつけよ．

1. 臨床研究のなかでも，ランダム化比較試験のメタアナリシスやシステマチックレビューは，エビデンスレベルが高い． (　)
2. 記述疫学とは，疾病または健康障害の流行状態を把握し，その特徴と関連性を示すほかの現象を見出すことによって，その流行に関与する要因を推定するものである． (　)
3. ある集団を1回調査し，患者群と非患者群に分類し，ある要因の保有状況を比較するような研究を横断研究とよぶ． (　)
4. 症例対照研究では，症例群と適切に選択した対照群の間で，以前の要因の保有状況を比較するもので，まれな疾患に適した方法である． (　)
5. 介入研究は，ある要因へ曝露させる群と曝露させない群に集団を区分して，各群からの疾病の発生頻度を比較する． (　)
6. 感度とは，疾患のある患者のうち検査結果が陽性の患者の割合のことであり，特異度とは，疾患のない患者のうち検査結果が陰性の患者の割合のことである． (　)
7. 真陽性が高く，真陰性が低い研究が好ましい． (　)
8. 偽陽性とは，ある検査において疾患が本当はないのに疾患があるという結果が出ることをさす． (　)
9. エビデンスレベルの高い研究を行うためには，試験参加者が盲検化されていることが望ましい． (　)
10. エビデンスレベルの高い研究を行うためには，患者の追跡率が50％以上であることが望ましい． (　)
11. ヘルシンキ宣言は，世界医師会で採択された医学研究の倫理規範であり，科学的・倫理的に配慮された研究計画書を作成し，研究倫理委員会で審査される必要がある． (　)
12. ヘルシンキ宣言では，未成年者が被験者対照である場合，代理人からインフォームドコンセントを取得すれば問題はない． (　)
13. 「人を対象とする医学系研究に関する倫理指針」において，自施設の症例報告を学会で行うことは「研究」に該当する． (　)

解答は次ページ下に．

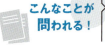
専門医試験ではこんなことが問われる！

① 臨床研究の種類とエビデンスレベル
② 疫学研究手法
③ スクリーニング検在（感度，特異度）
④ ランダム化比較試験（randomized controlled trial；RCT）
⑤ ヘルシンキ宣言
⑥ 人を対象とする医学系研究に関する倫理指針
⑦ 特定臨床研究

（第31回 問118・119，第32回 問119，第35回 問9など）

知識の整理

臨床研究の種類とエビデンスレベルについて述べよ （設問1, 9~10）

▶ 臨床研究とは，「医療における疾病の予防方法，診断方法及び治療方法の改善，疾病原因及び病態の理解並びに患者の生活の質の向上を目的として実施される医学系研究であって，人を対象とするものをいう。」と「臨床研究に関する倫理指針」で定義されている。

▶ EBM（evidence-based medicine）とよばれる科学的根拠に基づく医療が昨今求められており，入手可能な範囲で最も信頼できる根拠を把握したうえで，個々の患者に特有の臨床状況と患者の価値観を考慮した医療を行うことが求められている。

▶ 診療ガイドラインなどを作成したり，診療方針を決定するうえでも，前述のEBMは重要視されており，研究の吟味において重視される研究方法をわかりやすいように類型化して信頼度の目安を作った尺度が，エビデンスレベルである。

▶ より客観性が高い条件で治療の効果の評価ができているかどうかで，臨床研究デザインごとに，以下のようにレベル分けされている（**図7**）。

a

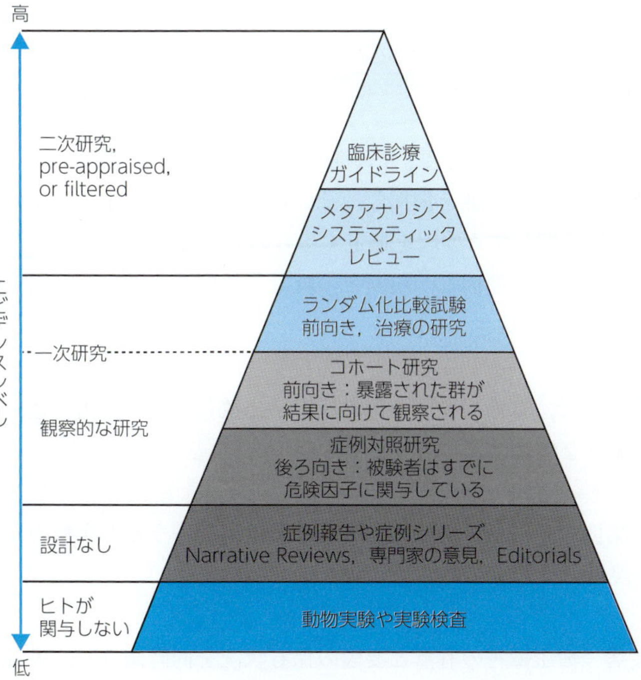

b

エビデンスレベル	内容
1a	ランダム化比較試験のメタアナリシス
1b	少なくとも一つのランダム化比較試験
2a	ランダム割付を伴わない同時コントロールを伴うコホート研究（前向き研究，prospective study, concurrent cohort studyなど）
2b	ランダム割付を伴わない過去のコントロールを伴うコホート研究（historical cohort study, retrospective cohort studyなど）
3	ケース・コントロール研究（後ろ向き研究）
4	処置前後の比較などの前後比較，対照群を伴わない研究
5	症例報告，ケースシリーズ
6	専門家個人の意見（専門家委員会報告を含む）

図7　臨床研究の種類（a）とエビデンスレベル（b）

正解	1	2	3	4	5	6	7	8	9	10	11	12	13
	○	○	○	○	○	○	×	○	○	×	○	×	×

ランダム化比較試験について述べよ

(設問1, 9～10)

▶ ランダム化比較試験（randomized controlled trial；RCT）とは，バイアスをできる限り減らすための工夫を凝らした前向き研究である。具体的には，研究の対象者をランダム（無作為）に2つのグループに分け，片方のグループには評価しようとする治療法を行い，もう片方には行わないようにして治療成績を評価する。なお，両群ともに介入内容以外の因子は同等である必要がある。

▶ プラセボ効果や観察者バイアスの影響を防いで客観性や信頼性を高めるため，患者および試験に携わる医師にもどちらのグループに属しているのかを知らせない「二重盲検法」を併用することも多い。

▶ 臨床研究の追跡率は一般に80％以上が妥当であり，適切な統計解析が可能とされる。

▶ 臨床研究のなかでも，RCTによるエビデンスが上位とされ，さらに複数のRCTに基づく研究データを検証してエビデンスを導き出す「システマティックレビュー」とよばれる手法が最上位の信頼性をもつと考えられている。

▶ 一方で，RCTによる試験は周到な準備が必要なうえに，長期間をかけて治療効果を前向きに調査する必要があり，必然的にデータの蓄積と分析に非常に長い年月を要することになり，多大な資金や人材が必要となる。

疫学研究手法について述べよ

(設問2～5)

▶ 疫学研究の方法は，大きく「記述疫学」「分析疫学」「介入疫学」の3種類がある（**図8**）。

▶ 記述疫学とは，疾病または健康障害の流行状態を把握し，その特徴と関連性を示すほかの現象を見出すことによって，その流行に関与する要因を推定するものである。

▶ 分析疫学とは，記述疫学などから得た仮説要因と，疾病との統計学的関連を確かめ，因果関係を推定する研究のことであり，4つに分類される。

症例対照研究

▶ 症例群と適切に選択した対照群の間で，以前の要因の保有状況を比較し疾病の原因を過去にさかのぼって調査するもので，まれな疾患に適した方法である。

コホート研究

▶ 仮説要因をもつ集団ともたない集団を追跡し，疾病の罹患率または死亡率などの疾病の発生頻度を比較するもので，まれな疾患には適さない。

横断研究

▶ ある集団の，ある一時点での疾病・健康障害の有無と要因の保有状況を同時調査し，患者群と非患者群とで，ある要因の保有状況を比較する研究のことである。

生態学的研究

▶ 個人ではなく，地域や国・県・市町村といった集団単位を分析対象とし，異なる国・地域間の要因と疾病の関連を検討する方法。

▶ 介入疫学とは，分析疫学によって疾病との因果関係が推理された危険因子・予防因子について，除去あるいは適用などの介入を行い，各群からの疾病の発生頻度を比較する研究方法のことである。集団に対する介入がどのような影響を与えるか，一定期間観察し，疾病の予防や予後改善に効果的であるかどうかを確認することを目的としている。

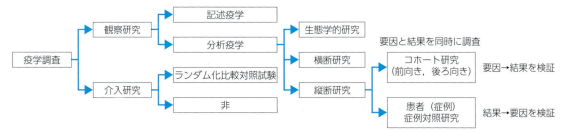

図8　疫学研究の手法

スクリーニング検査（感度，特異度）について述べよ　　　（設問6〜8）

- 真陽性とは疾患があるときに疾患があるという結果を正しく検出すること，偽陽性とは疾患が本当はないのに疾患があるという結果を出すこと，偽陰性とは疾患が本当はあるのに疾患がないという結果を出すこと，真陰性とは疾患がないときに疾患がないという結果を正しく検出することである。
- 感度とは，疾患のある患者のうち検査結果が陽性と出た患者の割合（真陽性率）を指す。
- 特異度とは，疾患のない患者のうち検査結果が陰性と出た患者の割合（真陰性率）を指す。
- 理想としては，真陽性，真陰性の割合が高く，偽陽性と偽陰性の割合が低い検査が好ましい。

ヘルシンキ宣言について述べよ　　　（設問11〜12）

- ヘルシンキ宣言とは，1964年，世界医師会総会（WMA）で採択された「ヒトを対象とする生物医学的研究に携わる医師のための勧告」をいう。
- 特定できる人間由来の試料およびデータの研究を含む，人間を対象とする医学研究の倫理的原則の文書として，一般の臨床研究に対応できる普遍的な倫理規範として作成された。
- ヘルシンキ宣言の重要な原則として，ヒトを対象とする臨床試験を実施するためには，次の3項目が必須とされている。
  - ・科学的・倫理的に適正な配慮を記載した試験実施計画書を作成すること
  - ・研究倫理審査委員会で試験計画の科学的・倫理的な適正さが承認されること
  - ・被験者に，事前に説明文書を用いて試験計画について十分に説明し，治験への参加について自由意思による同意を文書に得ること
- インフォームドコンセントは，対象者への情報提供する内容に相違はあるが，臨床研究と非臨床研究にも適用される。
- インフォームドコンセントを実施できる能力がないと思われる被験者候補（未成年者など）が研究参加についての決定に賛意を表することができる場合，医師は法的代理人からの同意に加えて本人の賛意を求めなければならない。被験者候補の不賛意は，尊重されるべきである。

「人を対象とする生命科学・医学系研究に関する倫理指針」について述べよ

(設問13)

▶「人を対象とする医学系研究に関する倫理指針」として文部科学省，厚生労働省から告示され，平成28年4月より適用されている（**図9**）。専門医には，施設内倫理委員会での審査に対して，対象となる研究となるかどうかの理解が必要である。

▶臨床研究を進めるにあたり以下の事項が基本指針として掲げられた。
- ・社会的および学術的な意義を有する研究の実施
- ・研究分野の特性に応じた科学的合理性の確保
- ・研究対象者への負担並びに予測されるリスクおよび利益の総合的評価
- ・独立かつ公正な立場に立った倫理審査委員会による審査
- ・事前の十分な説明および研究対象者（患者さん）の自由意志による同意
- ・社会的に弱い立場にある者への特別な配慮
- ・個人情報などの保護
- ・研究の質および透明性の確保

▶侵襲や介入を伴わず，かつ新たに研究対象者から取得する試料・情報を用いず，既存の試料・情報のみを用いる観察研究も「人を対象とする医学系研究」に該当し，本指針の対象となる。

▶いわゆる症例報告は，本指針でいう研究には該当しない。

▶医療機関として，自機関における医療評価のため，一定期間内の診療実績（受診者数，処置数，治療成績など）を集計し，所属する医療従事者らに供覧または事業報告などに掲載する場合，本指針でいう「研究」には該当しない（医療の一環とみなす）。自らの機関において提供される医療の質の確保（標準的な診療が提供されていることの確認，院内感染や医療事故の防止，検査の精度管理等）のため，機関内のデータを集積・検討する場合も，本指針でいう「研究」には該当しない（医療の一環とみなす）。

▶令和3年に，「人を対象とする医学系研究に関する倫理指針」および「ヒトゲノム・遺伝子解析研究に関する倫理指針」が統合され，「人を対象とする生命科学・医学系研究に関する倫理指針」へ変更された（個人情報等および匿名加工情報の取扱いや，用語の定義の見直し，インフォームドコンセントの手続きの見直しなどが行われた）。

▶薬事承認前の薬剤（医薬品候補）や医療機器を，実際に，患者や健康な人に投与することにより，安全性と有効性（効果）を確かめる必要があり，この「新薬および新医療機器開発の為の治療を兼ねた試験」を治験という。厚生労働省へ事前に治験届けを提出する必要がある。

▶臨床研究の信頼性や透明性を保ち，データの改ざんや捏造を防ぐために，薬機法における未承認・適応外の医薬品などの臨床研究，製薬企業などから資金提供を受けて実施される当該製薬企業などの医薬品などの臨床研究については，平成29年より「臨床研究法」により，特定臨床研究という枠組みで実施することとなった（**図9**）。

▶特定臨床研究では，モニタリング・監査の徹底，利益相反管理の厳格化，重篤な疾病などが発生した際の厚生労働大臣への報告義務），実施基準違反に対する国の指導・監督（厚生労働大臣が研究停止可能）などが規定された。

▶臨床研究法に違反した場合は，厚生労働省から改善・研究の停止命令が下される。命令に従わない場合は罰則が定められており，50万円以下の罰金が科される。緊急命令違反では，刑

事罰として3年以下の懲役もしくは300万円以下の罰金も科されるため注意が必要である。

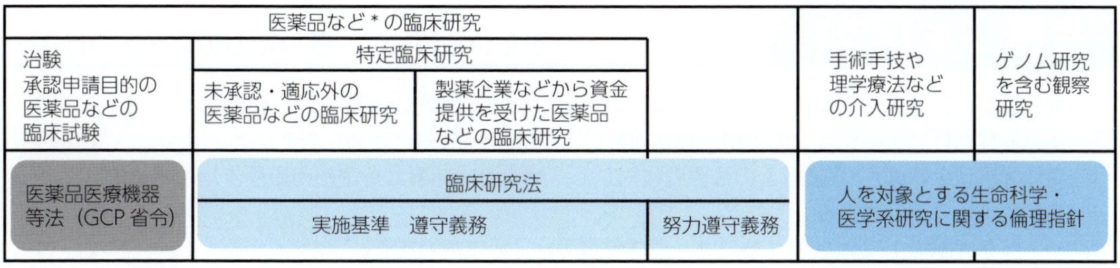

医薬品など* の臨床研究				手術手技や理学療法などの介入研究	ゲノム研究を含む観察研究
治験 承認申請目的の医薬品などの臨床試験	特定臨床研究				
	未承認・適応外の医薬品などの臨床研究	製薬企業などから資金提供を受けた医薬品などの臨床研究			
医薬品医療機器等法（GCP省令）	臨床研究法			人を対象とする生命科学・医学系研究に関する倫理指針	
	実施基準　遵守義務		努力遵守義務		

※症例報告はこれらには含まれない

図9　臨床研究に関する法律上の区分

＊医薬品など：薬機法に規定される医薬品・医療機器・再生医療等製品

（文献4を参考に作成）

参考文献

1) 一般社団法人日本疫学会「疫学用語の基礎知識」https://jeaweb.jp/glossary/
2) 日本医師会「ヘルシンキ宣言」https://www.med.or.jp/doctor/international/wma/helsinki.html
3) 厚生労働省「人を対象とする生命科学・医学系研究に関する倫理指針」
https://www.mhlw.go.jp/stf/seisakunitsuite/bunya/hokabunya/kenkyujigyou/i-kenkyu/index.html
4) 厚生労働省「臨床研究法について」https://www.mhlw.go.jp/stf/seisakunitsuite/bunya/0000163417.html

リハビリテーション，身体障害，介護保険，指定難病

合格へのチェック！

正しいものに〇，誤ったものに×をつけよ。

1. 運動器リハビリテーションの診療報酬算定では，1単位は20分と定められている。　　　　（　　）
2. 運動器リハビリテーションの標準的算定日数の上限は，150日と定められている。　　　　（　　）
3. 身体障害者手帳は，18歳以上の障害者に対して，都道府県知事，指定都市市長または中核市市長によって交付される。　　　　（　　）
4. 一下肢を大腿の1/2以上欠くものは，身体障害等級3級に該当する。　　　　（　　）
5. 身体障害等級7級であれば，身体障害者手帳が交付される。　　　　（　　）
6. 身体障害者障害程度等級認定の際に，2つ以上の障害が重複する場合は，重複する障害の合計指数に応じて総合的に等級を決める必要がある。　　　　（　　）
7. 肢体の疼痛または筋力低下などの障害も，客観的に証明でき，妥当と判断できるものは機能障害として扱うことができる。　　　　（　　）
8. 人工骨頭または人工関節については，置換術後の経過が安定した時点の機能障害の程度によって判定する必要がある。　　　　（　　）
9. 介護保険は，主治医意見書および認定調査結果に基づいて地方自治体単位で認定される。　　　　（　　）
10. 介護保険の第1号被保険者は70歳以上である。　　　　（　　）
11. 介護保険の第2号被保険者には，後縦靱帯骨化症が含まれる。　　　　（　　）
12. 保健所は，保健指導や健康相談などの業務について訪問指導を行うことはあっても，訪問介護を行うことはない。　　　　（　　）
13. 後縦靱帯骨化症，広範脊柱管狭窄症，特発性大腿骨頭壊死症は，厚生労働省が定める指定難病の対象となっている。　　　　（　　）

解答は次ページ下に。

専門医試験では こんなことが 問われる！

①運動器リハビリテーション料の算定（診療報酬）
②障害者手帳，身体障害者障害程度等級認定
③介護保険
④指定難病

（第28回 問119，第30回 問119，第31回 問120，第32回 問120，第33回 問99・100，第34回 問99・100など）

知識の整理

運動器リハビリテーション料の算定（診療報酬，表5）について述べよ

（設問1～2）

▶ 患者に個別でのリハビリテーションを行う場合，運動器リハビリテーション料を得るためには管轄の厚生局へ施設基準の届出が必要である。

▶ 運動器リハビリテーションでは，原則として，リハビリテーションの開始から150日以内に限り算定が可能である。なお，標準的算定日数は，疾患分野ごとに異なり，心大血管疾患：150日，脳血管疾患など：180日，呼吸器：90日とされている。

▶ 運動器リハビリテーション料は20分を1単位として点数が定められており，患者1人につき1日6単位まで算定可能である。

▶ 運動器リハビリテーション料には（Ⅰ）から（Ⅲ）の区分があり，算定できる点数が異なる（人員要件や設備要件ごとに点数が異なる）。

「対象患者」

・上・下肢の複合損傷，脊椎損傷による四肢麻痺その他の急性発症した運動器疾患またはその手術後の患者

・関節の変性疾患，関節の炎症性疾患その他の慢性の運動器疾患により，一定程度以上の運動機能および日常生活能力の低下をきたしている患者

「算定要件」

・定期的な機能検査などに基づいたリハビリテーション実施計画書の作成

・患者またはその家族らに対するリハビリテーション実施計画書の内容説明

「算定点数」

・運動器リハビリテーション料（Ⅰ）：185点/単位

・運動器リハビリテーション料（Ⅱ）：170点/単位

・運動器リハビリテーション料（Ⅲ）：85点/単位

▶ 「リハビリの実施単位数は，療法士1人につき1日18単位を標準とし，週108単位までとする。ただし，1日24単位を上限とする」という診療報酬の算定ルールが設けられている。

▶ 集団リハビリテーションは医療機関では算定できない。

▶ 脊髄損傷は脳血管疾患等リハビリテーションの該当疾患である。

表5 運動器リハビリテーション料の算定

リハビリテーションの種類と日数の上限		
リハビリテーションの種類	対象となる疾患	日数上限
脳血管疾患等リハビリテーション	脳血管疾患，脳外傷など	180日
運動器リハビリテーション	上・下肢の複合損傷，骨折の手術後など	150日
呼吸器リハビリテーション	肺炎・無気肺，肺梗塞など	90日
心大血管疾患リハビリテーション	急性心筋梗塞，狭心症など	150日

（文献2を参考に作成）

正解	1	2	3	4	5	6	7	8	9	10	11	12	13
	○	○	○	○	×	○	○	○	○	×	○	○	○

障害者手帳，身体障害者障害程度等級認定について述べよ （設問3〜8）

▶ 障害者手帳とは，障害のある人に交付される手帳のことで，「身体障害者手帳」「精神障害者保健福祉手帳」「療育手帳」の3つがあり，交付される手帳には，生活における支障の程度や症状などに応じた「障害等級」とよばれる区分が設けられている。

▶ 身体障害者手帳は，18歳以上の，身体障害者福祉法に定める身体上の障害がある者に対して，都道府県知事，指定都市市長または中核市市長によって交付される手帳である（なお，療育手帳は，児童相談所または知的障害者更生相談所において，知的障害があると判定された方に交付される手帳であり，精神障害者保健福祉手帳は，一定程度の精神障害の状態にあることを認定するものである）。

▶ 身体障害者福祉法に掲げる以下の身体上の障害があり，一定以上で永続することが交付の要件とされている。
- ・視覚障害
- ・聴覚または平衡機能の障害
- ・音声機能，言語機能または咀嚼機能の障害
- ・肢体不自由
- ・心臓，腎臓または呼吸器の機能の障害
- ・膀胱または直腸の機能の障害
- ・小腸の機能の障害
- ・ヒト免疫不全ウイルスによる免疫の機能の障害
- ・肝臓の機能の障害

▶ 身体障害者手帳では，症状の種類や日常生活で支障をきたしている程度により，障害を1〜7級の等級に分類されており，身体障害者手帳申請の際に審査が行われ，障害の等級が認定される（身体障害者診断書・意見書の作成にはこれらの知識を要する。**図10**）。
- ・体幹の機能障害により座っていることのできないもの−1級
- ・両下肢の機能の著しい障害−2級
- ・上肢の機能の著しい障害−3級
- ・一下肢を大腿の2分の1以上欠くもの−3級
- ・一上肢の肩関節の機能を全廃したもの−4級
- ・一下肢を下腿の2分の1以上で欠くもの−4級

▶ 等級は1級に近づくほど障害の程度が重く，なお7級に近づくほど障害の程度が軽い。

▶ 身体障害者手帳は，6級以上の障害に対して交付される（なお，7級の障害単独では，身体障害者手帳の交付対象にはならない）。

▶ 四肢の障害は基本的には障害部位を個々に判定したうえで，総合的に障害程度を認定することが基本ルールである（2つ以上の障害が重複する場合，重複する障害の合計指数に応じて等級を決める）。

▶ 脳性麻痺の場合には，その障害の特性を考慮し，上肢，下肢，体幹に分けた一般的認定方法によらず別途の方法により判定するのが原則である。

▶ 肢体の疼痛または筋力低下などの障害も，客観的に証明でき，または妥当と思われるものは機能障害として扱う。

等級	上肢の欠損, 機能全廃	下肢の機能全廃, 欠損, 短縮	下肢の短縮
1	(1) 両上肢の機能を全廃したもの (2) 両上肢を手関節以上で欠くもの 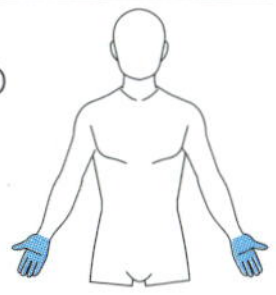	(1) 両下肢の機能を全廃したもの (2) 両下肢を大腿の2分の1以上で欠くもの 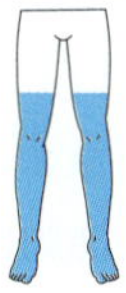	
2	(2) 両上肢のすべての指を欠くもの (3) 一上肢を上腕の2分の1以上で欠くもの (4) 一上肢の機能を全廃したもの 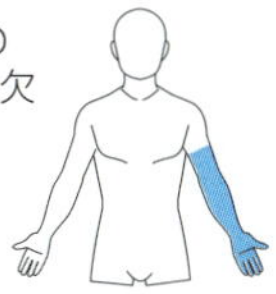	(2) 両下肢を大腿の2分の1以上で欠くもの 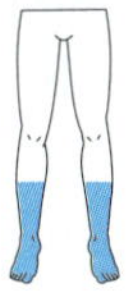	
3	(1) 両上肢のおや指およびひとさし指を欠くもの (2) 両上肢のおや指およびひとさし指の機能を全廃したもの (4) 一上肢のすべての指を欠くもの (5) 一上肢のすべての指の機能を全廃したもの 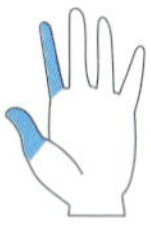	(1) 両下肢をChopart関節以上で欠くもの (2) 一下肢を大腿の2分の1以上で欠くもの (3) 一下肢の機能を全廃したもの 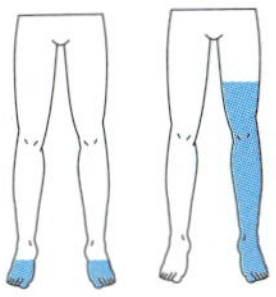	
4	(1) 両上肢のおや指を欠くもの (2) 両上肢のおや指の機能を全廃したもの (4) 一上肢のおや指およびひとさし指を欠くもの (5) 一上肢のおや指およびひとさし指の機能を全廃したもの (6) おや指またはひとさし指を含めて一上肢の三指を欠くもの (7) おや指またはひとさし指を含めて一上肢の三指の機能を全廃したもの 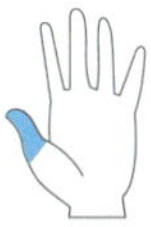	(1) 両下肢のすべての指を欠くもの (2) 両下肢のすべての指の機能を全廃したもの (3) 一下肢を下腿の2分の1以上で欠くもの 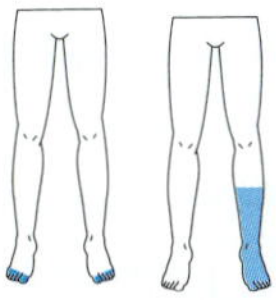	(6) 一下肢が健側に比して10センチメートル以上または健側の長さの10分の1以上短いもの
5	(3) 一上肢のおや指を欠くもの (4) 一上肢のおや指の機能を全廃したもの 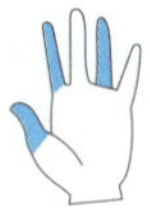		(3) 一下肢が健側に比して5センチメートル以上または健側の長さの15分の1以上短いもの
6	(2) ひとさし指を含めて一上肢の二指を欠くもの (3) ひとさし指を含めて一上肢の二指の機能を全廃したもの 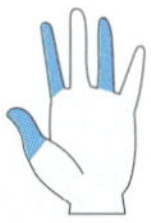	(1) 一下肢をLisfranc関節以上で欠くもの 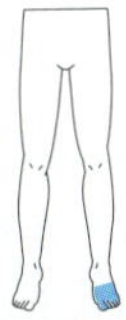	
7	(5) 一上肢のなか指, くすり指および小指を欠くもの (6) 一上肢のなか指, くすり指および小指の機能を全廃したもの 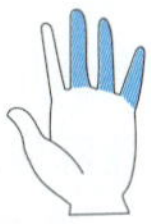	(5) 一下肢のすべての指の機能を全廃したもの 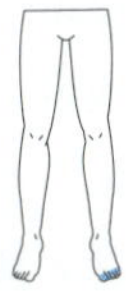	(6) 一下肢が健側に比して3センチメートル以上または健側の長さの20分の1以上短いもの

注）カッコの数字は「身体障害者障害程度等級」の号数を示す。

図 10　身体障害者障害程度等級

上肢
「指を欠くもの」とは, おや指については指骨間関節（IP関節）以上, その他の指については第1指節間関節（PIP関節）以上を欠くもの。

次の6級要件については, 厚生労働省の疑義集の回答に基づく。
両上肢のひとさし指を欠くもの
両上肢のひとさし指の機能全廃
一上肢のなか指, くすり指および小指の機能全廃, 一上肢のひとさし指の機能全廃の合併

（文献4を参考に作成）

- ▶ 人工骨頭または人工関節については，人工骨頭または人工関節の置換術後の経過が安定した時点の機能障害の程度により判定する。
- ▶ 自立支援医療制度とは，心身の障害を除去・軽減するための医療について，医療費の自己負担額を軽減する公費負担医療制度のことである。精神通院医療，更生医療，育成医療の3つがあり，詳細は以下の通りである。
  - ・精神通院医療：精神保健福祉法第5条に規定する統合失調症などの精神疾患を有する者で，通院による精神医療を継続的に要する者
  - ・更生医療：身体障害者福祉法に基づき身体障害者手帳の交付を受けた者で，その障害を除去・軽減する手術等の治療により確実に効果が期待できる者（18歳以上）
  - ・育成医療：身体に障害を有する児童で，その障害を除去・軽減する手術などの治療により確実に効果が期待できる者（18歳未満）
- ▶ 肢体不自由を呈する障害者に対しては，更生医療として手術にかかる費用などが公費負担の対象となる（例；関節拘縮に対する人工関節置換術などの治療）。

介護保険について述べよ （設問9〜12）

- ▶ 介護保険は2000年4月1日より実施されており，整形外科専門医は要介護認定を受ける際に必要な主治医意見書を記載する機会が多い。
- ▶ 主治医意見書は，市区町村から主治医のいる医療機関へ書類作成を依頼される（申請者が主治医意見書を扱うことはない。なお，介護保険は，地方自治体単位で認定される）。
- ▶ 主治医意見書は，介護の手間がどの程度になるのか判断するための材料としても活用され，要介護認定審査を行う際，まず認定調査による結果と主治医意見書の内容から，コンピュータによる1次判定が行われ，1次判定の結果をもとに，介護認定審査会にて最終的な認定結果が決定される。
- ▶ 介護保険の第1号被保険者は，市町村の区域内に住所を有する65歳以上の者が該当する（**表6**）。
- ▶ 介護保険の第2号被保険者は，「40歳以上65歳未満の者であって，その要介護状態の原因である身体上または精神上の障害が加齢に伴って生ずる心身の変化に起因する疾病であって政令で定めるもの（以下「特定疾病」という）によって生じたものであるもの」とされている（**表6**，介護保険法第7条第3項第2号）。
  - 特定疾病；がん，関節リウマチ，筋萎縮性側索硬化症，後縦靱帯骨化症，骨折を伴う骨粗鬆症，初老期における認知症，進行性核上性麻痺，大脳皮質基底核変性症およびパーキンソン病，脊髄小脳変性症，脊柱管狭窄症，早老症，多系統萎縮症，糖尿病性腎症，神経障害および網膜症，脳血管疾患，閉塞性動脈硬化症，慢性閉塞性肺疾患，両側の膝関節または股関節に著しい変形を伴う変形性関節症
- ▶ 意見書には，傷病に関する内容（経過や投薬内容を含む），点滴やストーマの処置，酸素療法などの特別な治療実施の有無，心身の状態に関する意見（日常生活自立度，認知症の中核・周辺症状など，疼痛部位など），生活機能とサービスに関する意見（移動，栄養状態，対処方針，サービス使用による生活機能の維持・改善の見通しなど）を記載する。

- ▶ 介護保険の日常生活自立度は，以下のように定められており，生活が自立しているものをランクJ，準寝たきりをランクA，寝たきりをランクB，Cと分類している（**表7**）。
- ▶ 保健所は保健指導や健康相談などの業務について訪問指導を含めて行うが，訪問介護など介護の実際は行わない。
- ▶ 老人介護支援センターは介護に関する相談を受けたり，アドバイスを行う。
- ▶ 介護が必要な老人に対して，介護者の負担軽減などを考慮して，施設への短期入所（ショートステイ）が実施されている要介護状態の人は在宅・施設いずれかのサービスが，要支援状態の人は在宅でのサービスのみが受けられる。
- ▶ 介護老人保健施設では，病状が安定し，リハビリテーションを中心とする医療ケアと介護を必要とする場合に入所する。

表6　介護保険制度の被保険者（加入者）

〇介護保険制度の被保険者は，①65歳以上の者（第1号被保険者），②40〜64歳の医療保険加入者（第2号被保険者）となっている。
〇介護保険サービスは，65歳以上の者は原因を問わず要支援・要介護状態となったときに，40〜64歳の者は末期がんや関節リウマチなどの老化による病気が原因で要支援・要介護状態になった場合に，受けることができる。

	第1号被保険者	第2号被保険者
対象者	65歳以上の者	40〜64歳までの医療保険加入者
人数	3,525万人 （65〜74歳：1,730万人　75歳以上：1,796万人）	4,192万人
受給要件	・要介護状態 （寝たきり，認知症などで介護が必要な状態） ・要支援状態 （日常生活に支援が必要な状態）	要介護，要支援状態が，末期がん・関節リウマチなどの加齢に起因する疾病（特定疾病）による場合に限定
要介護（要支援）認定者数と被保険者に占める割合	645万人（18.3%） 65〜74歳：73万人（4.2%） 75歳以上：572万人（31.8%）	13万人（0.3%）
保険料負担	市町村が徴収（原則，年金から天引き）	医療保険者が医療保険の保険料と一括徴収

（注）第1号被保険者および要介護（要支援）認定者の数は，「介護保険事業状況報告」によるものであり，平成30年度末現在の数である。
　　　第2号被保険者の数は，社会保険診療報酬支払基金が介護給付費納付金額を確定するための医療保険者からの報告によるものであり，平成30年度内の月平均値である。

（文献6を参考に作成）

表7　判定の基準

調査対象者について，調査時の様子から下記の判定基準を参考に該当するものに〇印をつけること。
なお，まったく障害などを有しない者については，自立に〇をつけること。

生活自立	ランクJ	何らかの障害等を有するが，日常生活はほぼ自立しており独力で外出する 1. 交通機関などを利用して外出する 2. 隣近所へなら外出する
準寝たきり	ランクA	屋内での生活はおおむね自立しているが，介助なしには外出しない 1. 介助により外出し，日中はほとんどベッドから離れて生活する 2. 外出の頻度が少なく，日中も寝たり起きたりの生活をしている
寝たきり	ランクB	屋内での生活は何らかの介助を要し，日中もベッド上での生活が主体であるが，座位を保つ 1. 車いすに移乗し，食事，排泄はベッドから離れて行う 2. 介助により車いすに移乗する
	ランクC	1日中ベッド上で過ごし，排泄，食事，着替において介助を要する 1. 自力で寝返りをうつ 2. 自力では寝返りもうてない

※判定に当たっては，補装具や自助具などの器具を使用した状態であっても差し支えない。

（文献7を参考に作成）

指定難病について述べよ　　　　　　　　　　　　　　　　　　　　　　　　　（設問13）

- 厚生労働省では，「発症の機構が明らかでない」，「治療方法が確立していない」，「希少な疾病である」，「長期の療養が必要である」という要件を満たす疾患を「難病」と位置付けており，さらに難病のうち，「患者数がわが国で一定数（現在の基準18万人・人口の0.142％未満）に達しない」，「客観的な診断基準，またはそれに準ずる基準が確立している」という要件を満たす疾患を「指定難病」と位置付け，重症患者には医療費の助成を行っている（**図11**）。
- 指定難病の要件を満たしているかは，厚労省に設置された厚生科学審議会・疾病対策部会の下部組織である「指定難病検討委員会」において，専門家によって判断される。
- 令和4年現在，338の指定難病の重症者には医療費の助成が行われており，障害者手帳に該当する難病患者の証し指定難病受給者証が与えられる。
- 整形外科関連の指定難病としては，黄色靱帯骨化症，後縦靱帯骨化症，広範脊柱管狭窄症，特発性大腿骨頭壊死，強直性脊椎炎，進行性骨化性線維異形成症，骨形成不全症などが該当する。
- 関節リウマチ自体は指定難病ではないが，血管炎を伴う悪性関節リウマチは該当する。ほか，全身性エリテマトーデス，皮膚筋炎／多発筋炎，全身性強皮症などの膠原病，Buerger病（閉塞性血栓血管炎）や高安動脈炎などは指定難病となっている。

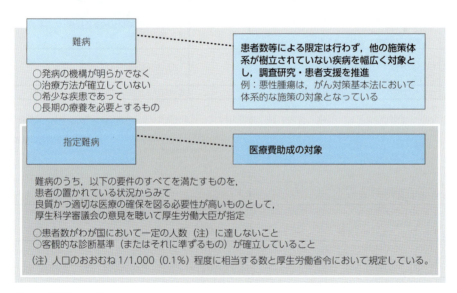

図11　難病の定義

（文献8を参考に作成）

参考文献

1) 中医協　令和元年9月18日資料 https://www.mhlw.go.jp/content/12404000/000548708.pdf
2) 公益社団法人日本理学療法士協会　理学療法士向けサイト　令和4年度診療報酬改定　関係法令等 https://www.japanpt.or.jp/pt/function/insurance/medical_2022/
3) 厚生労働省「身体障害者手帳の概要」 https://www.mhlw.go.jp/stf/seisakunitsuite/bunya/hukushi_kaigo/shougaishahukushi/shougaishatechou/index.html
4) 厚生労働省「身体障害者障害程度等級表」 https://www.mhlw.go.jp/file/06-Seisakujouhou-12200000-Shakaiengokyokushougaihokenfukushibu/0000172197.pdf
5) 厚生労働省「自立支援医療制度の概要」 https://www.mhlw.go.jp/stf/seisakunitsuite/bunya/hukushi_kaigo/shougaishahukushi/jiritsu/gaiyo.html
6) 厚生労働省「介護保険制度の概要」 https://www.mhlw.go.jp/stf/seisakunitsuite/bunya/hukushi_kaigo/kaigo_koureisha/gaiyo/index.html
7) 介護保険の日常生活自立度 https://www.mhlw.go.jp/file/06-Seisakujouhou-12300000-Roukenkyoku/0000077382.pdf
8) 難病情報センター<https://www.nanbyou.or.jp> https://www.nanbyou.or.jp/entry/4141

索 引

和文

あ

アーチファクト	101
亜急性腰痛	322
アキレス腱断裂	83, 384, 414, 542
悪性軟部腫瘍	201
アクチン	39
アグリカン	26
朝のこわばり	143
アスピリン	112
——喘息	111
アセチルコリン	42
アセトアミノフェン	110
アデノシン三リン酸(ATP)	39
アナフィラキシーショック	115
アヒル歩行	573
アミロイドーシス	145
アルカプトン尿性関節症	155
アルカリホスファターゼ(ALP)	84
——活性	7
アロマターゼ	10
アンドロゲン	10

い

医師法	577
異常歩行	74
異所性骨化	161
痛みの伝導路	51
一次骨化核	16, 89
一次骨癒合	53
胃腸障害	110, 374
一過性神経伝導障害	87, 518
一過性大腿骨頭萎縮症	368
イホスファミド	196
医療事故	594
——調査制度	596
医療訴訟	594
インディアンヘッジホッグ	15
インピンジメント徴候	241, 245
インフォームドコンセント	582
インプラント周囲感染	141

う

烏口鎖骨靱帯	446
烏口突起移行術	443
烏口突起延長術	443
腕相撲骨折	523
運動器不安定症	225
運動器リハビリテーション料	605
運動療法	557

え

衛星細胞	35
腋窩神経麻痺	216, 519
壊死性筋膜炎	138, 403
エストロゲン	10
エチレンオキサイドガス	129
エビデンスレベル	599
遠位橈尺関節(DRUJ)	418
円回内筋	249
炎症性サイトカイン	27
円板状半月	414

お

黄色ブドウ球菌	
	135, 136, 269, 351, 363, 375, 403
横走靱帯	459
横足根関節	381
横断研究	600
応力遮蔽	502
応力-ひずみ曲線	60
オステオカルシン	4
オペラグラス手	144
温熱療法	557

か

回外筋	249
開口障害	404
介護保険	608
外傷性肩関節脱臼	442
外傷性骨壊死	425
外傷性軸椎すべり症	427
外傷性ショック	421
外傷性脱臼	442
外側尺側側副靱帯	248, 461
外側側副靱帯複合体	452
外側半月板後節損傷	536
外側半月板損傷	412
介達牽引	505
解糖系酵素活性	38
開排制限	337
灰白質	44
外反踵足	169
外反肘	255, 454
外反母趾	144, 391
開放骨折	421, 440, 552
海綿骨	2
嗅ぎタバコ窩	473
鉤爪趾	144, 393
鉤爪変形	279
核医学検査	99
仮骨	53
——形成	3
下肢伸展挙上訓練	374
下肢長	82
荷重-変形曲線	60
ガス壊疽	138, 403
下前腸骨棘	484, 532
鵞足滑液包炎	379
鵞足付着部炎	541
下腿コンパートメント(区画)症候群	547
肩関節	
——脱臼	443, 519, 523
——バイオメカニクス	62
肩石灰化腱炎	245
滑膜	31
——炎	386
——肉腫	201
——ひだ	379
可動域訓練	558
ガドリニウム造影剤	93
化膿性	
——関節炎	136
——屈筋腱腱鞘炎	83, 269
——股関節炎	136
——骨髄炎	136
——脊椎炎	93, 135, 140
——リンパ節炎	138
鎌状赤血球症	353
カルシウム	10, 424
感覚異常性大腿痛	220
ガングリオン	276
間欠跛行	159
寛骨臼	
——角	338
——形成不全	358
——骨折	484
環軸関節	
——亜脱臼	302, 427
——回旋位固定	305
間質性肺炎	145
肝障害	111
冠靱帯	414
関節液	28
——検査	85
関節間隙	90
関節内遊離体	252, 259, 386
関節軟骨	21, 26
——修復	58

き

奇異性呼吸	435
気管支喘息	111
義肢装具	561
偽腫瘍	363
基節骨骨折	479
義足	568
偽痛風	154, 270
輝板	21
虐待	177
球海綿体反射	300
吸収性材料	122
急性化膿性骨髄炎	136
急性(型)コンパートメント(区画)症候群	
	159, 272, 406, 547, 554
急性腎不全	409, 553
急性動脈閉塞	158
急性尿細管壊死	111
急性馬尾症候群	315
急性腰痛	322
急速破壊型股関節症	368
境界潤滑	60
胸郭出口症候群	83, 159, 235, 290,
強剛母趾	393
胸鎖関節脱臼	446
胸鎖乳突筋	288
共収縮	76
胸神経	44
強直性脊椎炎	151
胸椎椎間板ヘルニア	311
胸腰椎損傷	430
棘上筋	241
局所麻酔薬中毒	124
魚口状皮切	567
距骨	381
——下関節脱臼	513
——滑車骨軟骨損傷	386
——頚部骨折	513
——骨折	513
巨趾	389
起立性低血圧	558
筋萎縮性側索硬化症	206, 295
近位手根列掌側回転型手根不安定症(VISI)	266, 475
近位手根列背側回転型手根不安定症(DISI)	266, 474
筋緊張性ジストロフィー	209, 519
筋痙攣	404
筋剛直性ジストロフィー症	87
筋挫傷	416
筋ジストロフィー	84, 310, 573
筋収縮	39
筋節	35
筋線維	38
金属アレルギー	122
金属摩耗粉	363
筋膜	35
筋力増強訓練	558
筋力トレーニング	77

く

屈筋腱靱帯性腱鞘	263
屈筋腱損傷	263
クリック徴候	337
クリンダマイシン	403

く（続き）

くる病	183, 379
車椅子	565
クレアチンキナーゼ	84
クレアチンリン酸	40
クロストリジウム属菌	403

け

経カテーテル的動脈塞栓術	421
脛骨	
——顆間隆起骨折	508
——過労性骨膜炎	546
——骨幹部骨折	511
——神経	384, 394
——天蓋骨折	514
——疲労骨折	544
——プラトー骨折	509
頚神経	44
頚髄症	294
痙性歩行	74
痙性麻痺	300
頚椎	283
——可動域	285
——カラー	305
——構造	283
——損傷	427
——椎間板ヘルニア	290
頚椎症	293
——性筋萎縮症	294
——性神経根症	293
鶏歩	573
痙攣	84, 97, 183
劇症型溶血性連鎖球菌感染症	403
下駄骨折	516
結核菌	140
結核性関節炎	259
結核性脊椎炎	140
血管腫	192
血管性間欠跛行	321
血管柄付き骨移植	117
結晶誘発性関節炎	154
血友病性関節症	154
減圧病	353
牽引療法	421, 505
嫌気性解糖	40
嫌気性溶血性連鎖球菌	403
肩甲棘基底部骨折	436
肩甲骨	
——高位症	237
——骨折	435
——バイオメカニクス	62
肩甲上神経	
——損傷	436
——麻痺	523
肩甲上腕リズム	62
肩鎖関節脱臼	446
肩鎖靱帯	446
幻肢痛	570
原発性悪性脊椎腫瘍	329
原発性甲状腺機能亢進症	11
原発性副甲状腺機能亢進症	11, 185
原発性良性脊椎腫瘍	327
腱板断裂	144, 241, 442
肩峰下滑液包炎	144
肩峰骨折	436

こ

高エネルギー外傷	
	421, 465, 484, 487, 501
高カリウム血症	409, 553
抗がん剤の副作用	196
抗菌薬	130, 363
行軍骨折	516
後脛骨筋	399
後骨間神経	249
——麻痺	256, 281, 519
交差指	479

好酸球性肉芽腫 ………………… 192
合趾症 …………………………… 389
後斜走靱帯 ……………………… 459
後十字靱帯損傷 …………… 412, 537
後縦靱帯骨化症 ………………… 297
甲状腺機能亢進症 ………… 84, 187
甲状腺機能低下症 ………… 84, 187
硬性装具 ………………………… 561
剛直性脊椎炎 …………………… 85
高尿酸血症 ……………………… 85
後半月板損傷 …………………… 414
興奮収縮連関 …………………… 43
硬膜外
　　——腫瘍 ……………………… 331
　　——麻酔 ……………………… 125
硬膜内髄外腫瘍 ………………… 331
肛門反射 ………………………… 300
絞扼性神経障害 …………… 220, 249
抗RANKL抗体 ………………… 150
股関節
　　——滑膜性骨軟骨腫瘍症 …… 369
　　——脱臼骨折 ………………… 484
　　——バイオメカニクス ……… 68
股関節唇損傷 …………………… 366
極超短波療法 …………………… 557
跨座骨折 ………………………… 489
五十肩 …………………………… 245
骨移植 …………………………… 117
骨化核 …………………………… 16
骨格筋 …………………………… 35
骨芽細胞 ……………………… 7, 53
骨化性筋炎 ……………………… 261
骨関節結核 ……………………… 140
骨幹端 …………………………… 89
骨基質 …………………………… 4
骨基質蛋白 ……………………… 4
骨吸収マーカー ………………… 85
骨棘 ……………………………… 90
骨巨細胞腫 ……………… 192, 198
骨形成
　　——細胞 ……………………… 3
　　——層 ………………………… 3
　　——蛋白 ………………… 19, 117
　　——不全症 ………………… 4, 171
　　——マーカー ……………… 7, 85
骨系統疾患 ……………… 171, 371
骨細胞 …………………………… 8
骨腫瘍の好発部位 ……………… 191
骨シンチグラフィー …………… 99
骨髄腫 …………………………… 329
骨性Bankart損傷 ……………… 442
骨折の治癒過程 ………………… 53
骨セメント ……………………… 120
骨粗鬆症 ………… 85, 145, 179, 497
　　——性椎体骨折 …… 434, 469, 490
骨代謝マーカー ……………… 10, 85
骨端 ……………………………… 89
骨端症 …………………………… 397
骨伝導 …………………………… 19, 117
骨軟化症 ………………… 8, 84, 183
骨軟骨腫 ………………………… 192
骨肉腫 …………………………… 84, 198
骨年齢 …………………………… 16
骨Paget病 ……………………… 84, 189
骨盤
　　——骨折 ……………………… 421
　　——バイオメカニクス ……… 68
　　——裂離骨折 ……………… 483
骨盤輪骨折 ……………………… 487
骨膜 ……………………………… 3
骨膜反応 ………………………… 195
骨ミネラル密度 ………………… 179
骨誘導 …………………………… 19, 117
骨癒合 …………………………… 425
コホート研究 …………………… 600
コラーゲン線維 ………………… 21, 26
コンタクトスポーツ … 412, 446, 523, 538

コンパートメント(区画)症候群
　　　　　　　　　　　 405, 416, 516

さ

災害医療 ………………………… 549
再接着中毒症 …………………… 265
臍帯炎 …………………………… 351
細胞内シグナル伝達阻害薬 …… 149
坐骨結節 ………………… 484, 532
鎖骨骨折 ………………………… 523
坐骨神経麻痺 …………………… 484
挫滅(圧挫)症候群 ………… 409, 553
サルコイドーシス ……………… 335
サルコペニア …………………… 225
三角筋 …………………………… 446
三角骨障害 ……………………… 397
三角靱帯 ………………………… 381
三角線維軟骨複合体(TFCC)
　　　　　　　　　　　 265, 418, 467
酸化の酵素活性 ………………… 38
産業医 …………………………… 585

し

自家骨移植 ……………………… 19, 117
指関節脱臼 ……………………… 480
色素性絨毛結節性滑膜炎 ……… 368
色素性絨毛結節性関節炎 ……… 154
軸索断裂 ………………………… 518
軸椎
　　——亜脱臼 ……………………… 302
　　——関節突起間骨折 ………… 427
　　——歯突起骨折 ……………… 427
シクロオキシゲナーゼ(COX) … 108
ジゴキシン ……………………… 112
自己血輸血 ……………………… 127
四肢循環障害 …………………… 156
思春期特発性側弯症 …………… 308
シスプラチン …………………… 196
膝蓋骨
　　——下端裂離骨折 …………… 508
　　——骨折 ……………………… 508
　　——脱臼 ………………… 507, 538
　　——軟骨骨折 ……………… 507
膝蓋前滑液包炎 ………………… 379
膝蓋大腿
　　——関節症 …………………… 372
　　——不安定症 ……………… 507
膝蓋跳動 ………………………… 511
膝窩筋腱炎 ……………………… 541
膝窩動脈損傷 …………………… 502, 508
膝窩嚢胞 ………………………… 379
疾患修飾性抗リウマチ薬(DMARDs)
　　　　　　　　　　　 145, 148
指定難病 ………………………… 610
シナプス ………………………… 41
　　——間隙 ……………………… 41
脂肪塞栓症候群 … 159, 425, 501, 554
脂肪肉腫 ………………………… 201
弱オピオイド …………………… 114
尺骨急性可塑性変形 …………… 466
尺骨神経 ………………………… 249
　　——障害 ………………… 144, 526
　　——脱臼 ……………………… 526
　　——麻痺 ………………… 255, 450
尺骨突き上げ症候群 ……… 265, 471
尺骨動脈 ………………… 249, 280
若年性一側上肢筋萎縮症 ……… 294
ジャンパー膝 …………………… 540
習慣性肩関節後方脱臼 ………… 444
周術期管理 ……………………… 130
重症筋無力症 …………………… 207
舟状骨
　　——骨折 ………………… 473, 529
　　——疲労骨折 ……………… 545
重症軟部組織感染症 …………… 402
集団災害 ………………………… 549
柔道整復師法 …………………… 584
摺動面 …………………… 121, 360
主幹動脈損傷 …………………… 158

手根管症候群 … 83, 144, 214, 279, 290
手根骨骨折 ……………………… 529
手根靱帯 ………………………… 419
手根不安定症 …………… 418, 475
手指関節 ………………………… 66
手指屈筋 ………………………… 65
種子骨 …………………………… 13, 381
手指伸筋 ………………………… 65
手術部位感染 …………… 129, 363
酒石酸抵抗性酸ホスファターゼ … 8
術中回収式自己血 ……………… 127
循環血液量減少性ショック …… 421
上衣腫 …………………………… 333
消炎鎮痛薬 ……………………… 108
障害者手帳 ……………………… 606
踵骨 ……………………………… 381
　　——骨折 ……………………… 515
　　——体部骨折 ……………… 516
上肢装具 ………………………… 563
上肢長 …………………………… 82
脂溶性ビタミン ………………… 10
掌蹠膿疱症性骨関節炎 ………… 151
上前腸骨棘 ……………… 483, 532
小児
　　——上腕骨外側顆骨折 ……… 453
　　——上腕骨顆上骨折 ………… 450
　　——大腿骨骨折 ……………… 505
　　——橈骨頚部骨折 ………… 455
　　——扁平足 …………………… 389
上皮小体ホルモン ……………… 7
踵腓靱帯 ………………………… 415
静脈血栓塞栓症 ………………… 132
症例対照研究 …………………… 600
上腕筋 …………………………… 249
上腕骨
　　——外側顆骨折 ……………… 453
　　——外側上顆炎 ………… 258, 525
　　——顆上骨折 …… 450, 451, 519
　　——近位端骨折 ……………… 438
　　——骨幹部骨折 …………… 519
　　——骨頭壊死 ………………… 439
上腕動脈損傷 …………………… 450
上腕二頭筋
　　——腱鞘炎 …………………… 144
　　——長頭腱断裂 ………… 246, 249
踵側板 …………………………… 381
伸筋腱損傷 ……………………… 264
針筋電図検査 …………………… 87
神経
　　——周膜 ……………………… 46
　　——鞘腫 ……………………… 93
　　——上膜 ……………………… 46
　　——性間欠跛行 …………… 320
　　——接合部 …………………… 41
　　——線維腫症 ……………… 310
　　——断裂 ……………………… 518
　　——伝導速度検査 …………… 87
　　——内膜 ……………………… 46
　　——ブロック ……………… 115
神経根
　　——症 ………………………… 290
　　——造影法 …………………… 97
心血管合併症 …………………… 111
人工関節周囲感染症 …………… 363
人工股関節全置換術(THA) …… 360
人工骨 …………………………… 118
進行性筋ジストロフィー ……… 209
人工足関節全置換術 …………… 399
人工膝関節全置換術(TKA) … 374, 377
人工膝関節単顆置換術(UKA)
　　　　　　　　　　　 374, 377
人工肘関節全置換術 …………… 259
腎障害 …………………………… 110
シンスプリント ………………… 546
振戦 ……………………………… 183
深腓骨神経 ……………………… 384
深部腱反射 ……………………… 300

深部静脈血栓症
　　　　　　 132, 158, 361, 375, 425
診療録 …………………………… 578

す

髄核 ……………………………… 33
垂直亜脱臼 ……………………… 302
垂直介達牽引法 …………… 421, 505
垂直距骨 ………………………… 169
髄内腫瘍 ………………………… 331
髄膜腫 …………………………… 93
頭蓋底陥入症 …………… 285, 288
スクリーニング検査 …………… 601
スクレロスチン ………………… 8
ステロイド ……………………… 144
　　——関節症 …………………… 374
　　——製剤 ……………………… 492
　　——パルス療法 …………… 353
砂時計腫 ………………………… 331
スワンネック変形 … 144, 273, 478, 528

せ

生化学検査 ……………………… 84
星細胞腫 ………………………… 333
脆弱性骨盤骨折 ………………… 490
生態学的研究 …………………… 600
生体材料 ………………………… 119
生体不活性セラミック ………… 120
正中神経 ………………… 249, 279
　　——麻痺 ………………… 450, 519
成長軟骨板 ……………… 15, 89
　　——損傷 ……………………… 423
成長ホルモン
　　——異常 ……………………… 186
　　——過剰症 …………………… 187
生物学的製剤 …………………… 149
性ホルモン ……………………… 10
赤筋 ……………………………… 38
脊索腫 …………………………… 329
脊髄 ……………………………… 44
　　——空洞症 … 288, 305, 310, 335
　　——くも膜下麻酔 …………… 124
　　——腫瘍 ………………… 93, 331
　　——症 ………………… 290, 311
　　——ショック ………… 300, 433
　　——神経 ……………………… 44
　　——髄内腫瘍 ……………… 305
　　——性筋萎縮症 …………… 310
　　——造影法 …………………… 97
　　——伝導路 …………………… 50
　　——反射 ……………………… 300
脊髄損傷 ………………… 300, 433
　　——合併症 …………………… 573
　　——麻痺の重症度 …………… 573
脊髄癆 …………………………… 261
脊柱管狭窄症 …………………… 305
脊柱側弯症検診 ………………… 83
脊椎
　　——カリエス ………………… 140
　　——関節炎 …………… 85, 151
　　——骨端異形成症 …………… 172
　　——腫瘍 ……………………… 326
　　——バイオメカニクス ……… 72
　　——分離症 …………… 317, 318
石灰化骨 ………………………… 5
接合部ひだ ……………………… 41
切断指 …………………………… 264
セメント ………………… 120, 360
　　——スペーサー ………… 363, 375
　　——ビーズ ………………… 363
セメントレス人工関節 ………… 120
セラミック ……………………… 120
線維芽細胞 ……………………… 3
　　——増殖因子23 …………… 8
線維性基質 ……………………… 3
線維輪 …………………………… 33
潜函病 …………………………… 353
前距腓靱帯 ……………………… 415
前骨間神経麻痺 … 213, 256, 280, 450

仙骨
　——骨折 …………………………… 489
　——神経 …………………………… 44
前斜走靭帯 …………………………… 459
前十字靭帯 …………………………… 508
　——損傷 ……………………… 412, 536
全身性エリテマトーデス ……………… 353
前脊髄動脈症候群 …………………… 206
前足根管症候群 ……………………… 384
選択的脊髄後根切断術 ……………… 174
先天性外反踵骨 ……………………… 389
先天性下腿偽関節症 ………………… 173
先天性筋性斜頚 ………………… 167, 288
先天性肩甲骨高位症 ………………… 237
先天性絞扼輪症候群 ………………… 277
先天性垂直距骨 ……………………… 389
先天性脊椎骨端異形成症 …………… 189
先天性内転足 ………………………… 389
先天性内反足 …………………… 169, 388
先天性握り母指症 …………………… 277
先天性膝関節脱臼 …………………… 378
前半月靭帯 …………………………… 414
前方インピンジメントテスト … 364, 366
前腕骨骨幹部骨折 …………………… 464
前腕コンパートメント(区画)症候群
　……………………………… 451, 454

そ
象牙質化 ……………………………… 153
総腓骨神経 …………………………… 384
　——麻痺 ……………………… 375, 519
僧帽筋 …………………………… 63, 446
足関節のバイオメカニクス …………… 70
足底腱膜炎 …………………………… 399
足部
　——骨折 …………………………… 515
　——切断 …………………………… 568
　——バイオメカニクス ……………… 70
側弯症 ………………………………… 237
組織生検 ……………………………… 105
足根管症候群 ………… 144, 394, 397
足根骨癒合症 ………………………… 397
足根中足関節 ………………………… 381

た
タール便 ……………………………… 110
体幹装具 ……………………………… 561
代謝性アシドーシス ………… 409, 553
大腿義足 ……………………………… 569
大腿筋膜張筋 ………………… 483, 532
大腿骨
　——遠位部骨折 …………………… 501
　——顆上骨折 ……………………… 502
　——寛骨臼インピンジメント(FAI)
　　……………………………… 364, 536
　——近位部骨折 …………… 179, 497
　——脛骨角(FTA) ………………… 371
　——頚体角 ………………………… 80
　——頚部骨折 ……………………… 497
　——頚部疲労骨折 ………………… 499
　——骨幹部骨折 …………………… 501
　——転子部骨折 …………………… 497
大腿骨頭
　——壊死症 …………… 353, 497, 505
　——すべり症 ……………………… 345
　——軟骨下脆弱性骨折 …………… 368
大腿直筋 ……………………………… 532
大腸菌 ………………………………… 135
大理石骨病 …………………………… 172
タクロリムス ………………………… 149
多剤耐性菌 …………………………… 141
多剤耐性結核菌 ……………………… 140
多指症 ………………………………… 277
多趾症 ………………………………… 389
脱分極 …………………………………… 42
多発骨折 ……………………………… 440
多発性筋炎 …………………………… 569
多発性硬化症 ………………… 203, 335
多発性骨壊死 ………………………… 355

多発性骨髄腫 ………………………… 192
多発性内軟骨腫症 …………………… 171
多発性軟骨性外骨腫症 ……………… 172
単関節炎 ………………………………… 81
単純性股関節炎 ……………………… 348
弾性ストッキング …………………… 132
弾発現象 ……………………………… 270
弾発指 ………………………………… 270
ダンベル腫瘍 ………………………… 331
淡明細胞型軟骨肉腫 ………………… 192

ち
竹節骨折 ……………………………… 423
チタン合金 …………………………… 121
遅発性骨頭圧潰 ……………………… 497
遅発性尺骨神経麻痺 ………… 451, 454
中耳炎 ………………………………… 351
中指伸展テスト ……………… 258, 525
中手骨
　——頚部骨折 ……………………… 529
　——疲労骨折 ……………………… 545
肘頭滑液包炎 ………………… 144, 261
肘頭骨折 ……………………………… 462
肘内障 ………………………………… 252
肘部管症候群 ………… 249, 255, 279
超音波
　——検査 …………………………… 101
　——原理 …………………………… 101
腸脛靭帯炎 …………………………… 540
跳躍伝導 …………………………… 48, 87
腸腰筋膿瘍 …………………………… 93
貯血式自己血輸血 …………………… 127

つ
墜下性跛行 …………………………… 74
椎間板 …………………………………… 33
　——造影法 ………………………… 97
　——変性 …………………………… 33
椎骨静脈叢 …………………… 135, 140
槌指 …………………………… 478, 528
槌趾 …………………………………… 393
椎体骨折 ……………………………… 179
痛風 …………………………… 85, 154
ツベルクリン反応 …………………… 140

て
低エネルギー外傷 …………………… 490
低出力超音波パルス ………… 53, 425
底側板 ………………………………… 381
低用量性ショック …………………… 421
低リン血性くる病 ……………………… 8
手関節脱臼 …………………………… 519
手関節のバイオメカニクス …………… 65
テタニー徴候 ………………………… 183
テニス肘 ……………………… 258, 525
テニスレッグ ………………… 416, 536
デノスマブ …………………………… 180
手のバイオメカニクス ………………… 65
テリアネックサイン ………………… 317
テリパラチド ………………………… 180
転移性骨腫瘍 ………………………… 84
転移性脊椎腫瘍 ……………………… 326
てんかん ……………………………… 97
電撃傷 ………………………………… 264

と
投球骨折 ……………………………… 523
投球障害肩 …………………………… 521
凍結肩 ………………………………… 245
橈骨遠位端骨折 ……………… 264, 469
橈骨頚部骨折 ………………………… 462
橈骨神経 ……………………………… 440
　——浅枝障害 ……………… 216, 249
　——麻痺 ………… 216, 440, 450, 519
橈骨側副靭帯 ………………………… 461
橈骨頭骨折 …………………………… 462
橈骨動脈 ……………………… 249, 280
動作解析 ……………………………… 61
同種骨移植 …………………… 19, 117
橈側列形成障害 ……………………… 277

疼痛
　——回避跛行 ……………………… 74
　——コントロール ………………… 327
糖尿病 ………………… 135, 136, 497
糖尿病性末梢神経障害 ……… 207, 261
逃避性歩行 …………………………… 74
動物咬傷 ……………………………… 138
動脈瘤様骨嚢腫 ……………………… 192
動揺胸郭 ……………………………… 435
動揺性肩関節 ………………… 239, 444
ドキソルビシン ……………………… 196
特発性一過性大腿骨頭萎縮症 ……… 155
特発性側弯症 ………………… 307, 308
特発性大腿骨頭壊死症 ……………… 353
特発性膝壊死 ………………………… 376
特発性老人膝関節血症 ……………… 154
徒手筋力テスト ……………………… 82
ドライアイ …………………………… 144
ドライマウス ………………………… 144
トリアージ …………………………… 550

な
内側上顆炎 …………………………… 251
内側上顆骨端離開 …………………… 251
内側側副靭帯 ………………………… 248
　——損傷 ……………………… 412, 537
内腸骨動脈 …………………………… 487
内反小趾 ……………………………… 393
内反肘 …………………… 251, 255, 451
軟骨芽細胞腫 ………………………… 192
軟骨終板 ……………………………… 33
軟骨性骨 ……………………………… 13
軟骨内骨化 …………………………… 13, 53
軟骨肉腫 ……………………………… 329
軟骨無形成症 ………………………… 171
軟性装具 ……………………………… 561
軟部組織感染症 ……………………… 138

に
二関節筋 ……………………… 81, 416
肉ばなれ ……………………… 416, 536
二次骨化核 ……………………… 16, 89
二次骨癒合 …………………………… 53
二次性副甲状腺機能亢進症 ………… 305
二次痛 ………………………………… 51
二重エネルギーX線吸収法(DXA法)
　……………………………………… 179
日常生活動作(ADL)の評価法 ……… 558
二分脊椎 ……………………………… 393
尿酸 …………………………………… 85
尿閉 …………………………………… 433

ね
ねじ込み運動 ………………………… 412
ネフローゼ症候群 …………………… 111
粘液嚢腫 ……………………………… 276
捻挫 …………………………………… 415

の
脳性麻痺 ……………………… 174, 310
ノンコンタクトスポーツ …………… 536

は
肺炎 …………………………… 300, 351
バイオクリーンルーム ……………… 129
バイオメカニクス …………………… 59
肺血栓塞栓症 ………… 132, 159, 425
肺塞栓症 ……………………………… 375
ハイドロキシアパタイト …… 118, 363
破壊性脊椎関節症 …………………… 305
白質 …………………………………… 44
白鳥の首変形 ………………… 144, 273
バクロフェン髄腔内投与 …………… 174
パケット ………………………………… 3
跛行 …………………………………… 74
破骨細胞 …………………… 5, 8, 53
　——分化誘導因子 ………………… 143
はさみ脚歩行 ………………………… 573
波状縁 …………………………………… 8
破傷風 ………………… 138, 404, 421
　——菌 …………………………… 404

　——トキソイド …………………… 404
発育性股関節形成不全 … 97, 336, 358
白筋 …………………………………… 38
ばね指 ………………………… 144, 270
ばね靭帯 ……………………………… 381
ハバース管 …………………………… 3
馬尾 …………………………………… 44
　——腫瘍 …………………………… 331
　——障害 …………………………… 320
ハムストリングス …………………… 416
破裂骨折 ……………………………… 430
半月板 ………………………… 81, 413
　——損傷 …………………………… 508
バンコマイシン耐性腸球菌 ………… 141
反転型人工肩関節置換術
　……………………… 243, 440, 443
パンヌス ……………………… 143, 302
反復性肩関節脱臼 … 81, 239, 442
反復性膝蓋骨脱臼 … 507, 538
反復性肘関節脱臼 …………………… 459
ハンマー趾 …………………………… 393

ひ
ヒアルロン酸 …………………… 27, 56
　——関節内注射 …………………… 374
引き抜き損傷 ………………………… 218
被虐待児症候群 ……………………… 177
腓骨筋痙性扁平足 …………………… 397
腓骨神経 ……………………………… 384
　——麻痺 …………………………… 220
尾骨神経 ……………………………… 44
腓骨疲労骨折 ………………………… 545
膝関節脱臼 …………… 508, 519
膝関節のバイオメカニクス …………… 69
膝くずれ ……………………………… 536
膝周囲骨切り術 ……………………… 374
膝靭帯損傷 …………………………… 412
膝半月板 ……………………………… 31
肘関節
　——外側側副靭帯損傷 …………… 460
　——筋 ……………………………… 249
　——後外側回旋不安定症 ………… 451
　——拘縮 …………………………… 259
　——神経 …………………………… 249
　——靭帯 …………………………… 248
　——脱臼 …………………………… 459
　——脱臼骨折 ……………………… 461
　——terrible triad損傷 …………… 461
　——内側側副靭帯損傷 …………… 459
　——バイオメカニクス ……………… 63
　——リウマチ ……………………… 259
肘屈曲テスト ………………………… 255
皮質骨 …………………………………… 2
微小骨折 ………………………………… 5
非ステロイド性抗炎症薬(NSAIDs)
　………………… 108, 149, 374, 425
ビスホスホネート製剤 … 171, 180, 492
ひずみ ………………………………… 60
肥大軟骨細胞 ………………………… 26
ビタミンD ……………………… 10, 180
引張試験 ……………………………… 61
非定型型大腿骨骨折 ………………… 492
非特異的腰痛 ………………………… 322
皮膚筋炎 ……………………………… 84
ビブリオ壊死筋膜炎 ………………… 403
びまん性腱滑膜巨細胞腫 …………… 368
びまん性特発性骨増殖症 …………… 297
ヒラメ筋 ……………………………… 81
平山病 ………………………………… 294
疲労骨折 … 526, 532, 544

ふ
フォルクマン管 ……………………… 3
副甲状腺機能異常 …………………… 185
副甲状腺ホルモン …………… 7, 185
　——関連蛋白 ……………………… 14
複合性局所疼痛症候群(CRPS)
　……………………………… 223, 461
副骨 …………………………………… 397

副神経麻痺 …………………… 213
副腎皮質ステロイド
　………… 115, 135, 136, 150, 394, 525
　——関節内注射 …………… 374
　——ホルモン ………………… 110
物理療法 ………………………… 557
フレイル ………………………… 225
プロテオグリカン …………… 26, 33
分娩麻痺 ………………………… 175
分裂膝蓋骨 ………………… 378, 540

へ

閉経 ……………………………… 10
ペニシリンG …………………… 403
ヘルシンキ宣言 ……………… 601
変形性関節症 ………… 56, 90, 153
変形性股関節症 …………… 83, 358
変形性足関節症 ……………… 399
変形性膝関節症 ……………… 371
変形性肘関節症 ………… 255, 258
扁平足 …………………… 169, 399

ほ

蜂窩織炎 ………………………… 144
方形回内筋 ……………………… 249
縫工筋 …………………… 483, 532
放射線脊髄症 …………………… 335
胞巣状軟部肉腫 ………………… 201
歩行
　——周期 ……………………… 73
　——バイオメカニクス ……… 73
母指
　——CM関節症 ……………… 273
　——MP関節尺側側副靱帯損傷
　……………………………… 528
母趾種子骨障害 ………………… 391
ホスホクレアチン ……………… 40
ボタン穴変形 …………… 144, 273
ボツリヌス毒素注射 …………… 174
骨
　——バイオメカニクス ……… 75
　——微細構造 ………………… 2
　——モデリング ……………… 5
　——リモデリング …………… 6
ポパイ徴候 ……………………… 246
ポピドンヨード含有ドレープ … 141
ポリエチレン …………………… 121
ポリメチルメタクリレート(PMMA) 120

ま

マイクロクラック ……………… 5
膜性骨化 ……………… 4, 13, 53
麻酔時低酸素血症 ……………… 125
末梢神経 ………………………… 46
　——線維 ……………………… 48
　——損傷 ……………………… 518
マトリックルメタロプロテアーゼ 27
麻痺性イレウス ………………… 300
慢性(型)コンパートメント(区画)症候群
　…………………………… 407, 547
慢性骨髄炎 ……………………… 137
慢性腰痛 ………………………… 322

み

ミオシン ………………………… 39
ミオシンフィラメント ………… 35
ミオトニー放電 ………… 87, 519
ミオパチー ……………………… 310
水治療法 ………………………… 557
ミゾリビン ……………………… 149
未分化多形肉腫 ………………… 201

む

無気肺 …………………………… 300
無菌性リンパ球優位性血管炎関連病変
　……………………………… 363
無腐性壊死 ……………………… 397
ムラスチン変形 ………………… 144

め

明細胞肉腫 ……………………… 201

メチシリン耐性黄色ブドウ球菌
　(MRSA) …………… 135, 141, 363
メスナ …………………………… 196
メトトレキサート …… 112, 148, 196
免疫学的検査 …………………… 84
免疫グロブリン ………………… 404
免疫組織化学的マーカー ……… 104

も

モーションキャプチャー ……… 61
モバイルベアリング人工膝関節 … 122

や・ゆ

野球肘 …………………………… 251
有限要素法 ……………………… 61
融合遺伝子 ……………………… 196
有鉤骨鉤骨折 ………… 476, 529
有痛弧徴候 ……………………… 241
有柄骨移植 ……………………… 117
輸血 ……………………………… 127
癒着性くも膜炎 ………………… 305
指離れ徴候 ……………………… 290

よ

溶血連鎖球菌 …………………… 138
腰神経 …………………………… 44
腰仙骨神経叢 …………………… 487
腰椎椎間板ヘルニア …………… 313
腰痛 ……………………………… 322
腰部脊柱管狭窄症 ………… 159, 320

ら

螺旋骨折 ……………… 511, 523
ラロキシフェン ………………… 181
Langerhans細胞組織球症 …… 327
ランダム化比較試験 …………… 600
ランナー膝 ……………………… 540

り

リーメンビューゲル装具 ……… 339
リウマチ性脊椎炎 ……………… 302
リウマチ性多発筋痛 …………… 151
リウマトイド因子 ……… 84, 146
リウマトイド結節 ……………… 144
理学療法 ………………………… 557
力学的特性 ……………………… 59
離断性骨軟骨炎 … 161, 252, 525, 541
リドカイン ……………………… 115
リモデリング …………………… 53
流体潤滑 ………………………… 60
臨床研究 ………………………… 599
輪状靱帯 ………………… 248, 461
リンパ増殖性疾患 ……………… 145

る

類骨 ……………………………… 5
　——骨腫 ……………………… 192
類上皮肉腫 ……………………… 201
涙滴徴候 ……………… 213, 256
ルースショルダー ……………… 239
ルブリシン ……………………… 23

れ・ろ

裂離骨折 ……………… 415, 532
ロイコボリン救援療法 ………… 196
労働災害(労災) ……………… 589
労働者災害補償保険(労災保険)
　……………………………… 590
ロコモーショントレーニング(ロコトレ)
　…………………………… 229, 558
ロコモティブシンドローム(ロコモ)
　…………………………… 224, 371
ロコモ度テスト ………………… 226
ロッキング ……………………… 414
肋骨
　——形態異常 ………………… 237
　——骨折 ……………………… 435

わ

若木骨折 ………………………… 423
鷲手変形 ………………………… 215
ワルファリン …………………… 112
腕尺関節 ………………………… 248

腕神経叢
　——損傷 ……………………… 216
　——分類 ……………………… 217
　——麻痺 ……………………… 237
腕橈関節 ………………………… 248
腕橈骨筋 ………………………… 249

欧文

A

A群溶血性連鎖球菌 …………… 403
ABCDE appproach …………… 548
Adams forward bending test 308
Adsonテスト …… 83, 159, 235, 290
AISA impairment scale ……… 433
Albright症候群 ………… 189, 193
Allenテスト …………… 156, 280
Allis徴候 ………………………… 337
amyotrophic lateral sclerosis
　(ALS) ………………………… 295
anatomical snuff box ………… 473
Anderson分類 ………………… 427
ankylosing spondylitis(AS) … 151
Anthonsen撮影 ……………… 515
AO-OTA分類 … 438, 484, 509
apprehension test ……………… 538
atypical femoral fracture(AFF)
　……………………………… 492

B

Bado分類 ……………………… 465
Baker囊胞 ……………………… 379
Bankart損傷 ……… 81, 239, 442
Barton骨折 ……………………… 469
baseball finger ………………… 528
Basedow病 ……………………… 185
Batson静脈叢 ………… 135, 140, 326
Baumann角 …………………… 450
Becker型筋ジストロフィー …… 209
belly pressテスト ……………… 241
Bennett損傷 …………………… 521
Bennett脱臼骨折 ……………… 529
Blount病 ………………… 165, 378
Böhler角 ………………………… 516
bone bank ……………………… 117
bone mineral density(BMD) … 179
bone morphogenetic proteins
　(BMP) ………………… 19, 117
Bosworth法 …………………… 446
Bouchard結節 ………………… 275
boxer's fracture ……………… 529
Bragardテスト ………………… 314
Bristow法 ……………… 239, 443
Brodie膿瘍 ……………………… 137
Brown-Séquard症候群 ……… 293
Bryant牽引 …………… 421, 505
bumper fracture ……………… 509

C

Calvé線 ………………………… 338
Calvé扁平椎 …………………… 327
Capener徴候 …………………… 345
carrying angle ………………… 450
Catterall分類 ………………… 341
center-edge(CE)角 …………… 81
chairテスト …………… 258, 525
Chamberlain法 ……………… 285
Chance骨折 …………………… 430
Charcot-Marie-Tooth病 … 393, 573
Charcot関節 …………… 154, 261
Chiari奇形 …… 288, 305, 310, 335
Chinese finger trap …………… 470
Chopart関節 …………………… 381
　——脱臼骨折 ………………… 516
claw toe ………………………… 393
Cobb角 ………………………… 308
cock robin position …… 167, 427

Codman三角 …………………… 195
Colles骨折 ……………………… 469
complex regional pain syndrome
　(CRPS) ……………… 223, 461
cross finger …………………… 479
cortical ring sign ……………… 475
Cotton-Loder肢位 …………… 469
crescent sign ………………… 355

D

Dダイマー ……………………… 159
DAS28 …………………………… 146
dashboard injury ……………… 484
de Quervain病 ………………… 269
deep vein thrombosis(DVT)
　……………………… 132, 158
Denis分類 ……………………… 490
Denis-Browne装具 …………… 169
developmental dysplasia of the
　hip(DDH) …………………… 337
diffuse idiopathic skeletal
　hyperostosis(DISH) ……… 297
discoid meniscus ……………… 414
disease-modifying antirheumatic
　drugs(DMARDs) …………… 145
dorsal intercalated segment
　instability(DISI) …… 266, 418
Down症候群 …………………… 288
Drehmann徴候 ………………… 345
dual enetgy X-ray absorptiometry
　(DXA法) …………………… 179
Duberney骨折 ………………… 489
Duchenne型筋ジストロフィー … 209
Dupuytren拘縮 ………………… 275
dural tail sign ………………… 332

E

Edenテスト …………… 83, 159, 235
Ehlers-Danlos症候群 ……… 173, 310
Eichhoffテスト ………………… 269
Erb麻痺 ………………………… 175
Essex-Lopresti骨折 ………… 462
Essex-Lopresti分類 …………… 516
Evans分類 ……………………… 498
Ewing肉腫 ……… 192, 198, 329
extrinsic靱帯 ………… 419, 474

F

FABERテスト …………………… 364
fascia …………………………… 35
fat pad sign …………………… 450
femoroacetabular impingement
　(FAI) ………………… 364, 536
femorotibial angle(FTA) …… 371
fibroblast growth factor(FGF23) 8
fighter's fracture ……………… 529
finger escape sign …………… 290
Finkelsteinテスト ……………… 269
fish mouth incision …………… 567
fishtail変形 …………………… 454
floating elbow ………………… 440
fovea sign ……………………… 418
fragile fracture of pelvis(FFP) 490
Frankel分類 …………………… 433
Freiberg病 ……………… 163, 397
Frohseアーケード …………… 83
Froment徴候 …… 215, 255, 279

G

Gage sign ……………………… 341
Galeazzi脱臼骨折 ……………… 467
gamekeeper's thumb ………… 419
Garden分類 …………………… 497
Gaucher病 ……………………… 353
Gilula's arcsの乱れ …………… 474
grainedテスト ………………… 273
Guillain-Barré症候群 ………… 205
Gurdの診断基準 ……………… 159
Gustilo分類 …………………… 551
Guyon管症候群 ……………… 215

H

Hangman骨折	427
Haversian canal	3
Hawkinsの手技	245
Hawkins分類	513
Hawkins sign	513
head-neck offset ratio	365
Heberden結節	275, 276
Hilgenreiner線	338
Hill-Sachs損傷	81, 239
Hipocrates法	443
Hohl分類	509
Homans徴候	156, 425
Horner徴候	217
hounsfield unit (HU)	95
housemaid's knee	379
Howship窩	8
Humphry靭帯	414
Hüter三角	450
hydroxyapatite (HA)	118

I・J

IL-6阻害薬	149
intrinsic靭帯	419, 474
Jefferson骨折	427
Jeffery型骨折	455
Jones骨折	516, 545
Judet-Letournel分類	484

K

Kanavelの4徴	83, 269
Kaplanの井桁	480
Kempテスト	320
Kienböck病	161, 214
Klippel-Feil症候群	237, 288
Klumpke麻痺	175
Kocher法	443
Köhler病	163, 397

L

Lachmanテスト	413, 536
lamina splendens	15, 21
Langerhans細胞組織球症	192
Larsen症候群	172
Larsen分類	145
Lasègue徴候	320
Latarjet法	239, 443
lateral pillar分類	341
lateral thrust	371
Lauge-Hansen分類	514
Levine分類	428
lift-offテスト	241
Lisfranc関節	381, 416
Lisfranc関節脱臼骨折	516
Lisfranc靭帯	381, 416
Lister結節	264, 471
little league's elbow	251, 523
Lowenberg徴候	132

M

Maffucci症候群	193
Malgaigne骨折	487
mallet finger	528
mallet toe	393
manual muscle testing (MMT)	82
Marfan症候群	173, 310
Mason-Morrey分類	462
matrix metalloproteinase (MMP)	27
McGregor line	285
McMurrayテスト	414
McRae法	285
medial thrust	371
meralgia paresthetica	220
metaphysial-diaphyseal angle	378
Meyers-McKeever分類	509, 536
Milch法	443
Mirels Score	199
Monteggia骨折	519
Monteggia脱臼骨折	465

Morleyテスト	159, 235, 290
Morquio症候群	288
Morton	395
MRI信号強度	92
MRIの原理	92
MRSA	375

N

Nテスト	536
Nash&Moe法	308
Neer新分類	438
Neerの手技	245
nerve conduction velcity (NCV)	87
neuromyelitis optica (NMO)	203
Neviaser法	446
noneteroidal anti-inflammatory drugs (NSAIDs)	108, 323

O

O'Donoghue分類	415
O'Driscoll分類	461
Ollier病	171, 193
Ombrédanne線	338
onion-peel apearance	195
Osgood-Schlatter病	163, 540
Otto骨盤	369

P

painful arc sign	241
Panner病	253
parathyroid hormone (PTH)	7, 10, 185
Parkinson病	203
Patrickテスト	83, 358
Pauwels分類	498
Pavlik法	339
pedicle sign	326
Perkins線	338
Perthes病	163, 341
Phalenテスト	83, 279
Phemister法	446
piano key sign	265, 418, 446
pilon骨折	514
pink pulseless hand (PPH)	451
Pipkin分類	499
pistol grip変形	365
Pitti-Platt法	239
pivot-shiftテスト	413, 536
plantar plate	381
polka dot sign	327
polymethyl methacrylate (PMMA)	120
Ponseti法	169, 388
prosthetic joint infection (PJI)	363
psoriatic arthritis (PsA)	151
pucker sign	450
pulmonary thromboembolism (PTE)	132, 159

Q・R

Q角	507
Ranawat法	285
Ranvier絞輪	47, 87
receptor activator of nuclear factor-κ-B ligand (RANKL)	8, 143
Redlund-Johnell法	285
Regan分類	461
Reiter症候群	275
revers Hill-Sachs損傷	444
rheumatoid factor (RF)	84
RICE療法	416
Riemenbügel法	339
Risser徴候	308
Rockwood分類	446, 523
Rommens分類	490
Roosテスト	159, 235, 290
Rosenberg撮影	371
RS3PE症候群	151
ruffled border	8
rugger jersey appearance	305

S

Russell牽引	505
sacral sparing	300
Salter-Harris分類	423, 438, 453, 469
satellite cell	35
Saupe分類	378
Sauve-Kapandji法	418
scaplar Y撮影	438
Schatzker分類	509
Scheuermann病	310
Schimerテスト	144
Schwann細胞	41, 47
screw-home movement	412
Seddon分類	518
Segond骨折	413, 536
Sever病	163, 397
sharp角	81
Sharpスコア	145
Shenton線	338
Silence分類	171
silver fork deformity	469
Simmondsテスト	415, 543
SIN Score	199
Sinding-Larsen-Johansson病	540
single heel rising test	400
Sjögren症候群	144
skier's thumb	419, 528
SLAC wrist	418
SLAP損傷	521
sleeve骨折	508
Smith骨折	469
SNAC wrist	474
spicula	195
spina malleolar distance (SMD)	82
spondyloathritis (SpA)	151
Steinbrockerのステージ分類	146
Steinheimer分類	501
stener lesion	419, 528
Stieda process	397
Stimson法	443
straight leg raising test (SLR)	374
strain	60
stress shielding	502
Struthers腱弓	526
Stryer法	442
suicidal jumper's fracture	490
sulcus sign	239
surgical site infection (SSI)	129, 363
Syme切断	568
Syndesmosis	514
systemic lupus erythematosus (SLE)	353

T

T細胞活性化阻害薬	149
target sign	195, 332
tartrate-resistant acid phosphatase (TRAP)	8
teardrop sign	213, 256, 280
Terry-Thomas徴候	475
Thomasテスト	358
Thompsonテスト	415, 543
Thomsenテスト	258, 525, 543
thumb sign	173
tidemark	15, 23, 56
Tillaux-Chaput骨折	514
tilting角	450
Tinel徴候	83, 215, 290, 518
tip apex distance (TAD)	499
TNF阻害薬	149
Tompsonテスト	83
too many toes sign	400
total knee arthroplasty (TKA)	374, 377
triangular fibrocartilage complex (TFCC)	265, 418, 467

transcatheter arterial embolization (TAE)	421
Trendelenburg徴候	68, 83, 163, 341
Trendelenburg歩行	74, 313, 358, 573
Trendelenburg現象	338
Trethowan徴候	345
trochanter malleolar distance (TMD)	82

U

ulnocarpal stress test	418
unicompartmental knee arthroplasty (UKA)	374, 377
unplanned excision	201

V

vacant glenoid sign	444
venous thromboembolism (VTE)	132
volar intercalated segment instability (VISI)	266, 418
Volkmann's canal	3
Volkmann拘縮	272, 451
Volkmann骨折	514
von Hippel-Lindau病	333
von Recklinghausen病	173

W

wadding gait	573
waiter's tip position	175, 217
Waldenström徴候	164
Waller変性	87, 518
Walter&Thompson分類	341
Weber牽引法	421
Weber法	505
white pulseless hand (WPH)	451
Whitesideライン	375
WHO方式がん疼痛治療薬	114
window level	95
window width	95
winking owl sign	326
Wntシグナル	8
Wolff'sの法則	76
Wollenberg線	338
Wrightテスト	159, 235, 290
Wrisberg靭帯	414
wrist sign	173

X・Y

X型コラーゲン	15
Y軟骨	81
Young-Burgess分類	487

数字・その他

I型コラーゲン	56
3次元動態解析	61
3-column theory	430
3T's	549
5P's徴候	156
25-ヒドロキシビタミンD	10
β-リン酸三カルシウム (β-TCP)	118

615

整形外科専門医へのminimal requirements

2024年11月1日　第1版第1刷発行

- ■ **監　修**　山崎正志　やまざき　まさし

- ■ **編　集**　髙相晶士　たかそう　まさし
　　　　　大鳥精司　おおとり　せいじ
　　　　　赤澤　努　あかざわ　つとむ

- ■ **発行者**　吉田富生

- ■ **発行所**　株式会社メジカルビュー社
　　　　　〒162-0845 東京都新宿区市谷本村町2-30
　　　　　電話　03(5228)2050(代表)
　　　　　ホームページ http://www.medicalview.co.jp/

　　　　　営業部　FAX 03(5228)2059
　　　　　　　　　E-mail eigyo@medicalview.co.jp

　　　　　編集部　FAX 03(5228)2062
　　　　　　　　　E-mail ed@medicalview.co.jp

- ■ **印刷所**　三美印刷株式会社

ISBN978-4-7583-2171-6 C3047

©MEDICAL VIEW, 2024.　Printed in Japan

・本書に掲載された著作物の複写・複製・転載・翻訳・データベースへの取り込みおよび送信(送信可能化権を含む)・上映・譲渡に関する許諾権は,(株)メジカルビュー社が保有しています.

・ JCOPY 〈出版者著作権管理機構 委託出版物〉
本書の無断複製は著作権法上での例外を除き禁じられています.複製される場合は,そのつど事前に,出版者著作権管理機構(電話 03-5244-5088,FAX 03-5244-5089,e-mail:info@jcopy.or.jp)の許諾を得てください.

・本書をコピー,スキャン,デジタルデータ化するなどの複製を無許諾で行う行為は,著作権法上での限られた例外(「私的使用のための複製」など)を除き禁じられています.大学,病院,企業などにおいて,研究活動,診察を含み業務上使用する目的で上記の行為を行うことは私的使用には該当せず違法です.また私的使用のためであっても,代行業者等の第三者に依頼して上記の行為を行うことは違法となります.